高级卫生专业技术资格考试用书

外科护理学习题集

（含解析）（第2版）

（副主任护师/主任护师）

主　编　丁淑贞　贾立红

副主编　黄芳艳　吴建华　马丽梅　张晓霞

编　者　（按姓氏笔画排序）

丁淑贞　马丽梅　王丽丽　王建荣　付馨瑶

冯　红　孙丽娜　孙晗潇　李　丹　李世博

吴建华　谷　艳　张　政　张晓霞　陈　瑜

范喜英　秦秀宝　袁　理　贾立红　高筱琪

黄芳艳

中国协和医科大学出版社

北　京

图书在版编目（CIP）数据

外科护理学习题集：含解析 / 丁淑贞，贾立红主编．—2 版．—北京：中国协和医科大学出版社，2021.6（2025.4重印）.
（高级卫生专业技术资格考试用书）
ISBN 978-7-5679-1688-3

Ⅰ.①外… Ⅱ.①丁… ②贾… Ⅲ.①外科学-护理学-资格考试-习题集 Ⅳ.①R473.6-44

中国版本图书馆 CIP 数据核字（2021）第 089008 号

主　　编　丁淑贞　贾立红
责任编辑　魏亚萌　张秋艳
封面设计　邱晓俐
责任校对　张　麓
责任印制　黄艳霞
出版发行　中国协和医科大学出版社
（北京市东城区东单三条9号　邮编100730　电话010-65260431）
网　　址　www.pumcp.com
印　　刷　三河市龙大印装有限公司
开　　本　787mm×1092mm　1/16
印　　张　37.5
字　　数　795千字
版　　次　2021年6月第2版
印　　次　2025年4月第3次印刷
定　　价　98.00元

前言

为进一步深化卫生专业技术职称改革工作，不断完善卫生专业技术职务聘任制，根据中共中央组织部、人事部、卫生部《关于深化卫生事业单位人事制度改革的实施意见》（人发〔2000〕31号）文件精神和国家有关职称改革的规定，人事部下发《关于加强卫生专业技术职务评聘工作的通知》（人发〔2000〕114号），高级专业技术资格采取考试和评审结合的办法取得。为了更好地帮助广大考生复习备考，编者根据多年的临床实践，结合考试的实际情况，编写了这本《外科护理学习题集（含解析）》（第2版）。

本书涵盖高级卫生专业技术资格考试的所有相关内容及考试题型。全书共34章，内容包括水、电解质、酸碱代谢失衡患者的护理，休克患者的护理，外科营养支持患者的护理等。题型包括A1型题、A2型题、A3/A4型题、B型题、X型题、案例分析题。

本书第1版上市后，受到广大读者的一致好评，也帮助众多考生顺利通过高级专业技术资格考试。为了更好地服务读者，提升图书品质，出版了第2版图书，在第1版的基础上，附有详尽的解析，以帮助考生理解及记忆。同时对上一版中存在的不足与疏漏进行了修订与补充。

本书实用性强，可用于考前复习和自测，以便考生顺利通过考试。

尽管力臻完善，书中难免存在疏漏和不足之处，敬请广大读者批评指正，以便进一步修正。

编　者

2021年1月

目录

第一章　水、电解质、酸碱代谢失衡患者的护理

一　A1 型题

1. 等渗性缺水的常见原因为
   A. 入水量不足　　B. 慢性肠梗阻
   C. 水分大量丧失　　D. 大创面慢性渗液
   E. 胃肠道消化液急性丧失
2. 高渗性缺水患者根据临床表现估计失水量占体重的百分比，即每丧失体重的 1%，需补液
   A. 100～200ml　　B. 200～300ml
   C. 300～400ml　　D. 400～500ml
   E. 500～600ml
3. 细胞外液中的主要阳离子是
   A. K^+　　B. Ca^{2+}
   C. Mg^{2+}　　D. Na^+
   E. Fe^{2+}
4. 在重度等渗性缺水或休克时，输入大量的等渗盐水，可出现
   A. 水中毒　　B. 血钠升高
   C. 氯化钠过剩　　D. 休克可纠正
   E. 高氯性酸中毒
5. 高钙血症的病因主要见于
   A. 骨转移性癌　　B. 摄入过多的钙或维生素 D
   C. 甲状旁腺功能亢进　　D. 肾上腺功能不全
   E. 肢端肥大症
6. 缺水患者补液的第一天，对已丧失液量的补充应是
   A. 先补充 1/2　　B. 一次补足
   C. 先补充 2/3　　D. 先补充 1/3
   E. 先补充 1/4

7. 外科患者最容易发生的体液失调是
A. 等渗性缺水
B. 低渗性缺水
C. 高渗性缺水
D. 急性水中毒
E. 慢性水中毒
8. 代谢性酸中毒最突出的临床表现是
A. 呼吸浅而慢
B. 呼吸深而快
C. 血二氧化碳结合力升高
D. 尿呈碱性
E. 血 pH 升高
9. 机体调节酸碱平衡最迅速的一条途径是
A. 肺的调节
B. 血液缓冲调节
C. 肾的调节
D. 神经-内分泌调节
E. 细胞内外离子交换
10. 对高渗性缺水患者执行输液治疗时，应首先输入
A. 平衡盐溶液
B. 5%葡萄糖溶液
C. 林格液
D. 右旋糖酐
E. 等渗盐水
11. 正常成人每日无形失水量约为
A. 200ml
B. 300ml
C. 450ml
D. 650ml
E. 800ml
12. 将15%氯化钾20ml稀释于5%葡萄糖溶液中，至少需要的溶液量是
A. 200ml
B. 300ml
C. 500ml
D. 800ml
E. 1000ml
13. 高钾血症致心律失常时首要的措施是静脉给予
A. 等渗盐水
B. 5%碳酸氢钠溶液
C. 10%葡萄糖酸钙溶液
D. 11.2%乳酸钠溶液
E. 50%葡萄糖加胰岛素溶液
14. 低钾血症常发生于
A. 钾摄入不足
B. 肾排钾减少
C. 代谢性酸中毒
D. 醛固酮分泌减少
E. 钾进入细胞内减少
15. 判断代谢性酸碱失衡的指标是
A. pH
B. PaO_2

C. HCO_3^-　　D. $PaCO_2$

E. BE

16. 中度高渗性缺水失水量为体重的

A. 1%~2%　　B. 2%~4%

C. 4%~6%　　D. 6%~8%

E. 8%~10%

17. 等渗性缺水在缺钠离子、缺水用平衡盐溶液纠正后，应注意补充

A. 镁离子　　B. 钠离子

C. 钙离子　　D. 钾离子

E. 氯离子

18. 低渗性缺水，血清钠尚无明显变化时，尿内氯化钠的含量

A. 正常　　B. 升高

C. 减少　　D. 时高时低

E. 无明显变化

19. 高钠血症的诊断标准为血清钠高于

A. 150mmol/L　　B. 160mmol/L

C. 145mmol/L　　D. 155mmol/L

E. 165mmol/L

20. 引起代谢性碱中毒的最常见外科疾病是

A. 幽门梗阻　　B. 结肠梗阻

C. 高位小肠梗阻　　D. 低位小肠梗阻

E. 肠系膜上动脉综合征

21. 关于代谢性酸中毒的病因，以下选项不正确的是

A. 代谢产酸减少　　B. 高钾血症

C. 碱性物质丢失过多　　D. 酸性物质排出减少

E. 休克、抽搐、心搏骤停等原因引起的缺氧及组织低灌注

22. 体液失衡时，一般先通过（　　）恢复和维持体液的正常渗透压

A. 迷走-胰岛素系统

B. 交感-肾上腺髓质系统

C. 下丘脑-神经垂体-肾上腺皮质系统

D. 肾素-血管紧张素-醛固酮系统

E. 下丘脑-神经垂体-抗利尿激素系统

23. 正常成人每日需要的钾盐量为

A. 1~1.5g　　B. 2~3g

C. 3.5～4g　　D. 5～6g

E. 7～8g

24. 高渗性缺水最早出现的临床表现是

A. 尿少　　B. 口渴

C. 头晕　　D. 呕吐

E. 血压下降

25. 酸碱中毒是指

A. 体内碱储备过多　　B. 酸或碱的积聚或丧失

C. 血糖大于或小于正常值　　D. 血钾浓度的升高或降低

E. 血液 pH 高于或低于正常值

26. 下列选项中，可引起低渗性缺水的有

A. 尿崩症　　B. 大量出汗

C. 急性肠梗阻　　D. 应用排钠利尿药

E. 弥漫性腹膜炎

27. 判断呼吸性酸碱失衡的唯一指标是

A. BE　　B. SaO_2

C. PaO_2　　D. $PaCO_2$

E. pH

28. 体液酸碱平衡的调节依靠

A. 呼吸系统　　B. 肺、肾、血液缓冲系统共同作用

C. 泌尿系统　　D. 血液缓冲系统

E. 抗利尿激素和醛固酮

29. 维持细胞内液的渗透压和酸碱平衡的重要离子是

A. Ca^{2+}　　B. K^+

C. Mg^{2+}　　D. Na^+

E. Cl^-

30. 低钾血症与高钾血症共同的症状是

A. 心动过速　　B. 乏力、软瘫

C. 心舒张期停搏　　D. 腹胀、呕吐

E. 心电图 T 波低平

31. 重度低钾血症可引发呼吸困难，其机制是

A. 脊神经麻痹　　B. 膈神经麻痹

C. 呼吸肌麻痹　　D. 呼吸中枢受抑

E. 呼吸肌张力下降

32. 不符合低钾血症静脉补钾原则的是
A. 尿量须 >40ml/h或 >500ml/d
B. 静脉补钾的速度一般不宜超过60滴/分
C. 中心静脉输液浓度可酌情增高
D. 外周静脉输液钾浓度≤0.3%
E. 可直接静脉注射10%氯化钾溶液

33. 外科患者发生代谢性碱中毒的最常见原因是
A. 胃液丧失过多
B. 碱性物质摄入过多
C. 低钾血症
D. 利尿药的应用
E. 碱性物质输入较少

34. 低钾血症最早的临床表现为
A. 肌无力
B. 肠麻痹
C. 心动过缓
D. 恶心、呕吐
E. 腱反射减退

35. 高渗性缺水的病因是
A. 呕吐量大
B. 高热、大量出汗
C. 肠梗阻
D. 大面积烧伤
E. 肠外瘘

36. 等渗性缺水的病因是
A. 反复呕吐
B. 高热
C. 慢性肠梗阻
D. 长期胃肠减压
E. 肠外瘘

37. 关于低钾血症的病因，下列叙述不正确的是
A. 频繁呕吐
B. 长期胃肠减压
C. 急性肾衰竭
D. 碱中毒
E. 注射大量葡萄糖和氨基酸

38. 患者输入大量库存血后容易出现
A. 低血钾
B. 高血铁
C. 低血钠
D. 高血钠
E. 高血钾

39. 调节酸碱平衡最重要的器官是
A. 肾
B. 肺
C. 肝
D. 肠道
E. 胰腺

40. 正常成人24小时液体出入量平衡在
A. 1000ml
B. 1500ml

C. 2000ml　　D. 2500ml
E. 3000ml

41. 高钾血症是指血钾超过
A. 3.5mmol/L　　B. 4mmol/L
C. 4.5mmol/L　　D. 5mmol/L
E. 5.5mmol/L

42. 肠瘘引起的酸碱失衡类型是
A. 低钾低氯性碱中毒　　B. 呼吸性碱中毒
C. 呼吸性酸中毒　　D. 代谢性碱中毒
E. 代谢性酸中毒

43. 机体在新陈代谢过程中，物质氧化最终生成CO_2和水，其量约为
A. 100ml　　B. 200ml
C. 300ml　　D. 400ml
E. 500ml

44. 治疗重度低渗性缺水患者应首先输入的液体是
A. 5%葡萄糖溶液　　B. 3%氯化钠溶液
C. 等渗盐水　　D. 生理盐水
E. 5%葡萄糖盐水

45. 静脉补钾前，应首先考虑患者的
A. 血压　　B. 呼吸
C. 尿量　　D. 神志
E. 脉率

46. 下列药液中不能直接静脉推注的是
A. 5%葡萄糖溶液　　B. 10%葡萄糖溶液
C. 5%碳酸氢钠溶液　　D. 0.9%氯化钠溶液
E. 10%氯化钾溶液

47. 外周静脉输液补钾，钾的浓度一般不超过
A. 0.3%　　B. 0.4%
C. 3%　　D. 2%
E. 0.2%

48. 对高钾血症患者禁用的液体是
A. 等渗盐水　　B. 10%葡萄糖溶液
C. 右旋糖酐　　D. 林格液
E. 碳酸氢钠

49. 等渗性缺水伴酸中毒患者，在补充碱性溶液纠正酸中毒后，可能会发生血清

A. 低钠 B. 低氯

C. 低钾 D. 低镁

E. 低碳酸氢根

50. 纠正轻度代谢性碱中毒宜选用

A. 10%葡萄糖溶液 B. 等渗盐水

C. 稀盐酸 D. 林格液

E. 5%碳酸氢钠溶液

51. 纠正代谢性酸中毒首选

A. 11.2%乳酸钠溶液 B. 5%碳酸氢钠溶液

C. 林格液 D. 0.9%氯化钠溶液

E. 5%葡萄糖溶液加氯化钾

52. 代谢性酸中毒常伴有

A. 低钠血症 B. 高钠血症

C. 低钾血症 D. 高钾血症

E. 低氯血症

53. 中度低渗性缺水的指标是

A. 血清钠 140～145mmol/L、失盐<0.5g/kg

B. 血清钠 135～140mmol/L、失盐 0.50～0.75g/kg

C. 血清钠 130～135mmol/L、失盐 0.50～0.75g/kg

D. 血清钠<120mmol/L、失盐>0.75g/kg

E. 血清钠 120～130mmol/L、失盐 0.50～0.75g/kg

54. 关于轻度低渗性缺水的临床表现，叙述不正确的是

A. 口渴 B. 乏力

C. 头晕 D. 手足麻木

E. 尿量增多

55. 下列选项与等渗性缺水病情不符的是

A. 口渴 B. 尿少

C. 皮肤干燥 D. 血压下降

E. 肢端湿冷

56. 高钾血症最严重的并发症是

A. 室性心动过速 B. 心室颤动

C. 酸中毒 D. 低血压休克

E. 脑疝

57. 血液中最重要的一对缓冲物质是

A. HCO_3^-/H^+
B. $H_2PO_4^{2-}/H_2CO_3$
C. HCO_3^-/H_2CO_3
D. H^+/H_2CO_3
E. H^+/Cl^-

二 A2型题

1. 患者，男性，50岁。急性肾衰竭少尿期，患者突然呼吸困难，头痛、头晕，软瘫，心律失常，心动过缓，腹胀。应考虑为

A. 高钾血症
B. 尿毒症
C. 低钾血症
D. 酸中毒
E. 水中毒

2. 患者，女性，35岁。因粘连性肠梗阻腹痛伴呕吐2天入院。测血钾为3mmol/L，给予静脉补充钾盐。其护理中不正确的是

A. 尿量20ml/h开始补钾
B. 输注速度<1.5g/h
C. 禁忌静脉推注
D. 当天补氯化钾3g
E. 液体中氯化钾浓度0.25%

3. 患者，女性，50岁。因胆管感染而多次呕吐，目前生命体征平稳，无明显缺水征象。其主要的护理问题是

A. 有受伤害的危险
B. 组织灌注量改变
C. 有体液不足的危险
D. 焦虑
E. 心排血量减少

4. 患者，女性，30岁。哮喘持续状态2天。动脉血气分析pH 7.35，$PaCO_2$ 69.76mmHg，PaO_2 49.5mmHg，BE^+ 2mmol/L，HCO_3^- 25mmol/L。其酸碱失衡的类型是

A. 呼吸性碱中毒
B. 代谢性酸中毒
C. 代谢性碱中毒
D. 呼吸性酸中毒代偿期
E. 呼吸性碱中毒合并代谢性碱中毒

5. 患者，男性，25岁。发生急性肾衰竭。测定其血清钾为6.5mmol/L，出现心律失常。应首先采取的措施是

A. 乳酸钠静脉滴注
B. 5%碳酸氢钠静脉滴注
C. 苯丙酸诺龙肌内注射
D. 高渗葡萄糖及胰岛素静脉滴注
E. 10%葡萄糖酸钙静脉滴注

6. 患者，女性，60岁。因呕吐不能进食3天，今日感觉四肢软弱无力，腹胀难忍，心悸。检查腱反射减弱，血压100/60mmHg，心电图发现U波。该患者发生了

A. 低钾血症　　B. 高钾血症
C. 代谢性酸中毒　　D. 代谢性碱中毒
E. 高渗性缺水

7. 患者，男性，28 岁。吞咽困难、呛咳、呕吐、腹胀、肠鸣音减弱、心律失常，心电图示 T 波降低、变宽、双相，出现 U 波。应首先考虑
A. 等渗性缺水　　B. 高钾血症
C. 低钾血症　　D. 低钙血症
E. 代谢性酸中毒

8. 患者，男性，30 岁。因高热 2 天未进食，自述口渴、唇干，尿少色黄。尿比重 1.028，血清钠为 156mmol/L。应首先静脉滴注
A. 5%葡萄糖溶液　　B. 3%氯化钠溶液
C. 5%碳酸氢钠溶液　　D. 平衡盐溶液
E. 5%葡萄糖生理盐水

9. 患者，男性，46 岁。小肠瘘患者，主诉尿少、食欲缺乏、恶心、软弱无力、脉细速。血红蛋白 16g/L、血钠 132mmol/L、二氧化碳结合力（CO_2CP）27mmol/L。此患者可诊断为
A. 高渗性缺水　　B. 等渗性缺水
C. 低渗性缺水　　D. 代谢性酸中毒
E. 代谢性碱中毒

10. 患者，男性，50 岁。患十二指肠溃疡近 18 年。胃镜检查诊断为幽门梗阻，近 10 天来持续性呕吐。可造成
A. 低氯高钾性碱中毒　　B. 低钾性酸中毒
C. 低氯低钾性酸中毒　　D. 低氯高钠性碱中毒
E. 低氯低钾性碱中毒

11. 患者，女性，50 岁，体重 50kg。等渗性缺水伴低钾血症，血压 90/70mmHg，CVP 5cmH_2O，尿量 18ml/h，拟静脉输液并补充钾盐。下列措施中正确的是
A. 缓慢滴入 0.3%氯化钾　　B. 先静脉推注少量 10%氯化钾，再快速输液
C. 将氯化钾加入右旋糖酐滴注　　D. 加速输液暂不补钾
E. 先快速输液，待尿量增加后，再滴入 0.3%氯化钾

12. 患者，女性，35 岁。烧伤患者，体重 50kg。行暴露疗法后诉口渴。查体：唇舌干燥、皮肤弹性差、眼窝明显凹陷。按照经验法，该患者累积失液量最少为
A. 500ml　　B. 1000ml
C. 2000ml　　D. 2500ml
E. 3000ml

13. 患者，男性，39 岁。因高热、大汗而口渴、唇干、尿比重增高。符合

A. 轻度高渗性缺水　　B. 中度高渗性缺水

C. 轻度等渗性缺水　　D. 中度等渗性缺水

E. 重度等渗性缺水

14. 患者，男性，53 岁，体重 60kg。诊断为中度等渗性缺水。第一个 24 小时应补给液体量（包括日需量）为

A. 3000ml　　B. 4000ml

C. 5000ml　　D. 5500ml

E. 6000ml

15. 患者，男性，60 岁。肠梗阻手术后出现神志淡漠、肌肉软弱无力、腹胀、心律失常、心动过速。引起上述症状的主要原因是

A. 低血钾　　B. 高血钾

C. 代谢性酸中毒　　D. 代谢性碱中毒

E. 低氯性碱中毒

16. 患者，男性，61 岁。在输液过程中突然出现呼吸困难、气促、咳粉红色泡沫样痰，两肺可闻及湿啰音。可能出现的输液反应是

A. 肺栓塞　　B. 肺水肿

C. 肺气肿　　D. 肺不张

E. 支气管哮喘

17. 患者，男性，33 岁。大面积烧伤并失液性休克。扩容时通常每输入晶体液 3000ml，宜同时输入胶体液

A. 250ml　　B. 500ml

C. 750ml　　D. 1000ml

E. 1500ml

18. 患者，女性，59 岁。左肺叶切除术后第 1 天，胸闷，呼吸短促。血气分析示 pH 7.21，$PaCO_2$ 52mmHg，CO_2CP 32mmol/L。护理中应特别注意

A. 吸氧　　B. 补充血容量

C. 补碱性液　　D. 应用抗生素

E. 保持呼吸道通畅

三 A3/A4 型题

（1~4 题共用题干）

患者，女性，40 岁。因急性肠梗阻频繁呕吐，出现尿少、食欲缺乏、恶心、乏力、舌干、眼球下陷，皮肤干燥、松弛，血压偏低。

1. 该患者的脱水性质和程度为
   A. 中度等渗性缺水　　B. 中度高渗性缺水
   C. 中度低渗性缺水　　D. 重度高渗性缺水
   E. 重度低渗性缺水
2. 当该患者的体液丧失达体重的6%~7%时，常伴有
   A. 代谢性碱中毒　　B. 呼吸性碱中毒
   C. 代谢性酸中毒　　D. 呼吸性酸中毒
   E. 呼吸性碱中毒合并代谢性碱中毒
3. 如果该患者丧失的体液主要为胃液，可并发
   A. 代谢性酸中毒　　B. 呼吸性酸中毒
   C. 代谢性碱中毒　　D. 呼吸性碱中毒
   E. 呼吸性碱中毒合并代谢性碱中毒
4. 在纠正此患者缺水的过程中，应特别注意发生
   A. 低钙血症　　B. 低钾血症
   C. 低钠血症　　D. 低氯血症
   E. 低镁血症

（5~9 题共用题干）

患者，女性，45 岁。表现为高热、大汗，未补充水分已有 3 天，现出现明显口渴、尿少、口干舌燥、皮肤弹性下降、尿比重 1.040。

5. 当前患者可考虑为
   A. 低渗性缺水　　B. 等渗性缺水
   C. 高渗性缺水　　D. 高钾血症
   E. 低钙血症
6. 此时患者属于
   A. 轻度缺水　　B. 中度缺水
   C. 重度缺水　　D. 急性缺水
   E. 慢性缺水
7. 此患者目前的失水量是体重的
   A. 1%~2%　　B. 2%~4%
   C. 4%~6%　　D. 6%~8%
   E. 10%以上
8. 患者体重 60kg，实际失水量约为
   A. 2000ml　　B. 3000ml

C. 4000ml　　D. 5000ml

E. 6000ml

9. 在补液时，第一天应给液体

A. 800ml　　B. 1000ml

C. 1500ml　　D. 2500ml

E. 4000ml

（10～12 题共用题干）

患者，女性，39 岁，体重 60kg。因急性肠梗阻入院，诉口渴、软弱无力，尿少，昨日呕吐 8 次，量约 2000ml。检查：脉搏 95 次/分，血压 90/60mmHg，皮肤弹性差，眼窝内陷。尿液检查呈酸性，测血钾 3.5mmol/L、CO_2CP 13.3mmol/L。

10. 该患者水钠代谢失衡的类型及程度为

A. 轻度高渗性缺水　　B. 中度低渗性缺水

C. 中度等渗性缺水　　D. 轻度等渗性缺水

E. 中度高渗性缺水

11. 该患者的酸碱失衡诊断为

A. 代谢性碱中毒　　B. 呼吸性酸中毒

C. 呼吸性碱中毒　　D. 代谢性酸中毒

E. 代谢性酸中毒合并代谢性碱中毒

12. 患者入院后禁食，当日经胃肠减压引出液体 500ml，该患者当日的最适宜液体补充量（不包括日需量）为

A. 1500ml　　B. 2000ml

C. 2500ml　　D. 3000ml

E. 3500ml

（13～15 题共用题干）

患者，男性，46 岁，体重 65kg。平素身体健康。因反复呕吐 3 天入院。测得血钠 129mmol/L，血钾 3.2mmol/L。

13. 该患者体液失衡类型为

A. 低钾血症，高渗性缺水　　B. 高钾血症，重度缺钠

C. 低钾血症，轻度缺钠　　D. 低钾血症，中度缺钠

E. 低钾血症，高度缺钠

14. 影响该患者体液失衡类型最重要的因素是

A. 呕吐间歇时间　　B. 呕吐液体总量

C. 心脏功能状况及心电图表现
D. 血钾
E. 本病发病以来个人饮水及治疗情况

15. 该患者补钾时应
A. 首选选择静脉输液补钾
B. 尽量口服或经胃肠管饲补充
C. 早期选用林格液或生理盐水
D. 早期输注葡萄糖
E. 早期输注碱性液体

（16~18 题共用题干）

患者，女性，32 岁。因肠梗阻反复呕吐，并自觉口渴、乏力、食欲缺乏、头晕。查血清钠在正常范围，皮肤弹性减退，尿少且比重升高。考虑为等渗性缺水，脱水程度为中度。

16. 等渗性缺水患者体液容量变化的特点为
A. 细胞外液正常，细胞内液减少
B. 细胞外液显著减少，细胞内液轻度减少
C. 细胞外液、内液按比例减少
D. 细胞外液轻度减少，细胞内液显著减少
E. 细胞外液减少，细胞内液正常

17. 该患者的失水量为体重的
A. 2%~4%
B. 4%~6%
C. 6%~7%
D. 大于 8%
E. 小于 2%

18. 该患者若不及时采取治疗措施会转变为
A. 高渗性缺水
B. 低渗性缺水
C. 低钠血症
D. 低钾血症
E. 水中毒

（19~21 题共用题干）

患者，男性，30 岁，体重 60kg。因高温下劳动过久，大汗，未及时饮水，出现极度口渴，口唇黏膜干燥、眼窝凹陷、尿少。

19. 考虑该患者可能出现的代谢紊乱是
A. 等渗性缺水
B. 轻度高渗性缺水
C. 中度高渗性缺水
D. 轻度低渗性缺水
E. 中度低渗性缺水

20. 估计该患者的水分丧失量为
A. 600~1000ml
B. 1200~1800ml

C. 1800~2000ml　　D. 2400~3600ml

E. 3600~4000ml

21. 目前采取的护理措施最恰当的是

A. 使用利尿药，维持尿量　　B. 静脉输入等渗盐水补充血容量

C. 静脉补充碱性液体　　D. 吸氧，改善肺通气

E. 尽量饮水，不能饮水者静脉滴注 5%葡萄糖溶液

四 B 型题

（1~4 题共用备选答案）

A. 代谢性酸中毒　　B. 代谢性碱中毒

C. 呼吸性酸中毒　　D. 呼吸性碱中毒

E. 高钾血症

1. 手术后并发肺炎的患者可发生
2. 胰瘘患者可发生
3. 幽门梗阻患者可发生
4. 挤压综合征患者易发生

（5~7 题共用备选答案）

A. 细胞内液量的改变　　B. 细胞外液量的改变

C. 细胞外液渗透压　　D. 渗透压保持恒定

E. 渗透压发生改变

5. 容量失调只引起
6. 浓度失调导致
7. 成分失调不会明显影响

（8~12 题共用备选答案）

A. 5%葡萄糖液　　B. 5%葡萄糖等渗盐水

C. 10%葡萄糖液　　D. 林格液

E. 生理盐水

8. 含钾的等渗液是
9. 不含电解质的等渗液是
10. 含电解质的高渗液是
11. 不含电解质的高渗液是

12. 含电解质（不含 K^+）的等渗液是

（13~15 题共用备选答案）

A. 细胞内液、细胞外液减少相等　B. 细胞内液显著减少，细胞外液变化不大
C. 细胞外液减少，细胞内液变化不大　D. 细胞内液减少多于细胞外液
E. 细胞外液显著减少，细胞内液增加

13. 低渗性缺水时体液容量的变化为
14. 等渗性缺水早期，体液变化的特点是
15. 高渗性缺水时体液容量的变化为

（16~17 题共用备选答案）

A. 肺　B. 肝
C. 肾　D. 胃
E. 心脏

16. 排出体内挥发性酸（H_2CO_3）的重要器官是（　　），其可以通过 CO_2 的排出量调节酸碱平衡
17. 调节酸碱平衡能力最强的器官是（　　），其可以通过排出固定酸和保留碱性物质的量来维持血浆 HCO_3^- 浓度，保持血浆 pH 不变

五 X 型题

1. 高钾血症的早期心电图表现为
A. PR 间期缩短　B. QT 间期延长
C. 出现 U 波　D. ST 段降低
E. T 波高尖
2. 反映机体酸碱平衡的基本因素有
A. pH　B. HCO_3^-
C. $PaCO_2$　D. H_2CO_3
E. BE
3. 关于等渗性缺水的说法，叙述不正确的有
A. 临床最多见　B. 水钠急剧丧失
C. 血清钠明显降低　D. 有轻度口渴
E. 细胞外液渗透压降低
4. 下列属于高渗液的是
A. 5%氯化钠溶液　B. 10%氯化钙溶液

C. 10%氯化钾溶液　　D. 0.9%氯化钠溶液

E. 乳酸钠林格液

5. 等渗性缺水的处理原则为

A. 消除原发病因　　B. 防止或减少水和钠的继续丧失

C. 防止血液浓缩　　D. 补充血清氯

E. 补充等渗液体、平衡盐溶液或生理盐水

6. 体内水分缺乏或丧失时，出现

A. 细胞外液渗透压增高　　B. 口渴感

C. 主动饮水增加　　D. 抗利尿激素分泌增加

E. 尿量增多

7. 细胞外液的主要阴离子有

A. Cl^-　　B. Na^+

C. Mg^{2+}　　D. HCO_3^-

E. HPO_4^{2-}

8. 低钾血症可见于

A. 长期不能进食者　　B. 长期应用肾上腺皮质激素患者

C. 急性肾衰竭少尿期患者　　D. 代谢性碱中毒患者

E. 大量注射葡萄糖，并与胰岛素合用者

9. 等渗性缺水的补液量包括

A. 细胞外液缺失量　　B. 每日生理需要量

C. 1/2额外丢失量　　D. 额外丢失量

E. 失衡量的1/2

10. 高钾血症的晚期心电图表现为

A. QT间期缩短　　B. PR间期延长

C. 出现U波　　D. ST段降低

E. QRS波增宽

11. 代谢性酸中毒常发生于

A. 休克　　B. 抽搐

C. 高钾血症　　D. 瘢痕性幽门梗阻

E. 肠瘘

12. 关于正常体液含量的叙述，下列说法正确的是

A. 男性成人体液总量占体重的60%　　B. 男性多于女性

C. 年轻人多于老年人　　D. 婴儿多于成人

E. 肥胖者多于肌肉发达者

13. 细胞内液中的主要阳离子为

A. K^+　　B. Na^+

C. Mg^{2+}　　D. HCO_3^-

E. Ca^{2+}

六　案例分析题

（1~7 题共用题干）

患者，男性，65 岁。有 43 年吸烟史，患慢性阻塞性肺气肿 10 年。入院主诉胸闷、气促伴胸痛。体检：血压 165/90mmHg，双肺有哮鸣音，踝部有指压性凹陷。动脉血气检查：pH 7.32，$PaCO_2$ 70mmHg，HCO_3^- 24mmol/L。心电图示心室颤动。

1. 该患者属于酸碱代谢失衡类型中的

A. 呼吸性酸中毒　　B. 呼吸性碱中毒

C. 代谢性碱中毒　　D. 代谢性酸中毒

E. 混合型酸碱失衡

2. 引起该患者心室颤动的最可能原因为

A. 高钙血症　　B. 低钙血症

C. 高钾血症　　D. 低钾血症

E. 低钠血症

3. 该患者首先应处理的问题是

A. 控制感染　　B. 促进咳痰

C. 单纯高浓度吸氧　　D. 给予碱性液体

E. 解除呼吸道梗阻，改善换气

4. 下列有关高钾血症的治疗措施，叙述正确的是

A. 透析疗法　　B. 静脉注射 5%碳酸氢钠

C. 静脉滴注生理盐水　　D. 10%葡萄糖酸钙静脉注射

E. 25%葡萄糖+胰岛素静脉滴注

5. 血清钾过低可引起的症状及体征中不包括

A. 神经肌肉应激性减退　　B. 肌腱反射不变

C. 呼吸急促　　D. 末梢血管痉挛

E. 心电图出现 ST 段升高

6. 经治疗后，该患者代谢紊乱纠正，心室颤动消失，但心电监护中尚存有病理性 Q 波，其可能存在的既往史为

A. 心脏压塞　　B. 心绞痛

C. 低钾血症　　D. 高钾血症

E. 心肌梗死

7. 针对该患者的护理措施，叙述正确的是

A. 解除呼吸道梗阻，改善气体交换功能　　B. 取仰卧位

C. 机械除颤　　D. 静脉快速、大量补液，以纠正代谢紊乱

E. 加强对动脉血气分析结果的动态观察

参考答案与解析

一、A1型题

1. E【解析】等渗性缺水的常见病因：①消化液的急性丧失，如呕吐量大、肠外瘘等。②体液丧失，如急性腹膜炎、肠梗阻、大面积烧伤早期等。丧失的体液成分与细胞外液基本相同。所以，消化液急性丧失是等渗性缺水的常见原因，慢性丢失则属于低渗性缺水的原因。

2. D【解析】高渗性缺水患者所需补充液体量：可先根据临床表现估计失水量占体重的百分比，然后按每丧失体重的1%补液400~500ml计算，计算所得的补水量，可分在2天内补给。治疗1天后根据全身情况及血钠浓度，酌情调整次日的补给量。补液量中应包括每日正常需要量2000ml。

3. D【解析】正常情况下，细胞内液、细胞外液的渗透压相等。细胞外液中的主要阳离子为Na^+，主要阴离子为Cl^-、HCO_3^-，细胞内液中的主要阳离子为K^+和Mg^{2+}，主要阴离子为HPO_4^{2-}，共同维持细胞内外的渗透压。

4. E【解析】等渗盐水含Na^+和Cl^-各154mmol/L，而血清内Na^+和Cl^-的含量分别为142mmol/L和103mmol/L。两者相比，等渗盐水的Cl^-含量比血清的Cl^-含量高51mmol/L。正常人肾有保留HCO_3^-、排出Cl^-的功能，故Cl^-大量进入体内后，不引起高氯性酸中毒。但在重度缺水或休克状态下，肾血流减少，排氯功能受到影响，从静脉内输给大量等渗盐水，有导致血Cl^-过高，引起高氯性酸中毒的危险。

5. C【解析】高钙血症主要见于甲状旁腺功能亢进，其次见于骨转移性癌、钙或维生素D摄入过多、肾上腺功能不全、肢端肥大症、多发性骨髓瘤等。

6. A【解析】给缺水患者补液，第1天应补充已丧失液量的1/2，剩余1/2量第2天补给。

7. A【解析】外科患者最容易发生的体液失调是等渗性缺水，最常见于急腹症患者，尤其是急性肠梗阻或外伤及感染之后导致急性胰腺炎、胆道系统疾病等患者。

8. B【解析】轻度代谢性酸中毒可无症状。重症患者可出现疲乏、眩晕、嗜睡、感觉迟钝或烦躁不安，甚至神志不清或昏迷。最突出的表现是呼吸深而快，呼出气体有酮味。患者面色潮红、心率加快、血压偏低；可出现对称性肌张力减弱、腱反射减弱或消失，并可伴有缺水的症状。

9. B【解析】机体调节酸碱平衡的途径：①缓冲系统。作用发生快，但总量有限，最终还要依靠肺和肾来调节。②脏器调节。肺是排出体内挥发性酸（H_2CO_3）的重要器官，可以通过CO_2的排出量调节酸碱平衡。肾调节酸碱平衡的能力最强，可以通过排出固定酸和保留碱性物质来维持血浆HCO_3^-浓度，保持血浆pH不变。

10. B【解析】对高渗性缺水患者，需要积极治疗其原发病，去除病因，使患者不再失液，并补充已丧失的液体。尽量使用口服液，不能口服者可静脉输注5%葡萄糖或低渗盐水溶液。注意补液时先适当给予葡萄糖溶液，再给予晶体溶液。高渗性缺水者也会缺钠，只是缺水更多致血液浓缩，才使血清钠浓度相对升高，故在输液过程中，应观察血清钠含量的动态变化，必要时适当补钠，避免低钠血症。

11. E【解析】正常成年人每日水的摄入量为2500ml，水的排出量为2500ml，其中，尿1500ml，粪便200ml，皮肤蒸发500ml，呼吸蒸发300ml。无形失水量是指皮肤蒸发和呼吸蒸发量，即500+300=800ml。

12. E【解析】氯化钾浓度一般不超过0.3%。按浓度为0.3%计算，计算公式：氯化钾浓度（%）×氯化钾溶液量（ml）÷稀释液量=0.3%，则稀释液量=氯化钾浓度（%）×氯化钾溶液量（ml）÷0.3%=15%×20÷0.3%=1000（ml）。所以至少需要的溶液量是1000ml。

13. C【解析】高血钾对机体最严重的危害是对心脏的影响，出现心率缓慢、心律失常、传导阻滞、T波高而尖，QT间期和PR间期延长、QRS增宽。因此，对高钾引起的心律失常，应立即静脉注射10%葡萄糖酸钙溶液，直接对抗过量K^+对心肌的抑制作用。

14. A【解析】低钾血症是钾摄入不足、排出过多或异常运动进入细胞内，造成血清K^+<3.5mmol/L。低钾血症可见于钾摄入不足、钾排出过多、代谢性碱中毒等。

15. C【解析】pH、HCO_3^-及二氧化碳分压（$PaCO_2$）是反映机体酸碱平衡的3个基本因素。其中，HCO_3^-反映代谢性因素，其原发性减少或增加，可引起代谢性酸中毒或代谢性碱中毒。$PaCO_2$反映呼吸性因素，其原发性增加或减少，可引起呼吸性酸中毒或呼吸性碱中毒。

16. C【解析】轻度高渗性缺水的缺水量占体重的2%~4%；中度高渗性缺水的缺水量占体重的4%~6%；重度高渗性缺水的缺水量占体重的6%以上。

17. D【解析】等渗性缺水在纠正缺水后，钾的排泄有所增加，K^+浓度也会因细胞外液量增加而被稀释降低，故应注意低钾血症的发生。一般应在尿量达40ml/h后补充氯化钾。

18. C【解析】低渗性缺水轻度缺钠时，血清钠虽可能尚无明显变化，但尿内氯化钠的含量常已减少。

19. A【解析】高钠血症又称为高渗性缺水，血清 Na^+>145 mmol/L。

20. A【解析】胃液丧失过多是外科患者发生代谢性碱中毒最常见的原因。幽门梗阻引发的呕吐主要导致大量胃酸丢失，体内 HCO_3^-增多，造成代谢性碱中毒。

21. A【解析】代谢性酸中毒的病因：①休克、抽搐、心搏骤停等原因引起的缺氧及组织低灌注。②酸性物质排出减少。③碱性物质丢失过多，如严重腹泻、肠瘘或肠道引流、胆瘘或胰瘘等使大量碱性消化液丧失。④高钾血症。

22. E【解析】体液的平衡和渗透压的稳定是由神经-内分泌系统来调节的。体液失衡时，一般先通过下丘脑-神经垂体-抗利尿激素系统恢复和维持体液的正常渗透压，然后通过肾素-血管紧张素-醛固酮系统来恢复和维持血容量。

23. B【解析】正常人每日需要钾盐 2～3g，相当于10%的氯化钾溶液 20～30ml。这同时也符合WHO及多数指南推荐的成人每日钾摄入量。

24. B【解析】高渗性缺水最早出现的临床表现是口渴。轻度缺水除有口渴外，多无其他症状。中度缺水表现为极度口渴、乏力、眼窝明显凹陷、唇舌干燥、皮肤弹性差、心率加快、尿少、尿比重增加（>1. 025）。重度缺水除有上述症状外，可出现烦躁、谵妄、昏迷等脑功能障碍症状，血压下降乃至休克，少尿乃至无尿，以及氮质血症等。

25. E【解析】正常人体内 pH 为 7. 35～7. 45。酸碱中毒大多是因为某些致病因素引起体内酸碱平衡失调。酸中毒是由于酸性物质堆积，导致人体内氢离子浓度上升，pH 多低于正常值。碱中毒是指体内酸丢失过多或从体外摄入碱过多，pH 多高于正常值。

26. D【解析】应用排钠利尿药，饮入大量白开水或输入葡萄糖液而未及时补充钠盐时，细胞外液稀释，形成低钠。由于渗透压感受器反射，神经垂体释放抗利尿激素减少，从而减弱了肾小管对水的吸收，水又从尿中排出，引起低渗性缺水。

27. D【解析】参见 A1 型题第 15 题解析。

28. B【解析】体液酸碱平衡的调节依靠肺、肾、血液缓冲系统的作用。肺控制 CO_2的排放，肾控制 H^+和 HCO_3^-的排放，血液中的缓冲系统也可以调节。

29. B【解析】全身 98%的 K^+位于细胞内。K^+参与维持细胞的正常代谢、细胞内液的渗透压和酸碱平衡、神经肌肉的兴奋性及心肌的生理特性。

30. B【解析】低钾血症患者出现四肢软弱、弛缓性瘫痪、胃肠蠕动减慢、传导阻滞、心律异常、代谢性碱中毒等。高钾血症患者表现为四肢及口唇周围麻木、感觉异常，并逐渐由兴奋状态转为抑制状态，继而出现肌肉颤动、肌肉无力，甚至影响呼吸肌运动；心肌应激能力下降，出现心率缓慢、心律失常、传导阻滞，甚至心脏停搏、血压改变。两者均可出现乏力、软瘫。

31. C【解析】重症低钾血症会导致呼吸肌麻痹而出现呼吸困难。

32. E【解析】补钾时应注意遵循以下原则。①尽量口服补钾：常选用10%氯化钾或枸橼酸钾溶液口服。同时鼓励患者多进食含钾丰富的食物等。不能口服或病情较重者，则考虑10%氯化钾溶液稀释后静脉补充。严禁直接静脉注射10%氯化钾溶液，以免血钾突然升高导致心搏骤停。②补钾不宜过早：尿量>40ml/h或>500ml/d时方可补钾，以免钾蓄积在体内引起高钾血症。③浓度不宜过高：静脉补钾时通常浓度不超过0.3%。④速度不宜过快：成人静脉补钾的速度一般不宜超过60滴/分。⑤总量不宜过多：可依据血清钾降低程度，每日补钾40～80mmol。

33. A【解析】胃液丧失过多是外科患者发生代谢性碱中毒最常见的原因，如严重呕吐、长期胃肠减压等，可丢失大量的H^+、Cl^-及Na^+致碱中毒。

34. A【解析】肌无力是低钾血症最早的临床表现，一般先出现四肢软弱无力，之后可延及躯干和呼吸肌，可出现抬头及翻身困难、吞咽困难、呛咳、呼吸困难，甚至窒息。严重者可有软瘫、腱反射减弱或消失等。

35. B【解析】高热、大量出汗导致水和钠的丧失，引起高渗性缺水。当缺水多于缺钠时，细胞外液渗透压增加，使抗利尿激素分泌增多，进而使肾小管对水的重吸收增加，尿量减少。呕吐量大、肠外瘘、肠梗阻、大面积烧伤可引起等渗性缺水。

36. E【解析】消化液急性丧失，如大量呕吐、肠外瘘等可引起等渗性缺水。参见A1型题第1题解析。消化液持续丢失，如反复呕吐、长期胃肠减压、慢性肠梗阻引起低渗性缺水。高热引起高渗性缺水。

37. C【解析】低钾血症的病因：①钾摄入不足，如长期进食不足或者禁食而补充钾盐不足。②钾排出过多，如呕吐、腹泻、持续胃肠减压，或长期应用肾上腺皮质激素、利尿药等。③钾体内分布异常，如大量注射葡萄糖或氨基酸，进行高营养支持及代谢性碱中毒，K^+向细胞内转移等。急性肾衰竭时排钾出现障碍，应出现高钾血症，而不是低钾血症。

38. E【解析】库存血虽含有血液的各种成分，但由于存放时间过长，白细胞、血小板、凝血酶原等成分破坏较多，K^+含量增多，酸性增高。大量输注可引起高血钾和酸中毒。

39. A【解析】参见A1型题第9题解析。

40. D【解析】正常成人24小时液体出入量平衡在2500ml，见表1-1。

表1-1 正常成人水分摄入量和排出量的平衡

摄入量（ml）		排出量（ml）	
饮水	1600	尿	1500
食物水	700	粪便	200
代谢氧化水	200	皮肤蒸发	500
总量	2500	呼吸蒸发	300
—	—	总量	2500

41. E【解析】高钾血症是指钾摄入过多或分布异常等造成的血清 K^+>5.5mmol/L。

42. E【解析】消化液（除胃液外）如胆汁、胰液、小肠液均含有高浓度的碳酸氢盐，发生肠瘘和使用导管引流时，可引起这些消化液丢失，导致碳酸氢盐缺失。同时，肠瘘患者大多合并感染，引起急性循环衰竭，造成乳酸积聚，导致代谢性酸中毒。

43. C【解析】机体在新陈代谢过程中，物质氧化最终生成二氧化碳和水，其量约为300ml。

44. C【解析】低渗性缺水患者应积极治疗原发病，静脉输注高渗盐水或含盐溶液，以纠正细胞外液的低渗状态和补充血容量。轻度、中度缺钠者，一般补充5%葡萄糖盐溶液。重度缺钠者，先输晶体溶液，如复方乳酸氯化钠溶液、等渗盐水；后输胶体溶液，如羟乙基淀粉、右旋糖酐溶液和血浆等以补足血容量，晶体溶液用量要比胶体溶液多2~3倍；然后再静脉滴注高渗盐水，如5%氯化钠溶液，以进一步恢复细胞外液渗透压。

45. C【解析】细胞外液的 K^+浓度正常值仅3.5~5.5mmol/L，若患者肾功能较差，静脉补钾易出现血钾增高的问题，因此静脉补钾前首先考虑患者的尿量。

46. E【解析】使用氯化钾溶液时，绝对禁止静脉推注，以免高钾导致心律失常。

47. A【解析】静脉补钾要点参见A1型题第32题解析。

48. D【解析】高钾血症患者应立即停止输注或口服含钾药物，林格液中含有氯化钾、氯化钙等电解质，因此禁用于高钾血症患者。

49. C【解析】人体内的钾90%以上存在于细胞内液中，补充碱性溶液时，由于 H^+和 K^+交换，K^+会进入细胞内，从而导致血清钾降低。

50. B【解析】代谢性碱中毒的治疗关键在于积极治疗原发病，解除病因。胃液丧失所致者，可输入等渗盐水或葡萄糖盐水，以纠正低氯性碱中毒。代谢性碱中毒者多伴有低钾血症，在尿量超过40ml/h后，给予氯化钾。严重代谢性碱中毒者（pH>7.65，血浆 HCO_3^-为45~50mmol/L），可应用稀释的盐酸溶液或盐酸精氨酸溶液，以尽快排出过多的 HCO_3^-，每4~6小时重复检测血气分析及血电解质，根据检测结果调整治疗方案。

51. B【解析】对血浆 HCO_3^-小于10mmol/L的代谢性酸中毒患者，应立即静脉输液及应用碱性溶液进行治疗。碱性溶液常用的有5%碳酸氢钠溶液，一般可将应补充量的一半在2~4小时内输入，以后再决定是否继续输注剩余量或部分剩余量。

52. D【解析】发生代谢性酸中毒时，由于机体缺氧，无氧酵解增多，腺苷三磷酸（ATP）产生减少，细胞上的钠泵和钠钾泵功能不足，转运到细胞内的钾减少。另外，机体酸中毒，肾出现代偿，肾小管钠氢交换增多，钠钾交换减少，肾排钾减少，所以代谢性酸中毒时会出现高钾血症。

53. E【解析】低渗性缺水分度：①早期轻度缺水，血清钠<135mmol/L时，约失盐0.5g/kg。②中度缺水，血清钠<130mmol/L，失盐0.50~0.75g/kg。③重度缺水，血清钠<120mmol/L。

54. A【解析】轻度低渗性缺水时血清钠<135mmol/L，患者感疲乏、头晕、手足麻木，尿量增多，尿中 Na^+减少，一般无口渴症状。

55. A【解析】等渗性缺水患者主要表现为尿少、食欲缺乏、恶心、乏力、舌干、眼球下陷，皮肤干燥、松弛等，但无口渴。如短期内丧失过多，体液丧失大于体重的5%时，即丧失细胞外液的25%时，患者可出现脉搏细速、肢端湿冷、血压不稳定或下降等血容量不足的症状。当体液继续丧失达体重6%～7%时，休克表现明显，常伴代谢性酸中毒。如果丧失的体液主要为胃液，可丢失大量的 H^+、Cl^-及 Na^+，可并发代谢性碱中毒。选项 A 与等渗性缺水病情不符。

56. B【解析】高钾血症最严重的并发症是心室颤动、心脏停搏。高血钾常引起心肌收缩功能降低，心音低钝、心率减慢、室性期前收缩、房室传导阻滞、心室颤动使心脏停搏于舒张期。

57. C【解析】血液中 HCO_3^-/H_2CO_3是一对最重要的缓冲物质。体内酸增多时，HCO_3^-与 H^+结合（$H^+ + HCO_3^- \rightarrow H_2CO_3 \rightarrow CO_2\uparrow + H_2O$），使酸中和；碱增多时，$H_2CO_3$释放 H^+去中和碱（$OH^- + H_2CO_3 \rightarrow HCO_3^- + H_2O$），以保持血液 pH 在正常范围内。

二、A2 型题

1. A【解析】急性肾衰竭少尿期，水、电解质和酸碱平衡失调以高钾血症、代谢性酸中毒最为常见，可诱发各种心律失常。正常人 90% 的 K^+从肾排泄，在肾衰竭少尿期，因为尿量减少，K^+排出受限，且组织分解代谢增强，钾由细胞内释放到细胞外，血钾可迅速升高达危险水平。根据题意判断患者为肾衰竭并发的高钾血症。

2. A【解析】血清钾<3.5mmol/L 即可确诊为低钾血症。根据医嘱由静脉补充 K^+：①限制总量，每日补氯化钾的量应为 3～6g。②补钾速度不宜过快，输注氯化钾一般<1.5g/h，避免引起高钾血症或心室颤动。③浓度不宜过高，氯化钾浓度一般不超过 3g/L，绝对禁止静脉推注氯化钾，以免导致心搏骤停。④见尿补钾，尿量超过 500ml/d 或 30ml/h 才可补钾。肾功能欠佳而必须补钾者，应严密监测。⑤应用大剂量钾静脉滴注时，需采用心电监护，并密切监测血清钾的浓度。⑥使用洋地黄或利尿药的患者，密切监测血清钾的变化，防止血钾过低引起洋地黄中毒（中毒征象为恶心、呕吐、心律失常及视力障碍）。

3. C【解析】患者因胆道感染而多次呕吐，主要可出现体液不足的危险。如患者失血量>1500ml 或存在低血容量性休克表现时（血压下降，CVP 持续降低）即可以做出体液不足的护理诊断。

4. D【解析】患者哮喘持续状态 2 天，且 pH 为 7.35，属于呼吸性酸中毒。患者只出现 $PaCO_2$上升和 PaO_2下降的表现，BE 和 HCO_3^-都在正常范围内，排除代谢性碱中毒。

5. E【解析】患者血钾>5.5mmol/L 且出现心律不齐，可诊断为高钾血症。因 Ca^{2+}能拮抗 K^+，从而缓解 K^+对心肌的毒性作用，故对高钾引起的心律失常可用 10% 葡萄糖酸钙 20ml

缓慢静脉注射，直接对抗过量 K^+ 对心肌的抑制作用，必要时可重复用药。

6. A【解析】根据题中所述患者发生了低钾血症。呕吐可引起钾排出过多，引起低钾血症。参见 A1 型题第 34 题解析。因胃肠平滑肌兴奋性降低，可出现恶心、呕吐、腹胀、肠鸣音减弱或消失等肠麻痹表现。可出现心悸及心动过速、心律不齐、血压下降等表现。心电图表现为 T 波降低、变宽、双相或倒置，ST 段降低，QT 间期延长，出现 U 波。

7. C【解析】根据题中所述患者应首先考虑为低钾血症。参见 A2 型题第 6 题解析。

8. A【解析】患者血清钠为 156mmol/L，>150mmol/L，可诊断为高渗性缺水。高渗性缺水患者因失水多于失钠，血清钠水平高，细胞外液渗透压增高。治疗措施：能饮水的患者应尽量饮水，不能饮水者静脉滴注 5%葡萄糖溶液。

9. C【解析】患者血钠为 132mmol/L，<135mmol/L，可判断为低渗性缺水。血红蛋白 16g/L，属于严重贫血，需要进行输血治疗。CO_2CP 的正常值是 22~29mmol/L，患者 CO_2CP 属于正常范围，可排除代谢性酸中毒和碱中毒。

10. E【解析】幽门梗阻导致呕吐引起胃液丧失过多，可丢失大量的 H^+、K^+、Cl^- 及 Na^+，致低氯低钾性碱中毒。

11. E【解析】患者为等渗性缺水，尿量恢复≥40ml/h 后应适时补钾。先快速输液尽可能去除或控制病因，减少丢失。待尿量增加后，再滴入 0.3%氯化钾。绝对禁止静脉推注氯化钾，以免导致心搏骤停。

12. C【解析】患者可诊断为中度高渗性缺水。中度高渗性缺水表现为极度口渴、乏力、眼窝明显凹陷、唇舌干燥、皮肤弹性差、心率加快、尿少、尿比重增加（>1.025）。脱水量占体重的 4%~6%。则患者累计失液量=50×（4%~6%）=2~3（L）。所以该患者累计失液量最少为 2000ml。

13. B【解析】患者符合中度高渗性缺水的症状。参见 A2 型题第 12 题解析。

14. B【解析】中度等渗性缺水时，失液量占体重的 5%，所以失液量=60×5%=3（L）=3000ml。第一天补液量占失水量的一半，即补液量为 1500ml（3000÷2），再加上生理需求量（2000~2500ml），第一天应补给液体量 3500~4000ml。

15. A【解析】引起题干所述症状的主要原因是低血钾。参见 A2 型题第 6 题解析。

16. B【解析】肺底听诊闻及啰音伴呼吸困难、咳血性泡沫痰，是肺水肿的表现。

17. E【解析】一般将胶体液与晶体液的比例为 1∶2 的溶液给予患者，即给予晶体液 3000ml，应给予胶体液 1500ml。

18. E【解析】CO_2CP 的正常值是 22~29mmol/L，患者的 CO_2CP 为 32mmol/L，高于正常值。引起 CO_2CP 升高的原因主要是呼吸性酸中毒。$PaCO_2$ 反映呼吸性因素，参考值为 35~45mmHg。题中 $PaCO_2$ 增加可引起呼吸性酸中毒。故患者可诊断为呼吸性酸中毒。在存在呼吸性酸中毒的情况下，护理中应特别注意保持呼吸道通畅，有助于改善患者的通气功能，减少二氧化碳潴留。

三、A3/A4 型题

1~3 A、C、C【解析】该患者的脱水性质和程度为中度等渗性缺水。患者因急性肠梗阻频繁呕吐是引起等渗性缺水的原因。等渗性缺水的表现参见 A1 型题第 55 题解析。

4. B【解析】在纠正此患者缺水的过程中，应特别注意发生低钾血症，因为呕吐量大易致低钾血症。

5~7 C、B、C【解析】当前患者可考虑为中度高渗性缺水。高热、大量出汗而未补充水分是引起高渗性缺水的原因。中度高渗性缺水表现参见 A2 型题第 12 题解析。

8. B【解析】患者为中度高渗性缺水，缺水量占体重的 4%~6%，则累积失液量＝60×（4%~6%）＝2.4~3.6（L）。所以该患者实际丢失的水约为 3000ml。

9. C【解析】高渗性缺水补液时，当日先给补液量的一半，即 1500ml，另一半在次日补给，还应补给当日需要量。

10. E【解析】该患者水钠代谢失衡的类型及程度为中度高渗性缺水。急性肠梗阻引起患者不能进食、给水不足，后因大量呕吐是引起高渗性缺水的原因。中度高渗性缺水表现参见 A2 型题第 12 题解析。

11. D【解析】CO_2CP 的正常值是 22~29mmol/L，患者 CO_2CP 低于正常值。CO_2CP 降低可见于代谢性酸中毒和呼吸性碱中毒。患者尿液检查呈酸性，所以该患者的酸碱失衡诊断为代谢性酸中毒。

12. D【解析】患者的缺水量占体重的4%～6%，则累积失液量＝60×（4%～6%）＝2.4～3.6（L），故实际丢失的水约为3000ml，再加上前日呕吐量2000ml，故总共丢失液体5000ml，当日先给补液量的一半，即2500ml，再加上当日经胃肠减压引出的液体500ml，该患者当日的最适宜液体补充量为3000ml。

13. D【解析】患者体液失衡类型为低钾血症，中度缺钠。血钾 3.2mmol/L（<3.5mmol/L）即可确诊为低钾血症。血钠 129mmol/L（<130mmol/L），可诊断为中度缺钠。

14. B【解析】呕吐液体总量是影响患者体液失衡类型的最重要因素。

15. B【解析】低渗性缺水患者一般口服或经胃肠管饲补钾。若胃肠不能利用或急危重者可静脉输液补钾。轻度、中度缺钠者，一般补充 5% 葡萄糖盐溶液；重度缺钠者，先输晶体溶液，后输胶体溶液。

16. E【解析】等渗性缺水患者的体液中水和钠等比例丧失，导致细胞外液渗透压正常，故体液容量变化的特点为以细胞外液减少为主，细胞内液基本正常。

17. B【解析】等渗性缺水的临床表现参见 A1 型题第 55 题解析。

18. A【解析】等渗性缺水患者如果未经任何处理，则患者可通过皮肤蒸发、呼吸等途径不断丢失水分，从而因失水多于失钠而转为低容量性高钠血症，即高渗性缺水。

19. C【解析】考虑该患者可能出现的代谢紊乱是中度高渗性缺水。高温下劳动过久，大汗，未及时饮水是引起高渗性缺水的原因。中度缺水表现参见 A2 型题第 12 题解析。

20. D【解析】患者为中度高渗性缺水，缺水量占体重的 4%~6%，即水分丧失量＝60×（4%~6%）＝2400~3600（ml）。

21. E【解析】参见 A1 型题第 10 题解析。

四、B 型题

1. C【解析】肺部疾患，如肺不张及肺炎、肺水肿、急性呼吸窘迫综合征等可引起呼吸性酸中毒。

2. A【解析】参见 A1 型题第 21 题解析。

3. B【解析】幽门梗阻引发呕吐，引起大量胃酸丢失，体内 HCO_3^-增多，造成代谢性碱中毒。

4. E【解析】酸中毒、严重挤压伤、溶血等引起钾分布异常，发生高钾血症。

5. B【解析】容量失调是指等渗体液减少或增加，只引起细胞外液量变化，而细胞内液量无明显改变。

6. E【解析】浓度失调是指细胞外液量增加或减少，导致渗透压发生改变。

7. C【解析】细胞外液中其他离子浓度改变虽能产生各自的病理生理影响，但因渗透微粒数量小，不会明显影响细胞外液渗透压，仅造成成分失调。

8. D【解析】林格液，又称复方氯化钠溶液，其成分为 Na^+（145mmol）和 Cl^-（154mmol），林格液是真正的等渗液，无热量供给，因为含有氯化钠、氯化钾、氯化钙，又称三氯溶液。

9. A【解析】葡萄糖液为非电解质溶液，不能电离，5%葡萄糖为等渗液，10%葡萄糖为高渗液。

10. B【解析】5%葡萄糖等渗盐水属于含电解质的高渗液。

11. C【解析】参见 B 型题第 9 题解析。

12. E【解析】生理盐水是 0.9%的氯化钠溶液，其不含 K^+，含电解质，Na^+和 Cl^-均为 154mmol/L，与血浆渗透压相近，为等渗溶液。

13. E【解析】低渗性缺水时，由于细胞外液渗透压降低，细胞外液向细胞内液移动，同时机体通过减少抗利尿激素分泌增加尿量，以提高细胞外液的渗透压，使细胞外液进一步减少，因此，细胞外液显著减少，细胞内液增加。

14. C【解析】等渗性缺水早期，细胞外液减少，细胞内液变化不大。

15. D【解析】高渗性缺水时，由于失水多于失钠，细胞外液的渗透压高于细胞内液，水分由细胞内液向细胞外液转移，导致细胞内、外液量都减少，但以细胞内液减少为主，故细胞内液减少多于细胞外液。

16~17 A、C【解析】参见 A1 型题第 9 题解析。

五、X 型题

1. BE【解析】高钾血症的心电图表现为早期 T 波高尖、QT 间期延长，随后出现 QRS 波增宽、P-R 间期延长。

2. ABC【解析】参见 A1 型题第 15 题解析。

3. CDE【解析】等渗性缺水又称急性缺水、混合性缺水，是指细胞外液水分急剧丢失

但不伴 Na^+浓度的变化，包括细胞外液丢失于体外（经过体表与体腔），以及细胞外液丢失于体腔之中而不再参与循环。常由于血液或细胞外液的同步迅速丢失，不出现细胞外液中 Na^+浓度和渗透压的变化，多合并循环低血容量甚至休克的表现。患者主要表现为尿少、食欲缺乏、恶心、乏力、舌干、眼球下陷，皮肤干燥、松弛等，但无口渴。

4. ABC【解析】渗透量高于血浆渗透量的溶液称为高渗溶液。5%氯化钠溶液、10%氯化钙溶液、10%氯化钾溶液均属于高渗溶液。0.9%氯化钠溶液（即生理盐水）属于等渗溶液，林格液（即平衡盐液）是一种含有乳酸盐但不含重碳酸盐的等渗电解质溶液。

5. ABE【解析】等渗性缺水的治疗要点：①尽可能去除或控制病因，减少丢失。②补充等渗液体、平衡盐溶液或生理盐水。③肾功能障碍或大量快速补液患者应警惕高氯性酸中毒。④尿量恢复≥40ml/h 后应适时补钾。

6. ABCD【解析】体内水分缺乏或丧失时，细胞外液渗透压增高，刺激下丘脑-神经垂体-抗利尿激素系统，产生口渴而促进主动饮水；同时刺激抗利尿激素分泌增加，使肾远曲小管和集合管上皮细胞加强对水的重吸收，于是尿量减少，水分被保留于体内，从而使细胞外液渗透压降至正常。反之，体内水分增多时，细胞外液渗透压降低，口渴反应被抑制；同时抗利尿激素的分泌减少，尿量增加，使细胞外液的渗透压增至正常。

7. AD【解析】详见表 1-2。

表 1-2　正常成人体液分布

分类	比例（占体重）	主要分布	主要电解质
细胞内液	男性 40%、女性 35%	骨骼肌	K^+、Mg^{2+}、HPO_4^{2-}
细胞外液	20%	血浆、组织间液	Na^+、Cl^-、HCO_3^-

8. ABDE【解析】参见 A1 型题第 37 题解析。

9. AB【解析】等渗性缺水的补液量=细胞外液缺失量+每日生理需要量（约 2000ml）。

10. BE【解析】参见 X 型题第 1 题解析。

11. ABCE【解析】参见 A1 型题第 21 题解析。

12. ABCD【解析】人体内体液的主要成分是水和电解质。人体内体液总量及分布与人体骨骼肌、脂肪含量有关，因性别、年龄和体型而异。成年男性体液量约占体重的 60%，成年女性占体重的 55%，婴幼儿可高达 70%～80%。随着年龄增长和体内脂肪增多，体液量所占的比例有所下降，14 岁后青少年体液量占体重的比例已接近成人。

13. AC【解析】参见 X 型题第 7 题解析。

六、案例分析题

1. A【解析】患者有 43 年吸烟史，患慢性阻塞性肺气肿 10 年，且 pH 为 7.32，属于呼吸性酸中毒。患者可有胸闷、气促、呼吸困难、躁动不安等表现。患者因严重酸中毒所致的高钾血症，可出现突发性心室颤动。$PaCO_2$反映呼吸性因素，参考值为35~45mmHg。题中$PaCO_2$为70mmHg，可引起呼吸性酸中毒。HCO_3^-反映代谢性因素，HCO_3^-的参考值为22~27mmol/L，题中HCO_3^-正常，没有代谢性中毒。

2. C【解析】引起该患者心室颤动的最可能原因为高钾血症。酸中毒时大量细胞内的K^+转移至细胞外与H^+交换，使细胞外液处于高钾状态，而血钾浓度的急剧升高有致心肌应激性改变、心律失常和心室颤动的危险，甚至心脏骤停于舒张期。

3. E【解析】呼吸性酸中毒的病因是呼吸功能障碍使CO_2在体内积聚过多，因此应首先解除患者呼吸道梗阻，改善气体交换功能，必要时气管插管或气管切开。

4. ABDE【解析】高钾血症的治疗要点如下。

（1）病因治疗：积极治疗原发病，去除引起高钾血症的原因。

（2）禁钾：停用一切含钾药物，禁食含钾多的食物，禁输库存血。

（3）降低血钾浓度

1）促进K^+转入细胞内：①输注高渗碱性溶液，给予5%碳酸氢钠溶液60~100ml静脉注射后，再继续静脉滴注5%碳酸氢钠溶液100~200ml，以纠正酸中毒，促使K^+转入细胞内和增加肾小管排K^+。②输入葡萄糖及胰岛素：给予25%葡萄糖溶液100~200ml，以每5g葡萄糖加胰岛素1U静脉滴注，通过糖原的合成，促使K^+部分转入细胞内以暂时降低血清K^+浓度。

2）促进K^+排泄：呋塞米40mg静脉注射；阳离子交换树脂口服或保留灌肠，每克可吸附1mmol钾，加速K^+经肠道排出；血液透析或腹膜透析。

（4）拮抗钾的毒性作用：因Ca^{2+}能拮抗K^+，从而缓解K^+对心肌的毒性作用，可以给予10%葡萄糖酸钙20ml缓慢静脉注射。必要时可重复使用。

5. BCDE【解析】参见A2型题第6题解析。

6. E【解析】心电图出现病理性Q波，见于两种情况：①冠状动脉粥样硬化性心脏病，其最严重的并发症是心肌梗死，一般心肌梗死过后，心脏处于恢复阶段，在心电图上表现有病理性Q波。②心肌炎一般在心电图上会表现出置留性的病理性Q波。所以该患者可能存在的既往史为心肌梗死。

7. ACE【解析】呼吸性酸中毒处理措施是解除呼吸道梗阻，改善气体交换功能，必要时气管插管或气管切开；机械除颤；持续监测呼吸频率、深度、呼吸肌运动情况及评估呼吸困难的程度；定时监测生命体征、动脉血气分析及血清电解质。

第二章　休克患者的护理

一 A1 型题

1. 休克的实质是
   A. 血压下降　　B. 中心静脉压（CVP）下降
   C. 脉压下降　　D. 心脏指数下降
   E. 微循环灌流不足
2. 休克患者微循环衰竭期的典型临床表现是
   A. 表情淡漠　　B. 皮肤苍白
   C. 尿量减少　　D. 血压下降
   E. 全身广泛出血
3. 休克早期的最主要临床特征是
   A. 血压下降　　B. 脉压缩小
   C. 脉搏细速　　D. 四肢冰冷
   E. 尿量减少
4. 脾破裂容易引起的休克类型是
   A. 过敏性休克　　B. 低血容量性休克
   C. 感染性休克　　D. 创伤性休克
   E. 神经性休克
5. 微血栓形成在
   A. 微循环收缩期　　B. 微循环舒张区
   C. 微循环衰竭期　　D. 休克早期
   E. 休克进展期
6. 失血性休克患者若中心静脉压升高、血压正常，处理原则是
   A. 充分补液　　B. 适当补液
   C. 用强心药　　D. 扩充血管
   E. 补液试验
7. 下列哪项指标最能反映休克病情好转
   A. 精神状态好转　　B. 肢体的温度、色泽有所恢复

C. 血压有所恢复　　D. 成人尿量在30ml/h以上

E. 中心静脉压正常，为5~12cmH_2O

8. 治疗感染性休克补充血容量时，首先应补充

A. 全血　　B. 血浆

C. 10%葡萄糖溶液　　D. 平衡盐溶液

E. 生理盐水

9. 治疗和抢救低血容量性休克最基本和首要的措施是

A. 积极去除病因　　B. 维持呼吸道通畅

C. 应用血管活性药物　　D. 迅速补充血容量

E. 改善微循环灌注

10. 观察休克患者的组织灌流情况最为可靠的指标是

A. 脉率　　B. 血压

C. 呼吸　　D. 神志

E. 尿量

11. 失血性休克患者的中心静脉压下降，常低于

A. 3cmH_2O　　B. 5cmH_2O

C. 7cmH_2O　　D. 9cmH_2O

E. 12cmH_2O

12. 治疗休克可使用的胶体液为

A. 葡萄糖溶液　　B. 5%碳酸氢钠

C. 复方氯化钠溶液　　D. 羟乙基淀粉

E. 0.9%氯化钠溶液

13. 对于外科感染特点的描述，不正确的是

A. 一般为单一细菌的感染　　B. 是需要外科治疗的感染

C. 多为混合感染　　D. 被感染的组织常发生坏死、化脓

E. 感染一般集中在局部，也可以发展为全身感染

14. 休克代偿期的表现是

A. 血压稍升高，脉搏、脉压正常　　B. 血压稍降低，脉搏、脉压正常

C. 血压稍升高，脉搏快，脉压无变化　　D. 血压变化不大，脉搏快，脉压缩小

E. 血压稍降低，脉搏快，脉压缩小

15. 休克指数=

A. 脉率+脉压-111　　B. 脉率/舒张压

C. 脉率/收缩压　　D. 舒张压/脉率

E. 收缩期/脉率

16. 关于低血容量性休克，以下叙述不正确的是
A. 病因包括失血、失液、创伤等
B. 不一定伴有严重创伤
C. 创伤后疼痛严重者需适当给予镇痛剂
D. 治疗首先考虑输血以补充血容量
E. 治疗首先考虑静脉快速滴注平衡液

17. 休克患者应采取的体位是
A. 头高足低位
B. 侧卧位
C. 半卧位
D. 头低足高位
E. 头和躯干抬高 20°~30°，下肢抬高 15°~20°

18. 治疗休克可使用的晶体液为
A. 清蛋白
B. 球蛋白
C. 平衡盐溶液
D. 羟乙基淀粉
E. 代血浆

19. 可以帮助了解患者是否合并多器官功能障碍综合征（MODS）及细胞缺氧、酸碱平衡失调程度的指标是
A. 中心静脉压
B. 动脉血气分析
C. 心排血量
D. 动脉血乳酸盐
E. 血细胞比容

20. 休克时血压和中心静脉压都低，应采取的措施是
A. 应用扩张血管药
B. 应用缩血管药
C. 加速扩容
D. 强心
E. 纠正酸中毒

21. 休克指数>2.0 表示
A. 无休克
B. 休克代偿期
C. 严重休克
D. MODS
E. 急性呼吸窘迫综合征（ARDS）

22. 休克经处理后，微循环改善的最重要指标是
A. 神志恢复
B. 皮肤颜色转红
C. 肢端温度上升
D. 血压回升
E. 尿量增多

23. 休克时，纠正组织低灌注和缺氧的关键是
A. 补充血容量
B. 维护重要内脏器官功能
C. 强心和调节血管张力
D. 积极治疗原发病
E. 纠正酸碱平衡失调

24. 在休克的治疗中，应用血管扩张药前应注意

A. 控制感染　　B. 纠正水、电解质失衡
C. 控制原发病　　D. 补足血容量
E. 采用休克体位

25. 当抗利尿激素和醛固酮分泌增加时，肾
A. 尿量、钠量和钾量的排出均增加　　B. 尿量、钠量排出减少，钾量的排出增加
C. 尿量、钠量和钾量的排出均减少　　D. 尿量、钾量排出减少，钠量排出增加
E. 尿量排出增加，钠量和钾量的排出均减少

26. 选择抗生素的最佳依据是
A. 感染的严重程度　　B. 细菌的数量
C. 患者的意愿　　D. 药物敏感试验
E. 脓液的性质

27. 救治感染性休克时应采取
A. 边抗休克边治疗感染　　B. 抗休克好转后治疗感染
C. 先纠正酸中毒　　D. 先抗感染
E. 首先输血

28. 休克早期的临床表现是
A. 表情淡漠　　B. 发绀，四肢厥冷
C. 血压下降，脉速　　D. 脉压小，尿量减少
E. 抽血时血液黏稠易凝

29. 停止使用抗休克裤时，若血压下降超过（　　）应停止放气，并重新注气
A. 3mmHg　　B. 5mmHg
C. 7mmHg　　D. 10mmHg
E. 15mmHg

30. 休克患者神态的变化可反映
A. 血容量的变化　　B. 心排血量的变化
C. 周围血管阻力的变化　　D. 脑部灌流的变化
E. 肾部灌流的变化

31. 关于休克的护理措施，下列叙述不正确的是
A. 仰卧中凹位　　B. 常规吸氧
C. 保暖，应用热水袋　　D. 观察每小时尿量
E. 每15分钟测血压脉搏1次

32. 休克患者并发休克肺时的典型表现是
A. 进行性呼吸困难　　B. 代谢性酸中毒
C. 肺呼吸音降低　　D. 肺出现湿啰音

E. 发绀

33. 各类休克共同的病理生理基础是

A. 血压急剧下降引起的反应
B. 有效循环血量锐减及组织灌注不足
C. 外周血管收缩
D. 神经系统剧烈反应
E. 外周血管扩张反应

34. 纠正休克引起的严重酸中毒，首选的药物是

A. 5%碳酸氢钠
B. 11.2%乳酸钠
C. 1.25%碳酸氢钠
D. 稀盐酸
E. 平衡盐液

35. 观察休克病情变化最简便、有效的指标是

A. 生命体征
B. 神志
C. 尿量
D. 皮肤色泽
E. 中心静脉压

36. 关于休克早期临床表现，叙述不正确的是

A. 精神紧张、烦躁不安
B. 皮肤湿冷、苍白或发绀
C. 尿量减少
D. 血压变化较大
E. 呼吸增快

37. 休克持续时间超过（　　）未纠正，可发生内脏器官功能损害

A. 4 小时
B. 6 小时
C. 8 小时
D. 10 小时
E. 12 小时

38. 造成休克患者死亡最主要的原因是

A. 多器官功能障碍
B. 代谢性酸中毒
C. 高血钾
D. 心排血量不足
E. 窒息

39. 发生多器官功能障碍时，最先受累的器官是

A. 心
B. 肺
C. 肾
D. 脑
E. 肝

40. 关于中心静脉压，下列说法不正确的是

A. 代表右心房压力
B. 正常值为 5~10cmH_2O
C. 反映左心功能状态
D. 代表胸腔段腔静脉内的压力
E. 反映血容量的变化

41. 当中心静脉压高于（　　）时提示充血性心力衰竭

A. $10cmH_2O$
B. $15cmH_2O$
C. $20cmH_2O$
D. $25cmH_2O$
E. $30cmH_2O$

42. 当肺毛细血管楔压（PCWP）高于（　　）时会呈现急性肺水肿
A. 10mmHg
B. 15mmHg
C. 20mmHg
D. 25mmHg
E. 35mmHg

43. 抗休克最基本的治疗措施是
A. 应用血管活性药
B. 控制原发病
C. 纠正酸中毒
D. 使用抗生素
E. 给予强心药

44. 血管扩张药的作用不包括
A. 解除小动脉痉挛
B. 关闭动静脉短路
C. 改善微循环
D. 引起血压上升
E. 导致血容量相对不足

45. 给予休克患者吸氧，适宜的氧流量为
A. 2～4L/min
B. 4～6L/min
C. 6～8L/min
D. 8～10L/min
E. 10～12L/min

46. 休克患者采取中凹位，其目的是
A. 增加回心血量
B. 有利于呼吸
C. 减轻腹痛
D. 减轻下肢水肿
E. 增加回心血量及减轻呼吸困难

47. 成年人急性失血，至少一次失血量超过总血量（　　）才能引起休克
A. 15%
B. 40%
C. 20%
D. 50%
E. 30%

48. 休克患者快速输液时，应警惕
A. 局部胀痛
B. 液体渗出血管外
C. 血液过度稀释
D. 肺水肿及心力衰竭
E. 血压升高

二、A2 型题

1. 患者，男性，31 岁。因失血性休克正在输液。现测得其 CVP $4.8cmH_2O$，血压

90/55mmHg。应采取的措施是

A. 加快输液速度　　B. 减慢输液速度

C. 应用强心药　　D. 应用去甲肾上腺素

E. 静脉滴注多巴胺

2. 患者，男性，34 岁。外伤后出现精神紧张、烦躁不安、面色苍白、尿量减少、脉压小。此时治疗上应首先给予

A. 血管收缩药　　B. 血管扩张药

C. 强利尿药　　D. 5%碳酸氢钠溶液

E. 平衡盐溶液

3. 患者，男性，28 岁。中心静脉压 $10cmH_2O$，血压 80/60mmHg。快速滴注 250ml 生理盐水后，中心静脉压为 $15cmH_2O$，血压仍为 80/60mmHg。提示患者

A. 心功能不全　　B. 血容量轻度不足

C. 血容量严重不足　　D. 容量血管过度收缩

E. 血容量过多

4. 患者，女性，62 岁。因胆管结石、胆管感染致休克，正在快速输液，监测患者 CVP $10cmH_2O$，血压 80/60mmHg。该患者应采取的处理措施是

A. 充分补液　　B. 给强心药

C. 纠正酸中毒　　D. 舒张血管

E. 补液试验

5. 患者，男性，19 岁。左胸部刀刺伤半小时。意识处于浅昏迷状态，口唇明显发绀，血压 58/40mmHg，脉搏 148 次/分。估计失血量为

A. 800~1000ml　　B. 1000~1200ml

C. 1200~1400ml　　D. 1400~1600ml

E. >1600ml

6. 患者，男性，20 岁。外伤后出血、烦躁、肢端湿冷，脉搏 105 次/分，脉压缩小。应考虑为

A. 无休克　　B. 休克早期

C. 休克中期　　D. 休克晚期

E. 弥散性血管内凝血（DIC）形成

7. 患者，男性，42 岁。患重型急性胰腺炎，并发休克 36 小时，经抗休克治疗后行胰腺和其周围坏死组织清除、腹腔引流术。术后心率 106 次/分，血压 96/60mmHg，中心静脉压 $10cmH_2O$，呼吸 22 次/分，动脉血氧分压 66mmHg，尿量每小时少于 20ml，尿比重 1.002。考虑患者已发生

A. 心功能不全　　B. 肺衰竭

C. 肾衰竭　　D. 血容量不足

E. 体内抗利尿激素分泌过多

8. 患者，男性，42岁。严重创伤后，出现血压降低、脉搏细速、面色苍白。诊断为休克。治疗时重点应注意

A. 避免急性肾衰竭的发生　　B. 及时扩充血容量

C. 及时使用甘露醇　　D. 避免使用血管收缩药

E. 药物对各内脏器官的毒性

9. 患者，男性，35岁。因反复呕血、黑便3小时入院。已发生休克。在补液治疗中，循环灌注改善与否的重要判断指标是

A. 血压回升　　B. 皮肤红润

C. 尿量增加　　D. 呼吸、脉搏减慢

E. 肢端温暖

10. 患者，男性，67岁。因休克入院。CVP 25cmH_2O。该患者可诊断为

A. 血容量不足　　B. 心功能不全

C. 充血性心力衰竭　　D. 肺循环阻力增加

E. 静脉血管床过度收缩

11. 患者，男性，29岁。因休克进行液体疗法，快速输液时，测中心静脉压15cmH_2O，血压80/60mmHg。应采取的措施是

A. 大量加速输液　　B. 控制速度，减慢输液

C. 减慢输液，加用强心药　　D. 暂停输液

E. 用升压药

12. 患者，女性，26岁。因右下腹疼痛1小时就诊。诊断为异位妊娠。此时患者烦躁不安、面色苍白、四肢湿冷、呼吸增快，血压90/70mmHg，脉搏118次/分。此患者应属于

A. 无休克　　B. 休克早期

C. 休克期　　D. 休克晚期

E. DIC期

13. 患者，男性，42岁。骨盆骨折致失血性休克。补液时测患者中心静脉压正常，血压偏低，给予5~10分钟静脉注入等渗盐水250ml。如中心静脉压不变、血压上升，提示

A. 血容量不足　　B. 血容量过多

C. 心功能不全　　D. 容量血管过度收缩

E. 血容量相对不足

14. 患者，女性，67岁。因上消化道出血致低血容量休克。该患者最理想的体位为

A. 头低足高位　　B. 头高足低位

C. 仰卧中凹位　　D. 平卧位

E. 侧卧位

15. 患者，女性，40 岁。发生创伤性休克，护士抽血时不易抽出，血易凝，皮肤有少量瘀点。目前患者出现了

A. 心力衰竭　　B. 肾衰竭

C. 弥散性血管内凝血　　D. 肝衰竭

E. 急性呼吸窘迫综合征

16. 患者，女性，42 岁。发生休克，在抢救过程中出现呼吸困难、发绀，吸氧无效，PaO_2 持续降低。诊断为 ARDS。护理措施应首先采取

A. 呼气终末正压给氧　　B. 持续吸纯氧

C. 快速输液　　D. 给血管活性药

E. 气管切开

17. 患者，女性，38 岁。因休克使用血管活性药治疗后，立即出现注射部位红肿、疼痛。此时应考虑为

A. 治疗药物反应　　B. 治疗药液漏出血管外

C. 高渗性药液刺激血管壁所致　　D. 治疗药物过敏

E. 血栓性静脉炎

18. 患者，男性，49 岁。急性腹膜炎手术治疗后第 2 天，血压 80/56mmHg，心率 130 次/分，CVP $12cmH_2O$，血 pH 7.33。此时的治疗应首选

A. 快速大量补液　　B. 应用缩血管药

C. 纠正酸中毒　　D. 应用强心药

E. 快速补充全血或血浆

19. 患者，男性，45 岁。患急性梗阻性化脓性胆管炎，已行胆总管切开减压引流，输液补充血容量，静脉输注 5%碳酸氢钠液和血管扩张药，静脉注射毛花苷 C。因休克无好转，拟早期一次静脉输注大剂量地塞米松。下列选项中不属于抗休克作用的是

A. 减低血液黏滞性，可预防血栓形成和栓塞

B. 保护细胞溶酶体，增进线粒体功能

C. 增强心肌收缩力，增加心排血量

D. 促进糖异生，有利于减轻酸中毒

E. 阻断 α 受体，使血管扩张，改善微循环

20. 患者，男性，42 岁。因“急性梗阻性化脓性胆管炎”急诊入院，患者寒战、高热，体温高达 41℃，脉搏 112 次/分，血压 85/65mmHg。其休克类型是

A. 感染性休克　　B. 低血容量性休克

C. 心源性休克　　D. 神经性休克

E. 过敏性休克

21. 患者，女性，56岁。因烧伤引起神志淡漠、面色苍白、皮肤湿冷，脉搏110次/分，呼吸40次/分，血压60/40mmHg，尿量每小时10ml，化验HCO_3^- 18mmol/L。该患者的护理措施不包括

A. 扩容
B. 镇痛
C. 应用肝素
D. 使用血管活性药
E. 纠正酸中毒

三 A3/A4型题

（1~5题共用题干）

患者，男性，40岁。因车祸发生脾破裂，急诊入院。就诊时血压60/30mmHg，脉率120次/分，患者神志淡漠，皮肤苍白，四肢厥冷、少尿。

1. 该患者的表现提示其处于

A. DIC
B. 休克早期
C. 休克抑制期
D. 休克代偿期
E. 多器官功能受损

2. 在等待配血期间，静脉输液宜首选

A. 5%葡萄糖液
B. 5%葡萄糖盐水
C. 平衡盐溶液
D. 林格液
E. 5%碳酸氢钠

3. 不正确的护理措施是

A. 吸氧、输液
B. 头和躯干抬高低于下肢
C. 做好急症手术前准备
D. 测每小时尿量
E. 测中心静脉压

4. 该患者进入微循环衰竭期时会出现

A. 表情淡漠
B. 皮肤苍白
C. 尿量减少
D. 血压下降
E. 弥散性血管内凝血

5. 此患者的休克指数为

A. 0.5
B. 1.0
C. 1.5
D. 2.0
E. 2.5

（6~8题共用题干）

患者，女性，35岁。汽车撞伤左肋区。入院时意识模糊，体温38.5℃，皮肤青紫，肢

端冰冷，脉搏细弱，血压60/40mmHg，全腹无压痛、反跳痛，无尿。

6. 该患者首先应考虑为
   A. 过敏性休克 B. 低血容量性休克（中度）
   C. 低血容量性休克（重度） D. 感染性休克
   E. 神经源性休克
7. 理想的辅助诊断措施是
   A. 血常规 B. 腹腔穿刺
   C. 静脉肾盂造影 D. 中心静脉压测定
   E. 二氧化碳结合力测定
8. 首先考虑的治疗措施是
   A. 静脉输注血管收缩药 B. 立即剖腹探查
   C. 迅速补充血容量 D. 大剂量应用抗生素
   E. 滴注利尿药，改善肾功能

（9~10题共用题干）

患者，男性，67岁。右下腹痛8天伴呕吐，体温35℃，脉搏120次/分，血压80/50mmHg，神志不清，烦躁不安，全腹压痛、反跳痛，四肢冰冷、青紫、呈花斑发绀，尿量小于25ml/h。3年前有陈旧性心肌梗死。

9. 首先考虑患者发生
   A. 心源性休克 B. 低血容量性休克（中度）
   C. 低血容量性休克（重度） D. 感染性休克（冷休克）
   E. 感染性休克（暖休克）
10. 治疗原则是
    A. 不宜手术 B. 立即手术
    C. 纠正休克的同时及早手术 D. 抗生素控制感染后择期手术
    E. 应用升压药待血压正常后再手术

（11~13题共用题干）

患者，男性，38岁。胸腹背部大面积烧伤8小时。查体：血压68/50mmHg，脉搏121次/分，中心静脉压2.5mmH_2O，尿量15ml/h。诊断为烧伤并发休克。

11. 该患者的休克，属于
    A. 感染性休克 B. 创伤性休克
    C. 过敏性休克 D. 失血、失液性休克
    E. 心源性休克

12. 应立即为患者采取的治疗措施是

A. 扩充血容量
B. 纠正酸中毒
C. 使用血管活性药
D. 给予糖皮质激素
E. 应用强心药

13. 对该患者的护理措施不正确的是

A. 记录尿量
B. 安置半卧位
C. 快速补液
D. 观察生命体征
E. 适当保暖

（14~16 题共用题干）

患者，男性，32 岁。因车祸发生脾破裂，除立即手术外需输入大量血液。

14. 输血目的是补充

A. 抗体
B. 蛋白质
C. 凝血因子
D. 血容量
E. 血红蛋白

15. 若输入大量库存血有可能发生

A. 高血钠，酸中毒
B. 低血钾，碱中毒
C. 高血钾，碱中毒
D. 低血钾，酸中毒
E. 高血钾，酸中毒

16. 在下列抗休克的护理措施中，叙述不正确的是

A. 平卧位
B. 置热水袋加温
C. 测每小时尿量
D. 吸氧、输液
E. 测中心静脉压

（17~19 题共用题干）

患者，女性，35 岁。因车祸致腹部撞伤 6 小时。就诊时血压 75/60mmHg，脉搏 100 次/分，烦躁不安，皮肤、黏膜发绀，多处出现瘀点和瘀斑，四肢湿冷，腹腔穿刺有不凝固的血液抽出。

17. 该患者的抢救应首先

A. 迅速补充血容量
B. 使用强心药
C. 应用血管活性药
D. 及时纠正酸中毒
E. 吸氧，应用抗生素

18. 患者皮肤黏膜出现瘀斑的原因是

A. 酸中毒
B. 小血管过度扩张

C. 急性心力衰竭　　D. 弥散性血管内凝血
E. 小血管痉挛

19. 治疗失血性休克的关键措施是
A. 取中凹卧位　　B. 补充血容量
C. 维护重要器官功能　　D. 应用血管活性药
E. 纠正酸碱平衡失调

（20~23 题共用病例）

患者，男性，38 岁。休克患者，中心静脉压 6cmH_2O，血压 80/60mmHg。为了进一步明确诊断，取等渗盐水 250ml，在 5~10 分钟内快速经静脉滴入。

20. 若 CVP 升高而血压不变，提示
A. 血容量不足　　B. 肾功能不全
C. 肺功能不全　　D. 心功能不全
E. 血容量过多

21. 此时正确的处理措施是
A. 充分补液　　B. 适当补液
C. 给强心药，减慢输液　　D. 使用血管扩张药
E. 给予血管收缩药

22. 若血压升高而 CVP 正常，提示
A. 血容量不足　　B. 肾功能不全
C. 肺功能不全　　D. 心功能不全
E. 血容量过多

23. 此时应采用的处理措施是
A. 充分补液　　B. 适当补液
C. 给强心药，减慢输液　　D. 使用血管扩张药
E. 使用血管收缩药

四 B 型题

（1~3 题共用备选答案）

A. 中心静脉压低，血压低　　B. 中心静脉压高，血压低
C. 中心静脉压高，血压正常　　D. 中心静脉压低，血压正常
E. 中心静脉压正常，血压低

1. 提示血容量严重不足的是
2. 说明血管过度收缩的是

3. 说明心功能不全或血容量相对过多的是

（4~7 题共用备选答案）

A. 5~10cmH_2O
B. 6~15mmHg
C. 90~140mmHg
D. 60~90mmHg
E. 85~95mmHg

4. 收缩压正常值为
5. 中心静脉压正常值为
6. 肺毛细血管楔压正常值为
7. 舒张压正常值为

（8~10 题共用备选答案）

A. 肺
B. 肾
C. 心肌
D. 脑
E. 肝

8. 休克时易发生缺血-再灌注损伤，酸中毒、高钾血症等均可加重其功能损害的脏器是
9. 休克时易发生内毒素血症，加重代谢紊乱及酸中毒的脏器是
10. 休克晚期，血压持续性下降，使灌注压和血流量下降，出现缺氧的脏器是

（11~13 题共用备选答案）

A. 低血容量性休克
B. 神经源性休克
C. 感染性休克
D. 过敏性休克
E. 心源性休克

11. 严重心律失常，尤其是室性心律失常导致的休克属于
12. 异位妊娠导致的失血性休克属于
13. 胆管化脓性感染导致的休克属于

（14~18 题共用备选答案）

A. 肝素
B. 氨甲苯酸
C. 酚妥拉明
D. 碳酸氢钠
E. 毛花苷 C

14. 用于纠正酸中毒，增加心肌应激性的药物是
15. 可以解除小动脉痉挛，关闭动静脉短路，改善微循环，但可使血管容量扩大，导致血容量相对不足并引起血压下降的血管活性药是

16. 可增强心肌收缩力，减慢心率的血管活性药是
17. 休克发展至 DIC 阶段，需应用的药物是
18. 休克发展至 DIC 晚期，纤维蛋白溶解系统亢进，可使用的抗纤溶药是

（19~22 题共用备选答案）

A. BP　　B. CVP
C. PCWP　　D. CO
E. PAWP

19. 反映血容量和右心功能的是
20. 反映肺静脉、左心房和左心室功能状态的是
21. 反映左心室前负荷及左心房压力的是
22. 反映心泵功能指标的是

五 X 型题

1. 根据休克的原因可以将其进行分类，其中（　　）在外科最常见
A. 神经源性休克　　B. 感染性休克
C. 低血容量性休克　　D. 过敏性休克
E. 心源性休克
2. 失血性休克末期的临床表现为
A. 意识模糊或昏迷　　B. 皮肤、结膜明显苍白、发绀
C. 四肢厥冷　　D. 脉搏触不清
E. 血压进行性下降
3. 感染性休克主要是细菌及其毒素作用引起，常见于
A. 急性化脓性腹膜炎　　B. 急性化脓性阑尾炎
C. 绞窄性肠梗阻　　D. 泌尿系统感染
E. 败血症
4. 休克患者保暖时，可采用（　　）等措施
A. 加盖棉被　　B. 加盖毛毯
C. 调节病室内温度　　D. 热水袋
E. 电热毯
5. 休克抑制期的临床表现有
A. 血压进行性下降　　B. 脉搏细速
C. 表情淡漠　　D. 反应迟钝
E. 意识模糊、昏迷

6. 常用的治疗休克的血管扩张药包括

A. 酚妥拉明　　B. 去甲肾上腺素

C. 酚苄明　　D. 阿托品

E. 山莨菪碱

7. 感染性休克时可使用皮质类固醇进行治疗，临床常用的有

A. 山莨菪碱　　B. 氢化可的松

C. 地塞米松　　D. 甲基泼尼松龙

E. 多巴胺

8. 进行肺毛细血管楔压测定主要了解

A. 肺静脉功能状态　　B. 右心房功能状态

C. 左心房功能状态　　D. 左心室功能状态

E. 上、下腔静脉压变化

9. 休克引起重要器官继发性损害可导致

A. 心力衰竭　　B. 呼吸衰竭

C. 急性肾衰竭　　D. 肝衰竭

E. 应激性溃疡

10. 严重损伤、感染等可刺激机体释放大量炎症介质，包括（　　），形成“瀑布”样级联放大反应

A. 白介素　　B. 肿瘤坏死因子

C. 集落刺激因子　　D. 干扰素

E. 一氧化碳

11. 反映休克患者危重征象的指标是

A. 收缩压低于 80mmHg　　B. 伴代谢性酸中毒

C. 脉搏细速（120 次/分）　　D. 鼻腔、牙龈、内脏出血

E. 皮肤、黏膜出现瘀斑

12. 休克患者可以采取的体位是

A. 平卧位　　B. 半卧位

C. 俯卧位　　D. 中凹位

E. 截石位

13. 根据休克的原因，休克可以分为

A. 低血容量性休克　　B. 感染性休克

C. 神经源性休克　　D. 心源性休克

E. 过敏性休克

14. 临床常用的治疗休克的血管收缩药有

A. 去甲肾上腺素
B. 间羟胺
C. 多巴胺
D. 酚妥拉明
E. 强心苷

六 案例分析题

（1~4 题共用题干）

患者，女性，46 岁。因休克入院，表现为意识清醒，面色潮红，手足温暖、干燥，脉率慢而有力，血压下降，但脉压较大。

1. 患者的休克类型是
   A. 出血性休克
   B. 过敏性休克
   C. 心源性休克
   D. 创伤性休克
   E. 感染性休克
2. 导致该种休克的主要致病菌是
   A. 革兰阴性菌
   B. 革兰阳性菌
   C. 厌氧菌
   D. 铜绿假单胞菌
   E. 结核分枝杆菌
3. 治疗该种休克时，可以使用皮质类固醇，但应早期、大剂量、短程使用，不宜超过
   A. 12 小时
   B. 24 小时
   C. 36 小时
   D. 48 小时
   E. 72 小时
4. 该患者在治疗后出现高热，首先应采取的降温措施包括
   A. 药物降温
   B. 用 4℃ 等渗盐水 100ml 灌肠
   C. 乙醇擦拭
   D. 物理降温
   E. 将冰帽或冰袋置于头部、腋下、腹股沟等处降温

（5~9 题共用题干）

患者，男性，21 岁。腹部闭合性损伤 2 小时。血压 52/40mmHg，脉搏 150 次/分，呼吸 36 次/分。患者神志淡漠、口唇发绀。Hb 68g/L，腹腔穿刺抽出不凝固血。

5. 估计患者失血量占全身血容量的
   A. 10%以上
   B. 20%以上
   C. 30%以上
   D. 40%以上
   E. 80%以上
6. 此时首要的处理措施是
   A. 应用血管收缩药
   B. 立即行剖腹探查止血术

C. 大剂量应用止血药　　D. 快速补充新鲜全血
E. 快速补充晶体液和人工胶体液

7. 目前对患者最佳的治疗方案是
A. 快速大量输血补液
B. 立即行剖腹探查止血术
C. 快速输血、补液的同时行剖腹探查止血术
D. 待休克纠正后行剖腹探查止血术
E. 尽早应用血管收缩药

8. 在快速大量输血、补液时，判断血容量补充充足与否的最可靠指标包括
A. 血压　　B. 中心静脉压
C. 尿量　　D. 脉搏
E. 肢端温度

9. 目前对该患者的病情观察，重要的指标有
A. 血压　　B. 尿量
C. 中心静脉压　　D. 肢体活动度
E. 脉率

（10~16题共用题干）

患者，男性，50岁。直肠癌术后2小时，体温36.9℃，脉搏118次/分，呼吸28次/分，血压82/65mmHg，中心静脉压4.1cmH_2O。患者表现为烦躁不安、面色苍白、肢体冰凉。查体：下腹部膨隆，叩诊呈浊音。术后保留尿管，引流尿量25ml。实验室检查：RBC 3.2×10^{12}/L，Hb 73g/L，WBC 9×10^9/L。

10. 目前引起患者血压降低的原因是
A. 失液过多　　B. 失血过多
C. 血管扩张　　D. 心功能不全
E. 容量负荷过重

11. 此时应采取的首要处理措施是
A. 立即手术止血　　B. 应用缩血管药
C. 应用强心药　　D. 快速大量输液
E. 控制输液量和速度

12. 处理过程中，首选的输注液体是
A. 生理盐水　　B. 新鲜血浆
C. 血液制品　　D. 平衡盐溶液
E. 新鲜全血

13. 护理过程中，不正确的保暖措施是

A. 热水袋加温　　B. 电热毯加温

C. 毛巾热敷　　D. 电暖壶加温

E. 空调升温

14. 治疗过程中，对了解肾等重要脏器灌流情况最可靠的指标是

A. 尿量　　B. 血压

C. 尿比重　　D. 脉搏

E. CVP

15. 治疗过程中，患者出现了心悸、胸闷，血压78/56mmHg，脉搏132次/分，中心静脉压8.2cmH_2O，此时提示患者出现了

A. 心功能不全　　B. 血容量严重不足

C. 容量血管过度扩张　　D. 容量血管过度收缩

E. 血容量相对过多或心功能不全

16. 此时不正确的处理措施包括

A. 应用升压药　　B. 加快输液量

C. 应用缩血管药　　D. 加速补液速度

E. 应用强心药及扩血管药

参考答案与解析

一、A1型题

1. E【解析】休克是机体受到强烈致病因素侵袭后，导致有效循环血容量锐减，组织灌注不足引起的以微循环障碍、细胞代谢紊乱和功能受损为特点的病理生理综合征，是严重的全身性应激反应。所以休克的实质是微循环灌流不足。

2. E【解析】微循环衰竭期，即休克晚期，此期全身皮肤、黏膜明显发绀，四肢厥冷、脉搏微弱、血压测不出、尿少或无尿。若皮肤、黏膜出现瘀斑或鼻腔、牙龈、内脏出血，则提示并发弥散性血管内凝血（DIC）。所以，休克患者微循环衰竭期的典型临床表现是全身广泛出血。

3. B【解析】休克早期的最主要临床特征是脉压缩小。休克早期，机体有一定代偿作用。患者中枢神经系统兴奋性增高，交感-肾上腺轴兴奋，表现为精神紧张、烦躁不安、面色苍白、四肢湿冷、脉搏加快、呼吸增快；血压变化不大，但脉压缩小；尿量正常或减少。

4. B【解析】脾破裂造成机体短时间内大量失血，有效血容量锐减，引起低血容量性休克。

5. C【解析】微循环衰竭期，血管内皮细胞肿胀，白细胞和血小板黏附，红细胞变形、聚集，加重血液淤滞，即形成微血栓，甚至引起弥散性血管内凝血。

6. D【解析】失血性休克患者若中心静脉压（CVP）升高、血压（BP）正常，则提示容量血管过度收缩，处理原则为扩充血管，限制输液速度。具体见表 2-1。

表 2-1　CVP、BP 变化与血容量的关系及处理原则

CVP	BP	原因	处理原则
低	低	血容量严重不足	积极扩容，充分补液
低	正常	血容量不足	适当扩容补液
高	低	血容量相对过多或心功能不全	强心、纠酸、利尿、扩血管
高	正常	容量血管过度收缩	扩充血管，限制输液速度
正常	低	血容量不足或心功能不全	进行补液试验*

注：*补液试验：生理盐水 250ml 在 5~10 分钟内快速静脉输入，如果血压上升而中心静脉压不变，则提示血容量不足；如果血压不变而中心静脉压上升 3~5cmH_2O，则提示心功能不全。

7. D【解析】在休克治疗过程中，若患者从烦躁转为平静，淡漠迟钝转为对答自如、口唇红润、肢体转暖、尿量>30ml/h，提示休克好转。尿量达到 30ml/h，提示机体血容量有效回升，最能反映休克病情好转。

8. D【解析】治疗感染性休克补充血容量时，首先快速输入平衡盐溶液，再补充适量的胶体液（人工胶体液、血浆或全血）。

9. D【解析】治疗和抢救低血容量性休克最基本和首要的措施是迅速补充血容量。补充血容量并非是指失血量全部由血液补充，而是指快速扩充血容量。可先经静脉快速（45 分钟内）滴注平衡盐溶液和人工胶体液，若患者血压恢复正常并维持，表明失血量较小且已不再继续出血；若患者血红蛋白>100g/L、血细胞比容>30%，表明能够满足患者的生理需要（携氧能力），可不必输血；低于此标准，可视患者血压、脉搏、中心静脉压及血细胞比容等情况输入血液制品。

10. E【解析】参见 A2 型题第 7 题解析。

11. B【解析】失血性休克患者的中心静脉压下降，常低于 5cmH_2O。

12. D【解析】治疗休克的输液种类主要有晶体溶液和胶体溶液两种。通常先输入扩容迅速的晶体溶液，如平衡盐溶液；再输入扩容作用持久的胶体溶液，如羟乙基淀粉。

13. A【解析】外科感染特点：①多为混合感染。②局部症状明显而突出，有的发展为全身感染。③被感染的组织常发生坏死、化脓，使组织结构遭到破坏，愈合后形成瘢痕组织并影响功能。

14. D【解析】参见 A1 型题第 3 题解析。

15. C【解析】休克指数=脉率/收缩压（mmHg），正常值约为0.58，≥1.0提示休克，>2.0提示严重休克。

16. D【解析】低血容量性休克的病因包括失血、失液、创伤等，不一定伴有严重创伤。创伤后疼痛严重者需适当给予镇痛药。休克时补液，原则上先补充晶体溶液，再补充胶体溶液，故应首先考虑静脉快速滴注平衡液，而后根据休克原因和病情考虑补充全血或血浆等胶体液，而不是首先输血以补充血容量。

17. E【解析】休克患者采取休克体位，即仰卧中凹位，头和躯干抬高20°~30°，因抬高头胸部，有利于保持气道通畅，改善通气功能，从而改善缺氧症状；下肢抬高15°~20°，以增加回心血量及缓解呼吸困难。

18. C【解析】参见A1型题第12题解析。

19. D【解析】休克的血液生化检查包括肝肾功能检查、动脉血乳酸盐测定、血糖及电解质检测等，可以帮助了解患者是否合并多器官功能障碍综合征（MODS）及细胞缺氧、酸碱平衡失调的程度。

20. C【解析】休克时血压及中心静脉压均低下，提示血容量不足，应予以快速大量补液。参见A1型题第6题解析。

21. C【解析】参见A1型题第15题解析。

22. E【解析】尿量增多是休克好转，临床上微循环改善的最重要指标。尿量>30ml/h，提示休克好转。

23. A【解析】补充血容量是纠正组织低灌注和缺氧的关键，故应迅速建立静脉通道，根据监测指标估算输液量及判断补液效果。

24. D【解析】血管扩张药可以解除小动脉痉挛，关闭动静脉短路，改善微循环，但可使血管容量扩大，导致血容量相对不足并引起血压下降。只有当血容量已基本补足且患者出现发绀、四肢厥冷、毛细血管充盈不良等循环状况不佳时，才考虑使用。

25. B【解析】抗利尿激素主要作用是提高远曲小管和集合管对水的通透性，促进水的吸收，是尿液浓缩和稀释的关键性调节激素。醛固酮促进集合管和远端小管重吸收钠和水，促进钾的排泄。

26. D【解析】药物敏感试验可明确致病菌种类，从而根据细菌的种类来选择敏感的抗生素。

27. A【解析】救治感染性休克时应遵循边抗休克边治疗感染的原则，具体措施为补充血容量，纠正酸中毒，应用血管活性药，有效控制感染，同时给予糖皮质激素，晚期则要维护重要器官、脏器的功能，维持水电解质平衡，防止并发症的发生。

28. D【解析】参见A1型题第3题解析。

29. B【解析】抗休克裤充气后在腹部与腿部加压，使血液回流入心脏，改善组织灌流，同时可以控制腹部和下肢出血。当休克纠正后，由腹部开始缓慢放气，每15分钟测量1次血压，若血压下降>5mmHg 应停止放气，并重新注气。

30. D【解析】休克患者神态的变化可反映脑部灌流的变化。

31. C【解析】休克患者采取休克体位，即头和躯干抬高 20°~30°，下肢抬高 15°~20°，即仰卧中凹位。常规吸氧。观察每小时尿量，每 15 分钟测 1 次血压脉搏。保暖应采用加盖棉被、毛毯和调节病室内温度等措施，切忌用热水袋、电热毯等进行体表加温，以防烫伤及皮肤血管扩张，增加局部组织氧耗量而加重缺氧。

32. A【解析】休克肺又称急性呼吸窘迫综合征（ARDS），患者出现氧弥散障碍，通气/血流比例失调，肺内分流，表现为进行性呼吸困难。

33. B【解析】各类休克的共同病理生理基础是有效循环血量锐减和组织灌注不足及由此导致的微循环、代谢改变和内脏器官继发性损害等。

34. A【解析】休克患者由于组织缺氧，常有不同程度的酸中毒。轻度酸中毒在机体获得充足的血容量和微循环改善后即可缓解，而且酸性环境有利于氧合血红蛋白解离，增加组织氧供，因此，轻度酸中毒无须碱性药纠正。但休克严重、酸中毒显著、扩容治疗效果不佳时，需应用碱性药，常用的碱性药为 5%碳酸氢钠溶液。

35. C【解析】休克是有效循环血量锐减和组织灌注不足导致的微循环、代谢改变及内脏器官继发性损害，而尿量可最直接地反映组织灌注情况。

36. D【解析】参见 A1 型题第 3 题解析。

37. D【解析】发生休克时人体的有效循环血量锐减，引起内脏器官缺血、缺氧，发生组织细胞变性、坏死，出现内脏器官衰竭。一般认为休克持续时间超过 10 小时容易发生内脏器官损害，易累及肾、肝、胃肠道、肺、脑、心等。

38. A【解析】由于持续的缺血、缺氧状态，细胞可发生变性、坏死，多器官功能障碍甚至衰竭，心、肺、肾功能衰竭是休克死亡的三大原因。

39. B【解析】发生多器官功能障碍甚至衰竭时，最先受累的器官是肺。低灌注和缺氧可损伤肺毛细血管的内皮细胞和肺泡上皮细胞。内皮细胞损伤可致血管壁通透性增加而造成肺间质水肿；肺泡上皮细胞受损可影响表面活性物质的生成，使肺泡表面张力升高，继发肺泡萎陷并出现局限性肺不张。

40. C【解析】中心静脉压的正常值为 5~10cmH_2O，代表右心房或胸腔段腔静脉内的压力，其变化可反映血容量和右心功能。

41. C【解析】中心静脉压<5cmH_2O 提示血容量不足；>15cmH_2O 提示心功能不全；>20cmH_2O提示存在充血性心力衰竭。

42. E【解析】当血浆胶体渗透压正常时，心源性肺充血和肺水肿是否出现取决于肺毛细血管楔压（PCWP）水平。当 PCWP 为 18~20mmHg，出现肺充血；PCWP 为 21~25mmHg，出现轻度至中度肺充血；PCWP>30mmHg，出现肺水肿。

43. B【解析】休克的治疗原则：①迅速恢复有效循环血量，采取扩容疗法，并注意强心和调节血管张力。②消除休克的致病因素，这是抗休克的根本措施。③保护重要器官功能，纠正水、电解质紊乱及酸中毒。

44. D【解析】参见 A1 型题第 24 题解析。

45. C【解析】休克患者采取经鼻导管给氧，氧浓度为 40%~50%，氧流量为 6~8L/min，以提高肺静脉血氧浓度。

46. E【解析】参见 A1 型题第 17 题解析。

47. C【解析】急性大量出血所引起的休克称为失血性休克，通常在失血量超过总血量的 20%时，即发生休克。

48. D【解析】休克患者应根据血压及血流动力学监测情况调整输液速度。休克患者快速输液时，若血压下降，中心静脉压升高，提示心功能不全或血容量超负荷，应减慢补液速度，限制补液量，以防肺水肿及心力衰竭。

二、A2 型题

1. A【解析】中心静脉压正常值为 5~10cmH_2O，患者血压及中心静脉压均低于正常值，提示血容量不足，应予以快速大量补液。

2. E【解析】精神紧张、烦躁不安、面色苍白、尿量减少、脉压小，提示患者处于休克早期，此时治疗的关键是及时补充血容量。补充血容量是纠正组织低灌注和缺氧的关键，故应迅速建立静脉通道，根据监测指标估算输液量及判断补液效果。输液的种类主要有晶体溶液和胶体溶液两种。通常先输入扩容迅速的晶体溶液，如平衡盐溶液；再输入扩容作用持久的胶体溶液，如羟乙基淀粉。

3~4 A、E【解析】中心静脉压正常值为 5~10cmH_2O。患者中心静脉压正常，血压低于正常值，需要进行补液试验。补液试验：生理盐水 250ml 在 5~10 分钟内快速静脉输入，如果血压上升而中心静脉压不变，则提示血容量不足；如果血压不变而中心静脉压上升 3~5cmH_2O，则提示心功能不全。

5. E【解析】患者处于意识抑制状态、口唇发绀、血压降低及脉率增快，属于休克晚期，失血量在总血容量的 40%以上，即>1600ml。

6. B【解析】休克早期的临床表现：在以原发症状、体征为主的情况下，出现轻度兴奋征象，如意识尚清，但烦躁、焦虑，精神紧张，面色、皮肤苍白，口唇、甲床轻度发绀，心率加快，呼吸频率增加，出冷汗，脉搏细速，血压可骤降，也可略降，甚至正常或稍高，脉压缩小，尿量减少。患者出现脉率增快、脉压降低、烦躁、肢端湿冷，符合休克早期表现。

7. C【解析】尿量是反映肾灌注情况的指标，尿量少通常是休克早期的表现。若尿量<25ml/h，尿比重增加，提示肾血管收缩或血容量不足；若血压正常而出现少尿、尿比重低，提示肾衰竭。题中患者尿比重低，出现少尿，故考虑已发生肾衰竭。

8. B【解析】休克的主要变化基础是有效循环血量锐减，导致组织灌流不足，因此抗休克治疗的重点是尽快恢复有效循环血量。

9. C【解析】尿量可反映肾灌流情况，是反映组织灌流情况的最佳定量指标。

10. C【解析】参见A1型题第41题解析。

11. C【解析】中心静脉压正常值为5~10cmH_2O。患者的中心静脉压高于正常值，血压低于正常值，提示血容量相对过多或心功能不全，处理原则为减慢输液速度，加用强心药。

12. B【解析】患者烦躁不安、面色苍白、四肢湿冷、呼吸增快、血压下降，符合休克早期的表现。休克早期的临床表现参见A2型题第6题解析。

13. A【解析】参见A2型题第3题解析。

14. C【解析】低血容量性休克患者应采取休克体位，参见A1型题第17题解析。

15. C【解析】休克晚期表现参见A1型题第5题解析。DIC表现为抽血时血不易抽出，血易凝，皮肤有少量瘀点。

16. A【解析】患者表现为进行性呼吸困难，护理措施：应首先迅速纠正低氧血症，改善肺泡换气功能。主要治疗方法：机械通气，选用呼气终末正压通气（PEEP）。

17. B【解析】休克患者使用血管活性药治疗时，应严防药物外渗。若注射部位出现红肿、疼痛，应考虑为治疗药液漏出血管。应立即更换静脉滴注部位，患处用0.25%普鲁卡因封闭，以免发生皮下组织坏死。

18. D【解析】患者经急性腹膜炎手术治疗后，第2天出现CVP升高，血压下降，提示血容量相对过多或心功能不全，处理原则为强心、纠酸、利尿、扩血管。患者血pH为7.33，属于弱酸中毒，心率130次/分，此时的治疗应首选应用强心药。

19. A【解析】严重休克及感染性休克患者可使用皮质类固醇治疗。其主要的作用机制：扩张血管，改善微循环；防止细胞内溶酶体破裂；增强心肌收缩力，增加心排血量；增进线粒体功能；促进糖异生，减轻酸中毒。

20. A【解析】急性梗阻性化脓性胆管炎是在胆道梗阻的基础上继发感染引起的最严重的感染性急腹症。大量高压脓性胆汁逆向扩散至肝窦，细菌及其毒素进入血液循环引起感染性休克。

21. C【解析】患者此时处于休克期。烧伤应采取镇痛的治疗措施；血压60/40mmHg，应使用血管活性药升高血压；尿量每小时10ml，应采取扩容的措施；HCO_3^-原发性减少，引起代谢性酸中毒，应采取纠正酸中毒的措施。所以患者的护理措施不包括应用肝素。

三、A3/A4型题

1. C【解析】患者的表现提示其处于休克抑制期。此期表现为神志淡漠、皮肤苍白、口唇及肢端发绀、四肢厥冷、脉搏细速、血压进行性下降、皮下浅表静脉萎陷、毛细血管充盈时间延长、尿量减少。

2. C【解析】补充血容量是纠正组织低灌注和缺氧的关键。在等待配血期间应先输平衡盐溶液，待配血完成尽早输血。

3. B【解析】休克患者应吸氧，输液，每小时测量尿量、中心静脉压，做好急症手术前准备。采取休克体位，即头和躯干抬高20°~30°，下肢抬高15°~20°，以增加回心血量及缓解呼吸困难。

4. E【解析】参见A1型题第5题解析。

5. D【解析】休克指数=脉率/收缩压（mmHg）=120/60=2。

6. C【解析】首先根据外伤史及无腹膜炎体征，考虑为脾破裂；再根据脉搏细弱，血压下降，考虑为低血容量性休克；最后，根据神志模糊、血压60/40mmHg、无尿，进一步诊断为重度低血容量性休克。

7. B【解析】理想的辅助诊断措施是腹腔穿刺。腹腔穿刺可判断腹部脏器受损破裂、出血情况。

8. C【解析】首先考虑的治疗措施是迅速补充血容量。参见A1型题第23题解析。

9. D【解析】首先考虑患者为冷休克，表现为烦躁不安、神志淡漠，甚至嗜睡、昏迷；面色苍白、发绀或呈花斑样；皮肤湿冷、体温降低；毛细血管充盈时间延长；脉细速，血压下降，脉压减小；尿量减少。

10. C【解析】感染性休克的治疗原则是存在休克时把抗休克措施放在首位，兼顾抗感染。

11. D【解析】大面积烧伤引起大量血浆或体液丢失，导致有效循环血量急剧减少，引发失血、失液性休克。

12. A【解析】立即为患者采取的治疗措施是扩充血容量。根据血压和脉率变化估计失血量；迅速建立静脉通道，根据监测指标估算输液量及判断补液效果。

13. B【解析】休克患者应快速补液，适当保暖；观察生命体征，记录尿量；安置休克体位，即仰卧中凹位。

14. D【解析】输血的目的是补充血容量，用于大失血。

15. E【解析】库存血由于存放时间过长，白细胞、血小板、凝血酶原等成分破坏较多，K^+含量增多，酸性增高。大量输注可引起高血钾和酸中毒。

16. B【解析】休克患者保暖参见A1型题第31题解析。

17. A【解析】患者因车祸腹部撞伤，且腹腔穿刺有不凝固的血液抽出，提示实质脏器损伤。就诊时血压75/60mmHg，脉搏100次/分，烦躁不安，皮肤、黏膜发绀，多处出现瘀点和瘀斑，四肢湿冷，提示患者处于休克期。抢救应首先迅速补充血容量。

18. D【解析】参见A1型题第5题解析。

19. B【解析】失血性休克最主要的病理生理基础是有效血容量不足，故治疗失血性休克的关键措施是补足血容量。

20. D【解析】若CVP升高而血压不变，提示心功能不全。参见A2型题第3题解析。

21. C【解析】心功能不全的正确处理措施是给予强心药，减慢输液。参见A1型题第

6题解析。

22. A【解析】若血压升高而CVP正常，则提示血容量不足。参见A2型题第3题解析。

23. B【解析】血容量不足应采用的处理措施是适当扩容补液。参见A1型题第6题解析。

四、B型题

1~3 A、C、B【解析】参见A1型题第6题解析。

4. C【解析】正常的血压范围：收缩压为90~140mmHg，舒张压为60~90mmHg。高于这个范围可能是高血压或临界高血压。

5. A【解析】中心静脉压正常值是5~10cmH_2O。如果低于正常值，会出现头晕、黑矇、站立不稳等。

6. B【解析】PCWP正常值为6~15mmHg。PCWP<6mmHg提示血容量不足；>15mmHg则提示肺循环阻力增加，如肺水肿。

7. D【解析】参见B型题第4题解析。

8. C【解析】除心源性休克外，其他类型的休克在早期一般无心功能异常。但是由于冠状动脉灌流量80%来源于心脏舒张期，休克时由于心率过快、舒张期过短或舒张压降低，冠状动脉灌流量减少，心肌因缺血缺氧而受损。一旦心肌微循环内血栓形成，可发生局灶性心肌坏死和心力衰竭。此外，休克时心肌易受缺血-再灌注损伤，酸中毒、高钾血症等均可加重心肌损害。

9. E【解析】肝脏灌流障碍使网状内皮细胞受损，肝脏的解毒及代谢能力减弱，易发生内毒素血症，并加重代谢紊乱及酸中毒。

10. D【解析】休克晚期，血压持续性下降，使脑灌注压和血流量下降，出现脑缺氧。脑缺氧和酸中毒时，毛细血管周围胶质细胞肿胀，血管通透性升高，血浆外渗，可继发脑水肿，出现颅内压增高。

11. E【解析】心源性休克时，由于心脏泵血功能衰竭，心排血量下降，动脉系统血流量减少，静脉系统回流受阻，心脏前负荷增加，导致左心衰竭，出现急性肺水肿。常见于下列情况：心肌收缩力减弱，如大范围急性心肌梗死（梗死范围超过左心室体积的40%）、重症心肌炎；心脏机械结构异常，如心脏压塞、严重二尖瓣关闭不全；严重心律失常，尤其是室性心律失常。

12. A【解析】低血容量性休克是各种原因引起短时间大量出血或体液积聚在组织间隙，使有效循环血量降低所致的休克。异位妊娠并发休克导致的失血性休克属于低血容量性休克。

13. C【解析】感染性休克主要是由于细菌及毒素作用，常见于胆道化脓性感染、急性化脓性腹膜炎、急性化脓性阑尾炎、绞窄性肠梗阻、尿路感染及败血症等。

14. D【解析】纠正酸中毒，应用碱性液，碳酸氢钠为首选，可增加心肌应激性。

15. C【解析】酚妥拉明属于血管扩张药，作用参见 A1 型题第 24 题解析。

16. E【解析】毛花苷 C 属于强心苷，是最常用的强心药。休克发展到一定程度可伴有不同程度的心肌损害，应用强心药可增强心肌收缩力、减慢心率。

17~18 A、B【解析】休克发展至 DIC 阶段，需应用肝素抗凝治疗，用量为 1.0mg/kg，每 6 小时 1 次。DIC 晚期，纤维蛋白溶解系统亢进，可使用抗纤溶药，如氨甲苯酸、氨基己酸等，以及抗血小板黏附和聚集的阿司匹林、双嘧达莫和低分子右旋糖酐等。

19. B【解析】参见 A1 型题第 40 题解析。

20. C【解析】肺毛细血管楔压（PCWP）应用 Swan-Ganz 漂浮导管测量，反映肺静脉、左心房和左心室功能状态。

21. E【解析】肺动脉嵌顿压（PAWP），又称肺楔压，间接反映左心室前负荷及左心房压力。

22. D【解析】心排血量（CO）是反映心泵功能的综合指标。

五、X 型题

1. BC【解析】休克的分类方法很多，根据休克的原因将其分为低血容量性休克、感染性休克、心源性休克、神经源性休克和过敏性休克 5 类，其中低血容量性休克与感染性休克在外科最常见。

2. ABCD【解析】失血性休克末期表现为意识模糊或昏迷，皮肤、结膜明显苍白、发绀，四肢厥冷，脉搏触不清，血压测不到，浅表静脉严重萎陷，毛细血管充盈非常迟缓，少尿或无尿，常伴有反复出现的心律失常和重度代谢性酸中毒。

3. ABCDE【解析】参见 B 型题第 13 题解析。

4. ABC【解析】参见 A1 型题第 31 题解析。

5. ABCDE【解析】休克抑制期患者意识改变明显，表现为表情淡漠、反应迟钝，甚至出现意识模糊或昏迷。可有口唇及肢端发绀、四肢冰冷、脉搏细速、血压进行性下降。严重者全身皮肤、黏膜明显发绀，四肢厥冷、脉搏微弱、血压测不出、尿少或无尿。若皮肤、黏膜出现瘀斑或鼻腔、牙龈、内脏出血，则提示并发 DIC。若出现进行性呼吸困难、烦躁、发绀，给氧不能改善呼吸状态，则提示并发 ARDS。此时患者常继发 MODS 而死亡。

6. ACDE【解析】常用的血管扩张药有酚妥拉明、酚苄明、阿托品、山莨菪碱等。去甲肾上腺素属于血管收缩药。

7. BCD【解析】感染性休克时可使用皮质类固醇进行治疗，皮质类固醇能抑制多种炎症介质的释放，稳定细胞内溶酶体，缓解全身炎症反应综合征（SIRS），但应早期、大剂量、短程使用，不宜超过 48 小时。临床常用氢化可的松、地塞米松或甲基泼尼松龙等。山莨菪碱和多巴胺属于血管活性药。

8. ACD【解析】参见 B 型题第 20 题解析。

9. ABCDE【解析】休克引起重要器官继发性损害，可导致心力衰竭、呼吸衰竭、急性肾衰竭、肝衰竭、应激性溃疡等。

10. ABCD【解析】严重损伤、感染等可刺激机体释放大量炎症介质，包括白介素、肿瘤坏死因子、集落刺激因子、干扰素和一氧化氮等，形成“瀑布”样级联放大反应。

11. DE【解析】休克患者的病理生理改变分为 3 期：微循环收缩期、微循环扩张期及微循环衰竭期。在最严重的微循环衰竭期中，若皮肤、黏膜出现瘀斑或鼻腔、牙龈、内脏出血，则提示并发弥散性血管内凝血，提示病情危重。

12. AD【解析】休克患者应采取休克体位，参见 A1 型题第 17 题解析。也可以采取平卧位。

13. ABCDE【解析】参见 X 型题第 1 题解析。

14. ABC【解析】临床常用的治疗休克的血管收缩药有去甲肾上腺素、间羟胺和多巴胺等。酚妥拉明属于血管扩张药。强心苷属于强心药。

六、案例分析题

1. E【解析】患者的休克类型属于感染性休克中的高排低阻型休克，又称暖休克，表现为意识清醒，面色潮红，手足温暖、干燥，脉率慢而有力，血压下降但脉压较大。

2. A【解析】感染性休克常见于急性腹膜炎、急性化脓性阑尾炎、急性梗阻性化脓性胆管炎、尿路感染、败血症等。其主要致病菌是革兰阴性菌，该类细菌释放的内毒素是导致休克的主要原因。

3. D【解析】参见 X 型题第 7 题解析。

4. BCDE【解析】感染性休克患者常有高热，首先应给予物理降温，可将冰帽或冰袋置于头部、腋下、腹股沟等处降温，也可用 4℃ 等渗盐水 100ml 灌肠，必要时采用药物降温。

5. D【解析】患者神志淡漠、口唇发绀、血压明显降低、脉搏和呼吸明显加快，提示处于休克晚期，估计失血量占全身血容量的 40%以上。

6. E【解析】参见 A2 型题第 2 题解析。

7. C【解析】患者处于严重创伤、腹腔内和下肢出血状态，应在积极抗休克的同时尽快剖腹探查止血，解除引起休克的病因，避免血容量进一步减少，尽快纠正休克。

8. BC【解析】尿量是反映组织灌流状况的最佳定量指标，中心静脉压可以反映血容量变化，所以尿量和中心静脉压是判断血容量充足与否的最可靠指标。

9. ABCE【解析】目前对该患者的病情观察，重要的有血压、尿量、中心静脉压、脉率。肢体活动度不是反映机体循环灌注状况的重要指标，对判断休克病情的进展意义不大。

10. B【解析】术后 2 小时、下腹部膨隆、叩诊呈浊音、RBC 和 Hb 降低均提示患者有术后创面出血，因此引起患者血压降低的原因是失血过多。

11~12 D、D【解析】此时应采取的首要处理措施是快速大量输液。参见 A2 型题第 2 题解析。

13. ABCD【解析】休克患者可通过添加衣被和提高室温的方式保暖，禁止通过体表加温保暖，以免局部温度升高致血管扩张、氧耗量增加而加重组织灌注不足和缺氧。

14. A【解析】参见 A2 型题第 9 题解析。

15～16 E、ABCD【解析】心悸、胸闷、血压低而 CVP 高，提示血容量相对过多或心功能不全，处理原则为强心、纠酸、利尿、扩血管。参见 A1 型题第 6 题解析。

第三章　外科营养支持患者的护理

一 A1 型题

1. 下列关于肠外营养的护理叙述正确的是
A. 首选中心静脉途径
B. 可经中心静脉输血
C. 不要经中心静脉导管取血
D. 怀疑导管败血症时，首选抗生素治疗
E. 葡萄糖、氨基酸和脂肪乳最好单独输注
2. 下列关于营养支持的叙述正确的是
A. 高支链氨基酸（BCAA）配方适用于肾衰竭患者
B. 首选肠内营养支持
C. 经鼻肠管进行肠内营养支持时较易发生误吸
D. 要素饮食是有渣饮食
E. 葡萄糖、氨基酸和脂肪乳最好分别单独输注
3. 反映机体脂肪或能量贮备的人体测量指标是
A. 体重指数
B. 体重
C. 上臂周径
D. 上臂肌围
E. 皮褶厚度
4. 完全胃肠外营养支持患者可能发生的技术性并发症中，最常见的是
A. 气胸
B. 血胸
C. 纵隔血肿
D. 神经损伤
E. 胸腔积液
5. 饥饿时主要能量来源是
A. 糖原
B. 蛋白质
C. 脂肪
D. 氨基酸
E. 酮体
6. 长期输注静脉高价营养后，出现非酮性高渗性高血糖性昏迷的主要原因是
A. 深静脉插管感染导致的败血症
B. 高价营养液被污染
C. 渗透性利尿及水、电解质、酸碱平衡紊乱

D. 胰岛素分泌不足

E. 中枢神经系统功能紊乱

7. 下列哪一项不是评价营养不良的指标

A. 体重下降超过 10%　　B. 血清清蛋白低于 30g/L

C. 血清转铁蛋白低于 200mmol/L　　D. 血糖高于 8.9mmol/L（160mg/dl）

E. 三头肌皮褶厚度减少 35%

8. 通过中心静脉途径进行肠外营养支持的患者，估计其接受营养支持的时间至少为

A. 1 周　　B. 2 周

C. 3 周　　D. 4 周

E. 5 周

9. 完全胃肠外营养液中，热能的最主要来源是

A. 葡萄糖　　B. 脂肪

C. 氨基酸　　D. 维生素

E. 电解质

10. 肠内营养治疗时出现的并发症中，最常见的是

A. 腹痛　　B. 腹泻

C. 腹胀　　D. 便秘

E. 恶心、呕吐

11. 属于肠外营养液输注途径的是

A. 鼻胃管　　B. 胃造瘘

C. 空肠造瘘　　D. 中心静脉插管

E. 鼻肠管

12. 临床上最简单、直接和常用的营养评价指标是（　　），其能综合反映蛋白质和能量的摄入、利用和储备情况，并能较好地反映一定时期内的营养状况和疾病的严重程度及预后

A. 体重指数　　B. 三头肌皮褶厚度

C. 血浆蛋白　　D. 上臂中点肌周径

E. 体重

13. 以下适用于肠内营养支持的情况是

A. 活动性消化道出血　　B. 严重肠道感染

C. 肠梗阻　　D. 脑部损伤后昏迷患者

E. 急性阑尾炎穿孔

14. 肠外营养常用的能量供给物是

A. 复方氨基酸溶液　　B. 脂肪乳剂

C. 葡萄糖加胰岛素　　D. 电解质
E. 维生素

15. 长期胃肠外营养患者置管的部位是
A. 手部静脉　　B. 足部静脉
C. 股静脉　　D. 上腔静脉
E. 下腔静脉

16. 经鼻胃管灌注要素饮食时最佳体位是
A. 去枕平卧位　　B. 左侧卧位
C. 右侧卧位　　D. 垫枕平卧位
E. 半卧位

17. 经胃管给予肠内营养时，开始即可用全浓度（20%~24%），滴速约 50ml/h，每日给予
A. 200~500ml　　B. 300~500ml
C. 400~500ml　　D. 500~1000ml
E. 1000~1500ml

二 A2 型题

1. 患者，女性，35 岁。表现为体重下降，人体测量值较低，但内脏蛋白指标基本正常。该患者属于
A. 消瘦型营养不良　　B. 低蛋白型营养不良
C. 水肿型或恶性营养不良　　D. 高蛋白型营养不良
E. 混合型营养不良

2. 患者，女性，67 岁。因患结肠癌入院治疗。可以帮助护士判断其有营养不良的依据是
A. 3 个月内体重下降超过 7.5%　　B. 1 年内体重下降超过 5kg
C. 1 年内体重下降 5%　　D. 血清清蛋白 40g/L
E. 体重指数高于正常值范围

3. 患者，男性，40 岁。颅脑损伤后长期昏迷。加强营养宜选用的补给途径是
A. 口服　　B. 管饲
C. 经周围静脉　　D. 经中心静脉
E. 经周围小动脉

4. 患者，女性，43 岁。患慢性胃溃疡，消化功能差，肠道吸收能力较好。维持此患者的营养可给予
A. 液化饮食　　B. 半流质
C. 普通饮食　　D. 要素饮食
E. 中心静脉输注营养

5. 患者，男性，42 岁。因胃十二指肠溃疡出血行胃大部切除术。术后早期最适当的营养液输注途径是

A. 鼻胃管
B. 胃造瘘
C. 鼻肠管
D. 空肠造瘘
E. 外周静脉营养支持

6. 患者，男性，40 岁。经鼻胃管进行肠内营养支持。其最常见的胃肠道并发症是

A. 黑便
B. 腹泻
C. 腹胀
D. 便秘
E. 恶心、呕吐

7. 患者，男性，50 岁。经鼻胃管进行肠内营养支持。护士的护理措施中正确的是

A. 若胃内容物残留量为 200ml，可继续输注营养液
B. 输注营养液时应取头部抬高 30°~40°的半卧位
C. 营养液量逐渐增加，3 天内达到全量
D. 营养液浓度一般由 25%开始逐渐增至 50%
E. 若输注过程中患者突然出现呛咳、呼吸急促或咳出类似营养液的痰，应减慢输注速度

三 A3/A4 型题

（1~4 题共用题干）

患者，男性，70 岁。因中度营养不良而住院。医嘱给予肠外营养治疗，输注脂肪乳剂等。在治疗期间，患者出现发热、血小板计数降低、溶血、肝脾大、骨骼肌疼痛等症状。

1. 该患者可能出现了

A. 血糖超载综合征
B. 脂肪超载综合征
C. 蛋白超载综合征
D. 氨基酸超载综合征
E. 维生素超载综合征

2. 其处理措施是立即停输

A. 脂肪乳剂
B. 氨基酸乳剂
C. 葡萄糖制剂
D. 蛋白制剂
E. 配方营养液

3. 对长期应用脂肪乳剂的患者，应定期做

A. 脂肪代谢试验
B. 脂肪廓清试验
C. 脂肪利用能力试验
D. 脂肪含量试验
E. 驱脂肪试验

4. 下列关于脂肪乳剂的作用特点，叙述不正确的是

A. 所含热量高，尤其适用于液体摄取量受限的患者

B. 可提供机体必需脂肪酸和三酰甘油，维持机体脂肪组织的恒定
C. 有利于人体吸收脂溶性维生素
D. 对静脉壁无刺激，可经周围静脉输入
E. 有利尿作用，可以自尿和粪中流失

（5~7题共用题干）

患者，女性，50岁。因昏迷而入院。患者不能正常经口进食，医嘱给予肠内营养治疗。

5. 肠内营养的输入途径与（　　）无关
A. 患者胃肠道解剖的连续性
B. 患者胃肠道功能的完整性
C. 患者肠内营养实施预计时间
D. 患者有无误吸可能
E. 患者胃内残余量的多少
6. 每次输注肠内营养液前估计胃内残留量，残留量为（　　）时应延迟或暂停输注
A. 50~100ml
B. 100~150ml
C. 150~200ml
D. 200~250ml
E. 250~300ml
7. 为防止胃潴留引起反流而致误吸，必要时加用
A. 胃动力药
B. 消食药
C. 胃肠减压
D. 催吐疗法
E. 导泻疗法

（8~10题共用题干）

患者，男性，42岁。食管癌晚期，不能进食，给予脂肪乳、氨基酸等输入。1周后，患者主诉有疼痛感，注射部位沿静脉走行出现条索状红线，局部组织肿胀、发红。临床考虑静脉炎。

8. 患者发生静脉炎的原因是
A. 输液速度过快
B. 输液量过大
C. 溶液含有致热物质
D. 长期输入高浓度溶液
E. 输液速度过慢
9. 此患者的正确护理措施是
A. 放低患肢
B. 超声治疗
C. 增加患肢活动
D. 保留静脉置管
E. 95%乙醇局部湿热敷
10. 静脉输液的主要目的是
A. 维持晶体渗透压
B. 补充营养，供给热能

C. 输入药物起治疗作用　　D. 增加血容量维持血压
E. 利尿减少循环血量

（11~13 题共用题干）

患者，男性，36 岁。暴饮暴食后突发腹痛，疼痛呈持续性并阵发加重，伴呕吐，体温升高，被诊断为急性坏死性胰腺炎，急诊行手术治疗。

11. 该患者术后第 2 天的营养供给应采取的方式是
A. 普食　　B. 管饲流食
C. 要素饮食　　D. 部分胃肠外营养
E. 完全胃肠外营养

12. 术后第 4 天患者体温降至正常后又升高至 39.5℃，精神不振，寒战，无腹痛、腹胀，切口引流液少，中心静脉置管处红肿，有压痛，应警惕其可能发生了
A. 空气栓塞　　B. 低血糖症
C. 高血糖症　　D. 导管败血症
E. 急性胰腺炎复发

13. 此时正确的处理措施是
A. 全身应用降温药　　B. 更换穿刺部位敷料
C. 拔出导管并将管端送细菌培养　　D. 改用抗生素封管
E. 继续观察病情待其自愈

（14~16 题共用题干）

患者，男性，40 岁。因急性坏死性胰腺炎入院，准备给予完全胃肠外营养。

14. 不应列为一般静脉营养液的是
A. 葡萄糖　　B. 脂肪乳剂
C. 复方氨基酸　　D. 人体清蛋白
E. 水解蛋白

15. 中心静脉营养不宜经下列哪条静脉插管
A. 贵要静脉　　B. 大隐静脉
C. 颈外静脉　　D. 颈内静脉
E. 锁骨下静脉

16. 完全胃肠外营养支持患者可能发生的最严重的代谢性并发症是
A. 高钾血症　　B. 低钾血症
C. 肝功能异常　　D. 非酮性高渗性高血糖性昏迷
E. 高血糖

四 B 型题

（1~4 题共用备选答案）

A. 营养支持时间在 2 周以内

B. 主要包括蛋白质组件、脂肪组件、糖类组件、维生素组件和矿物质组件

C. 以整蛋白或游离大分子蛋白为氮源，渗透压接近等渗

D. 用静脉途径输入生理需要的全部营养要素

E. 由氨基酸或蛋白质水解物、葡萄糖、脂肪、多种维生素和矿物质、微量元素等单体物质组成

1. 要素制剂
2. 非要素制剂
3. 组件制剂
4. 完全胃肠外营养

（5~6 题共用备选答案）

A. 100~250mmol/L　　B. 300~450mmol/L

C. 400~700mmol/L　　D. 700~850mmol/L

E. 900~1050mmol/L

5. 肠内营养制剂中的大分子聚合物的渗透压为
6. 肠内营养制剂中的要素制剂的渗透压一般为

（7~8 题共用备选答案）

A. 感染患者　　B. 血栓性浅静脉炎患者

C. 空气栓塞患者　　D. 喂养管端位于胃内和胃肠功能良好的患者

E. 危重及十二指肠、空肠造口喂养患者

7. 肠内营养支持时连续输注适用于
8. 肠内营养支持时按时分次给予适用于

五 X 型题

1. 完全胃肠外营养支持患者可能发生的感染性并发症有

A. 穿刺部位感染　　B. 脓毒症

C. 肠源性感染　　D. 血栓性浅静脉炎

E. 导管性感染

2. 反映营养状态的人体测量评估指标有
   A. 体重指数　　B. 体重
   C. 上臂中点肌周径　　D. 肱二头肌皮褶厚度
   E. 三头肌皮褶厚度
3. 关于肠外营养液单瓶输注的叙述正确的是
   A. 不利于所供营养素的有效利用　　B. 可增加代谢负荷
   C. 可致相关的代谢性并发症　　D. 不易出现并发症
   E. 单瓶输注时氨基酸宜与非蛋白质能量溶液合理间隔输注
4. 关于肠内营养的叙述，正确的有
   A. 肠内营养比肠外营养更符合生理，并发症少
   B. 肠内营养营养液的温度应接近体温
   C. 昏迷患者不能用肠内营养支持
   D. 肠内营养的营养液输入初始应缓慢、低浓度
   E. 只要肠道有功能，尽量采用肠内营养支持
5. 外科患者机体代谢变化的特征是
   A. 高血糖伴胰岛素抵抗　　B. 脂肪分解明显降低
   C. 水、电解质及酸碱平衡失调　　D. 微量元素、维生素代谢紊乱
   E. 蛋白质分解加速，尿氮排出增加，出现负氮平衡
6. 完全胃肠外营养支持患者可能发生的代谢性并发症有
   A. 低血糖性休克　　B. 空气栓塞
   C. 血栓性浅静脉炎　　D. 锁骨下静脉血栓形成
   E. 非酮性高渗性高血糖性昏迷
7. 中心静脉插管进行全胃肠外营养常选用
   A. 颈外静脉　　B. 颈内静脉
   C. 头静脉　　D. 贵要静脉
   E. 锁骨下静脉
8. 肠外营养的适应证包括
   A. 高流量消化道瘘　　B. 食管胃肠道先天性畸形
   C. 短肠综合征　　D. 需要控制的严重代谢紊乱
   E. 急性坏死性胰腺炎
9. 高支链氨基酸配方包括（　　），它们均可在肌肉和脂肪组织中被代谢，是人体唯一可不经肝代谢的必需氨基酸（EAA）
   A. 亮氨酸　　B. 异亮氨酸
   C. 缬氨酸　　D. 精氨酸

E. 谷氨酸

六 案例分析题

（1~7题共用题干）

患者，女性，53岁。体重50kg。右半结肠切除术后，给予全营养混合液（TNA）2000ml经颈内静脉输注，3小时后患者出现嗜睡、幻觉，随即昏迷。实验室检查：血糖33.3mmol/L，血清钠155mmol/L，血浆渗透压360mmol/L；尿糖强阳性，尿酮（-）。此时已输入TNA 1000ml。已知该患者既往无糖尿病病史。

1. 患者可能并发的代谢性疾病为

A. 高脂血症
B. 低血糖性休克
C. 肠源性感染
D. 脂肪超载综合征
E. 非酮性高渗性高血糖性昏迷

2. 出现上述并发症的最可能原因为

A. 患者的基础疾病所致
B. TNA液中糖浓度过高
C. TNA液已污染或变质
D. TNA液中糖浓度过高、输入速度过快
E. 胰岛素相对过量

3. TNA液的特点包括

A. 全封闭的输注系统减少了污染和空气栓塞的机会
B. 混合后液体的渗透压降低，使经外周静脉输注成为可能
C. 单位时间内脂肪乳剂输入量大大低于单瓶输注，可避免因脂肪乳剂输注过快引起的副作用
D. 使用过程中无须排气及更换输液瓶，简化了输注步骤
E. 以较佳的热氮比和多种营养成分同时进入体内，增加节氮效果，但增加了代谢并发症的发生率

4. 关于肠外营养输注途径的选择，叙述正确的有

A. 营养支持在2周以内、治疗剂量不大的患者应选择外周静脉营养
B. 因需要的热量高而难以由外周静脉营养提供时应用中心静脉营养
C. 超过2周的胃肠外营养，必须从中心静脉24小时滴注
D. 因单纯肠内营养不能满足需要而须同时辅以静脉营养的患者应选择中心静脉营养
E. 需要较多热量的患者应选择外周静脉营养

5. 该患者经及时治疗后，神志清晰，血糖和各项生化指标均恢复正常，尿糖（-）。继续经原颈内静脉途径接受TNA液输注，但经此管输注2周后患者又出现无法解释的发热、寒战、反应淡漠或烦躁不安，此时最应考虑的原因是

A. 肠源性感染
B. 导管性感染

C. 穿刺部位感染　　D. 营养液成分过敏
E. 胸导管损伤

6. 此时应采取的最有效措施为
A. 每天清洁和消毒静脉穿刺部位　　B. 应用抗生素
C. 留取 TNA 液进行培养　　D. 抽血做血培养
E. 在排除其他部位感染的基础上，及时拔除该导管，并做微生物培养和药物敏感试验

7. 为预防并发症，下述护理措施中正确的有
A. 每天清洁、消毒静脉穿刺部位
B. 尽量避免经导管抽血或输血
C. 观察穿刺部位有无红、肿、痛、热等感染征象
D. 常规预防性使用抗生素
E. 用 3M 透明胶布贴封导管穿刺处，并标明更换日期

参考答案与解析

一、A1 型题

1. C【解析】肠外营养支持途径包括外周静脉途径和中心静脉途径。营养支持在 2 周以内、治疗剂量不大，或因单纯肠内营养不能满足需要而须同时辅以静脉营养的患者应采用外周静脉途径；超过 2 周的胃肠外营养，必须从中心静脉 24 小时滴注，或因需要的热量高而难以由外周静脉营养提供时采用中心静脉途径。不可经中心静脉输血和采血标本。怀疑出现导管败血症时，应首先拔除中心静脉导管做细菌培养。葡萄糖、氨基酸和脂肪乳可以混合输注，共同供能，更符合生理。

2. B【解析】由于肠内营养支持更符合人体消化吸收的生理过程，因此目前的共识是只要肠道有功能，尽量使用肠内营养支持，所以选项 B 正确。高支链氨基酸（BCAA）配方适用于肝功能异常的患者，必需氨基酸配方适用于肾衰竭患者，所以选项 A 错误。经鼻肠管和肠造瘘途径提供营养支持时营养液直接输入空肠，由于有幽门括约肌的阻挡，一般不容易发生误吸，所以选项 C 错误。要素饮食是包括各种氨基酸、脂肪、糖类、无机盐类、矿物质和维生素等各种分子水平的营养成分的混合物，属无渣饮食，所以选项 D 错误。若单瓶输注葡萄糖或脂肪乳剂，可因单位时间内进入体内的葡萄糖或脂肪酸量较多而增加代谢负荷甚至发生相关代谢性并发症，单独输注氨基酸时机体可能利用其供能而不是合成蛋白质，因此葡萄糖、氨基酸和脂肪乳最好避免单独输注，所以选项 E 错误。

3. E【解析】皮褶厚度可以用来反映人体皮下脂肪含量，与全身脂肪含量具有一定的线性关系，通过测量不同部位的皮褶厚度可以推算人体脂肪含量或能量贮备。

4. A【解析】完全胃肠外营养支持患者可能发生的技术性并发症有气胸、动脉损伤、血胸、纵隔血肿、神经损伤、胸导管损伤、胸腔积液、空气栓塞、导管栓塞、锁骨下静脉血栓形成、血栓性浅静脉炎。其中，气胸是最常见的并发症，多见于老年人、体弱者。

5. C【解析】体内的能量来源包括糖、蛋白质和脂肪。糖原的贮备有限，在饥饿状态下仅能供应 12 小时；蛋白质为体内各器官、组织的重要组成部分，一旦消耗将影响脏器功能，故不能视作能量贮备物；只有脂肪是饥饿时的主要能量来源。

6. D【解析】静脉高价营养液中含有过多的蛋白质或葡萄糖，容易造成体内高渗状态，引起代谢功能紊乱，出现高糖血症，由于患者体内胰岛素分泌不足，出现非酮性高渗性高血糖性昏迷。

7. D【解析】①体重是临床上最简单、直接和常用的营养评价指标，能综合反映蛋白质和能量的摄入、利用和储备情况，并能较好地反映一定时期内的营养状况和疾病的严重程度及预后。当实际体重在标准体重 90% 以下时，即可视为体重显著下降。②持续的低清蛋白血症被认为是判定营养不良的可靠指标。③血清转铁蛋白能反映营养治疗后的营养状态和免疫功能的恢复率，且改变较敏感，可用于贫血的诊断和对治疗的监测。④三头肌皮褶厚度（TSF）可间接判断体内脂肪量，从而评价营养不良。减少 35%~40% 为重度营养不良，减少 25%~34% 为中度营养不良，减少 24% 以下为轻度营养不良。血糖不是评价营养不良的指标。

8. B【解析】参见 A1 型题第 1 题解析。

9. A【解析】葡萄糖是肠外营养时主要的非蛋白质能源之一，是全胃肠外营养（TPN）时的主要热能来源及最佳选择。氨基酸是肠外营养配方中供给合成蛋白质及其他生物活性物质的氮源，而不作为供给机体能量之用。

10. B【解析】胃肠道并发症是肠内营养治疗时最多见的并发症，包括恶心、呕吐、腹胀、腹痛、便秘和腹泻等，其中最常见的是腹泻。

11. D【解析】肠外营养液的输注途径有外周静脉营养途径和中心静脉营养途径。经鼻胃管或胃造口、经鼻肠管或空肠造口均属于肠内营养的给予途径。

12. E【解析】参见 A1 型题第 7 题解析。

13. D【解析】凡有营养支持指征、有胃肠道功能并可利用的患者都可接受肠内营养支持。脑部损伤后昏迷患者若胃肠道功能正常，可通过管饲给患者肠内营养支持。肠梗阻、活动性消化道出血、严重肠道感染、急性阑尾炎穿孔、腹泻及休克均系肠内营养的禁忌证。

14. C【解析】葡萄糖加胰岛素是肠外营养常用的能量供给方式。糖尿病和手术创伤所致胰岛素不足的患者，必须补充外源性胰岛素。在严重应激状态下，机体存在胰岛素抵抗，即使供给外源性胰岛素，糖的利用仍较差，因此需严密监测血糖并给予适当比例的胰岛素。

15. D【解析】对于需行长期肠外营养支持者，以经中心静脉导管输入为宜。该导管常经颈内静脉或锁骨下静脉穿刺置入上腔静脉。

16. E【解析】无病情禁忌时，经鼻胃管或胃造口途径给予肠内营养时应取半卧位，床头抬高 30°~40°，以防止营养制剂反流和误吸；经鼻肠管或空肠造口途径者可取随意卧位。

17. D【解析】经胃管给予肠内营养时，开始即可用全浓度（20%~24%），滴速约 50ml/h，每日给予 500~1000ml，3~4 日内逐渐增加滴速至 100ml/h，达到 1 日所需总量 2000ml。

二、A2 型题

1. A【解析】患者属于消瘦型营养不良。由于蛋白质和能量摄入不足，肌肉组织和皮下脂肪被消耗。该类型表现为体重下降，人体测量值较低，但内脏蛋白指标基本正常。

2. A【解析】1 周内体重下降>2%，1 个月内下降>5%，或 3 个月内下降>7.5%，或 6 个月内下降>10%，都对营养不良的判断有临床意义，所以选项 A 符合题意，选项 B、C 不符合题意。血清清蛋白 40g/L 为正常值，提示营养状态良好，所以选项 D 不符合题意。体重指数<18.5kg/m^2，提示营养不良，所以选项 E 不符合题意。

3. B【解析】参见 A1 型题第 3 题解析。

4. D【解析】要素饮食适用于严重烧伤及创伤等高代谢状态、消化道瘘、手术前后需营养支持、非感染性严重腹泻、消化吸收不良等患者。凡不能通过饮食满足机体需要，而小肠尚有部分吸收功能的患者，均可用要素饮食来供给全部营养。

5. C【解析】鼻肠管途径适用于胃功能不良、误吸危险性较大或消化道手术后必须胃肠减压又需长期肠内营养支持者。鼻胃管通常用于仅需短期肠内营养支持、胃肠功能良好的患者。胃造瘘适用于较长时期肠内营养支持的患者。外周静脉营养主要适用于营养支持在 2 周以内、治疗剂量不大，或因单纯肠内营养不能满足需要而需同时辅以静脉营养的患者。

6. B【解析】参见 A1 型题第 10 题解析。

7. B【解析】肠内营养支持时，每次输注营养制剂前及连续输注过程中，每隔 4 小时应抽吸胃残余量，若胃残余量>150ml，应减慢或暂停输注，必要时遵医嘱给予胃动力药，以防胃潴留引起反流和误吸，所以选项 A 的叙述错误。无病情禁忌时，经鼻胃管途径给予肠内营养时应取半卧位，床头抬高 30°~40°，以防止营养制剂反流和误吸，所以选项 B 的叙述正确。经胃管给予营养液时，开始即可用全浓度（20%~24%），滴速约 50ml/h，每日给予 500~1000ml，3~4 天内逐渐增加滴速至 100ml/h，达到 1 天所需总量 2000ml，所以选项 C、D 的叙述均错误。输注过程中，若患者突然出现呛咳、呼吸急促或咳出类似营养液的痰液，疑有误吸可能。鼓励和刺激患者咳嗽，排出吸入物和分泌物，必要时经鼻导管或气管镜清除误吸物，所以选项 E 的叙述错误。

三、A3/A4 型题

1~3 B、A、B【解析】患者可能出现了脂肪超载综合征。脂肪超载综合征为脂肪廓清能力下降所致，可有嗜睡、发热、呼吸急促、心率加快、血压升高或降低、血小板水平降低、贫血、高脂血症、肝功能异常及昏迷等临床表现。停止输注脂肪乳剂后，上述症状多可消退。高龄患者由于对药物的代谢及排泄能力减弱，更容易在输注脂肪乳剂后出现不良反应。对于必须应用脂肪乳剂提供长期肠外营养支持的患者，应密切注意其脂肪廓清能力及肝功能，定期做脂肪廓清试验。

4. E【解析】脂肪乳剂是肠外营养的重要能源。其作用特点：所含热量高，尤其适用于液体摄取量受限的患者；可提供机体必需脂肪酸和三酰甘油，维持机体脂肪组织的恒定；有利于人体吸收脂溶性维生素；对静脉壁无刺激，可经周围静脉输入；脂肪乳剂无利尿作用，亦不自尿和粪中失去。所以选项E的叙述错误。

5. E【解析】肠内营养的输入途径主要取决于患者胃肠道解剖的连续性、功能的完整性、肠内营养实施预计时间、有无误吸可能等因素，与胃内残余量的多少无关。

6~7 B、A【解析】参见A2型题第7题解析。

8. D【解析】静脉炎与长期输入浓度高、刺激性较强的药物或输液导管长时间留置引起血管内膜化学炎性病变或局部炎症有关，也与输液过程中未严格执行无菌操作引起局部感染有关。

9. E【解析】静脉炎的护理措施如下。①预防：严格执行无菌操作，刺激性药物应充分稀释后应用，防止药物溢出血管外，有计划地更换注射部位。②患肢抬高并制动，局部用50%硫酸镁或95%乙醇溶液行热湿敷，每日2次，每次20分钟。③超短波理疗：每日1次，每次15~20分钟。④中药治疗：将具有清热、镇痛、消肿作用的如意金黄散局部外敷。⑤如合并感染，用抗生素治疗。所以选项E的护理措施是正确的。

10. B【解析】因该患者处于食管癌晚期，不能进食，营养供应不足，故通过静脉输液给予脂肪乳、氨基酸以补充营养，供给热能。

11~12 E、D【解析】急性坏死性胰腺炎行手术治疗后第2天营养供给应采取完全胃肠外营养，避免刺激胰腺分泌胰液；术后第4天患者体温降至正常后又升高至39.5℃，精神不振，寒战，无腹痛、腹胀，伤口引流液少，应警惕其可能发生了导管败血症。常见原因为患者免疫力低下、静脉穿刺置管、局部护理和营养液配制时无菌操作不严格等。

13. C【解析】当出现不能以其他原因解释的发热时，应怀疑导管败血症。应及时拔除导管并做血及导管尖端的细菌培养，留剩余液送培养。适当给予抗生素，对症处理，重新建立静脉通路。

14. D【解析】一般静脉营养液有葡萄糖、脂肪乳剂、复方氨基酸溶液、电解质、维生素和微量元素。人体清蛋白不属于一般静脉营养液。

15. B【解析】中心静脉营养一般选择颈内静脉、锁骨下静脉和股静脉插管。大隐静脉是浅静脉，不能输入浓度高的药物。

16. D【解析】完全胃肠外营养的代谢性并发症有非酮性高渗性高血糖性昏迷和低血糖性休克。非酮性高渗性高血糖性昏迷是最严重的代谢性并发症，临床主要表现为血糖升高

(22.2~33.6mmol/L)、渗透性利尿(>1000ml/h)、脱水、电解质紊乱、中枢神经系统功能受损甚至昏迷。

四、B 型题

1. E【解析】要素制剂由氨基酸或蛋白质水解物、葡萄糖、脂肪、多种维生素和矿物质、微量元素等单体物质组成，营养成分较为全面，无须消化即可直接或接近直接吸收和利用。

2. C【解析】非要素制剂适用于胃肠功能较好的患者。该类制剂以整蛋白或游离大分子蛋白为氮源，渗透压接近等渗，口感好，可口服，也可管饲。

3. B【解析】组件制剂是以某种或某类营养素为主的肠内营养制剂，主要包括蛋白质组件、脂肪组件、糖类组件、维生素组件和矿物质组件。它可对完全制剂补充或强化。

4. D【解析】完全胃肠外营养是指通过静脉途径输入生理需要的全部营养要素。

5. B【解析】大分子聚合物制剂可经口摄入或经喂养管注入，适用于有完整胃或胃肠功能基本正常者。该类制剂调配成液体时，渗透压为 300~450mmol/L，适用于多数患者。

6. C【解析】要素制剂的主要特点是化学成分明确、无须消化可直接被胃肠道吸收利用、无渣。配方亦含有足够的矿物质、微量元素和维生素。该类配方的渗透压一般为 400~700mmol/L。

7. E【解析】肠内营养支持时，连续输注是指使用输注泵持续 16~24 小时输注营养液，使营养液缓慢匀速地进入消化道，以促进各种营养成分缓慢均匀的吸收。适用于危重及十二指肠、空肠造口喂养的患者。

8. D【解析】肠内营养支持时，按时分次给予适用于喂养管端位于胃内和胃肠功能良好者。将配好的肠内营养液用注射器分次缓慢注入，每次入量 100~300ml，在 10~20 分钟内完成。此方式易引起胃肠道反应。

五、X 型题

1. ABCE【解析】完全胃肠外营养支持患者可能发生的感染性并发症有穿刺部位感染、导管性感染或脓毒症、肠源性感染。血栓性浅静脉炎属于技术性并发症。

2. ABCE【解析】反映营养状态的人体测量评估指标有体重、体重指数、三头肌皮褶厚度和上臂中点肌周径(MAMC)。

3. ABCE【解析】在不具备以全营养混合液(TNA)方式输注条件时，可采用单瓶输注方式。但由于各营养素非同步输入，不利于所供营养素的有效利用。此外，若单瓶输注高渗性葡萄糖或脂肪乳剂，可因单位时间内进入体内的葡萄糖或脂肪酸量较多而增加代谢负荷，甚至引起代谢性并发症，如高糖血症或高脂血症。单瓶输注时氨基酸宜与非蛋白质能量溶液合理间隔输注。

4. ABDE【解析】肠内营养比肠外营养更符合生理，并发症少。只要肠道有功能，尽量采用肠内营养支持。昏迷患者经口摄入受限可采用管饲。营养液的温度应接近体温。输注时适当加温，一般以37~38℃为宜。营养液输入初始应缓慢、低浓度。

5. ACDE【解析】外科患者机体代谢变化的特征：①高血糖伴胰岛素抵抗。②蛋白质分解加速，尿氮排出增加，出现负氮平衡。③脂肪分解明显增加。④水、电解质及酸碱平衡失调。⑤微量元素、维生素代谢紊乱。

6. AE【解析】完全胃肠外营养支持患者可能发生的代谢性并发症有非酮性高渗性高血糖性昏迷和低血糖性休克。空气栓塞、血栓性浅静脉炎和锁骨下静脉血栓形成属于技术性并发症。

7. BE【解析】参见A3/A4型题第15题解析。

8. ABCE【解析】凡不能或不宜经口摄食超过7天的患者，都是肠外营养的适应证。①不能从胃肠道进食者，如高流量消化道瘘、食管胃肠道先天性畸形、短肠综合征、急性坏死性胰腺炎等。②消化道需要休息或消化不良者，如肠道炎性疾病、长期腹泻等。③高分解代谢状态者，如严重感染、大面积烧伤、复杂手术特别是腹部大手术后。④需要改善营养状况者，如营养不良者术前应用，放射治疗或化学治疗期间胃肠道反应重者，肝、肾衰竭者。严重代谢紊乱需要控制者属于肠外营养的禁忌证。

9. ABC【解析】BCAA配方适用于肝功能异常的患者。BCAA包括亮氨酸、异亮氨酸和缬氨酸，它们均可在肌肉和脂肪组织中被代谢，是人体唯一可不经肝代谢的必需氨基酸（EAA）。

六、案例分析题

1. E【解析】患者可能并发的代谢性疾病为非酮性高渗性高血糖性昏迷。常见原因：①单位时间内输入过量葡萄糖。②胰岛素相对不足。临床主要表现为血糖升高（22.2~33.6mmol/L）、渗透性利尿（>1000ml/h）、脱水、电解质紊乱、中枢神经系统功能受损甚至昏迷。

2. D【解析】出现非酮性高渗性高血糖性昏迷的最可能原因为TNA中糖浓度过高、输入速度过快。

3. ABCD【解析】全营养混合液系肠外营养时将各营养素配制于3L塑料袋中，又称全合一（AIO）营养液。优点：①以较佳的热氮比和多种营养成分同时进入体内，增加节氮效果，降低代谢并发症发生率。②混合后液体的渗透压降低，使经外周静脉输注成为可能。③单位时间内脂肪乳剂输入量大大低于单瓶输注，可避免脂肪乳剂输注过快引起的副作用。④使用过程中无须排气及更换输液瓶，简化了输注步骤。⑤全封闭的输注系统减少了污染和空气栓塞的机会。

4. ABC【解析】外周静脉营养主要适用于营养支持在2周以内、治疗剂量不大，或因单纯肠内营养不能满足需要而需同时辅以静脉营养的患者，所以选项A的叙述正确，选项D的叙述错误。由于周围静脉管径细小，不能耐受较高的渗透压，超过10%浓度的葡萄糖容易引起静脉炎，不适于需要较多热量的患者，所以选项 E 的叙述错误。超过 2 周的胃肠外营养必须从中心静脉 24 小时滴注，因需要的热量高而难以由外周静脉营养提供时也需用中心静脉营养，所以选项 B、C 的叙述正确。

5. B【解析】当临床出现难以解释的发热、寒战、反应淡漠或烦躁不安，甚至休克时，应疑有导管性感染。常见原因为患者免疫力低下，静脉穿刺置管、局部护理和营养液配制时无菌操作不严格等。

6. E【解析】参见 A3/A4 型题第 13 题解析。

7. ABCE【解析】为预防导管性感染，应采取如下护理措施：①每天清洁、消毒静脉穿刺部位。②尽量避免经导管抽血或输血。③观察穿刺部位有无红、肿、痛、热等感染征象。④用 3M 透明胶布贴封导管穿刺处，并标明更换日期。

第四章　损伤患者的护理

一 A1型题

1. 严重挤压伤后，最重要的护理诊断是
   A. 营养失调：低于机体需要量
   B. 皮肤完整性受损
   C. 潜在并发症：急性肾衰竭
   D. 严密观察生命体征
   E. 有感染的危险
2. 下列哪种药液不宜接触创面
   A. 0.1%依沙吖啶
   B. 含氯石灰硼酸溶液
   C. 70%乙醇
   D. 0.1%氯己定
   E. 3%过氧化氢溶液
3. 控制烧伤感染的关键措施是
   A. 及时、足量、快速输液
   B. 正确处理创面
   C. 早期大剂量应用有效抗菌药
   D. 密切观察病情变化
   E. 维持病室内适宜的温度和湿度
4. 感染伤口的处理原则是
   A. 切除坏死组织植皮
   B. 控制感染，加强换药
   C. 彻底清创、立即缝合
   D. 彻底清创，延期缝合
   E. 局部制动、理疗
5. 下列属于闭合性损伤的是
   A. 擦伤
   B. 刺伤
   C. 扭伤
   D. 切割伤
   E. 撕裂伤
6. 最为常见的闭合性损伤是
   A. 挫伤
   B. 扭伤
   C. 挤压伤
   D. 震荡伤
   E. 关节脱位
7. 大面积烧伤患者组织烧伤后的即刻反应是体液渗出，伤后（　　）达高峰
   A. 2小时
   B. 4小时

C. 6 小时　　D. 8 小时

E. 24 小时

8. 对严重挤压伤患者，护理时除严密观察生命体征外，还应特别注意

A. 意识状态　　B. 肢端温度

C. 末梢循环情况　　D. 尿量

E. 局部疼痛情况

9. 按急救顺序，对机械性损伤患者最先采取的措施是

A. 重点检查　　B. 包扎伤口

C. 抢救生命　　D. 止血、输血

E. 固定、搬运

10. 游离植皮术后护理最重要的是

A. 绷带包扎压力均匀　　B. 术后 1 周换药

C. 植皮区多层敷料加压包扎　　D. 局部抬高以利静脉回流

E. 植皮区肢体制动

11. 深Ⅱ度烧伤的临床特点是

A. 创面红肿　　B. 有水疱，剧痛

C. 感觉过敏，疱底水肿，鲜红　　D. 感觉迟钝，疱底苍白，潮湿，拔毛仍痛

E. 创面皮革样苍白，感觉消失，拔毛不痛

12. 创面脓液稠厚，坏死组织多，且有臭味者，应用（　　）湿敷

A. 0.9%氯化钠　　B. 0.1%依沙吖啶

C. 0.1%氯己定　　D. 0.3%过氧化氢

E. 含氯石灰硼酸溶液

13. 对污染较重的伤口清创后暂不予缝合，观察 2~3 天后如无明显感染再进行缝合，这种缝合称为

A. 一期缝合　　B. 二期缝合

C. 延期缝合　　D. 减张缝合

E. 以上都不是

14. 对手术切口进行皮肤消毒时，不可使用碘酊的部位是

A. 头部　　B. 颈部

C. 胸部　　D. 腹部

E. 会阴部

15. 烧伤患者进行输液抢救时，成人每小时尿量至少应保持在

A. 10ml　　B. 20ml

C. 30ml　　D. 40ml

E. 50ml

16. 大面积烧伤患者抗休克治疗常用的胶体液是

A. 平衡盐溶液　B. 碳酸氢钠等渗盐水

C. 中分子右旋糖酐　D. 低分子右旋糖酐

E. 血浆

17. 大面积烧伤患者 24 小时内主要的护理措施是

A. 镇静、镇痛　B. 心理护理

C. 预防感染　D. 保持呼吸道通畅

E. 保证液体输入

18. 损伤后最常见的并发症是

A. 感染　B. 休克

C. 急性肾衰竭　D. 应激性溃疡

E. 压疮

19. 护士在给铜绿假单胞菌感染患者的伤口换药时，操作不正确的是

A. 应穿隔离衣　B. 换药用品应专用

C. 污染敷料应及时倒掉　D. 用过的器械加倍时间浸泡

E. 换药后用肥皂刷手两遍

20. 有关换药的次数叙述不正确的是

A. 清洁伤口拆线时首次换药　B. 肉芽组织生长良好的伤口隔日换药 1 次

C. 浅表感染伤口每日换药 1 次　D. 脓腔引流伤口每日换药 1 次

E. 脓性分泌物多的伤口每日换药多次

21. Ⅱ度烧伤患者需补液的条件是烧伤面积

A. 成人>10%，小儿>5%　B. 成人>15%，小儿>10%

C. 成人>12%，小儿>8%　D. 成人>8%，小儿>6%

E. 成人>5%，小儿>3%

22. 酸碱化学烧伤时，首选的急救处理是

A. 涂抹消毒液　B. 应用中和剂

C. 大量清水冲洗　D. 及时清创

E. 镇静、镇痛

23. 在车祸现场，应先抢救的伤员是

A. 张力性气胸　B. 脑挫伤

C. 小腿挫裂伤　D. 肠穿孔

E. 上肢开放性骨折

24. 烧伤创面出现焦痂下积脓，下列哪项处理方法为最佳

A. 清除焦痂，充分引流
B. 加用抗生素，取暴露疗法
C. 中药湿敷治疗
D. 中药外用，蚕食脱痂
E. 控制感染的条件下切除焦痂植皮

25. 调节烧伤患者输液量最简便、可靠的指标是
A. 血压
B. 脉搏
C. 中心静脉压
D. 尿量
E. 精神状态

26. 开放性损伤与闭合性损伤的主要区别是
A. 是锐性暴力还是钝性暴力所致
B. 是否合并内脏损伤
C. 皮肤或黏膜是否保持完整
D. 是直接暴力还是间接暴力所致
E. 是否引起局部感染

27. 患儿，男，7 岁。双下肢（包括臀部）和左上肢被烧伤，其烧伤面积是
A. 55%
B. 50%
C. 46%
D. 41%
E. 37%

28. 对四肢切割伤应立即进行
A. 镇痛
B. 伤口包扎
C. 伤肢固定
D. 及时而正确的清创缝合
E. 伤口简单缝合

29. 开放性骨折伴动脉破裂出血且合并休克的患者，现场急救应首先
A. 固定骨折断端
B. 镇痛
C. 止血
D. 输液
E. 输血

30. 关于烧伤的液体疗法护理的补液原则，叙述不正确的是
A. 先盐后糖
B. 先晶体后胶体
C. 控制总量
D. 先快后慢
E. 交替输注

31. 下列不属于开放性损伤的是
A. 擦伤
B. 挤压伤
C. 刺伤
D. 切割伤
E. 撕裂伤

32. 伤口边缘不整齐，周围组织损伤广泛，有发生坏死感染可能的损伤是
A. 刺伤
B. 挫伤
C. 擦伤
D. 撕裂伤

E. 切割伤

33. 清洁伤口是指

A. 清创后的伤口
B. 伤后8小时内的伤口
C. 无菌手术的伤口
D. 伤后8小时以上的伤口
E. 伤后立即处理的伤口

34. 烧伤休克期造成休克的主要原因是

A. 大量体液渗出
B. 大量红细胞丧失
C. 大量水分蒸发
D. 细菌感染中毒
E. 强烈疼痛刺激

35. 浅Ⅱ度烧伤的深度是

A. 深至皮肤角质层
B. 达真皮深层
C. 深至皮肤生发层
D. 皮下组织浅层
E. 达真皮浅层，部分生发层健在

36. 吸入性损伤的最危险并发症是

A. 感染
B. 窒息
C. 心力衰竭
D. 败血症
E. 肺炎

37. 中国新九分法计算烧伤面积，叙述正确的是

A. 头、颈、面部各4%
B. 躯干为26%
C. 双臂为5%
D. 双下肢为46%
E. 成年女性双足为9%

38. 大面积烧伤后48小时内，威胁患者生命的病理变化是

A. 脓毒症
B. 疼痛
C. 应激性溃疡
D. 急性体液渗出
E. 败血症

39. 关于烧伤暴露疗法的叙述，不正确的是

A. 保持创面干燥
B. 发现痂下感染，应立即切痂引流
C. 创面有真菌斑时，可涂2%碘酊
D. 每日更换无菌垫单
E. 病室温度以25℃为宜

40. 烧伤低血容量性休克常发生在伤后

A. 8小时以内
B. 12小时以内
C. 24小时以内
D. 48小时以内
E. 72小时以内

41. 烧伤补液正确的是

A. 8 小时内补充完全天的量　　B. 8 小时内补充全量的一半
C. 第 2 个 8 小时内补完全天的量　　D. 第 3 个 8 小时均匀补完全天的量
E. 12 小时内补完全天的量

42. 烧伤败血症的护理，叙述不正确的是
A. 入院后即做创面细菌培养　　B. 管饲或静脉营养支持
C. 大剂量联合使用抗生素　　D. 做好基础护理
E. 必要时少量多次输入库存血

43. 发生下列哪种情况时，烧伤创面包扎疗法应立即改为暴露疗法
A. 敷料湿透　　B. 患者发热
C. 创面疼痛　　D. 敷料渗液呈绿色
E. 血常规显示白细胞计数增多

44. 头面部烧伤急救时应特别注意
A. 预防休克　　B. 包敷创面，避免污染
C. 保持呼吸道通畅　　D. 及时清创
E. 早用破伤风抗毒素（TAT），预防破伤风

45. 大面积烧伤急救时，患者口渴应给予
A. 热开水　　B. 糖开水
C. 淡盐水　　D. 纯净水
E. 凉茶水

46. 浅Ⅱ度烧伤的创面特点是
A. 水疱基底苍白　　B. 水疱内含淡黄色澄清液体
C. 皮肤干燥、红斑　　D. 创面焦黄失去弹性
E. 静脉树枝状栓塞

47. 大面积烧伤患者补液，应在第一个 8 小时内快速输入总量的一半，是因为
A. 剧烈疼痛导致血管收缩　　B. 毛细血管扩张
C. 尿量过多　　D. 创面渗出最快
E. 细菌在创面繁殖

48. 深Ⅱ度烧伤损伤的深度为
A. 表皮层，即生发层健在
B. 表皮层，甚至真皮乳头层
C. 真皮乳头层以下，仍残留部分网状层
D. 脂肪层
E. 脂肪下层

49. 康复科护士为双手深Ⅱ度烧伤患者做手部功能恢复指导时，指导患者平时双手应处于

A. 握拳位
B. 背伸位
C. 伸直位
D. 半握拳位
E. 手指面与掌面呈直角

二 A2 型题

1. 患者，男性，40 岁。因汽车故障自行检查时，突发火灾，致面部起大小水疱，面积约 2%，双上肢大小水疱面积约 10%，伴有呼吸道烧伤。该患者属于
A. 轻度烧伤
B. 中度烧伤
C. 重度烧伤
D. 特重烧伤
E. Ⅲ度烧伤

2. 患者，男性，25 岁，建筑工人。不慎从 4m 高处摔下，诉双下肢疼痛。查体：血压 110/70mmHg，脉搏 72 次/分，神志清楚，右小腿中段有一 5cm 长皮肤裂口，骨折端外露，伤口不断有血液涌出，足趾血运好，左踝关节肿胀，压痛及活动障碍。在急救现场首先要做的处理是
A. 输血、输液
B. 用敷料加压包扎伤口
C. 绑扎橡皮止血带
D. 使外露的骨折端复位
E. 用夹板固定伤肢

3. 患儿，男，11 岁。头部不慎被玻璃割破，出血多，压迫止血后 8 小时来医院急诊就诊。伤口长 2cm，边缘整齐。处理方法应为
A. 冲洗、消毒后缝合
B. 清创后一期缝合
C. 清创后延期缝合
D. 清创后不予缝合
E. 按感染伤口处理

4. 患儿，男，8 岁。双下肢烧伤，有水疱，剧痛，胸腹部有红斑。估计该患儿双下肢烧伤面积是
A. 20%
B. 41%
C. 42%
D. 46%
E. 59%

5. 患者，男性，46 岁。头面部、躯干部烧伤，属于 32%深Ⅱ度烧伤，经补液扩容治疗后，血压 97/75mmHg，提示
A. 血容量不足
B. 血容量严重不足
C. 血管过度收缩
D. 心源性休克
E. 肾衰竭

6. 患者，男性，46 岁，体重 60kg。Ⅱ度烧伤面积 50%，医嘱大量补液。第一天补液总量应为

A. 4500ml　　B. 5400ml
C. 6000ml　　D. 6500ml
E. 8000ml

7. 患者，女性，26 岁。烧伤后 4 周。该患者此时的烧伤临床分期是
A. 急性体液渗出期　　B. 休克期
C. 创面修复期　　D. 急性感染期
E. 康复期

8. 患者，男性，40 岁。遭遇严寒，全身冻伤。患者感觉迟钝，四肢无力，头晕，嗜睡。入院后首要的措施是
A. 抗感染　　B. 加强营养
C. 用抗凝药　　D. 复温
E. 保暖

9. 患者，男性，45 岁。左手被砸伤 2 小时。左手肿胀，皮肤青紫，压痛明显，X 线检查未见骨折。其受伤类型为
A. 裂伤　　B. 擦伤
C. 挤压伤　　D. 扭伤
E. 挫伤

10. 患者，男性，48 岁。头部击伤，头皮裂开已 12 小时以上，伤口无明显感染。其处理为
A. 凡士林纱布覆盖　　B. 彻底清创，一期缝合
C. 清创并置放胶片引流　　D. 观察 2~3 天，二期缝合
E. 不予缝合，以免增加损伤

11. 患者，女性，26 岁。夏天不慎开水烫伤，右下肢浅Ⅱ度烧伤，清创后采取包扎疗法，创面除了以下哪种处理外均可
A. 凡士林油纱布覆盖、包扎　　B. 蓝油烃涂后包扎
C. 甲紫涂后包扎　　D. 冷霜涂后包扎
E. 奥美拉唑涂后包扎

12. 患者，男性，35 岁。行甲状腺手术。该患者术后拆线的时间正确的是
A. 术后 4~5 天　　B. 术后 5~6 天
C. 术后 7~8 天　　D. 术后 10~12 天
E. 术后 14 天

13. 患者，男性，35 岁，炼钢工人。工作中不慎被烧伤，Ⅲ度烧伤面积达 70%。应采取
A. 严密隔离　　B. 呼吸道隔离
C. 消化道隔离　　D. 接触性隔离
E. 保护性隔离

14. 患者，女性，24岁。大面积烧伤后2周，出现头痛、寒战、高热、烦躁不安。脉搏116次/分，血压100/180mmHg，血白细胞计数25×10^9/L，细菌培养（+）。该患者可能合并

A. 菌血症　　B. 脓毒败血症
C. 脓血症　　D. 创面脓毒症
E. 感染性休克

15. 患者，男性，32岁。汽油爆炸后发生大面积烧伤。入院后护理诊断为体液不足，其最主要的相关因素为

A. 高热　　B. 饮水不足
C. 创面渗出　　D. 疼痛
E. 创面脓毒症

16. 患者，男性，35岁。大腿外伤缝合后5天，局部伤口红肿、疼痛，触之有波动感，体温38.5℃。处理不正确的是

A. 及时拆除缝线，充分引流　　B. 伤口应每天换药1次
C. 伤口应每2~3天换药1次　　D. 合理应用抗生素及引流物
E. 清除伤口坏死组织

17. 患者，男性，22岁。跑步时不慎将右踝关节扭伤，2小时后来医院就诊，局部青紫、肿胀明显。此时应采取的措施为

A. 局部按摩　　B. 局部用冷水湿敷
C. 局部用热水湿敷　　D. 给予红外线理疗
E. 冷热交替湿敷

18. 患者，男性，20岁。左小腿被钝性暴力打击，形成闭合性损伤。其局部处理不正确的是

A. 局部制动　　B. 抬高患肢
C. 血肿加压包扎　　D. 早期局部热敷
E. 血肿若进行性增大，需切开止血

19. 患者，男性，20岁。头颈面部及胸腹部烧伤。其烧伤面积是

A. 18%　　B. 22%
C. 25%　　D. 30%
E. 35%

20. 患者，男性，30岁。因下肢挤压伤致血钾升高，出现心动过缓、心律失常。应选用的药物是

A. 利多卡因　　B. 洋地黄
C. 普萘洛尔　　D. 5%碳酸氢钠
E. 10%葡萄糖酸钙

21. 患者，女性，50岁。9小时前因地震楼板倒塌砸伤双下肢，伤后排尿1次，红茶色。查

体：神清，血压 140/90mmHg，心率 64 次/分，心律失常。对此患者不应选择的治疗为

A. 输入甘露醇　B. 输入碳酸氢钠

C. 输血　D. 口服离子交换树脂

E. 输入葡萄糖和胰岛素

22. 患者，女性，20 岁。头部被玻璃瓶刺伤 2 天。见 5cm 长裂口，脓性分泌物较多。处理方法是

A. 清创后不予缝合　B. 清创并缝合

C. 换药控制感染　D. 清创后湿敷包扎

E. 清创缝合并放置引流

23. 患者，男性，36 岁。大面积烧伤合并呼吸道烧伤 7 小时。现神志淡漠，面色苍白，皮肤湿冷，脉搏 110 次/分，血压 60/40mmHg，尿量 10ml/h。该患者护理诊断不包括

A. 皮肤完整性受损　B. 有感染的危险

C. 有窒息的危险　D. 体液不足

E. 知识缺乏

24. 患者，男性，40 岁。大面积烧伤后发生创面脓毒血症。防治其全身性感染的关键措施是

A. 及时补充有效循环血量　B. 及时、足量使用有效抗生素

C. 正确处理创面　D. 维持室内适宜的温度和湿度

E. 密切观察病情变化

25. 患儿，女，5 岁。头、面、颈及双上臂烧伤。其烧伤面积为

A. 17%　B. 19%

C. 21%　D. 23%

E. 25%

26. 患者，男性，18 岁。头面部及右上肢烧伤，局部大水疱，疱壁薄，剧痛。其烧伤面积和深度为

A. 9%、浅Ⅱ度　B. 10%、浅Ⅱ度

C. 12%、Ⅲ度　D. 15%、浅Ⅱ度

E. 20%、浅Ⅱ度

27. 患儿，男，3 岁。头、面、颈部烧伤。其烧伤面积为

A. 10%　B. 15%

C. 18%　D. 19%

E. 20%

28. 患者，男性，30 岁。大面积烧伤，其补液速度遵循先快后慢的原则，伤后第 1 个 8 小时输入量应是

A. 总液体量的 1/3　B. 总液体量的 1/2

C. 总液体量的 1/4　D. 总液体量的 3/4

E. 总液体量的2/3

29. 患者，男性，33岁，体重50kg。一次火灾中被烧伤，烧伤面积80%。第一个24小时补液总量为

A. 4000ml
B. 5000ml
C. 6000ml
D. 7000ml
E. 8000ml

30. 患者，女性，35岁。双上肢烧伤，患处疼痛较为迟钝。查体：双上肢布满小水疱，疱皮较厚。估计烧伤程度和预后不正确的是

A. Ⅰ度烧伤，愈后无瘢痕
B. Ⅲ度烧伤，愈合后有挛缩
C. 浅Ⅱ度烧伤，如无感染不留瘢痕
D. 深Ⅱ度烧伤，可产生瘢痕
E. 深Ⅱ度烧伤，仅有色素痕迹

31. 患者，男性，35岁。烧伤头面颈部、双下肢和双手。估计烧伤面积时不正确的是

A. 头、面、颈部各为3%
B. 双前臂为6%
C. 躯干为27%
D. 双手为5%
E. 双大腿、双小腿为33%

三 A3/A4型题

（1~2题共用题干）

患者，男性，20岁。行甲状腺切除术后3天，体温正常，换药时发现伤口针眼处皮肤发红，稍肿胀。

1. 此时伤口情况是

A. 缝线反应
B. 伤口浅层感染
C. 伤口深层感染
D. 脓肿形成可能
E. 伤口裂开可能

2. 正确的处理方法是

A. 应拆除有关缝线
B. 70%乙醇湿敷
C. 拆除缝线敞开引流
D. 10%~20%鱼石脂外敷
E. 依沙吖啶湿敷

（3~6题共用题干）

患者，男性，40岁。因室内失火，头、面、颈、背、臀被烧伤，部分为深Ⅱ度烧伤。

3. 为保持创面干燥，防止感染，选用的长期最佳体位是

A. 半卧
B. 侧卧
C. 俯卧
D. 仰卧

E. 睡翻身床，定期翻身

4. 如果患者睡翻身床，伤后最早翻身时间是

A. 清创后　　B. 休克情况好转复苏后

C. 24 小时后　　D. 48 小时后

E. 72 小时后

5. 患者除了休克复苏，重点观察的部位是

A. 眼　　B. 外耳

C. 鼻咽　　D. 喉

E. 肺

6. 患者感胸闷，颈部肿胀明显，最佳的处理措施是

A. 激素治疗　　B. 蒸气吸入

C. 气管切开　　D. 利尿

E. 吸氧

（7~10 题共用题干）

患者，男性，36 岁，体重 50kg。不慎被火焰烧伤，急诊入院。查体：面部、颈部及双上肢烧伤，腹部有 3 个手掌面积烧伤，创面可见小水疱，其疱壁较厚，去除疱壁后，基底部呈红白相间，痛觉迟钝。

7. 该患者烧伤面积是

A. 30%　　B. 25%

C. 35%　　D. 27%

E. 33%

8. 烧伤深度是

A. 浅Ⅱ度　　B. Ⅲ度

C. 深Ⅱ度　　D. Ⅰ度或Ⅱ度

E. Ⅰ度

9. 烧伤程度是

A. 中度　　B. 重度

C. 轻度　　D. 特重度

E. 中、重度

10. 第一个 24 小时补液总量为

A. 4025ml　　B. 2025ml

C. 4150ml　　D. 4225ml

E. 5125ml

（11~12 题共用题干）

患者，男性，45 岁。施工中因房屋倒塌，被埋在泥土中。伤肢严重肿胀，组织广泛缺血与坏死。

11. 此时的损伤多为
   A. 扭伤　　B. 挫伤
   C. 挤压伤　　D. 冲击伤
   E. 爆震伤

12. 对患者的急救原则是
   A. 尽快使患者脱离危险　　B. 首先处理危及生命的损伤
   C. 及时处理活动性出血　　D. 如有骨折及时复位
   E. 如有休克不做处理，立即送医院急救

（13~15 题共用题干）

患者，女性，42 岁，体重 60kg。烧伤后 3 小时送至医院。右上肢水肿明显，剧烈疼痛，有较大水疱；双下肢（不包括臀部）无水疱，皮肤焦黄色，触之不痛，如皮革样。

13. 该患者的烧伤深度为
   A. 右上肢深Ⅱ度烧伤，双下肢Ⅲ度烧伤
   B. 右上肢浅Ⅱ度烧伤，双下肢Ⅲ度烧伤
   C. 右上肢浅Ⅱ度烧伤，双下肢深Ⅱ度烧伤
   D. 右上肢Ⅲ度烧伤，双下肢深Ⅱ度烧伤
   E. 右上肢与双下肢均为深Ⅱ度烧伤

14. 烧伤后第一个 24 小时的补液总量约为
   A. 4500ml　　B. 5250ml
   C. 6410ml　　D. 7250ml
   E. 7500ml

15. 输液过程中简便又可靠的观察指标是
   A. 收缩压>90mmHg　　B. 脉搏<120 次/分
   C. 尿量>30ml/h　　D. 中心静脉压正常
   E. 肢端温暖

四 B 型题

（1~2 题共用备选答案）

   A. 0.02%呋喃西林溶液　　B. 2%苯氧乙醇溶液
   C. 含氯石灰硼酸溶液　　D. 3%氯化钠溶液

E. 凡士林纱布
1. 肉芽组织水肿的创面用
2. 脓液坏死组织多的创面用

（3~7 题共用备选答案）
A. 包扎疗法　　B. 暴露疗法
C. 药液湿敷　　D. 早期切痂
E. 浸浴疗法
3. 四肢的Ⅱ度烧伤适用
4. 会阴部Ⅱ度烧伤适用
5. Ⅳ度冻伤适用
6. Ⅲ度冻伤适用
7. 烧伤感染创面适用

五 X 型题

1. 烧伤创面的暴露疗法多用于
A. 头面部烧伤　　B. 严重感染创面
C. 大面积烧伤　　D. 肢体部位烧伤
E. 会阴部烧伤
2. 大面积烧伤患者抗休克治疗常用的液体有
A. 平衡盐溶液　　B. 5%~10%葡萄糖注射液
C. 羟乙基淀粉　　D. 右旋糖酐
E. 血浆
3. 导致烧伤创面感染的常见菌种有
A. 溶血性链球菌　　B. 铜绿假单胞菌
C. 金黄色葡萄球菌　　D. 大肠埃希菌
E. 白色葡萄球菌
4. 炎症反应阶段在伤后立即发生，常持续 3~5 天。主要是由于
A. 新生细胞出现　　B. 血管和细胞反应
C. 免疫应答　　D. 血液凝固
E. 纤维蛋白的溶解
5. 处理浅Ⅱ度烧伤创面可采用的疗法有
A. 暴露疗法　　B. 半暴露疗法
C. 切痂、削痂　　D. 包扎疗法

E. 植皮

6. 组织开放性损伤，清创后可做一期缝合的有
   A. 关节污染较重的伤口，已存在 12 小时
   B. 污染较重的伤口，已存在 6~8 小时
   C. 面、颈部伤口，已存在 24 小时
   D. 污染较轻的伤口，已存在 12 小时
   E. 大血管、神经、关节暴露的伤口，已存在 24 小时
7. 包扎疗法适用于
   A. 污染较轻的四肢浅度烧伤
   B. 会阴部烧伤
   C. 小儿或躁动的患者
   D. 头、颈部烧伤
   E. 门诊患者
8. 烧伤的严重程度取决于
   A. 热力的强度
   B. 烧伤面积的大小
   C. 热力与组织接触的时间
   D. 烧伤的深度
   E. 患者的感受
9. 神经内分泌系统反应是指致伤因素作用于人体后引起一系列神经内分泌系统的变化，其中以（　　）的反应最为重要
   A. 交感-肾上腺髓质系统
   B. 下丘脑-垂体系统
   C. 肾素-醛固酮系统
   D. 迷走-胰岛素系统
   E. 交感-醛固酮系统
10. 不利于伤口愈合的因素包括
    A. 创伤范围大
    B. 坏死组织多
    C. 伤口有异物
    D. 局部血液循环障碍
    E. 伤口引流不畅
11. 损伤的现场急救，叙述正确的有
    A. 对休克患者首要措施是立即送医院抢救
    B. 迅速将伤员移出现场
    C. 做简要的全身检查
    D. 严密观察生命体征
    E. 注意观察有无神志、瞳孔变化
12. 关于浸浴疗法的叙述，正确的是
    A. 多用于四肢感染创面
    B. 多用于脱痂创面
    C. 用食盐配成 0.9%盐水
    D. 水温在 40℃左右，浸泡时间每次 1 小时
    E. 有严重心肺疾病者禁用

13. 关于烧伤的叙述，正确的有
   A. 48 小时内易发生休克
   B. 伤后 3~4 天易发生毒血症
   C. 伤后 2~3 周易发生败血症
   D. 浅Ⅱ度烧伤、创面无感染时，愈后无瘢痕
   E. Ⅲ度烧伤，须等待其焦痂自然溶脱后再植皮

六 案例分析题

（1~4 题共用题干）

患儿，男，6 岁，体重 20kg。在家玩耍时不慎打翻开水瓶，双下肢被开水烫伤后皮肤出现大水疱，局部红肿，创面质地较软，温度较高，剧烈疼痛，痛觉敏感。水疱破裂后创面为红色。

1. 该患儿的烧伤面积为
   A. 20%　　B. 40%
   C. 46%　　D. 50%
   E. 70%
2. 该患儿的烧伤深度为
   A. Ⅰ度　　B. 浅Ⅱ度
   C. 深Ⅱ度　　D. Ⅲ度
   E. Ⅳ度
3. 该患儿烧伤后第一个 24 小时应补的晶体溶液和胶体溶液量为
   A. 1040ml　　B. 1140ml
   C. 1240ml　　D. 1340ml
   E. 1440ml
4. 对于该患儿的现场处理正确的有
   A. 迅速脱离热源　　B. 局部创面涂抹甲紫
   C. 用自来水大量冲洗双下肢　　D. 大量补液
   E. 迅速送往医院

参考答案与解析

一、A1 型题

1. C【解析】严重挤压伤后，最重要的护理诊断是潜在并发症：急性肾衰竭。挤压伤会

导致大量肌红蛋白的释放。肌红蛋白需要在肾中排除，但是肌红蛋白对肾具有毒性，会导致肾功能急剧下降，而且会在肾小管内形成管型，堵塞肾小管，从而影响肾的排尿功能，导致代谢产物在体内堆积，其进一步影响肾功能，产生急性肾衰竭，并且引起高血压等一系列症状。

2. C【解析】0.1%依沙吖啶、含氯石灰硼酸溶液、0.1%氯已定、3%过氧化氢均属于换药时的常用药。70%乙醇用于消毒创口及周围皮肤，由于具有刺激性，不宜接触创面。

3. B【解析】烧伤创面特别是深度烧伤创面是主要感染源，因此正确处理创面是控制烧伤感染的关键措施。

4. B【解析】感染伤口的处理原则是控制感染，加强换药。感染伤口内有渗出液、脓液、坏死组织等，不可缝合，须经抗感染、换药促进愈合。

5. C【解析】闭合性损伤是指伤后皮肤、黏膜保持完整的损伤，包括挫伤、扭伤、挤压伤、震荡伤、关节脱位和半脱位、闭合性骨折和闭合性内脏伤。擦伤、刺伤、切割伤、撕裂伤均属于开放性损伤。

6. A【解析】闭合性损伤中挫伤最为常见，是指由钝器直接作用于人体软组织而造成的损伤。

7. D【解析】大面积烧伤患者组织烧伤后的即刻反应是体液渗出，伤后2~3小时最为急剧，8小时达高峰，随后逐渐减缓，至48小时渐趋稳定并开始吸收。

8. D【解析】严重挤压伤者可发生以肌红蛋白尿和高血钾为特征的急性肾衰竭及休克，所以患者在护理时除严密观察生命体征外，还应特别注意尿量的变化。

9. C【解析】按急救顺序，对机械性损伤患者最先采用的措施是抢救生命。机械性损伤是指机械性致伤因子造成的损伤，如撞击伤、重物挤压伤、刀割伤等。急救即紧急救治，是指当任何意外或急病发生时，施救者在医护人员到达前，按医学护理的原则，利用现场适用物资临时及适当地为伤病者进行的初步救援及护理，然后从速送院。急救的目的是抢救生命（恢复呼吸及心搏、止血、救治休克）、防止伤势恶化（处理伤口、初步固定骨折断端）。

10. E【解析】游离植皮术后护理应定时观察创面、及时剪去坏死部分、保持包扎敷料清洁干燥，嘱咐患者不要抓摸创面，为保证皮片存活，应保持植皮区肢体制动，以免皮片移位。

11. D【解析】深Ⅱ度烧伤伤及真皮乳头层以下，仍残留部分网状层，局部肿胀，间或有较小水疱，疱壁较厚，创面基底发白或红白相间，感觉迟钝，温度较低，有拔毛感疼痛。

12. E【解析】创面脓液稠厚，坏死组织多且有臭味者，应用含氯石灰硼酸溶液等湿敷。

13. C【解析】对污染较重的伤口清创后暂不予缝合，观察2~3天后如无明显感染再进行缝合，这种缝合称为延期缝合。

14. E【解析】碘酊不宜直接涂在破损伤口和口腔、鼻腔、阴道等黏膜及会阴部皮肤上。皮肤用碘酊消毒后，要用乙醇脱碘。碘酊的穿透力强，且能促进局部血液循环，故可用于未破溃疮疖、跌打扭伤处外涂，可消炎退肿。

15. C【解析】严重烧伤后48小时内最大的危险是低血容量性休克，而尿量可以间接反映血容量情况，是临床最简单、可靠的指标。因此输液抢救中应加强尿量监测，要求成人每小时尿量至少应保持在30ml。

16. E【解析】大面积烧伤患者抗休克治疗的主要措施为补液，常采用晶体溶液与胶体溶液交替输入。晶体溶液首选平衡盐溶液，其次选用等渗盐水等。胶体溶液首选血浆，以补充渗出丢失的血浆蛋白，也可用血浆代用品和全血，Ⅲ度烧伤应多输新鲜血液。

17. E【解析】大面积烧伤患者伤后24小时内正处于休克期，此时主要的治疗为补液，主要的护理措施为保证液体输入。

18. A【解析】损伤后最常见的并发症是感染。如污染较重应及时施行清创术，否则容易发生感染，注意观察体温、创面情况，避免感染。

19. C【解析】护士在给铜绿假单胞菌感染患者的伤口换药时，应穿隔离衣，换药用品应专用，用过的器械加倍时间浸泡，换药后用肥皂刷手两遍。铜绿假单胞菌感染敷料属于特殊感染的敷料，应随即单独特殊处理，器械、器皿做特殊灭菌处理。

20. A【解析】换药次数按伤口情况和分泌物多少而定。清洁伤口一般在缝合后第3天换药，至伤口愈合或拆线时再度换药；肉芽组织生长良好、分泌物少的伤口，每日或隔日更换1次；放置引流的伤口，渗出较多时应及时更换；脓肿切开引流次日可不换药，以免出血；感染脓液多时，一天需更换多次，保持外层敷料不被分泌物浸湿。

21. A【解析】Ⅱ度烧伤患者补液的条件是烧伤面积成人>10%，小儿>5%。

22. C【解析】酸碱类化学烧伤后，应立即脱去或剪去污染的工作服、内衣、鞋袜等，迅速用大量的流动水冲洗创面，冲洗10~20分钟，之后涂抹相关的药品。生石灰引起的烧伤，要先清除沾在皮肤上的生石灰，再用大量的清水冲洗，以免石灰遇水生热加重伤势。若为眼烧伤，应立即用大量流动清水冲洗，伤员也可把面部浸入充满流动水的器皿中，转动头部、张大眼进行清洗，清洗10~20分钟，然后再用生理盐水冲洗，并滴入可的松溶液与抗生素。

23. A【解析】损伤现场抢救的原则是优先处理危及患者生命的紧急问题，张力性气胸会导致胸膜腔内的压力急剧升高，造成严重的呼吸、循环功能障碍，应当立即抢救。按创伤所致后果的严重性，抢救的顺序依次为呼吸道梗阻、心搏骤停、大出血、开放性气胸、休克、颅脑损伤、四肢缺血性损伤、空腔脏器损伤、骨或关节损伤。所以本题的抢救顺序应该是张力性气胸、脑挫伤、小腿挫裂伤、肠穿孔、上肢开放性骨折。

24. E【解析】烧伤创面出现焦痂下积脓，需在控制感染的条件下切除焦痂植皮。

25. D【解析】尿量是调节烧伤患者输液最简便、可靠的指标，也是判断血容量是否充足的简便而可靠的指标，通常大面积烧伤患者补液时常规留置导尿进行观察。

26. C【解析】开放性损伤与闭合性损伤的主要区别是皮肤或黏膜是否保持完整。开放性损伤的损伤部位皮肤或黏膜有破损，而闭合性损伤后皮肤、黏膜保持完整。

27. B【解析】儿童双下肢面积=［46-（12-年龄）］%=［46-（12-7）］%=41%，左上肢面积为 9%，所以该患儿的烧伤面积为 50%。

28. D【解析】对四肢切割伤应立即进行及时而正确的清创缝合。

29. C【解析】现场急救的目的是抢救生命。开放性骨折伴动脉破裂出血且合并休克的患者现场急救应首先进行伤口止血。

30. C【解析】烧伤的液体疗法补液原则一般是先晶体后胶体、先盐后糖、先快后慢、交替输注，尤其注意不能集中在一段时间内输入大量不含电解质的液体。

31. B【解析】开放性损伤是指损伤部位皮肤或黏膜有破损的损伤，包括擦伤、刺伤、切割伤、撕裂伤。挤压伤属于闭合性损伤。

32. D【解析】撕裂伤是指由于急剧的牵拉或扭转，导致浅表和深部组织的撕脱与断裂，伤口多不规则，伤口边缘不整齐，周围组织损伤广泛，有发生坏死感染的可能。

33. C【解析】清洁伤口通常是指无菌手术的伤口，无致病菌污染，缝合后可达到一期愈合。

34. A【解析】组织烧伤后的即刻反应是体液渗出。休克期由于体液大量渗出和血管活性物质释放，容易发生低血容量性休克。

35. E【解析】浅Ⅱ度烧伤伤及真皮表层，即生发层健在。表现为局部红肿，有大小不等水疱；创面质地较软，温度较高，剧烈疼痛，痛觉敏感。约 2 周痊愈，不留瘢痕，皮肤功能好。

36. B【解析】烧伤中吸入性损伤常与头面部烧伤同时发生，系吸入浓烟、火焰、蒸气、热气或有毒、刺激性气体所致，可有呛咳、声嘶、吞咽疼痛、呼吸困难、发绀、肺部哮鸣音等表现，最易并发窒息或肺部感染。

37. D【解析】中国新九分法是将全身体表面积划分为 11 个 9%的等份，另加 1%，构成 100%的体表面积。其中，头颈部为 9%（1 个 9%）、双上肢为 18%（2 个 9%）、躯干（包括会阴）为 27%（3 个 9%）、双下肢（包括臀部）为 46%（5 个 9%+1%）。儿童头较大，下肢相对短小，可按下法计算：头颈部面积=［9+（12-年龄）］%，双下肢面积=［46-（12-年龄）］%。详见表 4-1。

表 4-1 中国新九分法

部位			占成人体表面积（%）	占儿童体表面积（%）
头颈	头部	3	9×1	9+（12-年龄）
	面部	3		
	颈部	3		

续表

部　位			占成人体表面积（%）	占儿童体表面积（%）
双上肢	双手	5	9×2	9×2
	双前臂	6		
	双上臂	7		
躯干	躯干前	13	9×3	9×3
	躯干后	13		
	会阴	1		
双下肢	双臀	5*	9×5+1	46-（12-年龄）
	双大腿	21		
	双小腿	13		
	双足	7*		

注：*成年女性的双臀和双足各占6%。

38. D【解析】根据烧伤病理生理特点，病程分为3期，但并非所有烧伤患者都经过3期，且3期之间可互相重叠和互相影响。①急性体液渗出期（休克期）：一般持续36~48小时，此期由于体液大量渗出和血管活性物质释放，容易发生低血容量性休克。②感染期：烧伤后皮肤完整性和生理屏障被损坏，易感染，持续2~3周。③修复期：创面修复过程在创面出现炎性改变后不久就开始。所以，大面积烧伤后48小时内，威胁患者生命的病理变化是急性体液渗出。

39. E【解析】暴露疗法护理如下。①病室要求：保持病室清洁，室内温度维持在30~32℃，相对湿度为40%左右，使创面暴露在温暖、干燥、清洁的空气中。②注意隔离，防止交叉感染：接触患者前需洗手、戴手套，接触患者的所有用物，如床单、治疗巾、便盆等均需要消毒。注意保持床单位的干燥和清洁。③保持创面干燥：用消毒敷料定时吸去创面过多的分泌物，表面涂以抗菌药，以减少细菌繁殖，避免形成厚痂。创面有真菌斑时，可涂2%碘酊。若发现痂下有感染，立即去痂引流，清除坏死组织。④定时翻身或使用翻身床：交替暴露受压创面，避免创面长时间受压而影响愈合。创面已结痂时注意避免痂皮裂开引起出血或感染。极度烦躁或意识障碍者，适当约束肢体，防止抓伤。

40. D【解析】小面积、浅度烧伤患者无全身症状，大面积、重度烧伤患者伤后48小时内易发生低血容量性休克。

41. B【解析】烧伤补液时，输液速度先快后慢。伤后8小时内输入第1个24小时总量的50%，另50%于之后16小时内输完。

42. E【解析】烧伤败血症患者入院后即做创面细菌培养，做好基础护理，进行管饲或静脉营养支持，大剂量联合使用抗生素。不能少量多次输入库存血，以免导致高钾血症。

43. D【解析】包扎疗法与暴露疗法均是烧伤患者常用的创面处置方式。包扎疗法的优点是便于保护创面，暴露疗法的优点是便于观察创面。敷料渗液呈绿色，提示伤口感染，铜绿假单胞菌感染伤口会呈明显绿色，故需暴露伤口。

44. C【解析】头面部烧伤常伴有吸入性烧伤，可造成呼吸道堵塞，引发窒息等，故应特别注意保持呼吸道通畅。

45. C【解析】大面积烧伤患者口渴提示复苏不力或水分不足，应适量给予淡盐水，防止发生急性胃扩张和水中毒。

46. B【解析】浅Ⅱ度烧伤可见局部红肿明显，大小不一的水疱形成，内含淡黄色澄清液体，水疱皮如剥脱，创面红润、潮湿，疼痛剧烈。2周左右愈合，有色素沉着，无瘢痕形成。

47. D【解析】烧伤面积大而深者，由于体液渗出量大，机体不足以代偿而迅速发生体液缺失时，可致有效循环血量明显下降，发生休克。烧伤后的体液渗出可自伤后数分钟开始，2~3小时最快，8小时达高峰，48小时后趋于稳定并开始吸收。烧伤后48小时内，最大的危险是发生低血容量性休克，因此大面积烧伤患者补液，应在第一个8小时内即创面渗出最快阶段快速输入总量的一半，以补充血容量。

48. C【解析】深Ⅱ度烧伤伤及真皮乳头层以下，仍残留部分网状层。浅Ⅱ度烧伤伤及真皮表层，即生发层健在。

49. D【解析】烧伤肢体维持并固定于功能位，如颈部烧伤应取后伸位，四肢烧伤取伸直位，手部固定在半握拳的姿势且指间垫油纱以防粘连。

二、A2型题

1. C【解析】重度烧伤是指烧伤总面积为30%~49%，或Ⅲ度烧伤面积为10%~19%，或总面积、Ⅲ度烧伤面积虽未达到上述范围，但合并休克、吸入性损伤或有较重复合伤者。该患者虽然烧伤面积未达到标准范围，但合并呼吸道烧伤，因此其属于重度烧伤。

2. B【解析】现场急救的原则是抢救先于诊断和治疗，优先处理致命性损伤，必须优先抢救的急症主要包括心搏呼吸骤停、窒息、大出血、张力性气胸和休克等。该患者伤口不断有血液涌出需要首先进行处理，应用敷料加压包扎伤口。

3. B【解析】头皮抗感染和愈合力极强，即使伤后72小时清创效果也很好。该患者头部被锐器割伤8小时，伤口不大，边缘整齐，可清创后一期缝合。

4. C【解析】该患儿双下肢为Ⅱ度烧伤，胸腹部为Ⅰ度烧伤，8岁儿童的双下肢面积=［46-（12-8）］%=42%，因此该患儿的Ⅱ度烧伤面积是42%。

5. A【解析】血容量不足主要是由于各种原因短时间内造成机体丢失水分或血液过多，超过机体代偿能力，引起有效循环血量不足。患者头面部、躯干部烧伤，属于32%深Ⅱ度烧伤。组织烧伤后的即刻反应是体液渗出，由于体液大量渗出和血管活性物质释放，容易发生低血容量性休克。该患者经补液扩容后，血压为97/75mmHg。因血容量不足首先表现为血压下降，故提示该患者出现血容量不足。

6. D【解析】伤后第一个 24 小时：成人每 1% Ⅱ度、Ⅲ度烧伤面积每千克体重补充体液 0.5ml 和电解质 1ml，另加生理盐水 2000ml（小儿按体重或年龄计算）。所以第一个 24 小时补液总量=烧伤面积（%）×体重（kg）×1.5（ml）+2000ml=50（%）×60（kg）×1.5（ml）+2000ml=6500ml。

7. C【解析】急性体液渗出期即休克期，发生在烧伤后 48 小时内；急性感染期发生在烧伤后 2~3 周；创面修复期发生在烧伤后 3~4 周。康复期时间漫长，常需 2~3 年的调整适应过程。该患者处于烧伤后 4 周，处于创面修复期。

8. D【解析】患者为冻伤，入院后首要的措施为复温。

9. E【解析】患者的受伤类型为挫伤。参见 A1 型题第 6 题解析。

10. B【解析】患者头皮裂开 12 小时，其血供丰富，需及时清创治疗，可在 24 小时内行一期缝合，伤口无明显感染，无须放置引流片。

11. C【解析】烧伤后涂甲紫溶液容易出现创面结痂导致痂下感染，并且影响创面的烧伤深度判断，故不可用于创面处理包扎。

12. A【解析】伤口拆线时间：一般头、面、颈部手术后 4~5 天拆线，四肢手术后 10~12 天拆线，其他部位手术后 7~8 天拆线，减张缝合需 14 天拆线。

13. E【解析】该患者烧伤面积大，导致抵抗力低下、极易感染，因此对其护理时要加强保护性隔离措施，减少感染机会。

14. B【解析】该患者可能合并烧伤脓毒败血症。发生烧伤脓毒败血症时，白细胞计数可高达 $25\times10^9/L$，中性粒细胞比例在 0.85 以上，并可见中性核左移及中毒颗粒；血培养阳性有助于诊断。

15. C【解析】参见 A2 型题第 23 题解析。

16. C【解析】不同伤口换药方法及时间不同：一期缝合的伤口在术后 2~3 日换药 1 次，用 2%碘酊、75%乙醇或碘伏消毒即可；肉芽组织生长良好的伤口每日或隔日换药 1 次，用等渗盐水或凡士林纱条覆盖；感染化脓伤口应立即拆除缝线，清除伤口脓液和坏死组织后放置引流，每日换药 1 次或数次。

17. B【解析】踝关节扭伤患者 24 小时内可将踝部浸入冷水中，或用冷毛巾敷于患处，每次 10~20 分钟，6 小时 1 次，可收缩血管，消肿镇痛。24 小时之后则需热敷，以促进局部血液循环、组织间隙渗出液吸收，从而减轻疼痛。

18. D【解析】闭合性损伤患者的护理：软组织损伤者，抬高或平放受伤肢体，12 小时内予以局部冷敷和加压包扎，以减少局部组织出血和肿胀；伤后 12 小时起改用热敷、理疗、药物外敷等，以促进血肿和炎症吸收。血肿若进行性增大，需切开止血。抬高患肢有利于伤处静脉血回流和减轻肿胀，从而减轻局部疼痛。

19. B【解析】参见 A1 型题第 37 题解析。

20. E【解析】患者因下肢挤压伤致血钾升高，出现心动过缓、心律不齐的症状，可用10%葡萄糖酸钙20~40ml静脉注射，以对抗K^+对心肌的抑制作用。

21. C【解析】挤压综合征是肢体受到重物长时间挤压致肌肉发生缺血性改变，继而引起的以肌红蛋白血症、肌红蛋白尿、高钾血症和急性肾功能障碍为特点的临床综合征。本题输入甘露醇可以渗透性利尿：给予20%甘露醇缓慢滴注1~2g/(kg·d)，输注速度>5g/h。低容量、无尿、心力衰竭者禁输，所以选项A正确。输入碳酸氢钠可碱化尿液，所以选项B正确。口服离子交换树脂、输入葡萄糖和胰岛素可防治高血钾症，所以选项D、E正确。故选C。

22. E【解析】该患者伤后的伤口已超过8小时，同时出现了脓性分泌物，因此该伤口属于感染伤口，处理的原则是彻底清创、引流，但由于伤口位于头部，血流较丰富，因此可以清创后缝合，但应放置引流。

23. E【解析】烧伤的护理诊断如下。①有窒息的危险：与头面部、呼吸道或胸部等部位烧伤有关。②体液不足：与烧伤创面渗出过多、血容量减少有关。③皮肤完整性受损：与烧伤导致组织破坏有关。④有感染的危险：与皮肤完整性受损有关。⑤焦虑/抑郁：与烧伤后毁容、肢残及躯体活动障碍有关。烧伤的护理诊断与知识缺乏无关。

24. C【解析】临床上，严重烧伤因创面大、污染严重、细菌侵入及毒素吸收，常发生感染性脓毒血症，是严重烧伤的主要死亡原因之一，因此防治感染性脓毒血症是挽救严重烧伤患者的重要措施。烧伤创面特别是深度烧伤创面是主要感染源，因此正确处理创面是防治全身性感染的关键措施。

25. D【解析】参见A1型题第37题解析。

26. D【解析】根据中国新九分法，头面部面积为6%，右上肢为9%，所以总烧伤面积为15%。浅Ⅱ度烧伤伤及真皮表层，即生发层健在。表现参见A1型题第46题解析。

27. C【解析】参见A1型题第37题解析。

28. B【解析】参见A1型题第41题解析。

29. E【解析】参见A2型题第6题解析。

30. E【解析】①Ⅰ度烧伤为表皮角质层、透明层、颗粒层的损伤。3~5天愈合，不留瘢痕。②浅Ⅱ度烧伤伤及真皮表层，即生发层健在。如无感染不留瘢痕，可有色素沉着。③深Ⅱ度烧伤伤及真皮乳头层以下，仍残留部分网状层。愈合后可有瘢痕和瘢痕收缩，引起局部功能障碍。④Ⅲ度烧伤表现为全层皮肤烧伤，可深达肌肉甚至骨、内脏等器官。若创面小，3~4周焦痂脱落后，周围健康皮肤生长可将其覆盖；若创面大，需要手术植皮，愈合后形成瘢痕，正常皮肤功能丧失，常造成畸形。

31. E【解析】参见A1型题第37题解析。

三、A3/A4型题

1~2 A、B【解析】患者行甲状腺切除术后3天，体温正常，换药时发现伤口针眼处皮肤发红，稍肿胀，应属于缝线反应。缝线反应是指敏感体质者手术后对缝合线产生的排斥反应。具体表现为在伤口无污染、体内伤口处无炎症的情况下，伤口不能愈合，出现红肿等类似伤口发炎的情况。正确的处理方法是用70%乙醇湿敷。

3. E【解析】为保持创面干燥，防止感染，选用的长期最佳体位是定时翻身或使用翻身床。此种体位可以交替暴露受压创面，避免创面长时间受压而影响愈合。

4. C【解析】如果患者睡翻身床，伤后最早翻身时间是24小时后。

5. D【解析】患者除了休克复苏，重点观察的部位是喉。喉烧伤常与头面部烧伤同时发生。参见A1型题第36题解析。

6. C【解析】患者感胸闷，颈部肿胀明显，最佳的处理措施是气管切开。

7. D【解析】参见A1型题第37题解析。

8. C【解析】患者的烧伤深度为深Ⅱ度烧伤。深Ⅱ度烧伤伤及真皮乳头层以下，仍残留部分网状层，局部肿胀，间或有较小水疱，感觉迟钝，温度较低，有拔毛感疼痛。Ⅰ度烧伤表现为局部红肿，有疼痛和烧灼感，皮温稍高。浅Ⅱ度烧伤表现为局部红肿，有大小不等的水疱。创面质地较软，温度较高，剧烈疼痛，痛觉敏感。Ⅲ度烧伤表现为皮肤坏死、脱水后形成焦痂，硬如皮革，干燥、无渗液，发凉，针刺或拔毛无痛觉。

9. A【解析】中度烧伤是指Ⅱ度烧伤面积在10%~29%，或Ⅲ度烧伤面积不足10%。患者为深Ⅱ度烧伤，烧伤面积为27%，符合中度烧伤。

10. A【解析】参见A2型题第6题解析。

11. C【解析】患者此时的损伤多为挤压伤。挤压伤是指人体肌肉丰富的部位，如四肢、躯干，受重物长时间挤压后所造成的损伤。

12. B【解析】参见A2型题第2题解析。

13. B【解析】患者右上肢为浅Ⅱ度烧伤，表现为局部红肿明显，大小不一的水疱形成，内含淡黄色澄清液体，水疱皮如剥脱，创面红润、潮湿，疼痛剧烈。双下肢为Ⅲ度烧伤，表现为皮肤坏死、脱水后形成焦痂，硬如皮革，干燥、无渗液，发凉，针刺或拔毛无痛觉。

14. C【解析】根据中国新九分法，右上肢的烧伤面积为9%，双下肢（不包括臀部）的烧伤面积为40%（46%-6%），所以患者的总烧伤面积为49%。烧伤后第一个24小时：成人每1%Ⅱ、Ⅲ度烧伤面积每千克体重补充体液0.5ml和电解质1ml，另加生理盐水2000ml（小儿按体重或年龄计算）。所以该患者第一个24小时补液总量=烧伤面积（%）×体重（kg）×1.5（ml）+2000ml=49（%）×60（kg）×1.5（ml）+2000ml=6410ml。

15. C【解析】尿量是判断血容量是否充足的简便而可靠的指标，通常大面积烧伤患者补液时应常规留置导尿进行观察。液体复苏有效的指标：①成人每小时尿量30~50ml，小儿每千克体重每小时>1ml。②患者安静，无烦躁不安。③患者无明显口渴。④脉搏、心搏有力，脉律<120次/分，小儿脉律<140次/分。⑤收缩压维持在90mmHg，脉压>20mmHg，中心静脉压为5~12cmH_2O。⑥呼吸平稳。

四、B型题

1. D【解析】肉芽水肿者创面淡红、表面光滑，质地松软，触之不易出血，宜用3%~5%高渗氯化钠液湿敷，并注意患者全身营养状况。

2. C【解析】参见A1型题第12题解析。

3~4 A、B【解析】包扎疗法适用于四肢Ⅰ度和Ⅱ度烧伤、无条件暴露及不合作或门诊患者；暴露疗法适用于Ⅲ度烧伤、特殊部位（头面部、颈部、会阴部）烧伤、特殊感染（真菌、铜绿假单胞菌）创面和大面积烧伤者。

5~6 B、B【解析】Ⅲ度、Ⅳ度冻伤多用暴露法治疗，保持创面清洁，且受冻部位每天在药液中清洗1~2次。对分界明确的坏死组织予以切除，可视创面情况植皮。对清创、抗生素治疗无效且并发湿性坏疽，或有脓毒症者则需截肢。

7. E【解析】浸浴疗法又称水疗，是将患者身体的全部或部分浸于温水或药液中一定时间的疗法，是治疗烧伤的重要措施之一。浸浴疗法适应证：①烧伤后任何感染创面。②常规换药不能清除创面分泌物者。③烧伤后期残余创面。④烧伤创面植皮术前。⑤烧伤创面痊愈后功能锻炼者。

五、X型题

1. ACE【解析】参见B型题第3~4题解析。

2. ABCDE【解析】大面积烧伤患者抗休克治疗常用的液体如下。①胶体液：包括血浆、血浆代用品（如右旋糖酐、羟乙基淀粉等），如补液后休克不明显好转，大面积深度烧伤或深度电烧伤，红细胞破坏不严重，可考虑输全血。②电解质：选用平衡盐溶液，可按2份等渗盐水和1份等渗碳酸钠溶液的比例补充或给予乳酸林格液。③水分：选用5%~10%葡萄糖注射液、生理盐水。

3. BCDE【解析】导致烧伤创面感染的常见菌种为铜绿假单胞菌、金黄色葡萄球菌、大肠埃希菌、白色葡萄球菌等。近年来真菌感染逐渐增多，并有克雷伯菌、无芽孢厌氧菌感染。由于青霉素的广泛使用，溶血性链球菌感染已很少见。

4. BCDE【解析】炎症反应在伤后立即发生，常持续3~5天。主要是由于血管和细胞反应、免疫应答、血液凝固和纤维蛋白溶解，目的在于清除坏死组织，为组织再生和修复奠定基础。

5. ABD【解析】浅度创面处理中，Ⅰ度烧伤创面主要是镇痛和防止再损伤；浅Ⅱ度烧伤创面除镇痛外，主要防止感染，促其早日愈合，可采用暴露、半暴露或包扎疗法。特殊部位，如头、面、颈、会阴部不便包扎，可采用暴露或半暴露疗法，趋于愈合或小片植皮的创面亦可采用半暴露疗法。

6. CDE【解析】污染较重的伤口4~6小时即可感染，6~8小时后不宜做一期缝合，但对大血管、神经、关节暴露的伤口及面颈部伤口24小时清创后可做一期缝合。另外，轻污染伤口 12 小时清创后可做一期缝合。

7. ACE【解析】参见 B 型题第 3~4 题解析。

8. BD【解析】烧伤的严重程度取决于烧伤面积大小和烧伤深度。按烧伤总面积和烧伤深度可将烧伤程度分为轻度烧伤、中度烧伤、重度烧伤和特重烧伤 4 类。

9. ABC【解析】神经内分泌系统反应是指致伤因素作用于人体后可引起一系列神经内分泌系统的变化，其中以交感-肾上腺髓质、下丘脑-垂体和肾素-醛固酮 3 个系统的反应最为重要。在上述神经内分泌变化的作用下，机体会发生糖、脂肪和蛋白质的代谢变化，出现高血糖、高乳酸血症，引起负氮平衡；水、电解质代谢紊乱可致水钠潴留，钾排出增多；也可出现钙磷代谢异常等。

10. ABCDE【解析】伤口感染是常见的影响伤口愈合的因素，其他如创伤范围大、坏死组织多、有异物、局部血液循环障碍、伤口引流不畅、局部制动不当等也不利于伤口愈合。

11. BCDE【解析】损伤的现场急救护理：迅速将伤员移出现场，经紧急处理后，迅速进行全面、简略且有重点的检查，如有无合并其他创伤并做出相应处理；严密观察生命体征，注意观察有无神志、瞳孔变化。经急救处理，待伤情稳定、出血控制、呼吸好转、骨折固定、伤口包扎好后，由专人迅速护送患者到医院。

12. ABCE【解析】浸浴疗法是将患者身体的全部或部分浸于温水或药液中一定时间的疗法，多用于四肢感染创面、脱痂创面的治疗，可清洁治疗后的残余创面，促进创面早期愈合。此方法采用改良后的浸浴设备，浸浴前调节室温至 28~30℃，水温保持在 38~40℃，浸浴液为清洁水或 1∶5000 高锰酸钾溶液，初次浸浴时间宜短，一般为 15~20 分钟，之后浸浴时间视创面及患者耐受情况而定，一般为 20~30 分钟，后期清洁残余创面浸浴时间可延长至 1 小时。有严重心肺疾病者禁用。

13. ABCD【解析】Ⅲ度烧伤焦痂自溶需要 3~5 周，若深达肌肉、骨骼，可延至伤后 6~8 周始能溶痂。可先在新鲜肉芽组织处植皮，即边脱痂边植皮，不必等待一次植皮，以免肉芽老化，影响植皮成活率。

六、案例分析题

1. B【解析】参见 A1 型题第 37 题解析。

2. B【解析】患儿的烧伤深度为浅Ⅱ度烧伤。表现参见 A1 型题第 35 题解析。

3. E【解析】儿童烧伤后第一个 24 小时应补的晶体和胶体溶液量（ml）= 烧伤面积（%）×体重（kg）×1.8 = 40×20×1.8 = 1440ml。

4. ACDE【解析】患儿的现场处理：将患儿迅速脱离热源，用大量自来水冲洗双下肢，大量补液，迅速送往医院。烧伤后严禁在创面涂抹甲紫，因为会影响创面的烧伤深度判断。

第五章　外科重症监护

一 A1 型题

1. 测定中心静脉压时，测压玻璃管的零点位置通常在
   A. 锁骨中点水平　　B. 剑突水平
   C. 胸骨角水平　　D. 右心房中点水平
   E. 右心室中点水平
2. 不属于导致气道峰值压增高原因的是
   A. 管道阻塞　　B. 分泌物过多
   C. 气管插管的斜面贴壁　　D. 气管导管气囊漏气
   E. 气管插管进入一侧支气管
3. 碱剩余（BE）是在 37℃、$PaCO_2$ 39.98mmHg、SaO_2 100% 条件下，将血标本滴定至(　　)所消耗的酸或碱的量
   A. pH 5.40　　B. pH 6.80
   C. pH 7.40　　D. pH 9.40
   E. pH 10.00
4. 重症监护病房（ICU）中最简单的、最基本的无创血流动力学监测项目是
   A. 心率　　B. 心电图
   C. 尿量　　D. 心排血量和心功能
   E. 动脉压
5. 监测中心静脉压的意义在于
   A. 反映右心充盈情况　　B. 反映左心充盈情况
   C. 指导左心衰竭的治疗　　D. 反映肺毛细血管床的流量
   E. 反映肺小动脉梗阻情况
6. 下列关于重症监护病房特点的叙述，不正确的是
   A. 收治重要脏器功能不全的危重患者
   B. 具有最先进的诊治手段
   C. 可对患者进行连续、动态、全面的监测
   D. ICU 专职医生与专科医生协同诊治

E. 病因不能纠正的濒死患者属于重症监护病房的收治范围

7. 外科重症监护病房（SICU）的收治对象不包括

A. 严重休克患者 B. 大手术后严重失血患者

C. 急性肾衰竭患者 D. 器官移植患者

E. 晚期恶性肿瘤患者

8. 下列参数中，不正确的是

A. 肺泡-动脉血氧分差一般为5~15mmHg

B. 正常成人潮气量为500ml

C. 通气/血流比值正常为1.2

D. 正常成人每分通气量为6L/min

E. 正常人肺泡通气量为4L/min

9. 呼吸道内给氧的方法中，临床上最常采用、适用于长期给氧的是

A. 鼻导管、鼻塞给氧 B. 面罩给氧

C. 经气管给氧 D. 呼吸机给氧

E. 口含管给氧

10. 目前国内外诊断急性肺损伤（ALI）和急性呼吸窘迫综合征（ARDS）最常用、最主要和最简单的指标是

A. 肺顺应性 B. 肺泡-动脉血氧分压

C. 氧合指数（PaO_2/FiO_2） D. 通气/血流比值（V/Q）

E. 肺泡通气量（VA）

11. 结合病史和其他指标，当PaO_2/FiO_2（ ）时诊断为ALI，PaO_2/FiO_2（ ）时诊断为ARDS

A. <400mmHg，<300mmHg B. <300mmHg，<200mmHg

C. <500mmHg，<400mmHg D. <600mmHg，<500mmHg

E. <700mmHg，<600mmHg

12. 呼吸监测最直接的指标是

A. 肺功能测定 B. 血气分析

C. 动脉血氧饱和度 D. 有无发绀

E. 呼吸频率

13. 心力衰竭伴高容量负荷时首选的血管扩张药是

A. 硝酸甘油 B. 酚妥拉明

C. 硝苯地平 D. 尼卡地平

E. 硝普钠

14. 下列参数中，叙述不正确的是

A. 潮气量指静息状态下每分钟进入或呼出肺的气体总量
B. 正常成人潮气量为500ml
C. 每分通气量正常成人为6L/min
D. 肺活量成人正常为65~75ml/kg
E. 肺顺应性是指单位压力变化时引起的肺容量变化

15. 心力衰竭伴高血压、低心排血量者首选的血管扩张药是
A. 尼卡地平
B. 硝普钠
C. 去甲肾上腺素
D. 硝酸甘油
E. 酚妥拉明

16. 造成呼吸机低压报警的情况是
A. 咳嗽
B. 分泌物堵塞气道
C. 管道扭曲
D. 自主呼吸与呼吸机拮抗
E. 患者脱机

17. 可出现平均肺动脉压降低的是
A. 左心功能不全
B. 肺血流量增多
C. 肺动脉瓣狭窄
D. 肺血管阻力升高
E. 二尖瓣狭窄

18. 理想的温度监测是保持湿化器温度恒定在所需的范围，一般为
A. 10~20℃
B. 20~30℃
C. 30~40℃
D. 40~45℃
E. 45~50℃

19. 关于中心静脉压（CVP）的说法正确的是
A. CVP测定左心房内的压力
B. 脑血管舒缩功能障碍的患者需要做CVP的血流动力学监测
C. CVP过高表示血容量不足或静脉回流受阻，应给予补液
D. CVP过低提示输入液体量过多或心功能不全
E. 在测CVP时，可以继续使用呼吸机

20. 预防性机械通气的适应证不包括
A. 换气功能障碍为主的疾病
B. 缺血性心脏病及充血性心力衰竭
C. 药物中毒所致中枢呼吸衰竭
D. 脑部炎症所致中性呼吸衰竭
E. 胸廓畸形所致外周呼吸衰竭

21. 预防性机械通气的禁忌证不包括
A. 气胸及纵隔气肿未行引流者
B. 肺大疱和肺囊肿者
C. 低血容量性休克未补充血容量者
D. 严重肺出血者

E. 使用某些抑制呼吸药物者

22. 对机械通气患者实施重症监护时应
A. 每 0.5~1.0 小时做 1 次血气分析
B. 每 2 小时做 1 次血气分析
C. 每 4 小时做 1 次血气分析
D. 每天做 2 次血气分析
E. 每天做 3 次血气分析

23. 不符合撤机指征的是
A. 满足断开呼吸机后的呼吸功耗
B. 二氧化碳分压（$PaCO_2$）在相对正常范围内
C. 氧分压（PaO_2）>40mmHg
D. 患者神志清楚，反应良好
E. 患者有张口及咳嗽反射

24. 对中心静脉压和血压均低于正常值的休克患者，应采取的措施是
A. 大量输液，加快滴速
B. 控制滴速，减慢输液
C. 暂停输液，用强心药
D. 用升压药
E. 用血管扩张药

25. 有创直接动脉测压法的主要并发症为
A. 出血
B. 感染
C. 血管堵塞
D. 动脉瘤
E. 动静脉瘘

二 A2 型题

1. 患儿，男，8 岁。脑膜炎致呼吸衰竭患者，使用机械通气后，已具备撤离呼吸机条件。对其进行脱机的护理措施中不正确的是
A. 若患者烦躁不安、自主呼吸频率加快等应当停止或减慢撤机过程
B. 撤机后，询问患者有无气促、憋气和呼吸困难等症状
C. 撤机时使用镇静药
D. 拔管前，注意防止气管套管脱落
E. 脱机后经套管提供足够氧气吸入

2. 患者，男性，67 岁。肝衰竭，其监护级别为
A. 特级监护
B. 一级监护
C. 二级监护
D. 三级监护
E. 普通监护

3. 患者，男性，40 岁。肠扭转致广泛小肠坏死、休克，行坏死肠切除后休克好转。对该患者进行以下监护哪项是不必要的
A. 精神状态
B. 观察皮色、皮温
C. 血压、脉搏、尿量
D. 心电图监护

E. 脑电图监护

三 A3/A4型题

（1~3题共用题干）

患者，男性，35岁。急性肾衰竭患者。

1. 控制患者原发病或致病因素的治疗方法不包括
   A. 纠正水、电解质与酸碱平衡，恢复血容量
   B. 抗休克
   C. 有效抗感染治疗
   D. 利尿治疗
   E. 预防弥散性血管内凝血（DIC）
2. 该患者利尿治疗以（　　）效果为佳
   A. 控制液体入量　　B. 补充蛋白质
   C. 多巴胺与呋塞米联用　　D. 应用抗肾毒性药物
   E. 透析疗法
3. 抢救急性肾衰竭最有效的手段是
   A. 纠正水、电解质与酸碱平衡　　B. 增加肾灌注
   C. 恢复血容量　　D. 预防DIC
   E. 透析疗法

四 B型题

（1~3题共用备选答案）

A. 容积控制通气　　B. 辅助/控制通气
C. 间歇指令通气　　D. 压力控制通气
E. 压力支持通气

1. 不允许患者有自主呼吸的机械通气模式是
2. 可使峰压较低，有可能减少气压伤的发生，改善气体分布和V/Q，有利于气体交换的机械通气模式是
3. 由患者控制主要呼吸参数，可降低自主呼吸的呼吸做功的机械通气模式是

（4~7题共用备选答案）

A. 代谢性酸中毒　　B. 代谢性碱中毒
C. 呼吸性酸中毒　　D. 呼吸性碱中毒

E. 无酸碱平衡紊乱

碳酸氢盐（HCO_3^-）是反映机体酸碱代谢状况的指标，包括标准碳酸氢盐（SB）和实际碳酸氢盐（AB）。

4. 若 AB>SB，提示存在
5. 若 AB<SB，提示存在
6. 若 AB=SB 且<正常值，提示存在
7. 若 AB=SB 且>正常值，提示存在

（8~9 题共用备选答案）

A. 锁骨下静脉穿刺　　B. 颈内及锁骨下静脉穿刺
C. 股静脉穿刺　　D. 大隐静脉穿刺
E. 肘正中静脉

8. 凝血障碍严重者避免进行
9. 血气胸患者应避免进行

（10~12 题共用备选答案）

A. 中心静脉压　　B. 左心室做功指数
C. 肺循环阻力指数　　D. 体循环阻力指数
E. 肺毛细血管楔压

10. 主要反映左心室后负荷的指标是
11. 可用来评估血容量、右心前负荷及右心功能的指标是
12. 监测右心室后负荷的主要指标是

五 X 型题

1. 呼吸机与患者呼吸不同步的常见原因包括

A. 呼吸道分泌物增多　　B. 通气不当
C. 肺不张　　D. 胃潴留
E. 患者神志不清

2. 关于呼吸机参数的叙述，正确的有

A. 吸入气氧浓度（FiO_2）>0.5 时需警惕氧中毒
B. 潮气量（V_T）一般为 6~15ml/kg
C. RR 应与 V_T相配合
D. 呼吸比（I/E）一般为 1/2
E. I/E 在慢性阻塞性肺疾病（COPD）和哮喘时不可小于 1/2

3. 临床上常用的洋地黄苷类正性肌力药有

A. 地高辛　B. 多巴胺

C. 毛花苷 C　D. 洋地黄毒苷

E. 毒毛花苷

4. 中心静脉压测定可以反映

A. 左心房压力　B. 右心房压力

C. 肺循环压力　D. 胸腔内腔静脉压力

E. 左心室压力

5. 主要用于嗜铬细胞瘤的术前准备和术中高血压危象处理的 α 肾上腺素受体阻断药有

A. 酚苄明　B. 硝苯地平

C. 酚妥拉明　D. 尼卡地平

E. 硝普钠

6. 缓冲碱（BB）是血液中具有缓冲作用的碱离子总和，包括

A. 氧合血红蛋白　B. 血红蛋白

C. HCO_3^-　D. 血浆蛋白

E. 磷酸盐

7. 血流动力学监测中，若中心静脉压降低，提示

A. 血容量不足　B. 右心衰竭

C. 血管扩张　D. 血管收缩扩张功能失常

E. 急性或慢性肺动脉高压

8. （　　）的出现是凝血酶原激活凝血过程正在进行的标志

A. 纤维蛋白肽 A（FPA）　B. 纤维蛋白肽 B（FPB）

C. 血纤维蛋白单体　D. 抗凝血酶Ⅲ（ATⅢ）

E. 蛋白 C 活化肽（PCP）

9. 血液凝固时间测定包括

A. 全血凝固时间（CT）　B. 凝血酶原时间（PT）

C. 部分凝血活酶时间（PTT 或 APTT）　D. 凝血酶时间（TT）

E. 出血时间

10. 容积控制通气中，完全由呼吸机来控制的指标是

A. 潮气量　B. 呼吸频率

C. 吸呼比　D. 吸气流速

E. 每分通气量

11. 肾小球滤过率可通过测定（　　）等来进行评测

A. 菊粉清除率　B. 尿素清除率

C. 尿素氮清除率
D. 内生肌酐清除率
E. 对氨基马尿酸清除率

12. 血流动力学监测中，若中心静脉压升高，提示
A. 补液量过多或过快
B. 右心衰竭
C. 血管扩张
D. 心脏压塞
E. 急性或慢性肺动脉高压

13. ICU 感染的危险因素包括
A. 患者的病情重
B. 侵入性操作多
C. 抗菌药应用不足
D. 环境拥挤
E. 患者周转快

14. 肺动脉压和肺毛细血管楔压血流动力学监测的禁忌证包括
A. 肺动脉高压
B. 左心衰竭
C. 三尖瓣或肺动脉瓣狭窄
D. 右心房或右心室肿瘤
E. 法洛四联症

15. 临床应用的双吡啶衍生物类正性肌力药主要为
A. 匹罗昔酮
B. 米利农
C. 沙丁胺醇
D. 氨力农
E. 多巴胺

16. 围术期监测 CVP 常用的部位有
A. 股静脉
B. 颈外静脉
C. 右侧颈内静脉
D. 锁骨下静脉
E. 左侧颈内静脉

17. 心排血量（CO）是反映心泵功能的重要指标，受（ ）等因素影响
A. 心率
B. 心肌收缩性
C. 前负荷
D. 后负荷
E. 氧耗量

18. 利用多普勒超声血流测定来测定血液成分、流动方向及流速可全面反映（ ）等血流动力学指标
A. 心脏大小
B. 室壁厚度
C. 心排血量
D. 心肌收缩力
E. 后负荷及间接前负荷

19. 超声心动图是利用超声反射观察心脏大血管部位活动情况的一种检查方法，有助于研究评价
A. 心脏大小
B. 室壁厚度
C. 瓣膜功能
D. 心肌收缩力

E. 异常室壁活动

20. 急性生理学和慢性健康状况评价（APACHE）Ⅲ系统在 APACHEⅡ系统的基础上做了改动，扩大了急性生理测量项目，增设的新项目包括

A. 血尿素氮　　B. 胆红素

C. 动脉血二氧化碳分压　　D. 血糖、尿量

E. 血清蛋白

21. 呼吸功能的临床观察指标有

A. 呼吸的频率和节律、呼吸运动　　B. 咳嗽、咳痰情况

C. 肺部叩诊音的变化　　D. 肺部呼吸音的变化

E. 心率、血压和意识状态

22. 肺功能的监测指标包括

A. 潮气量　　B. 肺活量

C. 动脉血氧分压　　D. 肺泡通气量

E. 气道阻力

23. 有创直接动脉测压法的适应证包括

A. 心血管手术　　B. 巨大脑膜瘤切除术

C. 海绵窦漏修复术　　D. 凝血功能障碍者

E. 需反复抽取动脉血做血气分析等检查的患者

24. 外科重症监护病房（SICU）的收治对象包括

A. 慢性传染病患者　　B. 严重创伤患者

C. 严重中毒患者　　D. 精神病患者

E. 严重代谢障碍患者

25. 血流动力学前负荷过大时，可采取（　　）减少静脉回心血量，降低前负荷

A. 侧卧位　　B. 坐位垂腿

C. 半卧位　　D. 仰卧位

E. 平卧位

26. 机械通气的模式包括

A. 容积控制通气　　B. 同步（辅助）控制通气

C. 间歇强制通气　　D. 压力控制通气

E. 压力支持通气

27. 碱剩余是指在（　　）条件下所消耗的酸或碱的量

A. 37℃　　B. $PaCO_2$ 39. 98mmHg

C. SaO_2 95%　　D. SaO_2 100%

E. 将血标本滴定至 pH 7. 40

28. 有创直接动脉测压法的常用置管部位为
A. 桡动脉
B. 肱动脉
C. 足背动脉
D. 腋动脉
E. 颈动脉

29. 下列关于肺动脉压血流动力学监测的临床意义，叙述正确的有
A. 肺动脉压>30mmHg 为轻度肺动脉高压
B. 肺动脉压>60mmHg 为中度肺动脉高压
C. 肺动脉压>90mmHg 为重度肺动脉高压
D. 肺动脉楔压>18mmHg 为肺水肿（心源性）
E. 肺动脉楔压>30mmHg 为即将出现肺淤血

30. 有创直接动脉测压法的禁忌证包括
A. 血流动力学波动大的手术
B. 大量出血患者
C. 穿刺部位皮肤感染
D. 凝血功能障碍者
E. Allen 试验阳性者

31. 呼吸功能的血气分析指标包括
A. 潮气量
B. 动脉血二氧化碳分压
C. 碳酸氢盐
D. 血浆 CO_2 总量
E. 二氧化碳结合力

32. 临床调节后负荷的具体方法有
A. 使用利尿药
B. 使用血管扩张药
C. 使用血管收缩药
D. 调节体位
E. 使用降压药

33. 造成呼吸机高压报警的情况有
A. 咳嗽
B. 分泌物堵塞气道
C. 管道扭曲
D. 自主呼吸与呼吸机拮抗
E. 气囊破裂

34. 机械通气的适应证包括
A. 间质性肺病
B. 肺栓塞
C. 支气管哮喘
D. 重症肌无力
E. 气管食管瘘

35. 临床上常用的拟交感胺类正性肌力药有
A. 地高辛
B. 多巴胺
C. 多巴酚丁胺
D. 羟苯心安
E. 吡布特罗

36. 负性肌力药中，目前临床常用的静脉制剂有
A. 美托洛尔
B. 维拉帕米
C. 艾司洛尔
D. 多巴胺
E. 硫马唑
37. 影响 CVP 测定值的主要因素有
A. 导管的位置
B. 是否标准零点
C. 胸膜腔内压大小
D. 测压系统的通畅程度
E. 穿刺的部位
38. 下列血气分析指标中，正确的有
A. 动脉血 pH 正常值为 7.35~7.45
B. PaO_2正常值为 60~100mmHg
C. $PaCO_2$正常值为 35~45mmHg
D. 标准碳酸氢盐正常值为 22~27mmHg
E. 实际碳酸氢盐正常值为 22~27mmHg
39. 反映肾小球滤过功能的常用指标有
A. 血肌酐（Cr）测定
B. 血尿素氮（BUN）测定
C. 肾小球滤过率（GFR）测定
D. 尿渗透压测定
E. 血二氧化碳结合力测定
40. 二氧化碳结合力增高可见于
A. 呼吸性酸中毒
B. 呼吸性碱中毒
C. 代谢性酸中毒
D. 代谢性碱中毒
E. 无酸碱代谢紊乱
41. 二氧化碳结合力降低可见于
A. 呼吸性酸中毒
B. 呼吸性碱中毒
C. 代谢性酸中毒
D. 代谢性碱中毒
E. 无酸碱代谢紊乱
42. 测定凝血因子活性时，需要测定的内容有
A. Ca^{2+}含量
B. 因子Ⅱ和因子Ⅲ
C. 因子Ⅶ和因子Ⅷ
D. 因子Ⅴ、因子Ⅳ、因子Ⅹ及因子Ⅻ
E. 血小板的计数及质量
43. 正常上呼吸道黏膜的功能有
A. 加温
B. 加湿
C. 滤过
D. 降温
E. 清除呼吸道内异物
44. 可引起血氧饱和度下降的因素包括
A. 休克
B. 气道梗阻

C. 换气功能障碍　　D. 组织灌注不良

E. 通气不良

45. 肺动脉楔压测定主要是了解

A. 肺动脉压力变化　　B. 右心房压力变化

C. 左心房压力变化　　D. 左心功能情况

E. 上下腔静脉压变化

46. 用于通气力学监测的指标包括

A. 潮气量　　B. 呼吸类型

C. 呼吸道压力　　D. 每分通气量

E. 吸气/呼气时间比

六 案例分析题

（1~3 题共用题干）

患者，女性，70 岁。入院时体温 38℃，心率 110 次/分，呼吸 40 次/分；动脉血气分析 PaO_2 35mmHg，$PaCO_2$ 55mmHg，$PaO_2/FiO_2<300$mmHg；胸部 X 线片见双肺广泛大片致密阴影。

1. 为改善该患者呼吸状态，首先应采取的措施是

A. 记录出入量　　B. 输入血浆和清蛋白

C. 治疗感染　　D. 机械通气

E. 补充液体，以晶体溶液为主，辅以胶体溶液

2. 建立有效人工气道后，护理措施正确的有

A. 气囊压力一般维持在 30cmH_2O 以上　B. 保持呼吸道通畅

C. 应注意保持人工通气管的湿化　　D. 气囊平时应保持充气状态

E. 吸痰过程中注意给氧，观察患者的生命体征

3. 预防呼吸机相关性肺炎发生的措施有

A. 吸痰操作前后注意洗手　　B. 吸痰保持无菌操作

C. 定时监测中心静脉压　　D. 定期更换并消毒呼吸机的管路

E. 定期更换并消毒接触呼吸道的设备

参考答案与解析

一、A1 型题

1. D【解析】中心静脉压指右心房及胸腔内上下腔静脉的压力，故测量时将测压玻璃管

的零点与右心房的中点置于同一水平。

2. D【解析】气道峰值压增高提示除疾病外，可能有呼吸道分泌物过多、气管插管或呼吸机管道阻塞或扭曲、气管插管的斜面贴壁或滑向一侧支气管等。气道峰值压下降提示呼吸机管道与气管插管连接处、气管导管气囊或呼吸机管道漏气。

3. C【解析】碱剩余（BE）是指在37℃、$PaCO_2$ 39.98mmHg、SaO_2 100%条件下，将血标本滴定至pH 7.40所消耗的酸或碱的量，反映全血或血浆中碱储备增加或减少的情况，不受呼吸因素的影响。

4. A【解析】无创血流动力学监测是采用对机体组织没有机械损伤的方法，经皮肤或黏膜等途径间接获取有关资料。心率是重症监护病房（ICU）中最简单的、最基本的监测项目。

5. A【解析】中心静脉压（CVP）是测定位于胸腔内的上下腔静脉近右心房入口处的压力，主要反映右心充盈情况。

6. E【解析】ICU有别于普通病房，特点：①收治重要脏器功能不全的危重患者。②可对患者进行连续、动态、全面的监测，以达到早期诊断并及时处理的目的。③具有最先进的诊治手段。④ICU专职医生与专科医生协同诊治。其水平和规模是医院现代化建设的内容和标志之一。病因不能纠正的濒死患者不属于ICU的收治对象。

7. E【解析】外科重症监护病房（SICU）主要收治严重创伤、烧伤、严重中毒、复苏后、各种大手术后严重失血、低心排血量综合征及呼吸功能障碍、器官移植、各类严重休克、严重感染、各种原因导致一个或多个器官功能障碍或衰竭、严重代谢障碍以及严重变态反应者。急性传染病患者、恶性肿瘤晚期患者、病因不能纠正的濒死患者、脑死亡患者、各种慢性传染病患者、精神病患者等均不属ICU收治对象。

8. C【解析】肺泡-动脉血氧分差［$P_{(A-a)}O_2$］一般为5～15mmHg，正常成人潮气量（V_T）为500ml或5～7ml/kg，通气/血流比值（V/Q）正常值为0.8，正常成人每分通气量（V_E）为6L/min（5～7L/min），肺泡通气量（V_A）正常值为4L/min。

9. A【解析】呼吸道内给氧的方法有鼻导管、鼻塞、面罩、口含管、经气管给氧和呼吸机给氧。其中，鼻导管、鼻塞是临床上最常采用的方法，适用于长期吸氧的患者。

10～11 C、B【解析】氧合指数（PaO_2/FiO_2）是目前国内外诊断急性肺损伤（ALI）和急性呼吸窘迫综合征（ARDS）最常用、最主要和最简单的指标。结合病史和其他指标，当$PaO_2/FiO_2<300$mmHg为ALI，$PaO_2/FiO_2<200$mmHg为ARDS。

12. C【解析】动脉血氧饱和度（SaO_2）是呼吸监测最直接的指标，可间接反映组织缺氧的程度，用于评价组织摄氧能力。

13. A【解析】血管扩张药是通过扩张容量血管减轻心脏前负荷，减少心肌氧耗，改善心室功能发挥作用。临床以硝酸甘油最常用，硝酸甘油扩张静脉的作用比扩张小动脉的作用强，降低前负荷的作用明显，心力衰竭伴高容量负荷时首选硝酸甘油。

14. A【解析】潮气量（V_T）是指平静呼吸时每次吸入或呼出的气量，正常成人为500ml 或 5~7ml/kg。每分通气量（V_E）是静息状态下每分钟进入或呼出肺的气体总量，正常成人 6L/min（5~7L/min）。肺活量（VC）是指用最大力量吸气后所能呼出的最大气量，成人正常为 65~75ml/kg。肺顺应性是指单位压力变化时引起的肺容量变化。

15. B【解析】硝普钠扩张小动脉的作用比扩张静脉作用强，因而降低后负荷的作用强。心力衰竭伴血压高、低心排血量者首选硝普钠。

16. E【解析】呼吸机低压报警装置是发现患者脱机的一种保护措施，因为低压报警最可能的因素就是患者脱机。患者咳嗽、分泌物堵塞气道、管道扭曲、自主呼吸与呼吸机拮抗属于造成呼吸机高压报警的情况。

17. C【解析】平均肺动脉压升高见于肺血流增多、肺血管阻力升高、二尖瓣狭窄、左心功能不全；降低可见于肺动脉瓣狭窄。

18. C【解析】湿化器温度监测目的是防止湿化瓶内温度过高或过低。理想的温度监测是保持湿化器温度恒定在所需要的范围，一般在 30~40℃。

19. B【解析】中心静脉压（CVP）是测定位于胸腔内的上下腔静脉近右心房入口处的压力，主要反映右心充盈情况，所以选项 A 的叙述错误。脑血管舒缩功能障碍患者需要做 CVP 的血流动力学监测，因为其是中心静脉压血流动力学监测的适应证，所以选项 B 的叙述正确。中心静脉压监测的意义如下。①中心静脉压升高：补液量过多或过快、右心衰竭、血管收缩、心脏压塞、急性或慢性肺动脉高压、呼吸机和高呼气末正压。②中心静脉压降低：血容量不足（如失血、缺水）、血管扩张、血管收缩扩张功能失常（如败血症）。所以选项 C、D 的叙述错误。使用呼吸机的患者测压时，应脱机 10 秒，以确保压力数值正确，所以选项 E 的叙述错误。

20. B【解析】机械通气的适应证如下。①通气泵衰竭为主的疾病：慢性阻塞性肺疾病（COPD）、支气管哮喘，重症肌无力，吉兰-巴雷综合征，胸廓畸形、胸部外伤或胸部手术后等致外周呼吸衰竭，脑部炎症、外伤、肿瘤、脑血管意外、药物中毒等致中枢呼吸衰竭。②换气功能障碍为主的疾病：急性呼吸窘迫综合征（ARDS）、肺炎、间质性肺病、肺栓塞等。③需强化气道管理者：保持气道通畅，防止窒息；使用某些抑制呼吸药物时。选项 B 属于机械通气的禁忌证。

21. E【解析】机械通气的禁忌证：①气胸及纵隔气肿未行引流者。②肺大疱和肺囊肿。③低血容量性休克未补充血容量者。④严重肺出血。⑤气管食管瘘。⑥缺血性心脏病及充血性心力衰竭。选项 E 属于机械通气的适应证。

22. A【解析】对机械通气患者实施重症监护时应每 0.5~1.0 小时做 1 次血气分析。

23. C【解析】撤机指征：①患者氧合良好，在吸氧浓度<0.6 的情况下，PaO_2>60mmHg。②能够维持二氧化碳分压在相对正常范围内。③可以满足断开呼吸机后的呼吸功耗。④神志清楚，反应良好，患者应有张口及咳嗽反射。

24. A【解析】中心静脉压和血压均低于正常值，说明血容量严重不足，处理原则为积极扩容，充分补液，加快滴速。

25. C【解析】有创直接动脉测压法的并发症主要是血栓形成或栓塞引起的血管堵塞，其他并发症包括出血、感染、动脉瘤和动静脉瘘等。

二、A2 型题

1. C【解析】机械通气患者通常需使用镇静药以缓解焦虑和烦躁，减少过度的氧耗。持续静脉注射比间断推注镇静药更能保持血药浓度稳定，更易达成镇静效果，但持续镇静往往使患者神志、呼吸状况难以判断，可能导致撤机延迟。因此持续注射镇静药的过程中有目的地间断停药，使患者神志恢复并判断是否撤机，在一定程度上可使撤机更及时。

2. C【解析】肝衰竭的监护级别为二级监护。ICU 监测级别如下。①一级监护：适用于两个以上脏器衰竭患者，这种患者病情重、死亡率高。②二级监护：适用于具备一个脏器衰竭的指征，需进行受损脏器支持治疗者。③三级监护：适用于经过积极治疗，已脱离危险的恢复期患者和大手术后的患者，其生命指征平稳，但仍需要在 ICU 观察治疗。

3. E【解析】患者的监护级别为三级监护。三级监护适用于经过积极治疗，已脱离危险的恢复期患者和大手术后的患者，其生命指征平稳，但仍需要在 ICU 观察治疗。其监测内容属 ICU 常规监测项目，包括心电、无创血压、脉搏、呼吸、体温、尿量、液体出入平衡，每日或隔日测血尿便常规、血生化、血糖、血气、肝功能、尿素氮及床旁胸部 X 线片等。脑电图监护不是必要的。

三、A3/A4 型题

1. D【解析】急性肾衰竭控制原发病或致病因素的治疗方法：①纠正水、电解质与酸碱平衡，恢复血容量。②抗休克。③有效抗感染治疗。④预防 DIC。选项 D 不属于控制原发病或致病因素的治疗方法。

2. C【解析】利尿治疗适用于血容量恢复后、休克纠正后尿量仍然不增加的急性肾衰竭患者。利尿可以增加尿量与肾小管内的尿流率，减少管型形成的机会，从而有可能降低小管内压力而增加肾小球滤过率。利尿以多巴胺与呋塞米联用效果为佳。

3. E【解析】透析疗法是抢救急性肾衰竭最有效的手段，可降低病死率、缩短病程。

四、B 型题

1. A【解析】容积控制通气（VCV）中，潮气量、呼吸频率（RR）、吸呼比（I/E）和吸气流速完全由呼吸机来控制。能保证潮气量和每分通气量的供给，完全替代自主呼吸，有利于呼吸肌休息，但不利于呼吸肌锻炼。

2. D【解析】压力控制通气（PCV）中，预置压力控制水平和吸气时间。吸气开始后，呼吸机提供的气流很快使气道压达到预置水平，之后送气速度减慢以维持预置压力到吸气结束，之后转向呼气。该通气模式可使峰压较低，有可能降低气压伤的发生，能改善气体分布和 V/Q，有利于气体交换。

3. E【解析】压力支持通气（PSV）由患者控制主要呼吸参数，可降低自主呼吸的呼吸做功。该模式中，吸气努力达到触发标准后，呼吸机提供一高速气流，使气道压很快达到预置的辅助压力水平以克服吸气阻力和扩张肺脏，并维持此压力到吸气流速降低至吸气峰流速的一定百分比时，吸气转为呼气。该模式由自主呼吸触发，并决定 RR 和 I/E，因而有较好的人机协调性。

4~7 C、D、A、B【解析】碳酸氢盐（HCO_3^-）是反映机体酸碱代谢状况的指标，包括标准碳酸氢盐（SB）和实际碳酸氢盐（AB）。AB 与 SB 的差值反映了呼吸因素对 HCO_3^- 的影响。AB>SB，提示存在呼吸性酸中毒；AB<SB，提示存在呼吸性碱中毒；AB＝SB 且<正常值，提示存在代谢性酸中毒，AB＝SB 且>正常值，提示存在代谢性碱中毒。

8~9 A、B【解析】中心静脉压血流动力学监测的禁忌证：①凝血机制严重障碍者避免进行锁骨下静脉穿刺。②局部皮肤感染者应另选穿刺部位。③血气胸患者避免行颈内及锁骨下静脉穿刺。

10~12 D、A、C【解析】体循环阻力指数是监测左心室后负荷的主要指标。肺循环阻力指数是监测右心室后负荷的主要指标。中心静脉压是测定上下腔静脉或右心房内的压力，评估血容量、右心前负荷及右心功能的重要指标。

五、X 型题

1. ABCD【解析】呼吸机与患者呼吸不同步的常见原因：①通气不当。②呼吸道分泌物增多。③急性肺部、胸腔的病理改变（血胸、气胸或肺不张）。④胃潴留或尿潴留。⑤气管插管移位、疼痛。⑥严重的缺氧和 CO_2 潴留未得到改善。

2. ABCD【解析】呼吸机参数中，I/E 一般为 1/2。采用较小 I/E，可延长呼气时间，有利于呼气，在 COPD 和哮喘常用，一般可小于 1/2。在 ARDS 可适当增大 I/E，甚至采用反比通气（I/E>1），使吸气时间延长，平均气道压升高，甚至使内源性呼气末正压（PEEPi）也增加，有利于改善气体分布和氧合。

3. ACDE【解析】临床上常用的洋地黄苷类正性肌力药包括地高辛、毛花苷 C、洋地黄毒苷及毒毛花苷。多巴胺属于临床上常用的拟交感胺类正性肌力药。

4. BD【解析】中心静脉压代表右心房或胸腔段腔静脉内的压力，其变化可反映血容量和右心功能。

5. AC【解析】α 肾上腺素受体阻断药酚苄明、酚妥拉明主要用于嗜铬细胞瘤的术前准备和术中高血压危象的处理。硝苯地平和尼卡地平属于钙拮抗药，可有效地扩张小动脉平滑肌，降低后负荷。硝普钠扩张小动脉的作用比扩张静脉作用强，因而降低后负荷的作用强。

6. BCDE【解析】缓冲碱（BB）是血液中具有缓冲作用的碱离子总和，包括 HCO_3^-、血红蛋白、血浆蛋白和磷酸盐等。缓冲碱中不包括氧合血红蛋白。

7. ACD【解析】参见 A1 型题第 19 题解析。

8. AB【解析】纤维蛋白肽 A（FPA）和纤维蛋白肽 B（FPB）的出现是凝血酶原激活凝血过程正在进行的标志。

9. ABCD【解析】血液凝固时间测定包括全血凝固时间（CT）、凝血酶原时间（PT）、部分凝血活酶时间（PTT 或 APTT）及凝血酶时间（TT）等。

10. ABCD【解析】参见 B 型题第 1 题解析。

11. AD【解析】单位时间内经肾小球滤过的血浆量称为肾小球滤过率。肾小球滤过率可通过测定菊粉清除率和内生肌酐清除率等方法来进行评测。

12. ABDE【解析】参见 X 型题第 7 题解析。

13. AB【解析】ICU 感染的主要危险因素是患者机体免疫力低下，患者病情重，高龄患者和婴幼儿，介入性诊疗操作及抗菌药的不合理应用，空气、医护人员手及物体表面被污染，血、血制品、药品污染，医用器材被污染等。

14. CDE【解析】肺动脉压和肺毛细血管楔压血流动力学监测禁忌证有三尖瓣或肺动脉瓣狭窄、右心房或右心室肿瘤、法洛四联症。肺动脉高压和左心衰竭均属于适应证。

15. BD【解析】临床应用的双吡啶衍生物类正性肌力药物主要为氨力农和米利农。匹罗昔酮属于强心药。沙丁胺醇和多巴胺均属于拟交感胺类正性肌力药。

16. ACDE【解析】围术期监测 CVP 最常用的部位是右侧颈内静脉，锁骨下静脉、左颈内静脉及股静脉也常选用。

17. ABCD【解析】心排血量（CO）是反映心泵功能的重要指标，受心率、心肌收缩性、前负荷和后负荷等因素影响。

18~19 CDE、ABCE【解析】利用多普勒超声血流测定来测定血液成分、流动方向及流速可全面反映心排血量、心肌收缩力、后负荷及间接前负荷等血流动力学指标。超声心动图是利用超声反射观察心脏大血管部位活动情况的一种检查方法，有助于研究评价心脏大小、室壁厚度、瓣膜功能和异常室壁活动。

20. ABCDE【解析】APACHE Ⅲ系统是在 APACHE Ⅱ系统的基础上做了改动，扩大了急性生理测量项目，增设 6 个新的项目，包括血尿素氮、胆红素、动脉血二氧化碳分压、血糖、尿量和血清蛋白等。

21. ABCDE【解析】呼吸功能的临床观察指标：①呼吸的频率和节律、呼吸运动。②咳嗽、咳痰情况，包括痰量和痰液的性质、有无咯血。③肺部叩诊音的变化。④肺部呼吸音的变化。⑤心率、血压和意识状态。

22. ABDE【解析】潮气量、肺活量、肺泡通气量、气道阻力均属于肺功能的监测指标。动脉血氧分压属于呼吸功能的血气分析指标。

23. ABCE【解析】有创直接动脉测压法的适应证：①心血管手术。②血流动力学波动大的手术，如嗜铬细胞瘤。③大量出血患者手术，如巨大脑膜瘤切除和海绵窦漏修复术。

④各类休克、严重高血压、危重患者手术。⑤术中需进行血液稀释、控制性降压的患者。⑥需反复抽取动脉血做血气分析等检查的患者。凝血功能障碍者为其相对禁忌证。

24. BCE【解析】参见A1型题第7题解析。

25. BC【解析】前负荷不足不能有效地发挥心脏的代偿功能，前负荷过大又会损害心肌收缩力，增加心肌氧耗。前负荷过低可以通过调整体位和输液来纠正；而前负荷过大则可采取半卧位或坐位垂腿，可立即减少静脉回心血量，降低前负荷。

26. ABCDE【解析】机械通气的模式有容积控制通气（VCV）、压力控制通气（PCV）、同步（辅助）控制通气（MV）、间歇强制通气（IMV）/同步间歇强制通气（SIMV）、压力支持通气（PSV）、SIMV+PSV、持续气道正压通气（CPAP）、双相间歇正压气道通气（BIPAP）。

27. ABDE【解析】参见A1型题第3题解析。

28. ABCDE【解析】有创直接动脉测压法是指经皮肤穿刺或切开皮肤将导管置于周围动脉内，连接压力换能器连续测定动脉压的方法。置管部位常采用桡动脉、肱动脉、腋动脉、足背动脉、颈动脉等。

29. ABC【解析】肺动脉压（PAP）正常值：收缩压<30mmHg，舒张压<12mmHg，平均压<16mmHg。当肺动脉压>30mmHg为轻度肺动脉高压，>60mmHg为中度肺动脉高压，>90mmHg为重度肺动脉高压。肺动脉楔压（PAWP）正常值8～12mmHg。PAWP<5mmHg表示体循环血容量不足，>18mmHg为即将出现肺淤血，>30mmHg时为肺水肿（心源性）。

30. CDE【解析】有创直接动脉测压法的禁忌证：①Allen试验阳性者禁用同侧桡动脉穿刺。②穿刺部位皮肤感染。③凝血功能障碍者为其相对禁忌证。

31. BCDE【解析】呼吸功能的血气分析指标有pH、动脉血二氧化碳分压（$PaCO_2$）、碳酸氢盐、缓冲碱、碱剩余、血浆CO_2总量（TCO_2）、二氧化碳结合力（CO_2CP）、动脉血氧分压（PaO_2）、动脉血氧饱和度（SaO_2）。潮气量为肺功能的监测指标。

32. BC【解析】临床调节后负荷的具体方法有使用血管扩张药和血管收缩药等。

33. ABCD【解析】气囊破裂可引起呼吸机低压报警。参见A1型题第16题解析。

34. ABCD【解析】参见A1型题第20、21题解析。选项E属于机械通气的禁忌证。

35. BCDE【解析】临床上常用的拟交感胺类正性肌力药有多巴胺、多巴酚丁胺，此外还有异丙肾上腺素、羟苯心安、吡布特罗及沙丁胺醇等。选项A属于洋地黄苷类正性肌力药。

36. AC【解析】目前临床常用的静脉制剂有美托洛尔和艾司洛尔。它们属于β受体阻断药，通过阻断心脏β受体降低心肌收缩力和心率。维拉帕米属于钙通道阻滞药；多巴胺和硫马唑均为正性肌力药。

37. ABCD【解析】导管的位置、是否标准零点、胸膜腔内压大小及测压系统的通畅程度是影响CVP测定值的主要因素。

38. ACDE【解析】动脉血pH正常为7.35~7.45。在海平面PaO_2的正常值约为100mmHg，其降至60mmHg为判断呼吸衰竭的标准。动脉血$PaCO_2$正常值为35~45mmHg，平均为40mmHg。HCO_3^-包括SB和AB，AB是指隔绝空气的动脉血在实际条件下所测得的血浆HCO_3^-含量，正常值为22~27mmol/L，平均为24mmol/L。正常情况下SB和AB无差异。

39. ABC【解析】反映肾小球滤过功能的常用指标有肾小球滤过率测定、血尿素氮测定和血肌酐测定。选项D和E属于肾小管功能测定的常用指标。

40. AD【解析】二氧化碳结合力CO_2-CP反映血浆中以碳酸氢根离子形式存在的二氧化碳含量的多少，其增高可见于代谢性碱中毒或呼吸性酸中毒，降低可见于代谢性酸中毒或呼吸性碱中毒。

41. BC【解析】参见X型题第40题解析。

42. ACDE【解析】测定凝血因子活性时，通常测定Ca^{2+}含量，因子Ⅶ、因子Ⅷ、因子Ⅴ、因子Ⅳ、因子Ⅹ、因子Ⅻ和血小板计数及质量。

43. ABCE【解析】正常的上呼吸道黏膜有加温、加湿、滤过和清除呼吸道内异物的功能。呼吸道只有保持湿润，维持分泌物的适当黏度，才能保持呼吸道黏液-纤毛系统的正常生理功能和防御功能。

44. ABCDE【解析】休克、气道梗阻、换气功能障碍、组织灌注不良、通气不良均会引起血氧饱和度下降。

45. ACD【解析】肺动脉楔压反映肺动脉压力变化，是反映左心功能及其前负荷的可靠指标，可间接反映左心室的前负荷及左心房的压力。

46. ACDE【解析】通气力学监测指标除潮气量、呼吸频率外，还包括每分通气量、呼吸道压力、吸气/呼气时间比等，但不包括选项B“呼吸类型”。

六、案例分析题

1. D【解析】患者$PaO_2/FiO_2 < 300$mmHg可诊断为急性肺损伤，PaO_2为35mmHg，<60mmHg，符合呼吸衰竭的诊断标准。$PaCO_2$为55mmHg，>50mmHg，表示存在Ⅱ型呼吸衰竭。结合患者的临床表现及X线检查，可诊断为急性呼吸窘迫综合征。以上诊断均符合机械通气的适应证。所以，为改善该患者呼吸状态，首先应给予的措施是机械通气。

2. BCDE【解析】建立有效人工气道后，人工气道中的气囊压力以维持在20~30cmH_2O为宜，能有效避免误吸的发生和气管黏膜的损伤。应保持呼吸道通畅，注意保持人工通气管的湿化，气囊平时应保持充气状态，吸痰过程中注意给氧，观察患者的生命体征。

3. ABDE【解析】预防呼吸机相关性肺炎发生的措施：吸痰操作前后注意洗手、吸痰保持无菌操作、定期更换并消毒呼吸机的管路、定期更换并消毒接触呼吸道的设备。

第六章　多器官功能障碍综合征患者的护理

一　A1 型题

1. 急性肾衰竭（ARF）患者发生高血钾，最有效的治疗方法是
   A. 输入钙剂　　B. 输入高渗葡萄糖+胰岛素
   C. 血液透析　　D. 输入碳酸氢钠
   E. 口服钠型阳离子交换树脂
2. 急性呼吸窘迫综合征（ARDS）的病理生理变化是
   A. 功能残气量增加　　B. 肺顺应性增加
   C. 肺血管通透性降低　　D. 肺泡表面活性物质增多
   E. 肺内动静脉分流增加和弥散障碍
3. 多尿期是指 24 小时尿量通常多于
   A. 5000ml　　B. 3500ml
   C. 3000ml　　D. 2000ml
   E. 1500ml
4. 关于多器官功能障碍综合征（MODS）的概念，以下叙述正确的是
   A. 在疾病中先后影响多个器官
   B. 同时有多个器官受损
   C. 在疾病过程中同时或序贯发生 2 个或 2 个以上重要器官或系统的急性功能障碍
   D. 在疾病过程中同时或序贯发生 3 个或 3 个以上重要器官或系统的急性功能障碍
   E. 在疾病中先后引起多个器官的功能破坏
5. 对 ARDS 的诊断和病情判断有重要意义的检查是
   A. 血气分析　　B. X 线检查
   C. 心电图检测　　D. 呼吸功能检测
   E. 血流动力学监测
6. 急性肾衰竭少尿或无尿期最主要和最危险的并发症是
   A. 水中毒　　B. 代谢性酸中毒
   C. 低氯血症　　D. 低钾血症
   E. 高钾血症

7. 术后 MODS 较容易和较早受到损害的器官是
A. 脑
B. 心脏
C. 肝
D. 肾
E. 肺

8. 诊断急性肾衰竭有意义的检查结果是
A. 高磷血症
B. 低钠血症
C. 低钙血症
D. 代谢性酸中毒
E. 血肌酐升高

9. 肾衰竭早期死亡的最常见原因是
A. 高钾血症
B. 代谢性酸中毒
C. 水中毒
D. 尿毒症
E. 出血倾向

10. 急性呼吸窘迫综合征最基本的病理改变是
A. 低氧血症
B. 酸中毒
C. 肺泡内及间质水肿
D. 血管通透性增高
E. 肺泡表面活性物质缺失

11. 急性肾衰竭患者由少尿期进入多尿期，变化根据是
A. 尿量增加到 300ml/24h
B. 尿量增加到 400ml/24h
C. 尿量增加到 500ml/24h
D. 尿量增加到 700ml/24h
E. 尿量增加到 800ml/24h

12. MODS 最常见的病因是
A. 营养不良
B. 严重创伤和感染
C. 输液过多
D. 免疫力低下
E. 吸氧浓度过高

13. ARDS 胸部 X 线片呈现斑点状或片状阴影是发生在
A. 进展期
B. 初期、进展期和末期均有
C. 初期、进展期均有
D. 初期
E. 末期

14. 急性肾衰竭少尿期一般可持续
A. 3~5 天
B. 7~14 天
C. 14~21 天
D. 20~30 天
E. 30~40 天

15. 急性肾衰竭多尿期后期容易出现的水、电解质、酸碱失衡是
A. 水中毒
B. 酸中毒

C. 低氯血症　　D. 低钾血症
E. 高钙血症

16. 肾衰竭期内生肌酐清除率
A. <50ml/min　　B. <20ml/min
C. 为 60ml/min　　D. <70ml/min
E. <120ml/min

17. 护理肾衰竭少尿期患者，下列叙述哪项正确
A. 大量补液　　B. 摄入含钾食物
C. 禁用库存血　　D. 及时补充钾盐
E. 加强蛋白质摄入

18. 急性肾衰竭患者电解质紊乱危害最为严重的是
A. 低血钠　　B. 高血钾
C. 低血钙　　D. 高血磷
E. 高血镁

19. 应激性溃疡主要发生在
A. 心脏　　B. 肺
C. 肝　　D. 胃
E. 脑

20. 关于应激性溃疡的检查结果，叙述不正确的是
A. 血红蛋白减少　　B. 粪便隐血试验阴性
C. 血细胞比容下降　　D. 活动性出血
E. 早期胃近食管段黏膜上可见多数散在的苍白斑点

21. 容易引起急性肾衰竭的外伤是
A. 关节扭伤　　B. 严重挤压伤
C. 创伤性窒息　　D. 严重头皮裂伤
E. 严重头皮撕脱伤

22. 关于急性肾衰竭患者的饮食护理，叙述不正确的是
A. 高蛋白　　B. 高热量
C. 高维生素　　D. 忌含钾丰富的食物
E. 控制入水量

二 A2 型题

1. 患者，男性，48 岁。开胸术后 2 天呼吸快，有呼吸窘迫感，之后出现发绀，吸氧无好转。肺部未闻及啰音，胸部 X 线片未见异常，动脉血氧分压下降，给氧病情不能缓解，当前

患者发生了

A. 肺部感染
B. 胸膜炎
C. 肺不张
D. 呼吸窘迫综合征
E. 急性心力衰竭

2. 患者，男性，65 岁。患风湿性心脏病左房室瓣（二尖瓣）狭窄 15 年。体外循环瓣膜置换术后 6 小时，患者烦躁，呼吸机辅助呼吸，氧合指数（PaO_2/FiO_2）为 75mmHg，氧分压（PaO_2）56mmHg，心率 100 次/分，血压 105/75mmHg。此时考虑病情应是

A. 休克
B. ARDS
C. 循环衰竭
D. 肺栓塞
E. MODS

3. 患者，男性，60 岁。因急性双下肢动脉闭塞入院，入院当日患者尿量为 50ml。对该患者的病情判断最正确的是

A. 急性肾衰竭无尿期
B. 急性肾衰竭少尿期
C. 水、钠潴留
D. 高钾血症
E. MODS

4. 患者，男性，30 岁。车祸致双下肢挤压伤住院，第 2 天感觉头痛、头晕、呼吸困难，尿量每小时<17ml。应考虑其危险是

A. ARF
B. MODS
C. ARDS
D. 心力衰竭
E. 休克

5. 患者，男性，38 岁。左上腹受到严重的创伤后，发生脾破裂并出现失血性休克，在治疗过程中出现呼吸极度困难，口唇发绀。对该患者的诊断和病情判断有重要意义的检查是

A. 血气分析
B. 呼吸功能监测
C. 血流动力学监测
D. 腹部 X 线检查
E. 心电图

6. 患者，男性，54 岁。ARF 多尿期。该患者此期的表现不包括

A. 低血钾
B. 低血钠
C. 血中非蛋白氮减少
D. 脱水
E. 氮质血症

7. 患者，男性，40 岁。因全身多处损伤入院，发生 ARF，尿量每小时<17ml。对该患者的补液原则是

A. 越多越好
B. 越少越好
C. 每日定量输入
D. 量出为入，宁多勿少
E. 量出为入，宁少勿多

8. 患者，男性，50 岁。出现无尿症状。无尿是指

A. 24 小时尿量<100ml　　B. 24 小时尿量<200ml

C. 24 小时尿量<300ml　　D. 24 小时尿量<400ml

E. 24 小时尿量<500ml

9. 患者，男性，73 岁。因急腹症入院，急救过程中先后出现少尿、肺水肿、呼吸困难、嗜睡、意识障碍、消化道出血等症状。应诊断为

A. 弥散性血管内凝血（DIC）　　B. ARF

C. MODS　　D. ARDS

E. 全身炎症反应综合征（SIRS）

10. 患者，女性，36 岁。因急性肾衰竭入院。现出现心律失常，测定血钾 6. 5mmol/L。应首先采取的措施是

A. 乳酸钠静脉滴注　　B. 10%葡萄糖酸钙静脉注射

C. 5%碳酸氢钠静脉滴注　　D. 生理盐水静脉滴注

E. 高渗葡萄糖加胰岛素静脉滴注

三　A3/A4 型题

（1~3 题共用题干）

患者，女性，40 岁。因山洪暴发房屋倒塌，下半身被压 2 小时，救出后其尿量少，每小时不足 20ml，查尿中有红细胞。

1. 该患者可初步诊断为

A. 缺水　　B. 急性肾衰竭

C. 急性肝衰竭　　D. 心力衰竭

E. 急性呼吸窘迫综合征

2. 当前重要的治疗措施是

A. 补液　　B. 碱化尿液

C. 保肝治疗　　D. 维护心功能

E. 给氧

3. 该患者的饮食护理措施应为

A. 低蛋白、低热量、低维生素饮食　　B. 低蛋白、高热量、高维生素饮食

C. 高蛋白、高热量、高维生素饮食　　D. 高蛋白、低热量、高维生素饮食

E. 低蛋白、高热量、低维生素饮食

（4~8 题共用题干）

患者，男性，22 岁。有上腹痛、腹胀、恶心、呃逆的症状。2 天前出现呕血和排柏油样

便表现，因大出血引起休克入院。

4. 该患者可诊断为
   A. 急性肾衰竭
   B. 急性呼吸窘迫综合征
   C. 应激性溃疡
   D. 急性肝衰竭
   E. 急性腹膜炎
5. 该患者早期在胃的近食管段黏膜上可见
   A. 多发性浅表红色的糜烂点
   B. 多数散在的苍白斑点
   C. 溃疡
   D. 黑色斑点
   E. 活动性出血
6. 关于该患者的治疗要点，叙述不正确的是
   A. 降低胃酸和保护黏膜可以缓解胃十二指肠的炎症
   B. 可以使用抗酸药、H_2受体阻断药
   C. 可以静脉滴注西咪替丁等药物
   D. 常用手术方式为迷走神经切断加胃窦切除或次全胃切除，并行局部止血
   E. 患者正在使用肾上腺皮质激素类药物，可以不必停药
7. 该患者治疗期间每日出血量达到（　　）时可出现黑便
   A. 40ml
   B. 50~70ml
   C. 250~300ml
   D. 400ml
   E. 500ml
8. 当提示患者为休克或低血容量状态时，不包括的指标为
   A. 收缩压<90mmHg
   B. 脉率>120 次/分
   C. 尿量<30ml/h
   D. 中心静脉压（CVP）<5cmH_2O
   E. 舒张压>30mmHg

（9~11 题共用题干）

患者，男性，45 岁。从约 8m 高的位置跌下，造成右股骨干骨折、脾破裂并失血性休克，在治疗过程中出现呼吸极度困难，口唇发绀，PaO_2<60mmHg，胸部 X 线检查见网状阴影。

9. 根据病情，该患者并发了
   A. 急性肾衰竭
   B. 心力衰竭
   C. 急性呼吸窘迫综合征
   D. 感染性休克
   E. DIC
10. 该病临床上最典型的特征表现为
    A. 严重的酸中毒
    B. 胸部 X 线片示网状阴影
    C. 进行性呼吸困难
    D. 动脉血氧分压下降

E. 呼吸窘迫感

11. 改善该患者缺氧的最佳措施是

A. 持续双鼻塞吸氧　　B. 持续气道正压通气

C. 持续面罩给氧　　D. 麻醉机面罩给氧

E. 呼气终末正压通气

（12~15 题共用题干）

患者，女性，28 岁。右下肢被火车压伤后 4 天，尿量 24 小时<100ml，伴恶心、呕吐、嗜睡、昏迷、抽搐等症状。实验室检查：血肌酐 460μmol/L，尿素氮 26mmol/L。

12. 据病情该患者的护理评估为

A. 急性呼吸衰竭　　B. 急性肾衰竭少尿期

C. 弥散性血管内凝血　　D. 急性肾衰竭多尿期

E. 急性肾衰竭无尿期

13. 2 周后表明该患者由少尿期进入多尿期的标志是

A. 血钾浓度下降　　B. 肌酐、尿素氮均下降

C. 血镁浓度下降　　D. 每日尿量增加到 2000ml

E. 每日尿量增加到 400ml

14. 患者的血液中不可能发生的变化是

A. 高钾血症　　B. 高钠血症

C. 高磷血症　　D. 高镁血症

E. 低钙血症

15. 患者的护理措施中最可靠的是

A. 预防感染　　B. 纠正电解质和酸碱平衡紊乱

C. 限制入水量　　D. 限制蛋白质饮食

E. 血液透析

（16~18 题共用题干）

患者，男性，50 岁。车祸致双下肢广泛软组织挫伤。入院查体：心率 106 次/分，血压 105/75mmHg，急行手术清创。

16. 术中最佳的输液原则是

A. 扩容以纠酸　　B. 扩容，碱化尿液

C. 输血　　D. 输血浆代用品

E. 输葡萄糖

17. 术后第 2 天患者尿量减少至 25ml/h 以下，经补液后不见好转，为进一步明确诊断，下

列最有价值的检查是

A. X 线摄片
B. 血尿素氮、肌酐检查
C. 血生化检查
D. 动脉血气分析
E. 尿常规及细菌培养

18. 此时需要最先采取的治疗措施是

A. 吗啡镇痛
B. 扩容补碱
C. 使用利尿药
D. 严格控制补液量
E. 用大剂量抗生素控制感染

（19~21 题共用题干）

患者，女性，54 岁。急性胰腺炎行胆囊造瘘、胰腺引流术后，仍禁食、输液及抗感染治疗，并吸入高浓度氧。动脉血气分析：pH 7.46，PaO_2 55mmHg，$PaCO_2$ 35mmHg。胸部 X 线片示两肺有较广泛的点、片状阴影，心电图示窦性心动过速。

19. 此时提示患者可能存在

A. 急性心力衰竭
B. 阻塞性肺部病变
C. 术后肺不张
D. 肺部感染
E. ARDS

20. 该患者的动脉血气分析应符合

A. PaO_2<60mmHg，$PaCO_2$<35mmHg
B. PaO_2<60mmHg，$PaCO_2$<40mmHg
C. PaO_2<70mmHg，$PaCO_2$<30mmHg
D. PaO_2<90mmHg，$PaCO_2$<50mmHg
E. PaO_2<80mmHg，$PaCO_2$<60mmHg

21. 不属于急性呼吸窘迫综合征进展期表现的是

A. 呼吸困难
B. 发绀
C. 肺部 X 线检查无明显变化
D. 代谢性酸中毒
E. 动脉血氧分压下降

四 B 型题

（1~3 题共用备选答案）

A. 大出血、休克、脱水
B. 急性肾小球坏死
C. 双侧输尿管结石
D. 重度低渗性缺水
E. 血容量减少

1. 肾型急性肾衰竭最常见的病因是
2. 肾后型急性肾衰竭常见的病因是
3. 肾前型急性肾衰竭常见的病因是

（4~6 题共用备选答案）

A. 低钾血症　　B. 高钾血症

C. 低钠血症　　D. 高钠血症

E. 低镁血症

4. 引起急性肾衰竭患者死亡的最常见原因是
5. 急性肾衰竭少尿期最重要的电解质紊乱是
6. 急性肾衰竭少尿期和多尿期共同的电解质紊乱是

五 X 型题

1. 发生弥散性血管内凝血不可缺少的实验室检查有

A. 血小板计数　　B. 纤维蛋白原定量

C. 凝血酶原时间　　D. 血细胞比容测定

E. 鱼精蛋白副凝试验

2. 急性肾衰竭患者少尿期的治疗原则包括

A. 补液应“量出为入，宁少勿多”　　B. 控制感染

C. 调节电解质平衡　　D. 必要时采用透析治疗

E. 采用低蛋白、低热量、高纤维素饮食

3. MODS 的诊断标准不统一，临床可根据具体情况选择标准完整的 MODS 诊断依据，包括

A. 混合性拮抗反应综合征　　B. 诱发因素

C. 全身炎症反应综合征　　D. 多器官功能障碍

E. 代偿性抗炎反应综合征

4. 可作为急性肾衰竭少尿期患者输液量是否适当的评价指标是

A. 体重每日减轻 0.5kg　　B. CVP 在正常水平

C. 血钾恢复正常　　D. 无肺水肿、脑水肿及心功能不全等表现

E. 血钠维持在 130mmol/L 以上

5. 急性呼吸窘迫综合征患者采用呼气终末正压通气的目的是

A. 增加肺泡血流量　　B. 增加肺泡通气量

C. 纠正低氧血症　　D. 使肺泡复张

E. 促进肺泡和肺间质的水肿消退

6. 关于急性肾衰竭的护理措施，叙述正确的有

A. 尿量<400ml/d，提示肾衰竭的可能　　B. 避免使用含钾药物

C. 少尿期饮食应低蛋白　　D. 进入多尿期表示患者脱离危险

E. 禁用有肾毒性作用的药物

六 案例分析题

（1~4 题共用题干）

患者，男性，40 岁。因严重创伤而发生急性肾衰竭入院。现诉头晕、头痛，呼吸困难。尿量 350ml/d，肺有湿啰音，血清钾为 6.3mmol/L。

1. 患者早期可能死于
   A. 高镁血症　　B. 水中毒
   C. 低钙血症　　D. 感染
   E. 尿毒症
2. 补充水和电解质的原则中，正确的有
   A. 量出为入，宁少勿多　　B. 输液速度要慢
   C. 控制钠输入　　D. 急输蛋白
   E. 每日补液量=显性失水+不显性失水-内生水
3. 以下护理措施中，正确的有
   A. 高热量饮食　　B. 限制含钾食物
   C. 低蛋白饮食　　D. 高维生素饮食
   E. 高脂肪饮食
4. 该患者在治疗过程中，出现手足抽搐，此时的治疗措施包括
   A. 10%葡萄糖酸钙 10~20ml 静脉注射
   B. 多吃含磷食物
   C. 注射 5%碳酸氢钠或 11.2%乳酸钠溶液
   D. 使用抗生素
   E. 10%葡萄糖酸钙加入葡萄糖溶液中静脉缓滴

（5~9 题共用题干）

患者，女性，42 岁。创伤性休克后入住 ICU，护士进行抽血时，血不易抽出，易凝固，皮肤有瘀点、瘀斑。

5. 注射部位出血，应考虑为
   A. 呼吸窘迫综合征　　B. 急性肾衰竭
   C. 肝衰竭　　D. 心力衰竭
   E. 弥散性血管内凝血
6. DIC 患者最早的临床表现是
   A. 皮肤、黏膜出血　　B. 消化道出血
   C. 伤口出血　　D. 注射部位出血

E. 取血时血液不易抽出，血易凝固

7. 急性 DIC 高凝期应及时应用（　　）进行治疗

A. 肝素　　B. 止血药

C. 凝血因子　　D. 阿司匹林

E. 抗纤溶液

8. 弥散性血管内凝血患者进行抗纤溶药物治疗时，常用的药物有

A. 氨基己酸　　B. 氨甲苯酸

C. 氨甲环酸　　D. 双嘧达莫

E. 阿司匹林

9. 弥散性血管内凝血患者在肝素治疗的同时，可根据病情输注（　　）以补充血小板和凝血因子

A. 新鲜全血　　B. 生理盐水

C. 新鲜血浆　　D. 纤维蛋白原

E. 浓缩血小板

参考答案与解析

一、A1 型题

1. C【解析】血中钾主要通过肾脏排泄，急性肾衰竭（ARF）时，肾脏不能排出多余的钾，出现高钾血症。血液透析是治疗急性肾衰竭高钾血症最有效的方法。

2. E【解析】急性呼吸窘迫综合征（ARDS）的病理生理：由于各种损伤和疾病，肺泡和/或肺血管内皮受损，在多种介质、因子作用下，血管通透性增高，血液成分渗漏，肺间质和肺泡发生水肿；肺泡Ⅱ型细胞受损，表面活性物质缺失，造成肺泡萎陷，肺顺应性降低，功能残气量减少，从而使通气/血流比例失调，肺内动静脉分流增加和弥散障碍，造成换气功能严重受损，发生低氧血症。

3. C【解析】每日尿量超过 400ml，则表示进入多尿期，最多可达 3000ml 以上，有时高达 5000~7000ml。

4. C【解析】多器官功能障碍综合征（MODS）是指机体遭受严重感染、创伤、休克及大手术等急性损伤后，同时或序贯出现 2 个或 2 个以上器官功能障碍的临床综合征。如肠道屏障功能障碍、心功能障碍、急性呼吸窘迫综合征、急性肾衰竭和急性肝衰竭等。MODS 既不是独立疾病，也不是单一脏器的功能障碍，而是涉及多器官的病理生理变化，是一个复杂的综合征。MODS 是危重病患者的严重并发症和重要死亡原因。

5. A【解析】血气分析对 ARDS 的诊断和病情判断有重要意义。ARDS 是继发性进行性

呼吸困难、急性低氧血症，初期表现不明显，无明显缺氧和发绀，无明显肺部体征，无胸部X线片阳性表现，但血气分析动脉血氧分压有下降趋势。

6. E【解析】急性肾衰竭少尿或无尿期的主要临床表现有高钾血症、水潴留导致水中毒、代谢性酸中毒及其他电解质紊乱、尿毒症和出血倾向。其中高钾血症是最主要和最危险的并发症，也是引起患者死亡的最常见原因。

7. E【解析】由于MODS的原发病部位不同，始发时间亦不同，因此无特定发病顺序，但外科急症手术后并发感染的患者，一旦发生MODS，其所累及的器官发生功能障碍以呼吸系统最早，其次为肝、胃肠道和肾。

8. E【解析】急性肾衰竭的检查：①血液检查，如血常规。②肾功能检查，可见血肌酐和尿素氮迅速升高。③电解质检查，生化检查常见高血钾等电解质紊乱及二氧化碳结合力下降，血气分析示代谢性酸中毒。诊断急性肾衰竭有意义的检查结果是血肌酐升高。

9. C【解析】高钾血症、代谢性酸中毒、水中毒、尿毒症和出血倾向均是急性肾衰竭少尿期或无尿期的主要表现。水中毒是肾衰竭早期死亡的最常见原因。

10. C【解析】参见A1型题第2题解析。

11. B【解析】多尿期常表示急性肾衰竭向好转的方向发展，如急性肾衰竭患者每日尿量超过400ml，则表示由少尿期进入多尿期。

12. B【解析】MODS的病因有严重损伤、感染、休克及其他，如心搏骤停、呼吸骤停复苏术后，急性药物或毒物中毒，大量输血或输液，呼吸机应用失当，肢体、大面积组织或器官缺血-再灌注损伤等。其中，严重损伤如创伤、烧伤、大手术后失血、缺水，在有或无感染的情况下均可引起MODS，约占MODS病例的50.5%。70%左右的MODS系感染引起，特别是严重的腹腔内感染（如重症胰腺炎、梗阻性化脓性胆管炎、绞窄性肠梗阻、急性腹膜炎等）所引起的败血症，其致病因素主要为内毒素。

13. A【解析】ARDS胸部X线片表现：早期无异常或呈肺纹理增多，继之出现双肺部分或大部分斑片状阴影，后期出现双肺广泛的大片致密阴影。

14. B【解析】成人24小时总尿量<400ml称为少尿，不足100ml为无尿。少尿期一般可持续7~14天，最长达1个月以上。

15. D【解析】急性肾衰竭多尿期后期，可因大量水分和电解质排出而出现脱水及低钾血症、低钠血症，一般持续1~2周。

16. B【解析】肾单位时间内将若干毫升血浆中的内生肌酐全部清除，称为内生肌酐清除率（Ccr）。内生肌酐清除率试验可反映肾小球滤过功能和粗略估计有效肾单位的数量，故为测定肾损害的定量试验。肾衰竭代偿期：Ccr 51~80ml/min；肾衰竭失代偿期：Ccr 20~50ml/min；肾衰竭期：Ccr 10~19ml/min；尿毒症期：Ccr<10ml/min。

17. C【解析】肾衰竭患者多伴水肿，应限制钠、水摄入，不能大量补液，所以选项A的叙述错误。肾衰竭患者易发生高钾血症，因此食物中应限制钾的摄入，所以选项B、D的叙述错误。库存血中含钾量高，故尿毒症患者应避免输库存血，所以选项 C 的叙述正确。肾衰竭少尿期患者应给予低蛋白饮食，且蛋白质的摄入量根据肾小球滤过率的不同而进行调整，所以选项 E 的叙述错误。

18. B【解析】急性肾衰竭患者电解质紊乱危害最为严重的是高血钾。高血钾是引起患者死亡的最常见原因。

19. D【解析】应激性溃疡是机体在严重应激状态下发生的一种急性上消化道黏膜病变，以胃为主，表现为急性炎症、糜烂或溃疡，严重时可发生大出血或穿孔。

20. B【解析】应激性溃疡的辅助检查如下。①实验室检查：血常规检查见血红蛋白减少，血细胞比容下降。粪便隐血试验阳性。②胃镜检查：有特殊重要性，早期在胃的近食管段黏膜上可见多数散在的苍白斑点，24~36 小时后即可见多发性浅表红色的糜烂点，以后可出现溃疡，甚至呈黑色，有的表现为活动性出血。③选择性动脉造影：可确定出血的部位及范围，且可经导管注入药物止血。

21. B【解析】挤压伤是闭合伤中比较严重的创伤，最容易引起急性肾衰竭。

22. A【解析】急性肾衰竭患者给予低蛋白、高热量、高维生素饮食。少尿早期（3 天内）的机体分解代谢亢进，故应限制蛋白质的摄入，热量供应以糖为主，可给予适量的脂肪乳剂及必需氨基酸制剂，同时补充各种维生素；少尿 3~4 天后，组织分解代谢减慢，可进食少量蛋白质（<20g/d）。进行透析治疗者，可适当多补充一些蛋白质。对不能进食的患者，可行完全胃肠外营养，控制入水量，禁止患者摄入含钾食物、含钾药物。

二、A2 型题

1. D【解析】当前考虑患者发生了呼吸窘迫综合征。呼吸窘迫综合征初期患者出现呼吸困难，呼吸频率加快，呼吸有窘迫感，检查无明显体征，X 线检查也无显著变化。血气分析动脉血氧分压下降，一般性给氧病情不能缓解。

2. B【解析】该患者可考虑为风湿性心脏病体外循环下瓣膜置换手术诱发的 ARDS。患者动脉血气分析：PaO_2 为 56mmHg，< 60mmHg，氧合指数（PaO_2/FiO_2）为 75mmHg，<300mmHg，符合 ARDS 的诊断。

3. A【解析】成人 24 小时总尿量<400ml 称为少尿，不足 100ml 为无尿。患者入院当日尿量为 50ml，处于急性肾衰竭无尿期。

4. B【解析】患者可考虑为车祸致双下肢挤压伤引起的 MODS。

5. A【解析】患者因左上腹受到严重的创伤后，发生脾破裂并出现失血性休克，在治疗过程中出现极度呼吸困难，口唇发绀，可考虑发生了 ARDS。血气分析对 ARDS 的诊断和病情判断有重要意义。参见 A1 型题第 5 题解析。

6. C【解析】ARF 多尿期虽然尿量多，但肾功能仍未能恢复，氮质血症仍持续存在。多尿期后期，可因大量水分和电解质排出而出现脱水及低钾血症、低钠血症，一般持续 1~2 周。此期患者体重减轻、营养失调、内环境紊乱、抵抗力低下，容易继发感染。

7. E【解析】成人 24 小时总尿量<400ml 称为少尿，不足 100ml 为无尿。患者尿量每小时少于 17ml，处于少尿期。少尿期的治疗：补液原则是“量出为入，宁少勿多”，以防水入量过多；预防和控制感染；调节电解质平衡；必要时采用透析治疗。应给予低蛋白、高热量、高维生素饮食。

8. A【解析】参见 A1 型题第 14 题解析。

9. C【解析】患者应诊断为 MODS。参见 A1 型题第 4 题解析。

10. B【解析】急性肾衰竭高血钾引起心律失常时，可用 10%葡萄糖酸钙 20～40ml 静脉注射，以对抗 K^+对心肌的抑制作用。

三、A3/A4 型题

1. B【解析】患者因山洪暴发房屋倒塌，下半身被压引起尿量少，每小时不足 20ml，查尿有红细胞，可初步诊断为急性肾衰竭少尿或无尿期。

2. B【解析】肌肉遭受重物砸压伤，出现出血及肿胀，肌肉组织发生坏死，并释放出大量代谢产物，如肌红蛋白、肌酸、肌酐等物质。其中大量肌红蛋白需肾小管滤过，在酸中毒、酸性尿情况下可沉积于肾小管，形成肌红蛋白管型，加重肾损害程度，终致发生急性肾衰竭。所以下半身挤压伤导致的肾衰竭一定要碱化尿液，促进毒性物质的排泄。另外，挤压伤之后人体容易发生酸中毒，所以也需要碱化血液。急性肾衰竭少尿期或无尿期应控制入水量，以防水入量过多。

3. B【解析】该患者处于少尿或无尿期，饮食护理措施应为低蛋白、高热量、高维生素饮食。护理措施参见 A1 型题第 22 题解析。

4. C【解析】患者可诊断为应激性溃疡。应激性溃疡部分患者可出现不同程度的上腹痛、腹胀、恶心及呃逆等，由于原发病危重，掩盖了消化系统的症状，故常以呕血和排柏油样便为早期表现，大出血可导致休克，反复出血可导致贫血。

5. B【解析】胃镜检查参见 A1 型题第 20 题解析。

6. E【解析】应激性溃疡的治疗要点如下。①降低胃酸和保护黏膜：可以缓解胃十二指肠的炎症，以免大出血和穿孔。可用胃管尽量吸出胃液，同时用抗酸药、H_2受体阻断药，如患者正在使用肾上腺皮质激素类药，应予停药处理。所以选项 A、B 的叙述正确，选项 E 错误。②非手术疗法：置入较粗的胃管，先以冷盐水冲洗去除胃内血液和凝血块，静脉滴注西咪替丁等降低胃酸的药物。经内镜止血、栓塞治疗。所以选项 C 的叙述正确。③手术治疗：经各种非手术治疗仍继续反复大量出血、不能维持血压、合并溃疡穿孔或腹膜炎者为手术适应证。以选择迷走神经切断加胃窦切除或次全胃切除，并行局部止血为常用术式。所以选项 D 的叙述正确。④肠功能屏障的治疗：营养支持，包括肠外和肠内营养；维护肠黏膜屏障功能；维护肠免疫及生物屏障作用。

7. B【解析】粪便隐血试验阳性提示每日出血量>5ml，当出血量达 50～70ml，即可出现黑便。如短时间内出血量达 250～300ml，多可导致呕血。一次出血量不超过 400ml 时，一般不引起全身症状，当出血量超过500ml，患者可有头晕、乏力、心悸、心动过速和血压偏低。

8. E【解析】应激性溃疡患者应根据病情每30分钟至1小时测量1次生命体征。当收缩压<90mmHg，脉率>120次/分，尿量<30ml/h，CVP<5cmH_2O，提示为休克或低血容量状态。

9. C【解析】根据病情该患者并发了急性呼吸窘迫综合征（ARDS）。患者从约8m高的位置跌下，造成右股骨干骨折、脾破裂并失血性休克，在治疗过程中出现呼吸极度困难、口唇发绀，考虑患者处于急性呼吸窘迫综合征进展期。此期呼吸困难加重，同时出现发绀，听诊双肺可有中小水泡音，呼吸音变化出现管状呼吸音。病情继续恶化，患者出现昏迷，体温升高，胸部X线片可见网状阴影，继之肺出现斑点状或成片状阴影，血生化检查呈现呼吸性及代谢性酸中毒。急性呼吸窘迫综合征动脉血气分析可见PaO_2<60mmHg，$PaCO_2$<35mmHg或正常，氧合指数（PaO_2/FiO_2）<300mmHg。

10. C【解析】ARDS常在严重创伤、感染后突然发病，临床上以进行性呼吸困难为其特征，但在早期体格检查时除呼吸音稍弱外，肺内常无啰音，X线检查也无显著变化。

11. E【解析】迅速纠正ARDS患者低氧血症，改善肺泡换气功能的主要治疗方法是机械通气，选用呼气终末正压通气（PEEP）。

12. E【解析】成人24小时总尿量<400ml称为少尿，不足100ml为无尿。该患者下肢被火车压伤后4天，24小时尿量<100ml，处于无尿期。患者表现为恶心、呕吐、嗜睡、昏迷、抽搐等症状，表明发生了急性肾衰竭脑水肿。所以根据病情该患者的护理评估为急性肾衰竭无尿期。

13. E【解析】参见A1型题第11题解析。

14. B【解析】高钾血症是无尿期最主要和最危险的并发症，也是引起患者死亡的最常见原因。无尿期血液中其他电解质变化常见为血镁升高、血钙降低、血磷升高等。多尿期后期，可因大量水分和电解质排出而出现脱水及低钾血症、低钠血症，所以患者的血液中不可能出现高钠血症。

15. E【解析】患者的血肌酐超过442μmol/L，护理措施中最可靠的是血液透析。

16. B【解析】术中最佳的输液原则是扩容，碱化尿液。下半身挤压伤导致的肾衰竭一定要碱化尿液，促进毒性物质的排泄。另外，挤压伤之后人体容易出现酸中毒，所以也需要碱化血液。参见A3/A4型题第2题解析。

17. B【解析】急性肾衰竭患者经补液后不见好转，为进一步明确诊断，最有价值的检查是血尿素氮、血肌酐检查。

18. D【解析】患者经补液后不见好转，需要最先采取的治疗措施是严格限制液体摄入，准确记录24小时出入量，包括尿量、汗液、粪便、引流液等。

19. E【解析】提示患者可能为ARDS进展期。动脉血气分析：PaO_2<60mmHg，$PaCO_2$

<35mmHg，提示为ARDS。胸部X线片示两肺有较广泛的点、片状阴影，血生化检查呈现代谢性酸中毒，提示患者处于进展期。

20. A【解析】ARDS动脉血气分析：$PaO_2 < 60mmHg$，$PaCO_2 < 35mmHg$或正常，$PaO_2/FiO_2 < 300mmHg$。

21. C【解析】初期ARDS未经过充分有效的治疗，病情进展，进入进展期。表现参见A3/A4型题第9题解析。

四、B型题

1. B【解析】肾缺血和肾中毒等各种原因可引起肾本身病变，导致肾型急性肾衰竭，其中急性肾小球坏死所致者约占3/4。大出血、脱水、全身严重感染、血清变态反应等可造成缺血性肾小管上皮损伤。

2. C【解析】因双侧输尿管或肾的尿液排出突然受阻，可继发肾后型急性肾衰竭。多见于双侧输尿管结石、前列腺肥大、盆腔肿瘤压迫输尿管等。

3. A【解析】肾前型急性肾衰竭是脱水、血容量减少、心排血量下降使肾灌注不足导致的，可引起可逆性肌酐清除率下降，常见的病因有大出血、休克、脱水等。

4. B【解析】参见A1型题第6题解析。

5. B【解析】高钾血症是急性肾衰竭最严重的并发症之一，也是少尿期的首位死因，主要由肾排钾减少、感染、高分解状态、代谢性酸中毒引起，可出现恶心、呕吐、四肢麻木、烦躁、胸闷等症状，并可发生房室传导阻滞、室性心动过缓等心律失常，严重时出现心室颤动或心搏骤停。

6. C【解析】急性肾衰竭少尿期患者可出现“三高”（高钾、高磷、高镁）和“二低”（低钠、低钙）。多尿期可出现低血钠、低血钾和脱水症状。所以低钠血症是急性肾衰竭少尿期和多尿期共同的电解质紊乱。

五、X型题

1. ABCE【解析】发生弥散性血管内凝血不可缺少的实验室检查有血小板计数、纤维蛋白原定量、凝血酶原时间测定、鱼精蛋白副凝试验：①血小板$<100\times10^9/L$或进行性下降。②血浆纤维蛋白原含量<1.5g/L或进行性下降。③鱼精蛋白副凝试验（3P试验）阳性或纤维蛋白降解产物（FDP）>20mg/L。④凝血酶原时间缩短或延长3秒以上，或呈动态变化。

2. ABCD【解析】参见A2型题第7题解析。

3. BCD【解析】MODS的诊断标准不统一，临床可根据具体情况选择标准完整的MODS诊断依据，包括诱发因素、全身炎症反应综合征（SIRS）和多器官功能障碍3个方面。

4. ABDE【解析】急性肾衰竭患者少尿期输液时，若符合下列条件者说明补液比较恰当：①体重每日减轻0.5kg。②血钠超过130mmol/L。③中心静脉压正常。④无肺水肿、脑水肿及心功能不全等表现。

5. BCDE【解析】急性呼吸窘迫综合征患者采用呼气终末正压通气时，呼气末的气道压及肺泡内压维持高于大气压的水平，使萎陷的肺泡张开，增加肺泡通气量；改善通气/血流比例，同时增加肺泡和肺间质的压力，促进肺泡和肺间质的水肿消退，从而改善 ARDS 患者呼吸功能，纠正低氧血症。

6. ABCE【解析】急性肾衰竭患者常有少尿，尿量<400ml/d。肾衰竭患者应停用影响肾灌注或有肾毒性的药物；应减少蛋白质的摄入，使血尿素氮水平下降，尿毒症症状减轻，还有利于降低血磷和减轻酸中毒；尽可能地减少钠、钾、氯的摄入量；有少尿、水肿、心力衰竭者，应严格控制入水量；食物应富含维生素和叶酸。少尿型患者开始利尿时，可有多尿表现，但此时仍没有脱离危险，常需数月后才能恢复。

六、案例分析题

1. B【解析】患者处于急性肾衰竭少尿期，血钾>5.5mmol/L 可诊断为高钾血症。发生呼吸困难，肺有湿啰音，头痛、头晕，可诊断为水中毒。高钾血症、酸中毒、水中毒是少尿期的主要致死原因。

2. ABCE【解析】补液原则为“量出为入，宁少勿多”，以防摄入水过多。记录 24 小时出入量，监测血电解质。每日补液量=显性失水+不显性失水-内生水。输液速度宜慢，同时要控制钠输入，为减少蛋白质代谢产物，应限制蛋白质摄入。

3. ABCD【解析】少尿期患者应给予低蛋白、高热量、高维生素饮食。禁止患者摄入含钾食物，也不宜进高脂食物。

4. AE【解析】当急性肾衰竭患者在治疗过程中出现手足抽搐时，一般可用 10%葡萄糖酸钙 10~20ml 静脉注射，或将 10%葡萄糖酸钙加入葡萄糖溶液中静脉缓滴。注意控制含磷食物的摄入。

5~6 E、E【解析】注射部位出血，应考虑为 DIC。DIC 病理变化分为三期，其中，第一期为高凝期，在促凝物质作用下凝血因子被激活，血中凝血酶量增加，血液呈高凝状态，循环血液中易有血栓形成。严重患者皮肤上出现瘀点或瘀斑。实验室检查见凝血时间缩短，血小板黏附性增高。DIC 患者最早的临床表现是取血时血液不易抽出，血易凝固。

7. A【解析】DIC 在高凝期，各种病因导致凝血系统被激活，凝血酶生成增多，微血栓大量形成，使血液处于高凝状态。抗凝治疗是终止 DIC 病理过程、减轻器官损伤，重建凝血-抗凝平衡的重要措施。一般认为，DIC 的治疗应在处理基础疾病的前提下，与凝血因子补充同步进行，肝素适用于 DIC 高凝期早期的治疗。

8. ABC【解析】DIC 治疗中，抗纤溶药在继发纤溶时在足量肝素的基础上应用。常用药物有氨基己酸、氨甲苯酸、氨甲环酸等。双嘧达莫和阿司匹林属于抗血小板药。

9. ACDE【解析】DIC 在肝素治疗的同时，可根据病情输新鲜全血、新鲜血浆、纤维蛋白原或浓缩血小板等以补充血小板和凝血因子。

第七章 器官移植患者的护理

一 A1 型题

1. 不属于肾移植术后急性排斥反应表现的是
   A. 体温升高　　B. 血清肌酐上升
   C. 血压升高　　D. 尿量增多
   E. 移植肾区闷胀感、压痛及情绪改变
2. 不属于用于器官移植的免疫抑制药的是
   A. 他克莫司　　B. 硫唑嘌呤
   C. 肾上腺素　　D. 霉酚酸酯
   E. 环孢素
3. 活体移植以（　　）间最佳
   A. 同卵孪生　　B. 异卵孪生
   C. 同胞兄弟姐妹　　D. 父母子女
   E. 血缘相关的亲属
4. 肾移植术后患者服用免疫抑制药的时间为
   A. 1年　　B. 2年
   C. 3年　　D. 5年
   E. 终生
5. 目前临床大多采用的器官保存方法是
   A. 干燥低温保存法　　B. 单纯低温保存法
   C. 干燥常温保存法　　D. 持续低温机械灌流法
   E. 冷冻保存法
6. 肾移植患者术前饮食宣教正确的是
   A. 低蛋白　　B. 低糖、低热量
   C. 低钠高维生素　　D. 低钠、低碳水化合物
   E. 富含水分
7. 为延长供体器官的存活时间，器官保存应遵循的原则是
   A. 常温、预防细胞肿胀和避免生化损伤

B. 低温、预防细胞肿胀和避免生化损伤

C. 低温、预防细胞坏死和避免生化损伤

D. 常温、预防细胞肿胀和避免化学损伤

E. 常温、预防细胞坏死和避免化学损伤

8. 关于肾移植患者的术前准备，下列说法正确的是

A. 仅需做 ABO 配型 B. 限制蛋白摄入

C. 无须预防性应用抗生素 D. 鼓励患者家属探视，增加心理支持

E. 术前晚温盐水灌肠

9. 不会发生排斥反应的移植是

A. 心脏移植 B. 断肢再植

C. 同种异体肾移植 D. 异体肝移植

E. 库存骨移植

10. 反映移植肾功能状况及体液平衡的重要指标是

A. 心电图 B. 动脉压

C. 尿量 D. 心率

E. 心排血量

11. 目前应用最广泛的移植方法是

A. 自体移植 B. 同质移植

C. 同种异体移植 D. 异种移植

E. 活体移植

12. 器官移植急性排斥反应多出现在移植后

A. 24 小时内 B. 2~3 天

C. 5 天至 6 个月 D. 1~2 年

E. 2~3 年

13. 符合器官移植慢性排斥反应的是

A. 术后 1~2 周内发生 B. 突发寒战、高热

C. 移植器官功能逐渐丧失 D. 移植器官肿大，局部疼痛

E. 术后 24 小时内发生

14. 增殖抑制药中，用于器官移植免疫抑制治疗的经典药物是

A. 霉酚酸酯 B. 硫唑嘌呤

C. 环磷酰胺 D. 他克莫司

E. 环孢素 A

15. 是预防和治疗同种异体移植排斥反应的一线药物，且常与其他免疫抑制药联合应用的是

A. 皮质类固醇激素 B. 增殖抑制药

C. 钙调神经蛋白抑制药
D. 哺乳类雷帕霉素靶分子抑制药
E. 抗淋巴细胞制剂

二 A2 型题

1. 患者，女性，32 岁。装订厂工作，工作中不慎切下 4 个手指，经医院救治再植成功 3 个手指。此种移植称为
A. 异种异体移植
B. 同种异体移植
C. 同种移植
D. 自体移植
E. 带蒂移植

2. 患者，男性，37 岁。患肾衰竭多年，现找到一个可移植的肾源，经组织配型检查可以移植，当日手术。当移植手术完成后，约 10 分钟肾脏由红变暗，出现斑块、青紫、坏死，患者出现寒战、发热症状。患者出现的问题是
A. 超急性排斥反应
B. 急性排斥反应
C. 加速血管排斥反应
D. 慢性排斥反应
E. 以上都不对

3. 患者，男性，38 岁。患肾病多年，现已肾衰竭多时，靠透析度日。现其孪生兄弟愿供一肾，此种移植称为
A. 同种异体移植
B. 同质移植
C. 带蒂移植
D. 自体移植
E. 组织移植

4. 患者，男性，40 岁。完善肾移植术前各项检查后，护士为其行皮肤准备，以下叙述不正确的是
A. 上起肋弓
B. 下至大腿上 1/2
C. 患侧至腋后线
D. 术前淋浴
E. 消毒液擦身

三 A3/A4 型题

（1~2 题共用题干）

患者，女性，45 岁。因尿毒症行肾移植术，术后 1 周，该患者体温突然升高且持续高热，伴有血压升高、尿量减少、血清肌酐增多、移植肾区闷胀感、压痛及情绪改变。查体发现移植肾肿大。

1. 患者最有可能发生的并发症为
A. 超急性排斥反应
B. 急性排斥反应

C. 慢性排斥反应　　D. 切口感染
E. 肾积水

2. 为了明确诊断，目前首先应进行的检查是
A. 血肌酐、尿素氮测定　　B. 超声显像
C. CT 扫描　　D. 经皮肾穿刺活检
E. 肾图检查

四 B 型题

（1~4 题共用备选答案）
A. 超急性排斥反应　　B. 急性排斥反应
C. 慢性排斥反应　　D. 正常手术反应
E. 加速血管排斥反应

1. 肾移植术后 8 天，患者发热，血压升高，情绪异常，尿少，血肌酐增高，尿内有蛋白，属于
2. 带蒂植皮后 2 天体温 37.5℃，食欲缺乏属于
3. 肾移植术后 20 分钟后移植肾由红转紫属于
4. 肾移植术后 4 天内，病程进展快，移植物功能逐渐恶化并最终发生衰竭属于

（5~7 题共用备选答案）
A. 仿细胞内液型　　B. 仿组织液型
C. 仿细胞内液仿细胞外液型　　D. 仿细胞外液型
E. 非细胞内液非细胞外液型

5. UW 保存液为（　　），多用于器官灌洗与保存
6. Hartmann 液为（　　），由乳酸林格液加清蛋白组成，多用于器官切取冷灌洗
7. HTK 保存液为（　　），多用于器官灌洗与保存

五 X 型题

1. 属于器官移植的是
A. 输血　　B. 肾移植
C. 肝移植　　D. 脂肪移植
E. 血管移植

2. 目前临床上开展肝移植术式很多，其中最常用的术式是
A. 异位肝移植　　B. 劈裂式肝移植

C. 经典原位肝移植
D. （改良）背驮式肝移植
E. 活体部分肝移植

3. 按供者和受者的遗传学关系分类，器官移植可分为
A. 自体移植
B. 同质移植
C. 同种异体移植
D. 异种移植
E. 活体移植

4. 针对排斥反应的主要措施有
A. 配血型
B. 心理护理
C. 组织配型
D. 应用抗生素
E. 应用免疫抑制药

5. 器官保存方法主要有
A. 干燥常温保存法
B. 单纯低温保存法
C. 持续低温机械灌流法
D. 干燥低温保存法
E. 冷冻保存法

6. 肝移植的适应证包括
A. 肝实质疾病
B. 转移性肝肿瘤
C. 静脉回流障碍性疾病
D. 先天性代谢障碍性疾病
E. 胆汁淤积性疾病

7. 目前常用的器官保存液类型有
A. 仿细胞内液型
B. 仿组织液型
C. 仿细胞内液仿细胞外液型
D. 仿细胞外液型
E. 非细胞内液非细胞外液型

8. 肝移植的绝对禁忌证有
A. 肝胆系统外的难以控制的全身感染
B. 肝胆系统外的恶性肿瘤
C. 严重酒精依赖、吸毒及精神病患者
D. 门静脉血栓或栓塞者
E. 心、脑、肺等重要生命器官功能衰竭者

9. 人类白细胞抗原（HLA）配型按照国际标准的六抗原相配原则进行配型，临床主要检测的位点是
A. HLA-A
B. HLA-B
C. HLA-C
D. HLA-DR
E. HLA-DP

10. 根据发生时间、免疫机制及组织形态学的不同，排斥反应分为

A. 超急性排斥反应　　B. 急性排斥反应
C. 加速血管排斥反应　　D. 慢性排斥反应
E. 亚急性排斥反应

11. 肾移植后常见的感染部位有
A. 切口　　B. 肺部
C. 尿道　　D. 口腔
E. 皮肤

12. 肾移植术后排斥反应逆转的判断指标包括
A. 体温下降至正常　　B. 尿量增多
C. 体重上升　　D. 移植肾肿胀消退、质变软、无压痛
E. 血肌酐、尿素氮下降

13. 用于器官移植免疫抑制治疗的增殖抑制药有
A. 硫唑嘌呤　　B. 环磷酰胺
C. 霉酚酸酯　　D. 环孢素 A
E. 他克莫司

14. 临床上最常用于器官移植免疫抑制治疗的皮质类固醇激素有
A. 泼尼松　　B. 环磷酰胺
C. 甲基泼尼松龙　　D. 西罗莫司
E. 他克莫司

参考答案与解析

一、A1 型题

1. D【解析】急性排斥反应是肾移植术后并发症，多发生于术后 5 天至 6 个月内，表现为体温突然升高且持续高热，伴有血压升高、尿量减少、血清肌酐上升、移植肾区闷胀感、压痛及情绪改变等。查体发现移植肾肿大。

2. C【解析】硫唑嘌呤、霉酚酸酯、环磷酰胺属于用于器官移植的免疫抑制药中的增殖抑制药，他克莫司和环孢素属于用于器官移植的免疫抑制药中的钙调神经蛋白抑制药。

3. A【解析】活体移植以同卵孪生间最佳，然后依次是异卵孪生、同胞兄弟姐妹、父母子女、血缘相关的亲属及无血缘者之间。

4. E【解析】实施肾移植手术后，每个患者终生都存在着发生排斥反应的可能性。为控制排斥反应的发生，保证移植肾存活，患者需要终生服用免疫抑制药。免疫抑制药用药剂量的个体差异很大，需要个体化、合理化，并且提倡联合用药，使免疫抑制药发挥更好的疗

效，减少不良反应。

5. B【解析】器官保存方法主要有单纯低温保存法、持续低温机械灌流法和冷冻保存法等。目前临床大多采用单纯低温保存法，这种方法通过冷灌洗使器官迅速均匀降温后，将其置于软性容器中，用冷保存液浸没，并以冰块等维持1~4℃的保存温度，直至移植。

6. C【解析】肾移植术前应根据患者的营养状况指导并鼓励患者进食低钠、优质蛋白、高碳水化合物、高维生素饮食，必要时遵医嘱通过肠内外途径补充营养，以改善患者的营养状况和纠正低蛋白血症，提高手术耐受性。

7. B【解析】为延长供体器官的存活时间，器官保存应遵循低温、预防细胞肿胀和避免生化损伤的原则。

8. E【解析】肾移植患者术前准备中，除完成入院常规检查、ABO血型相容试验、人类白细胞抗原配型及淋巴细胞毒交叉配合试验等免疫学检查外，还要有B超检查，以了解双侧髂血管情况。所以术前不仅只做ABO配型，选项A错误。术前鼓励患者进食低钠、优质蛋白、高碳水化合物、高维生素饮食，所以选项B错误。术前需要预防性应用抗生素，所以选项C错误。肾移植术前减少患者家属探视，所以选项D错误。肾移植术前晚温盐水灌肠1次，600ml，所以选项E正确。

9. B【解析】自体移植是指供者、受者为同一个体，移植后不引起排斥反应。同质移植也不会引起排斥反应。异种移植为不同种族之间的组织或器官移植，移植后可引起强烈的排斥反应。断肢再植属于自体移植，故不会发生排斥反应。

10. C【解析】尿量是反映移植肾功能状况及体液平衡的重要指标，术后24小时内应监测每小时尿量，术后早期以维持在200~500ml/h为宜。

11. C【解析】按供者和受者的遗传学关系分类，器官移植分为自体移植、同质移植、同种异体移植和异种移植。其中，同种异体移植是指供、受者属于同一种族，如人和人之间的器官移植，是目前应用最广泛的移植方法。

12. C【解析】器官移植急性排斥反应是指多发生于移植术后5天至6个月内，主要由T淋巴细胞、B淋巴细胞介导，以特异性细胞免疫为主并有体液免疫参与的免疫应答。

13. C【解析】器官移植慢性排斥反应可发生在手术后数月甚至数年，病程进展慢，以移植物慢性缺血并纤维化萎缩为病理特征，临床以移植器官功能逐渐丧失为主要表现。发生原因除免疫学因素外，还与缺血再灌注、病毒感染等非免疫因素明显相关。唯一有效的治疗方法是再次移植。

14. B【解析】硫唑嘌呤、霉酚酸酯和环磷酰胺均属于用于器官移植的增殖抑制药。在这些药物中，硫唑嘌呤（Aza）是器官移植免疫抑制治疗的经典药物，主要作用是抑制所有分裂活跃细胞尤其是T淋巴细胞DNA的合成。

15. A【解析】皮质类固醇激素是预防和治疗同种异体移植排斥反应的一线药物，常与其他免疫抑制剂联合应用。临床上最常用的是泼尼松和甲基泼尼松龙。

二、A2 型题

1. D【解析】患者的移植属于自体移植。参见 A1 型题第 9 题解析。

2. A【解析】患者出现的问题是超急性排斥反应。超急性排斥反应多发生在移植器官恢复血流后数分钟至数小时内。急性排斥反应多发生于术后 5 天至 6 个月内。加速血管排斥反应通常发生在移植后 3~5 天内。慢性排斥反应可发生在手术后数月甚至数年，病程进展慢。

3. B【解析】同质移植是指相同基因的不同个体间的移植，移植后不会发生排斥反应，如同卵双生同胞间的器官移植。

4. B【解析】肾移植术前在完善各项检查后，应做皮肤准备：保持患者皮肤清洁卫生，预防皮肤感染；皮肤准备范围为上起肋弓，下至大腿上 1/3，两侧至腋后线；术前淋浴或手术日前晚用消毒液擦身。

三、A3/A4 型题

1. B【解析】患者最有可能发生的并发症为急性排斥反应。参见 A1 型题第 1 题解析。

2. A【解析】为了明确急性排斥反应的诊断，首先应进行的检查是血肌酐、尿素氮测定，可发现血肌酐、尿素氮升高。另外，彩色多普勒检查显示肾体积增大，肾血流减少，血管阻力指数增加；移植肾穿刺活检提示急性排斥反应。

四、B 型题

1. B【解析】参见 A1 型题第 1 题解析。

2. D【解析】带蒂植皮后 2 天体温 37.5℃、食欲缺乏属于正常手术反应。

3. A【解析】参见 A2 型题第 2 题解析。

4. E【解析】加速血管排斥反应通常发生在移植后 3~5 天内，病程进展快，移植物功能逐渐恶化并最终发生衰竭。

5~7 A、D、E【解析】UW、Hartmann、HTK 等器官保存液在临床最为常用。UW 保存液为仿细胞内液型，其阳离子浓度与细胞内液相似，多用于器官灌洗与保存。Hartmann 液为仿细胞外液型，由乳酸林格液加清蛋白组成，多用于器官切取冷灌洗。HTK 保存液为非细胞内液非细胞外液型，多用于器官灌洗与保存。

五、X 型题

1. BC【解析】器官移植是指通过手术的方法将某一个体的活性器官移植到另一个体内，使之迅速恢复原有的功能，以代偿受者相应器官因致命性疾病而丧失的功能。常见的移植器官与组织有肾、心、肝、肺、胰腺与胰岛、甲状旁腺、骨髓、角膜等。所以，肾移植和肝移植属于器官移植。

2. CDE【解析】目前临床上开展肝移植术式很多，但常用术式是经典原位肝移植、（改良）背驮式肝移植和活体部分肝移植。

3. ABCD【解析】参见 A1 型题第 11 题解析。活体移植是按移植物的活力分类的。

4. ACE【解析】针对排斥反应的措施有配血型（供者、受者 ABO 血型必须相容）、组织配型和应用免疫抑制药。

5. BCE【解析】参见 A1 型题第 5 题解析。

6. ACDE【解析】肝实质疾病、静脉回流障碍性疾病、先天代谢障碍性疾病、胆汁淤积性疾病均属于肝移植的适应证。转移性肝肿瘤属于肝移植的相对禁忌证。

7. ADE【解析】器官保存液是指用于器官保存的特制成分液体。目前常用的器官保存液分为仿细胞内液型、仿细胞外液型和非细胞内液非细胞外液型 3 类。

8. ABCE【解析】肝移植的绝对禁忌证：①肝胆系统外的难以控制的全身感染。②肝胆系统外的恶性肿瘤或肝癌已出现肝外转移。③心、脑、肺等重要器官衰竭者。④严重酒精依赖、吸毒及精神病患者。⑤HIV 阳性患者。门静脉血栓或栓塞者属于肝移植的相对禁忌证。

9. ABD【解析】人类白细胞抗原（HLA）配型是按照国际标准的六抗原相配原则进行配型，包括 MCH-Ⅰ类分子抗原 HLA-A、HLA-B、HLA-C 及 MCH-Ⅱ类分子抗原 HLA-DR、HLA-DP、HLA-DQ。临床主要检测 HLA 的 A、B、DR 3 个位点。

10. ABCD【解析】排斥反应是受体免疫系统对具有抗原特异性的供体器官抗原的特异性免疫应答反应。根据发生时间、免疫机制及组织形态学的不同，分为超急性排斥反应、急性排斥反应、加速血管排斥反应和慢性排斥反应 4 种。

11. ABCDE【解析】感染是器官移植后最常见的致命的并发症。常见感染部位有切口、肺部、尿道、口腔和皮肤等。

12. ABDE【解析】肾移植术后排斥反应排斥逆转的判断：抗排斥治疗后如体温下降至正常，尿量增多，体重稳定，移植肾肿胀消退、质变软、无压痛，全身症状缓解或消失，血肌酐、尿素氮下降，往往提示排斥逆转。

13. ABC【解析】参见 A1 型题第 2 题解析。

14. AC【解析】参见 A1 型题第 15 题解析。

胃癌患者的护理

第八章　肿瘤患者的护理

一　A1 型题

1. 恶性肿瘤化疗时应掌握的原则不包括
   A. 诊断必须明确　　B. 有手术指征不可错过手术时机
   C. 注意不良反应　　D. 每周查 1 次血常规
   E. 白细胞计数在 0.4×10^9/L 以下时应遵医嘱停药或减量
2. 肿瘤患者常见的第一期心理反应是
   A. 接受期　　B. 震惊否认期
   C. 愤怒期　　D. 抑郁期
   E. 磋商期
3. 恶性肿瘤最可靠的诊断方法是
   A. X 线检查　　B. 超声检查
   C. 组织病理学检查　　D. 内镜检查
   E. 实验室检查
4. 对放射线高度敏感的肿瘤是
   A. 鼻咽癌　　B. 基底细胞癌
   C. 胃肠道腺癌　　D. 软组织及骨肉瘤
   E. 淋巴造血系统肿瘤
5. 位于体表或浅在的肿瘤最早出现的局部症状是
   A. 肿块　　B. 疼痛
   C. 出血　　D. 梗阻
   E. 继发感染
6. 可作为肿瘤定性诊断的检查是
   A. CT 检查　　B. B 超检查
   C. X 线造影　　D. MRI 显像
   E. 组织病理学检查
7. 良性肿瘤的性质不包括

A. 生长速度较慢
B. 多有完整包膜
C. 多呈浸润性生长
D. 无转移能力
E. 一般不危及患者生命

8. 对放射线中度敏感的肿瘤是
A. 乳腺癌
B. 多发性骨髓瘤
C. 性腺肿瘤
D. 软组织及骨肉瘤
E. 淋巴造血系统肿瘤

9. 进行放疗、化疗的肿瘤患者检查血象的频率是
A. 每天1次
B. 每天2次
C. 每周1~2次
D. 每半个月1~2次
E. 每月1~2次

10. 恶性肿瘤淋巴转移时，下列最多见的是
A. 穿过或绕过淋巴结行“跳跃式”转移
B. 经皮肤真皮层淋巴管转移
C. 在毛细淋巴管内形成癌栓
D. 经皮肤淋巴管转移
E. 区域淋巴结转移

11. 肿瘤患者化疗或放疗期间，最主要的观察项目是
A. 食欲
B. 脱发程度
C. 是否有皮肤损害
D. 是否恶心、呕吐
E. 血白细胞和血小板计数

12. 属于生物碱类抗癌药的是
A. 羟喜树碱
B. 氟尿嘧啶
C. 多柔比星
D. 他莫昔芬
E. 丝裂霉素

13. 家族性结肠息肉病、黏膜白斑病可采取的手术治疗方法为
A. 预防性手术
B. 诊断性手术
C. 根治性手术
D. 姑息性手术
E. 减瘤手术

14. 有关恶性肿瘤，下列叙述正确的是
A. 肿块的质地都是硬的
B. 长期无变化的良性肿瘤突然增大，就是恶变征象
C. 癌肿的病程都是短的
D. 颈部肿块同时触及区域肿大淋巴结就说明是恶性肿瘤

E. 浸润性生长是其特点

15. 属于生物碱类抗癌药的是

A. 丝裂霉素 B. 环磷酰胺

C. 甲氨蝶呤 D. 紫杉醇

E. 氮芥

16. 通过甲胎蛋白测定可确诊的是

A. 原发性肝癌 B. 继发性肝癌

C. 结肠癌 D. 骨肿瘤

E. 前列腺癌

17. 肿瘤患者，当其外周血白细胞计数低于（ ），血小板计数低于（ ），血红蛋白低于（ ）时禁止进行放疗

A. 1.0×10^9/L，30×10^9/L，70g/L B. 2.0×10^9/L，40×10^9/L，80g/L

C. 3.0×10^9/L，50×10^9/L，90g/L D. 3.0×10^9/L，40×10^9/L，90g/L

E. 2.0×10^9/L，50×10^9/L，80g/L

18. 给胃癌患者做直肠指检时发现盆腔内有硬结节，疑为转移灶，此种转移属于

A. 直接转移 B. 淋巴转移

C. 血液转移 D. 种植转移

E. 以上都不是

19. 放疗和化疗时，白细胞计数降到（ ）即应对患者进行保护性隔离

A. 1×10^9/L B. 1×10^8/L

C. 1×10^7/L D. 1×10^6/L

E. 1×10^5/L

20. 下列选项中，属于恶性肿瘤特点的是

A. 生长慢 B. 发展迅速

C. 病程较长 D. 不易复发

E. 不发生转移

21. 交界性肿瘤的特征是

A. 良性肿瘤位于两个脏器交界处 B. 良性肿瘤偶有远处转移，来源于两种组织

C. 为包膜不完整的良性肿瘤 D. 为良性肿瘤

E. 形态上属良性，但生长呈浸润性，切除后易复发

22. 放疗和化疗时，血小板计数低于（ ）即应对患者进行保护性隔离

A. 80×10^9/L B. 80×10^8/L

C. 80×10^7/L D. 80×10^6/L

E. 80×10^5/L

23. 肿瘤放疗易损伤皮肤，护理时应
A. 热敷、理疗
B. 保持皮肤清洁、干燥
C. 按摩
D. 肥皂水清洗
E. 用乙醇涂擦
24. 以下肿瘤，对放疗不敏感的是
A. 未分化癌
B. 浆细胞肉瘤
C. 尤因肉瘤
D. 恶性淋巴瘤
E. 恶性黑色素瘤
25. 良性肿瘤的临床特点是
A. 多有核分裂象
B. 膨胀性生长
C. 细胞分化不成熟
D. 有转移
E. 组织和细胞形态变异较大
26. 交界性肿瘤的治疗原则是
A. 不必治疗
B. 早期化学治疗
C. 早期放射治疗
D. 免疫疗法
E. 尽早彻底手术
27. 化疗最严重的毒性反应是
A. 胃肠道反应
B. 脱发
C. 静脉炎
D. 骨髓抑制
E. 肝、肾毒性反应
28. 实体肿瘤治疗过程中最有效的治疗方法是
A. 手术治疗
B. 放射治疗
C. 激素治疗
D. 化学治疗
E. 免疫治疗
29. 原发性肝癌诊断特异性高的辅助检查是
A. CT
B. 癌胚抗原（CEA）
C. 甲胎蛋白（AFP）
D. MRI
E. 细胞学检查
30. 属于与肿瘤发生有关的外源性因素是
A. 内分泌失调
B. 免疫功能缺陷
C. 微量元素缺乏
D. 长期物理刺激
E. 遗传因素
31. 肝脓肿患者术后常规放置引流管，其护理措施是
A. 术后 72 小时内避免床上活动以防管道脱落

B. 患者应取平卧位以减少渗液蔓延

C. 当脓腔引流液少于 50ml 时，可拔除引流管

D. 拔除引流管后脓腔宜缝合处理

E. 为保持引流管通畅，应每日用生理盐水多次或持续冲洗脓腔

32. 诊断恶性肿瘤的主要依据是

A. 肿瘤迅速增大　　B. 肿瘤局部疼痛

C. 瘤细胞出现明显异型性　　D. 所属淋巴结肿大

E. 机体明显消瘦

33. 下列关于肿瘤患者手术前后的护理措施，叙述不正确的是

A. 解释手术的重要性及必要性　　B. 采取各种有效措施，减少并发症

C. 术后指导患者进行功能锻炼　　D. 术后护理包括训练患者自理能力

E. 为争取尽早手术，肿瘤患者一般不必做术前准备

34. 抗肿瘤药的常见不良反应不包括

A. 骨髓抑制　　B. 色素沉着

C. 免疫功能降低　　D. 肾功能损害

E. 口干

35. 有关癌症肿块的特征，叙述不正确的有

A. 表面高低不平　　B. 边界不清

C. 早期出现疼痛　　D. 质地坚硬

E. 通常无包膜

36. 关于肿瘤化学治疗的护理，叙述不正确的是

A. 药液必须新鲜配制　　B. 药液不可溢出静脉外

C. 若出现药液外渗，应立即热敷　　D. 用后的注射器和空药瓶应单独处理

E. 每周检查白细胞和血小板计数

二 A2 型题

1. 患者，女性，47 岁。放疗引起局部皮肤红斑、灼痛。下列皮肤护理措施不正确的是

A. 保持皮肤清洁、干燥　　B. 避免冷热刺激

C. 不宜日光直射　　D. 乙醇消毒，预防感染

E. 内衣要柔软宽大，避免摩擦

2. 患者，女性，52 岁。因患癌症正在进行体外放疗。为保护皮肤，下列护理不正确的是

A. 照射部位保持干燥　　B. 穿宽松柔软内衣

C. 照射部位不用肥皂清洗　　D. 皮肤有脱屑时，立即揭掉

E. 照射部位不涂油膏

3. 患者，女性，60岁。因恶性肿瘤住院化疗。下列护理措施中，不正确的是

A. 严格控制探视
B. 室温应保持15℃左右
C. 适当户外活动
D. 定期消毒病室
E. 病室应安静、舒适

4. 患者，女性，56岁。患晚期肝癌，近来病情发展迅速，肝区剧烈疼痛，腹水，呼吸困难。患者感到痛苦、悲哀，有轻生念头。此心理反应属于

A. 否认期
B. 愤怒期
C. 磋商期
D. 抑郁期
E. 接受期

5. 患者，女性，52岁。因患癌症行放射治疗。下列预防口腔黏膜反应的措施中，不正确的是

A. 避免进过热食物
B. 避免进过硬食物
C. 保持口腔清洁，定时用漱口水漱口
D. 口腔干燥可用1%甘草水漱口
E. 黏膜溃烂时，多用热水漱口

6. 患者，男性，42岁。因直肠癌入院。检查发现血尿。诊断为肿瘤转移，直肠癌已侵及骨盆壁。该种转移属于

A. 血行转移
B. 淋巴道转移
C. 直接蔓延
D. 种植性转移
E. 多种途径转移

7. 患者，男性，44岁。Ⅱ期胃癌。关于手术治疗，下列叙述正确的是

A. 手术切除的范围越广泛越好
B. 对Ⅱ期肿瘤，手术应结合化疗、放疗
C. 一旦肿瘤发生转移，已无手术治疗的需要
D. 对各期肿瘤，手术前化疗均没有必要
E. 对Ⅱ期肿瘤，局部切除肿瘤后不必进行化疗

三 A3/A4型题

（1~5题共用题干）

患者，男性，66岁。吸烟40年，每天20支。不明原因咳嗽4个月，痰中带血丝。胸部X线片显示右上肺前段不张，痰液检查病理细胞阴性。

1. 经过检查，患者确诊为右上肺肿块、鳞癌，主要有效的治疗方法是

A. 化疗
B. 中药治疗
C. 尽早手术
D. 放疗
E. 激素治疗

2. 患者出现愤怒、烦躁、不满，迁怒于亲属和医务人员，说明其心理反应为
A. 接受期　B. 抑郁期
C. 震惊否认期　D. 愤怒期
E. 磋商期

3. 患者术后表现为中度持续性疼痛，可采取的镇痛方案为
A. 一级镇痛法　B. 二级镇痛法
C. 三级镇痛法　D. 四级镇痛法
E. 无须处理

4. 患者经镇痛处理后，疼痛进一步加剧，可采取的措施为
A. 使用强阿片类药
B. 使用可待因等弱阿片类药
C. 用布洛芬、吲哚美辛等非激素类镇痛药
D. 放疗
E. 使用阿司匹林等非阿片类解热抗炎镇痛药

5. 不属于癌性疼痛给药要点的是
A. 口服　B. 按时
C. 按需　D. 按阶梯
E. 个体化给药

四 B 型题

（1~3 题共用备选答案）
A. 阿司匹林　B. 哌替啶
C. 咪达唑仑　D. 可待因
E. 阿米替林

1. 肿瘤术后疼痛较轻者，可用（　　）等非阿片类解热抗炎镇痛药
2. 肿瘤术后中度持续性疼痛者，可用（　　）等弱阿片类药
3. 肿瘤术后疼痛进一步加剧者，可改用（　　）等强阿片类药

（4~8 题共用备选答案）
A. 根治性手术　B. 胃造口术
C. 横结肠造瘘术　D. 肿瘤彻底切除术
E. 暂不治疗，进行适当观察

4. 针对重要部位的良性肿瘤选用的治疗方法是
5. 针对非重要部位的良性肿瘤选用的治疗方法是

6. 针对交界性肿瘤选用的治疗方法是
7. 针对直肠癌早期选用的治疗方法是
8. 针对晚期食管癌选用的治疗方法是

（9~13题共用备选答案）

A. 氮芥
B. 氟尿嘧啶
C. 丝裂霉素
D. 长春新碱
E. 他莫昔芬

9. 属于抗代谢类抗癌药的是
10. 属于抗生素类抗癌药的是
11. 属于烷化剂类抗癌药的是
12. 属于生物碱类抗癌药的是
13. 属于激素类抗癌药的是

（14~16题共用备选答案）

A. 生存率
B. 区域淋巴结的情况
C. 恶性程度
D. 原发肿瘤
E. 远处转移

14. 国际抗癌联盟提出的TNM分期法中，T代表
15. 国际抗癌联盟提出的TNM分期法中，N代表
16. 国际抗癌联盟提出的TNM分期法中，M代表

（17~19题共用备选答案）

A. 炉甘石洗剂
B. 锡类散
C. 碳酸氢钠溶液
D. 氧化锌软膏
E. 硼酸软膏

17. 化疗患者出现皮肤瘙痒时应选用
18. 化疗患者合并口腔真菌感染时应选用
19. 化疗患者出现口腔溃疡时应选用

（20~22题共用备选答案）

A. 使用无菌布单，注意保护皮肤
B. 涂2%甲紫或氢化可的松
C. 使用头皮降温法
D. 热敷、硫酸镁湿敷或理疗
E. 置于无菌室或层流无菌室内

20. 化疗时出现静脉炎的护理措施是
21. 对于化疗患者脱发的护理措施是
22. 对于化疗患者骨髓抑制的护理措施是

（23～25 题共用备选答案）

A. 碳酸氢钠　　B. 别嘌呤醇
C. 甲氨蝶呤　　D. 麦冬
E. 甲氧氯普胺

23. 碱化尿液可用
24. 抑制尿酸形成可用
25. 放化疗患者出现口干时可用

五 X 型题

1. 广义的根治性手术包括
A. 肿瘤切除术　　B. 广泛切除术
C. 根治术及扩大根治术　　D. 转移灶手术
E. 减瘤手术
2. 对放射线中度敏感的肿瘤有
A. 胃肠道腺癌　　B. 食管癌
C. 肺癌　　D. 乳腺癌
E. 性腺肿瘤
3. 恶性肿瘤的发生、发展经历的阶段有
A. 癌前期　　B. 原位癌期
C. 浸润癌期　　D. 导管癌期
E. 髓样癌期
4. 肿瘤的手术治疗方法包括
A. 预防性手术　　B. 诊断性手术
C. 根治性手术　　D. 复发或转移灶手术
E. 姑息性手术
5. 肿瘤术后为促进患者的康复、减少并发症的发生，采取的护理措施正确的有
A. 严密观察生命体征的变化　　B. 加强引流管护理
C. 保持伤口敷料干燥　　D. 尽量卧床休息
E. 观察切口的颜色、温度
6. 恶性肿瘤的转移方式包括

A. 直接蔓延
B. 淋巴转移
C. 血行转移
D. 种植转移
E. 接触转移

7. 治疗肿瘤的药物中，属于细胞周期时相特异性药的有
A. 羟基脲
B. 氟尿嘧啶
C. 长春新碱
D. 阿糖胞苷
E. 氮芥

8. 不属于对放射线高度敏感的肿瘤是
A. 性腺肿瘤
B. 乳腺癌
C. 基底细胞癌
D. 多发性骨髓瘤
E. 淋巴造血系统肿瘤

9. 肿瘤的内源性因素包括
A. 物理因素
B. 遗传倾向性
C. 内分泌因素
D. 免疫因素
E. 营养因素

10. 通常用（　　）的生存率表示肿瘤患者病种的治疗效果
A. 1年
B. 3年
C. 5年
D. 8年
E. 10年

11. 肿瘤放疗的禁忌证包括
A. 晚期肿瘤，伴严重贫血、恶病质者
B. 有心、肺、肾、肝等功能严重不全者
C. 接受放疗的组织器官已有放射性损伤者
D. 合并各种传染病，如活动性肝炎、活动性肺结核者
E. 对放射线中度敏感的肿瘤已有广泛远处转移或经足量放疗后近期内复发者

12. 细胞周期时相特异性药物中，抑制S期的药物有
A. 阿糖胞苷
B. 羟基脲
C. 长春新碱
D. 氟尿嘧啶
E. 多柔比星

13. 抗癌药按细胞动力学分类，可分为
A. 细胞周期非特异性药
B. 分子靶向药
C. 细胞周期特异性药
D. 细胞毒素类药
E. 细胞周期时相特异性药

14. 对放射线低度敏感的肿瘤有

A. 胃肠道腺癌　　B. 软组织及骨肉瘤
C. 性腺肿瘤　　D. 鼻咽癌
E. 食管癌

15. 属于烷化剂类抗癌药的有
A. 氮芥　　B. 甲氨蝶呤
C. 多柔比星　　D. 环磷酰胺
E. 白消安

16. 属于抗代谢类抗癌药的有
A. 甲氨蝶呤　　B. 阿糖胞苷
C. 放线菌素 D　　D. 己烯雌酚
E. 黄体酮

17. 属于抗生素类抗癌药的有
A. 氮芥　　B. 多柔比星
C. 丝裂霉素　　D. 甲氨蝶呤
E. 放线菌素 D

18. 常用的激素类抗癌药有
A. 长春新碱　　B. 己烯雌酚
C. 他莫昔芬　　D. 黄体酮
E. 羟基脲

19. 关于肿瘤诊断的特点，叙述正确的有
A. 早期症状常不明显　　B. 仅靠症状就可以进行诊断
C. 特异性差　　D. 与很多疾病有相似的表现
E. 细胞和组织学证据是肿瘤确定诊断的主要依据

20. 肿瘤五项检查的标志物有
A. 甲胎蛋白　　B. 癌胚抗原
C. 人绒毛膜促性腺激素（hCG）　　D. 糖链抗原 19-9（CA19-9）
E. 癌抗原 125（CA125）

21. 肿瘤放疗技术包括
A. 远距离治疗（外照射）　　B. 近距离治疗（腔内放疗）
C. 立体定向放疗（X 刀或 γ 刀）　　D. 适形放疗
E. 手术中治疗

22. 根据药物的化学结构、来源及作用机制分类，抗癌药包括
A. 细胞毒素类药　　B. 抗代谢类药
C. 抗生素类药　　D. 分子靶向药

E. 生物碱类药

参考答案与解析

一、A1 型题

1. E【解析】恶性肿瘤化疗时诊断必须明确，有手术指征不可错过手术时机，注意不良反应，每周查1次血常规。化疗前及化疗期间应定期检查白细胞和血小板，若白细胞计数低于 $3\times10^9/L$，应暂停给药。

2. B【解析】肿瘤患者的心理反应依次为震惊否认期、愤怒期、磋商期、抑郁期、接受期。震惊否认期是肿瘤患者常见的第一期心理反应，表现为患者初悉病情后，眼神呆滞，不言不语，知觉淡漠，甚至晕厥，继之极力否认，怀疑诊断的可靠性，甚至辗转多家医院就诊、咨询。

3. C【解析】诊断恶性肿瘤最可靠的方法是取活体组织标本做组织病理学检查。

4. E【解析】各种肿瘤对放射线的敏感性可归纳为如下3类。①高度敏感：分化程度低、代谢旺盛的癌细胞对放射线高度敏感，如淋巴造血系统肿瘤、性腺肿瘤、多发性骨髓瘤等。②中度敏感：如基底细胞癌、鼻咽癌、乳腺癌、食管癌、肺癌等，放疗可作为此类肿瘤综合治疗的一部分。③低度敏感：如胃肠道腺癌、软组织及骨肉瘤等对放疗效果不佳。

5. A【解析】位于体表或浅在的肿瘤，肿块常是第一症状，良性肿瘤生长缓慢，形状规则，表面光滑、易于推动；恶性肿瘤生长较快，质硬，边界不清，表面不平，活动度小，中晚期不易推动，甚至固定。良性肿瘤一般无疼痛，肿瘤压迫或侵犯空腔脏器时出现梗阻症状。恶性肿瘤中晚期常有癌肿溃疡、出血和感染症状，当侵犯神经时出现疼痛，常难以忍受。晚期破坏所在器官的功能和结构，并出现恶病质和转移症状。

6. E【解析】组织病理学检查是肿瘤定性诊断的检查，包括细胞学和组织学检查。

7. C【解析】良性肿瘤一般称为“瘤”，无浸润和转移能力。良性肿瘤通常有包膜或边界清楚，呈膨胀性生长、速度缓慢，色泽和质地接近相应的正常组织。瘤细胞分化成熟，组织和细胞形态变异较小，少有核分裂象。彻底切除后少有复发。对机体危害小。选项C不是良性肿瘤的性质，而是恶性肿瘤的性质。

8. A【解析】乳腺癌对放射线中度敏感。参见A1型题第4题解析。

9. C【解析】放疗、化疗对骨髓均有抑制作用，患者常有白细胞减少、血小板减少，因此治疗期间每周应查血象1~2次，出现异常及时给予相应处理。

10. E【解析】恶性肿瘤的淋巴转移中，多数为邻近区域淋巴结转移，少数不经区域淋巴结而转移至第二、第三站淋巴结。

11. E【解析】胃肠道反应、皮肤损害、脱发、静脉炎、肝肾毒性反应、骨髓抑制均是化疗和放疗常见的不良反应，但最为重要的是骨髓抑制。由于抗肿瘤药对骨髓的抑制，患者常有白细胞、血小板减少。所以化疗或放疗期间，最主要的观察项目是血白细胞和血小板计数。

12. A【解析】生物碱类抗癌药主要干扰细胞内纺锤体的形成，使细胞停留在有丝分裂中期，常用的有长春新碱、羟喜树碱、紫杉醇等。氟尿嘧啶属于抗代谢类药。多柔比星、丝裂霉素均属于抗生素类药。他莫昔芬属于激素类药。

13. A【解析】预防性手术用于治疗癌前病变，防止其发生恶变或发展为进展期癌。如家族性结肠息肉病、黏膜白斑病等均可采取预防性手术。

14. E【解析】恶性肿瘤与良性肿瘤的区别就在于恶性肿瘤的浸润性生长特点，肿块的病程长短、肿块的质地软硬、肿块的表面是否光滑均不能确定肿瘤的良、恶性。良性肿瘤突然增大也不完全由于恶变，如良性甲状腺腺瘤可以因为囊内出血而突然增大。颈部肿块同时触及区域肿大的淋巴结不一定就是恶性肿瘤，也可能是感染引起的。

15. D【解析】参见 A1 型题第 12 题解析。丝裂霉素属于抗生素类药。甲氨蝶呤属于抗代谢类药。环磷酰胺、氮芥均属于细胞毒素类药。

16. A【解析】甲胎蛋白主要由胎儿肝细胞及卵黄囊合成，目前临床上主要作为原发性肝癌的血清标志物，原发性肝癌通过甲胎蛋白测定可确诊。

17. C【解析】肿瘤患者，当其外周血白细胞计数低于 $3.0\times10^9/L$，血小板低于 $50\times10^9/L$，血红蛋白低于 90g/L 时禁止进行放疗。

18. D【解析】种植转移是指肿瘤细胞脱落后在体腔或空腔器官内的转移，所以胃癌患者盆腔内有转移灶，属于种植转移。

19. A【解析】肿瘤患者放疗或化疗时，当白细胞计数低于 $3.5\times10^9/L$，应遵医嘱停药或减量。血小板计数低于 $80\times10^9/L$、白细胞计数低于 $1.0\times10^9/L$ 时，做好保护性隔离，预防交叉感染。

20. B【解析】恶性肿瘤具有浸润和转移能力，通常无包膜，边界不清，向周围组织浸润生长，生长速度快。瘤细胞分化不成熟，有不同程度的异型性，对机体危害大；患者常因肿瘤复发、转移而死亡。

21. E【解析】交界性肿瘤中少数形态上属良性，但常浸润性生长，切除后易复发，甚至可出现转移，在生物学行为上介于良性与恶性之间，又称临界性肿瘤。

22. A【解析】参见 A1 型题第 19 题解析。

23. B【解析】为防止皮肤、黏膜损伤，患者放疗期间应注意：①照射野皮肤忌摩擦、理化刺激，忌搔抓；保持清洁、干燥，禁用肥皂水清洗、粗毛巾搓擦，局部用软毛巾吸干。②穿着柔软的棉质衣服，及时更换。③局部皮肤出现红斑瘙痒时禁搔抓，禁用乙醇、碘酒等涂擦。④照射野皮肤有脱皮时，禁撕脱，应让其自然脱落，一旦撕破难以愈合。⑤外出时戴帽，避免阳光直接暴晒，减少阳光对照射野皮肤的刺激。

24. E【解析】对放疗敏感的肿瘤为恶性淋巴瘤、浆细胞肉瘤、未分化癌、尤因肉瘤、淋巴上皮癌。恶性黑色素瘤对放疗不敏感。

25. B【解析】参见 A1 型题第 7 题解析。

26. E【解析】交界性肿瘤常浸润性生长，切除后易复发，甚至可出现转移，在生物学行为上介于良性与恶性之间。所以合理的治疗方法是尽早彻底手术，手术切除干净，定期复查，若有变化则应及时发现、及时治疗。

27. D【解析】参见 A1 型题第 11 题解析。

28. A【解析】实体肿瘤治疗最有效的方法是手术治疗。良性肿瘤完整切除可治愈，恶性肿瘤要在术前术后辅以化疗、放疗等综合治疗。

29. C【解析】肿瘤标志物为肿瘤患者体液中出现的浓度异常的生化物质。甲胎蛋白（AFP）对原发性肝癌诊断特异性很高；癌胚抗原（CEA）特异性不强，其动态检测对结肠癌疗效判断有参考价值。

30. D【解析】目前认为肿瘤的发生是多种外源性致癌因素和内源性促癌因素长期共同作用的结果。外源性致癌因素有化学、物理、生物因素及不良生活方式和癌前病变。内源性促癌因素包括遗传倾向性、内分泌、免疫和营养因素，心理、社会因素可通过影响人体内分泌、免疫功能而诱发肿瘤。

31. E【解析】术后 24 小时内为防止出血，应适当减少活动，24 小时后可鼓励患者床上活动，通过改变体位充分引流脓液，而非 72 小时不动，故选项 A 错误。术后为利于引流和缓解腹部张力，宜取半卧位而非平卧位，故选项 B 错误。肝脓肿患者术后常规放置引流管，当脓液引流量少于 10ml 时，可拔除引流管，而非少于 50ml，故选项 C 错误。引流管拔除后应改用凡士林纱条引流，适时换药，直至脓腔自行闭合，而非缝合处理，故选项 D 错误。

32. C【解析】异型性是指肿瘤在细胞形态和组织结构方面与其起源的正常组织之间不同程度的差异。恶性肿瘤由于分化程度低，具有明显的异型性，特别是细胞形态异型性，这是诊断恶性肿瘤的重要依据。

33. E【解析】手术前应对肿瘤患者解释手术的重要性及必要性，使患者减轻焦虑和恐惧。术前纠正患者营养不良，缓解疼痛。采取各种有效措施，减少并发症。术后指导患者进行功能锻炼，护理包括训练患者自理能力。为争取尽早手术，肿瘤患者也应进行术前准备。

34. E【解析】抗肿瘤药的常见不良反应：①静脉炎、静脉栓塞或药物外渗引起皮肤软组织损伤。②恶心、呕吐、腹泻、口腔溃疡等。③骨髓抑制，白细胞、血小板减少。④肝肾功能损害及神经系统毒性。⑤免疫功能降低。⑥其他，如脱发、色素沉着、变态反应等。不包括口干。

35. C【解析】恶性肿瘤肿块质地坚硬，通常无包膜，边界不清，表面不平，中晚期固定不活动，早期一般没有疼痛。

36. C【解析】化疗药对人体有一定的刺激性和危害，输注时应注意药液必须新鲜配制，使用时药液不可外渗溢出静脉，若出现药液外渗，应立即冷敷，切忌热敷。用后的注射器和空药瓶应单独处理。每周应检查白细胞和血小板计数。

二、A2 型题

1. D【解析】局部皮肤出现红斑瘙痒时禁搔抓，禁用乙醇、碘酒等涂擦。参见 A1 型题第 23 题解析。

2. D【解析】放疗照射野皮肤有脱皮时，禁撕脱，应让其自然脱落，一旦撕破难以愈合。参见 A1 型题第 23 题解析。

3. B【解析】化疗期间患者应注意休息，逐渐增加日常活动；保持病室整洁，创造舒适的休养环境，减少不良刺激。一般病室温度应在 18~22℃。

4. D【解析】抑郁期是指当治疗效果不理想、病情恶化、肿瘤复发、疼痛难忍时，患者往往感到绝望无助，对治疗失去信心的时期。表现为悲伤抑郁、沉默寡言、黯然泪下、不听劝告、不遵医嘱，甚至有自杀倾向。

5. E【解析】预防口腔黏膜反应的措施：避免进食过热、过硬食物；保持口腔清洁，定时用漱口水漱口；口腔干燥可用 1% 甘草水漱口；黏膜溃烂时，多用温热水漱口。

6. C【解析】直接蔓延是指肿瘤细胞由原发部位直接侵入毗邻组织，如直肠癌侵及骨盆壁。

7. B【解析】恶性肿瘤为全身性疾病，常伴浸润与转移，多采取局部与整体相结合的综合治疗方法，在去除或控制原发病灶后进行转移灶的治疗。Ⅰ期以手术治疗为主；Ⅱ期以局部治疗为主，原发肿瘤做切除或放疗，必须包括转移灶的治疗，辅以有效的全身化疗；Ⅲ期采取手术前后及术中放疗或化疗等综合治疗；Ⅳ期以全身治疗为主，辅以局部对症治疗。手术切除的范围并不是越广泛越好，因为大范围的手术也可能会残留微小、转移病灶，而且手术风险更高，术后并发症多，严重降低术后生存质量，甚至影响术后生存时间。

三、A3/A4 型题

1. C【解析】患者已经确诊为肺癌（鳞癌），手术治疗是主要有效的治疗方法。

2. D【解析】愤怒期是指患者接受疾病现实后，随之产生恐慌、哭泣，继而愤怒、烦躁、不满，常迁怒于亲属和医务人员，甚至百般挑剔、无理取闹，直至出现冲动性行为的时期。

3~4 B、A【解析】晚期肿瘤疼痛难以控制者，可按世界卫生组织三级阶梯镇痛方案处理。①一级镇痛法：疼痛较轻者，可用阿司匹林等非阿片类解热抗炎镇痛药。②二级镇痛法：适用于中度持续性疼痛者，用可待因等弱阿片类药。③三级镇痛法：疼痛进一步加剧，改用强阿片类药，如吗啡、哌替啶等。

5. C【解析】癌性疼痛的给药要点：口服、按时（非按需）、按阶梯、个体化给药。

四、B 型题

1~3 A、D、B【解析】参见 A3/A4 型题第 3~4 题解析。

4. D【解析】良性肿瘤及交界性肿瘤的治疗以手术切除为主，切除必须彻底，治疗不当极易导致复发及恶变。

5. E【解析】非重要部位的良性肿瘤暂不治疗，进行适当观察。

6. D【解析】参见 B 型题第 4 题解析。

7. A【解析】直肠癌早期如果确诊，最有效的治疗方法是根治性切除手术，将病灶部位切除后，进行辅助化疗及中药调理，如果早期癌细胞没有发生转移，治愈率能达到 90% 以上。

8. B【解析】有严重吞咽障碍且不能耐受切除手术的晚期食管癌患者可行胃造口术以减轻其痛苦、延长生命。

9. B【解析】抗代谢类抗癌药对核酸代谢物与酶结合反应有相互竞争作用，影响与阻断核酸的合成，如甲氨蝶呤、氟尿嘧啶、阿糖胞苷等。

10. C【解析】抗生素类抗癌药是指有抗肿瘤作用的抗生素，如多柔比星、丝裂霉素、放线菌素 D 等。

11. A【解析】烷化剂类抗癌药的氮芥基团作用于 DNA、RNA、酶和蛋白质，导致细胞死亡，如氮芥、环磷酰胺、白消安等。

12. D【解析】参见 A1 型题第 12 题解析。

13. E【解析】激素类抗癌药能改变内环境进而影响肿瘤生长，有的能增强机体对肿瘤侵害的抵抗力，常用的有他莫昔芬、己烯雌酚、黄体酮等。

14~16 D、B、E【解析】肿瘤临床分期的目的是反映疾病的发展阶段，为制订治疗计划和评估预后提供依据。目前临床常用的主要是 TNM 分期。T 代表原发肿瘤，根据肿瘤大小和局部范围可分为 4 级（T_1、T_2、T_3、T_4）；N 表示区域淋巴结的情况，按淋巴结受累范围可分为 4 级（N_1、N_2、N_3、N_4）；M 表示远处转移，M_0 为无远处转移，M_1 则为有远处转移。

17. A【解析】化疗患者出现皮肤瘙痒时应选用炉甘石洗剂，其具有收敛和保护皮肤的作用。

18. C【解析】化疗患者如合并口腔真菌感染，应使用 3% 苏打水漱口，并用制霉菌素 10 万 U/ml 含漱。

19. B【解析】化疗患者出现口腔溃疡时应选用锡类散。锡类散除主要治疗口腔溃疡外，对食管癌等其他一些疾病效果也不错。

20. D【解析】静脉炎的治疗护理措施：患肢抬高、制动；超短波治疗：每日 1 次，每次 15~20 分钟；药物治疗：50% 硫酸镁湿热敷，每日 2 次，每次 20 分钟；如意金黄散：醋调外敷，每日 2 次，功效为清热、镇痛、消肿。

21. C【解析】对于化疗患者脱发的护理措施是使用头皮降温法，其可以减少化疗对毛囊细胞造成的不利影响从而减少脱发。

22. E【解析】对于化疗出现骨髓抑制者，将其于无菌室或层流无菌室内，严密保护和精心护理常可帮助患者度过危险期。

23. A【解析】碳酸氢钠溶液呈碱性，可以碱化尿液以促进药物从尿液排泄。

24. B【解析】别嘌呤醇可抑制黄嘌呤氧化酶，使次黄嘌呤及黄嘌呤不能转化为尿酸，即尿酸合成减少，进而降低血中尿酸浓度。

25. D【解析】口腔黏膜照射后，唾液分泌减少，可出现口干的症状，患者可使用麦冬、金银花泡茶饮用。

五、X 型题

1. ABC【解析】根治性手术是指切除全部肿瘤组织及可能累及的周围组织和区域淋巴结，以求达到彻底治愈的目的。广义的根治性手术包括肿瘤切除术、广泛切除术、根治术及扩大根治术等。

2. BCD【解析】对放射线中度敏感的肿瘤有基底细胞癌、鼻咽癌、乳腺癌、食管癌、肺癌等。参见 A1 型题第 4 题解析。

3. ABC【解析】恶性肿瘤的发生、发展包括癌前期、原位癌和浸润癌 3 个阶段。从病理形态看，癌前期上皮增生明显，伴有不典型增生；原位癌变仅限于上皮层内，是未突破基膜的早期癌；浸润癌则突破基膜向周围组织浸润、发展，破坏和侵蚀周围组织的正常结构。

4. ABCDE【解析】肿瘤的手术治疗方法包括预防性手术、诊断性手术、根治性手术、姑息性手术、减瘤手术、复发或转移灶手术、重建和康复手术。

5. ABCE【解析】为促进患者康复、减少并发症的发生，肿瘤术后采取以下护理措施：①严密观察生命体征的变化。②加强引流管护理。③观察伤口渗血、渗液情况，保持伤口敷料干燥；观察切口的颜色、温度，尤其是皮瓣移植术后，如发现颜色苍白或青紫、局部变冷应及时处理。④加强皮肤和口腔护理。⑤鼓励患者多翻身，深呼吸，有效咳嗽、咳痰。⑥早期下床活动可促进肠蠕动、减轻腹胀、预防肠粘连，并可增进食欲、促进血液循环及切口愈合，但应注意保暖和安全。

6. ABCD【解析】恶性肿瘤的转移方式有直接蔓延、淋巴转移、血行转移及种植转移。

7. ACD【解析】细胞周期时相特异性药是指选择性作用于某一时相的药物，如阿糖胞苷、羟基脲抑制 S 期，长春新碱对 M 期有抑制作用。氟尿嘧啶属于细胞周期特异性药物。氮芥属于细胞周期非特异性药物。

8. BC【解析】对放射线高度敏感的肿瘤有淋巴造血系统肿瘤、性腺肿瘤、多发性骨髓瘤等。参见 A1 型题第 4 题解析。

9. BCDE【解析】参见 A1 型题第 30 题解析。

10. BCE【解析】各类肿瘤的恶性程度不一，通常用 3 年、5 年、10 年的生存率表示其病种的治疗效果。

11. ABCDE【解析】肿瘤放疗的禁忌证：①晚期肿瘤，伴严重贫血、恶病质者。②外周血白细胞计数低于3.0×10^9/L，血小板低于50×10^9/L，血红蛋白低于90g/L者。③合并各种传染病，如活动性肝炎、活动性肺结核者。④心、肺、肾、肝等功能严重不全者。⑤接受放疗的组织器官已有放射性损伤者。⑥对放射线中度敏感的肿瘤已有广泛远处转移或经足量放疗后近期内复发者。

12. AB【解析】参见X型题第7题解析。

13. ACE【解析】抗癌药按细胞动力学分类，可分为细胞周期非特异性药物、细胞周期特异性药物和细胞周期时相特异性药物。

14. AB【解析】对放射线低度敏感的肿瘤有胃肠道腺癌、软组织及骨肉瘤等。参见A1型题第4题解析。

15. ADE【解析】氮芥、环磷酰胺和白消安均属于烷化剂类抗癌药。甲氨蝶呤属于抗代谢类抗癌药。多柔比星属于抗生素类抗癌药。

16. AB【解析】甲氨蝶呤和阿糖胞苷均属于抗代谢类抗癌药。放线菌素D属于抗生素类抗癌药。己烯雌酚、黄体酮均属于激素类抗癌药。

17. BCE【解析】多柔比星、丝裂霉素和放线菌素D均属于抗生素类抗癌药。氮芥属于烷化剂类抗癌药。甲氨蝶呤属于抗代谢类抗癌药。

18. BCD【解析】己烯雌酚、他莫昔芬和黄体酮均属于激素抗癌药。长春新碱属于生物碱类抗癌药。羟基脲属于其他类抗癌药。

19. ACDE【解析】肿瘤的早期症状常不明显，不能单靠症状进行诊断，其特异性很差，和很多疾病有相似的表现，体检往往可以为早期发现肿瘤提供资料和数据。细胞和组织学证据仍然是肿瘤确定诊断的主要依据。

20. ABCDE【解析】肿瘤五项是指五项肿瘤标志物，包括甲胎蛋白、癌胚抗原、人绒毛膜促性腺激素（hCG）、糖链抗原19-9（CA19-9）、癌抗原125（CA125）。肿瘤五项检查一般作为常规查体时肿瘤的筛查。

21. ABCD【解析】肿瘤放疗技术包括远距离治疗（外照射）、近距离治疗（腔内放疗）、立体定向放疗（X刀或γ刀）和适形放疗等。

22. ABCDE【解析】传统的抗癌药分类法是根据药物的化学结构、来源及作用机制分类，可分为7类，即细胞毒素类药、抗代谢类药、抗生素类药、生物碱类药、激素类药、分子靶向药及其他。

第九章　颅脑疾病患者的护理

一 A1 型题

1. 对于颅内压增高昏迷患者，首要的护理措施是

A. 促苏醒　　B. 保持呼吸道通畅

C. 解除尿潴留　　D. 给予充足的营养

E. 头部抬高 15°

2. 下列关于冬眠低温治疗期间的护理叙述错误的是

A. 冬眠期间不宜翻身或移动体位　　B. 通常体温降至肛温 32~34℃

C. 收缩压低于 100mmHg 应停止给药　　D. 降温前先用冬眠药物

E. 复温时应先停用冬眠药物

3. 颅内肿瘤治疗最直接、有效的方法是

A. 降低颅内压　　B. 手术治疗

C. 放疗　　D. 化疗

E. 生物治疗

4. 小脑幕切迹疝时出现意识障碍，其损害部位是

A. 大脑皮质　　B. 丘脑

C. 中脑　　D. 脑桥

E. 延髓

5. 原发性脑干损伤瞳孔变化的特征为

A. 双侧瞳孔散大固定　　B. 伤后双侧瞳孔立即缩小

C. 一侧瞳孔进行性散大，对光反射消失　　D. 双侧瞳孔散大、对光反射消失、眼球固定

E. 两侧瞳孔等大，对光反射灵敏

6. 小脑幕切迹疝时肢体活动障碍的特点是

A. 病变同侧肢体瘫痪　　B. 病变同侧上肢和对侧下肢瘫痪

C. 病变对侧肢体瘫痪　　D. 病变对侧和同侧肢体瘫痪

E. 四肢瘫痪

7. 枕骨大孔疝最后导致

A. 颅内压增高　　B. 硬脑膜下血肿

C. 小脑挫裂伤　　D. 呼吸中枢损伤

E. 高血压危象

8. 一般颅脑损伤后或术后无昏迷者最适宜的体位是

A. 平卧位　　B. 头低足高位

C. 俯卧位　　D. 头高位

E. 侧卧位

9. 区分开放性颅骨骨折和闭合性颅骨骨折是根据

A. 硬脑膜是否破裂　　B. 颅骨、硬脑膜是否同时破裂

C. 骨折部位是否与外界相通　　D. 头皮、硬脑膜是否同时破裂

E. 头皮、颅骨是否同时破裂

10. 关于颅内压增高头痛的叙述，不正确的是

A. 是最早和最常见的症状　　B. 呕吐后头痛加重

C. 多位于前额及颞部　　D. 以清晨和晚间较重

E. 以胀痛和撕裂痛多见

11. 颅内压增高昏迷患者，治疗呼吸道梗阻最有效的措施是

A. 通过鼻腔、口腔吸痰　　B. 气管切开

C. 鼻腔置管，氧气吸入　　D. 从口腔行气管插管

E. 用开口器侧卧位引流

12. 颅脑术后患者头转向健侧，是为了

A. 防止呕吐　　B. 减轻疼痛

C. 便于观察伤口情况　　D. 防止脑疝的形成

E. 减少伤口的压力

13. 被认为是颅内动脉瘤诊断的“金标准”的检查方法是

A. 全脑血管造影　　B. CT 血管成像（CTA）

C. 磁共振血管成像（MRA）　　D. 头颅 MRI

E. 头颅 CT

14. 关于颅脑损伤患者癫痫发作时的护理，叙述不正确的是

A. 加束缚带保护，防坠床　　B. 取仰卧位，头摆正

C. 清除口腔分泌物　　D. 置牙垫

E. 保证呼吸通畅

15. 下列选项中，不属于原发性脑损伤的是

A. 脑挫伤　　B. 脑裂伤

C. 脑疝　　D. 脑震荡

E. 弥漫性轴索损伤

16. 脑疝形成的主要原因是
A. 弥漫性颅内压增高　　B. 脑脊液循环通路受阻
C. 颅腔内压力梯度明显改变　　D. 脑水肿、脑组织体积增大
E. 脑干水肿

17. 脑挫裂伤早期，脑水肿一般在（　　）内发展到高峰
A. 伤后1~3天　　B. 伤后3~5天
C. 伤后5~7天　　D. 伤后3~7天
E. 伤后5~10天

18. 颅内压增高最根本的治疗方法是
A. 缺水治疗　　B. 糖皮质激素治疗
C. 病因治疗　　D. 冬眠低温疗法
E. 侧脑室外引流术

19. 急性硬脑膜外血肿的典型意识改变是
A. 持续昏迷状态　　B. 伤后昏迷-清醒-再昏迷
C. 伤后无昏迷　　D. 昏迷时浅时深
E. 伤后昏迷以后清醒不再昏迷

20. 颅脑外伤患者临终状态的瞳孔表现是
A. 一侧瞳孔缩小，对光反射迟钝　　B. 一侧瞳孔放大，对光反射迟钝
C. 一侧瞳孔散大，对光反射消失　　D. 双侧瞳孔大小多变，对光反射迟钝
E. 双侧瞳孔散大，对光反射消失

21. 颅骨骨折患者，为促进脑脊液外漏通道早日闭合，正确的护理措施是
A. 神志清醒者应取头低足高位　　B. 昏迷者应取俯卧位
C. 昏迷者平卧位，头偏向一侧　　D. 脑脊液一旦停止外漏即给予平卧位
E. 患者取半坐卧位，头偏向患侧

22. 小脑幕切迹疝患者瞳孔变化及肢体瘫痪的特点是
A. 病变同侧瞳孔变化及同侧肢体瘫痪　　B. 病变同侧瞳孔变化及对侧肢体瘫痪
C. 病变对侧瞳孔变化及同侧肢体瘫痪　　D. 病变对侧瞳孔变化及对侧肢体瘫痪
E. 双侧瞳孔变化及对侧肢体瘫痪

23. 判断颅底骨折最有价值的临床表现是
A. 眼睑淤血　　B. 球结膜下出血
C. 鼻孔流血　　D. 脑脊液漏
E. 严重头痛

24. “熊猫眼征”提示
A. 颅中窝骨折　　B. 颅后窝骨折

C. 颅盖骨折　　D. 颅前窝骨折

E. 颅盖线性骨折

25. 颅盖骨折以（　　）的发生率最高，局部压痛、肿胀，患者常伴有局部骨膜下血肿

A. 螺旋形骨折　　B. 凹陷性骨折

C. 线性骨折　　D. 粉碎性骨折

E. 嵌入骨折

26. 有关脑挫裂伤的意识障碍的叙述，下列不正确的是

A. 绝大多数持续在半小时以上

B. 受伤当时立即出现

C. 重症者可长期昏迷

D. 少数局限的脑挫裂伤可不出现早期的意识障碍

E. 意识障碍的程度和时间与挫裂伤程度无直接关系

27. 颅内肿瘤患者床头抬高30°左右的主要目的是

A. 有利于改善心脏功能　　B. 有利于改善呼吸功能

C. 有利于颅内静脉回流　　D. 有利于鼻饲

E. 防止呕吐物误入呼吸道

28. 下述关于颅脑损伤的护理，叙述错误的是

A. 密切观察神志改变　　B. 床头抬高15~30cm

C. 保持呼吸通畅，必要时气管切开　　D. 便秘严重者可用甘油低压灌肠

E. 避免躁动，必要时用可待因

29. 通过改善毛细血管通透性降低颅内压的治疗方法是

A. 脱水治疗　　B. 过度换气

C. 激素治疗　　D. 冬眠低温治疗

E. 脑室穿刺外引流术

30. 下列关于颅内动脉瘤的叙述，不正确的是

A. 颅内动脉瘤是颅内动脉壁的囊性膨出阶段

B. 是造成蛛网膜下隙出血的最常见的原因

C. 好发于20~30岁的青年人

D. 小动脉瘤未出血者可无症状

E. 可因运动、情绪波动、咳嗽等诱因而突发破裂出血

31. 头部外伤后，缓慢出现乳突后、枕下区皮下淤血，提示

A. 颅前窝骨折　　B. 颅中窝骨折

C. 颅后窝骨折　　D. 颅内血肿

E. 枕部挫伤

32. 关于脑疝的急救与护理，下列不正确的是

A. 以20%甘露醇250ml，静脉输注
B. 保持呼吸道通畅并给氧
C. 密切观察病情
D. 做好紧急手术的准备
E. 躁动时给予哌替啶

33. 下列关于颅中窝骨折患者的护理措施，不正确的是

A. 禁止腰椎穿刺
B. 枕部垫无菌巾
C. 禁忌堵塞鼻腔
D. 床头抬高15~30cm
E. 用抗生素溶液冲洗鼻腔

34. 颅内压增高脑室外引流拔管正确的是

A. 引流时间应多于7天
B. 拔管前行头颅CT检查，并夹闭引流管3天
C. 患者无头痛、呕吐等症状即可拔管
D. 有颅内压增高症状也可拔管
E. 拔管时可不夹闭引流管

35. 急性颅内压增高不能进食患者每日液体的入量不宜超过

A. 1000ml
B. 1500ml
C. 2000ml
D. 2500ml
E. 3000ml

36. 脑震荡的表现是

A. 进行性遗忘
B. 无脑干功能紊乱的表现
C. 意识障碍不超过30分钟
D. 神经系统检查有阳性体征
E. 脑脊液检查有红细胞

37. 脑脊液鼻漏的治疗应

A. 及时用纱条填塞患侧鼻孔
B. 多次鼻腔冲洗
C. 立即开颅修补硬脑膜
D. 观察2~3周，并用抗生素治疗
E. 持续从鼻腔吸引脑脊液

38. 观察颅脑损伤患者时，提示为急性颅内压增高的早期表现的是

A. 脉搏快，呼吸急促
B. 脉搏快，血压降低
C. 脉搏快，血压高
D. 脉搏慢，呼吸慢，血压高
E. 脉搏慢，血压低

39. 诊断颅内肿瘤的首选方法是

A. X线检查
B. 颅脑B超
C. CT和MRI
D. 正电子发射体层成像（PET）
E. 数字减影血管造影（DSA）

40. 枕骨大孔疝不同于小脑幕切迹疝的临床表现是

A. 头痛剧烈
B. 呕吐频繁

C. 意识障碍　　D. 呼吸骤停出现早

E. 血压升高，脉缓有力

41. 颅底骨折有脑脊液耳、鼻外漏时，下列叙述不正确的是

A. 应用抗生素　　B. 忌腰椎穿刺

C. 冲洗消毒后用棉球堵塞　　D. 禁擤鼻涕

E. 取半坐卧位，头偏向患侧

42. 临床上用 20%甘露醇降低颅内压正确的使用方法是

A. 快速静脉注射　　B. 缓慢静脉滴注，防止高渗溶液产生静脉炎

C. 1~2 小时内静脉滴注完 250ml　　D. 15~30 分钟内静脉滴注完 250ml

E. 输液速度控制在 60~80 滴/分

43. 颅内动脉瘤的首选治疗方法是

A. 防止出血或再出血，控制动脉痉挛　　B. 开颅动脉瘤蒂夹闭术

C. 血管内栓塞治疗　　D. 控制血压，降低颅内压

E. 使用扩血管药治疗

44. 颅底骨折常为

A. 闭合性骨折　　B. 开放性骨折

C. 青枝骨折　　D. 凹陷骨折

E. 螺旋形骨折

45. 应立即做手术准备的脑外伤是

A. 脑震荡　　B. 颅底骨折伴脑脊液耳漏

C. 脑挫裂伤　　D. 硬脑膜外血肿

E. 蛛网膜下隙出血

46. 脑疝前驱症状不包括

A. 频繁呕吐　　B. 体温升高

C. 烦躁不安　　D. 脉搏减慢

E. 呼吸不规则

47. 脑室外引流的量为每日不超过

A. 200ml　　B. 400ml

C. 300ml　　D. 500ml

E. 600ml

48. 颅内压增高“三主征”是指

A. 血压升高、脉缓有力、呼吸深慢　　B. 眩晕、呕吐、共济失调

C. 头痛、呕吐、视盘水肿　　D. 头痛、颈强直、克尼征阳性

E. 昏迷，一侧瞳孔散大，对侧肢体痉挛性瘫痪

49. 脑挫裂伤患者如果没有休克，应采取的卧位是
A. 去枕仰卧
B. 斜坡卧位
C. 平卧
D. 侧卧
E. 头低足高位

50. 颅底骨折引起的脑脊液漏的自愈时间为
A. 1~2 周
B. 2~3 周
C. 3~4 周
D. 3 周内
E. 2~4 周

51. 自发性蛛网膜下隙出血最常见的病因是
A. 脑血管畸形
B. 颅内动脉瘤
C. 高血压动脉硬化
D. 肿瘤
E. 烟雾病

52. 关于格拉斯哥昏迷评分（GCS）的描述，下列哪项是错误的
A. 总分最高 15 分，最低 3 分
B. 总分越低表明意识障碍越重
C. 总分越高则预后越好
D. 总分在 8 分以上表示有昏迷
E. 总分由低分向高分转化说明病情好转

53. 颅内血肿按症状出现的时间分类，亚急性血肿的症状出现在
A. 3 天内
B. 3 天至 1 周
C. 3 天至 3 周
D. 1 周后
E. 3 周后

54. 头皮裂伤 28 小时，伤口内有污物最好
A. 不做清创术
B. 清创后二期缝合
C. 每日换药
D. 清创后一期缝合
E. 清创后缝合，放置引流物

55. 下列神志障碍表现中与颅内血肿关系最为密切的是
A. 嗜睡
B. 浅昏迷
C. 深昏迷
D. 中间清醒期
E. 反应迟钝

56. 下列哪项较少引起颅内压增高
A. 颅内血肿
B. 开放性颅底骨折
C. 颅内肿瘤晚期
D. 化脓性脑膜炎
E. 出血性脑卒中

57. 关于头皮撕脱伤的处理，叙述不正确的是
A. 彻底清创
B. 抗休克

C. 用抗生素 D. 用破伤风抗毒素（TAT）

E. 撕下头皮过大，只能弃掉，待以后植皮

58. 最严重的头皮损伤是

A. 皮下血肿 B. 头皮裂伤

C. 头皮挫伤 D. 骨膜下血肿

E. 头皮撕脱伤

59. 治疗不能吸收的较大帽状腱膜下血肿应

A. 切开引流 B. 等待血肿自行消失

C. 切开清除血肿 D. 无菌操作下穿刺抽吸加压包扎

E. 穿刺抽血注入止血药

60. 颅底骨折伴脑脊液漏禁止堵塞耳鼻的原因是

A. 防止脑病形成 B. 防止脑水肿

C. 防止头痛 D. 预防颅内逆行感染

E. 防止昏迷

61. 脑疝形成的主要机制是

A. 脑组织水肿 B. 脑血流量的调节失常

C. 二氧化碳分压（$PaCO_2$）增高 D. 颅腔内压力分布不均匀

E. 脑脊液生理调节作用减退

62. 枕骨大孔疝是由于

A. 小脑扁桃体移位 B. 颞叶沟回和海马回移位

C. 脑桥移位 D. 中脑移位

E. 脑干移位

63. 小脑幕切迹疝导致瞳孔变化是由于移位的脑组织压迫

A. 动眼神经 B. 滑车神经

C. 展神经 D. 视神经

E. 三叉神经

64. 颅脑手术后，患者头部翻转过剧可引起

A. 脑出血 B. 休克

C. 脑栓塞 D. 脑疝

E. 脑干损伤

65. 小脑幕切迹疝和枕骨大孔疝的主要鉴别点是

A. 早期意识障碍且逐渐加深 B. 患侧瞳孔散大，健侧肢体瘫痪

C. 去大脑强直发作 D. 剧烈头痛

E. 生命体征改变

66. 颅内高压患者腰椎穿刺放脑脊液后，发生呼吸骤停，可能发生了

A. 颞叶沟回疝　　B. 枕骨大孔疝

C. 小脑幕切迹疝　　D. 脑室出血

E. 脑肿瘤突发囊性变

67. 不能提供颅内高压病因或定位诊断的是

A. 病史　　B. 颅脑 X 线片

C. 颅内高压“三主征”　　D. 头颅 CT、脑血管造影

E. 脑的局灶性症状

68. 以下关于脑疝的急救措施，叙述不正确的是

A. 静脉注射呋塞米 20mg　　B. 腰椎穿刺放脑脊液，尽快降低颅内压

C. 迅速查明病因并处理　　D. 快速静脉滴注 20%甘露醇溶液 250ml

E. 静脉注射地塞米松 10mg

69. 颅内压增高引起的头痛特点是

A. 常在头顶部疼痛剧烈　　B. 低头、弯腰时头痛减轻

C. 口服镇痛药可缓解　　D. 常在晨起或夜间加重

E. 头痛较局限

70. 关于颅内高压引起呕吐的特点，叙述错误的是

A. 易发生于餐后　　B. 突然喷射而出

C. 缓慢吐出　　D. 多在头痛剧烈时出现

E. 儿童可反复发生呕吐，常被误诊为胃肠疾病

71. 小脑幕切迹疝最有代表性的临床表现是

A. 神志障碍，患侧瞳孔先缩小后逐渐散大

B. 神志障碍，瞳孔早期扩大

C. 神志障碍，呼吸障碍

D. 头痛呕吐，神志昏迷

E. 神志清醒，一侧瞳孔明显散大

72. 枕骨大孔疝临床表现中最危急的是

A. 剧烈头痛　　B. 频繁呕吐

C. 颈强直　　D. 早期突发呼吸骤停

E. 意识障碍

73. 对颅内高压患者的处理，下列叙述不正确的是

A. 应用脱水药　　B. 便秘时高压灌肠

C. 呼吸不畅可行气管切开　　D. 密切观察病情变化

E. 限制液体摄入量

74. 颅内压明显增高时禁做腰椎穿刺是为了避免

A. 脑脊液外漏　　B. 穿刺部位出血
C. 并发颅内感染　　D. 脑组织移位
E. 穿刺部位感染

75. 对颅内压增高患者的护理，护士应注意观察患者的

A. 瞳孔　　B. 脉搏
C. 肌张力　　D. 意识
E. 呕吐的量

76. 降低颅内压治疗最常用的是

A. 肾上腺皮质激素　　B. 呋塞米
C. 抗生素　　D. 浓缩血浆
E. 甘露醇

77. 颅脑损伤患者行冬眠疗法时，应维持肛温在

A. 26~28℃　　B. 28~30℃
C. 30~32℃　　D. 32~34℃
E. 34~36℃

78. 头皮血肿较局限，触诊无波动感的是

A. 皮下血肿　　B. 帽状腱膜下血肿
C. 骨膜下血肿　　D. 硬脑膜外血肿
E. 硬脑膜下血肿

79. 头皮裂伤的创口裂开较大，说明伤及

A. 皮肤层　　B. 帽状腱膜下层
C. 皮下组织层　　D. 颅骨骨膜
E. 帽状腱膜层

80. 颅前窝骨折最易损伤

A. 嗅神经　　B. 滑车神经
C. 动眼神经　　D. 面神经
E. 听神经

81. 硬脑膜外血肿继发意识障碍的主要原因是

A. 脑水肿　　B. 脑血管痉挛
C. 脑缺血　　D. 血肿形成与发展
E. 脑脊液循环障碍

82. 软脑膜、血管及脑组织同时破裂，伴有外伤性蛛网膜下隙出血，为

A. 脑震荡　　B. 脑挫伤

C. 脑裂伤　　D. 急性硬膜下血肿
E. 急性硬脑膜外血肿

83. 对于凹陷深度超过 1cm 的颅盖骨折的处理应采取
A. 不做任何处理　　B. 脱水疗法
C. 严密观察病情变化　　D. 应用防癫痫药
E. 尽早手术整复

84. 诊断颅底骨折的主要依据是
A. 头部外伤史　　B. 软组织淤血斑
C. 脑脊液外漏　　D. 脑神经损伤
E. 颅内高压症

85. 多数蛛网膜下隙出血患者防止再出血的最有效方法是
A. 血压维持在正常范围内　　B. 安静卧床 4~6 周
C. 保持大便通畅　　D. 不做体力劳动
E. 手术切除动脉瘤或血管畸形

86. 出现小脑幕切迹疝时，有定位意义的瞳孔变化是
A. 双侧瞳孔缩小　　B. 伤侧瞳孔散大
C. 双侧瞳孔多变　　D. 双侧瞳孔散大
E. 伤侧瞳孔缩小

87. 脑震荡患者的意识改变是
A. 伤后清醒继发昏迷　　B. 伤后出现短暂昏迷
C. 昏迷有中间清醒期　　D. 伤后昏迷逐渐加深
E. 伤后持续昏迷

二 A2 型题

1. 患者，男性，25 岁。脑外伤后昏迷。对患者神志的观察，不正确的是
A. 首先注意有无意识障碍　　B. 观察意识障碍的程度
C. 昏迷者出现躁动，提示病情加重　　D. 昏迷-躁动-清醒，说明病情好转
E. 清醒-躁动-昏迷，提示病情加重

2. 患者，男性，35 岁。头部外伤，伤后神志不清，呼唤能睁眼，语言反应为吐词不清，运动反应为刺痛肢屈。该患者按格拉斯哥昏迷评分法应记为
A. 8 分　　B. 9 分
C. 10 分　　D. 11 分
E. 12 分

3. 患者，男性，35 岁。头部摔伤，昏迷不醒 8 小时。检查：浅昏迷状态，偶能睁眼，右侧

瞳孔散大，对光反射消失，右眼眶周围肿胀，皮下有淤血，左上肢不能活动，左侧椎体征阳性。腰椎穿刺压力 13.95mmHg，呈均匀血性脑脊液，颅骨 X 线片示右眼眶骨折，CT 检查示右额颞部有低密度区。该患者可能的诊断是

A. 脑震荡　　B. 脑挫伤
C. 脑干损伤　　D. 颅内血肿
E. 脑挫裂伤

4. 患者，男性，33 岁。骑摩托时不慎跌倒，当时昏迷，约 2 分钟后苏醒，回家后由亲友护送入院求诊。现诉头晕、恶心、神疲懒言，对翻车当时情形记忆不清。检查：头部无创口、皮下无血肿，左额部有压痛，两侧瞳孔等大等圆，对光反射灵敏。测血压、呼吸、脉搏、体温均正常，血液化验无异常改变。可能诊断为

A. 脑震荡　　B. 脑挫伤
C. 脑干损伤　　D. 颅内血肿
E. 脑水肿

5. 患者，男性，29 岁。头部损伤后，球结膜下出血，鼻孔出血且有脑脊液流出。可能为

A. 鼻骨骨折　　B. 颅盖骨骨折
C. 颅前窝骨折　　D. 颅中窝骨折
E. 颅后窝骨折

6. 患者，女性，28 岁。在一次车间作业中，因长发被卷入转动的机器，造成头皮整片撕脱。此时做法正确的是

A. 可加压包扎止血　　B. 行穿刺术
C. 热敷　　D. 12 小时内缝合
E. 头皮用无菌敷料包裹，隔水放置于有冰块的容器内

7. 患者，女性，38 岁。头部创伤，昏迷 8 小时。检查：格拉斯哥昏迷评分法评为 5 分，瞳孔散大，对光反射消失，四肢不能活动，并有脑脊液鼻漏。下列护理诊断中，不正确的是

A. 有窒息危险　　B. 有颅内感染的危险
C. 潜在并发症　　D. 腹泻
E. 自理缺陷

8. 患者，男性，59 岁。站立中突然短暂意识丧失，头部撞击在地，脑后部出血，继之出现喷射状呕吐，进行性意识障碍。诊断颅内压增高，原因待查。该患者合适的输液计划应该为

A. 1000ml　　B. 1500~2000ml
C. 2000~3000ml　　D. 3000ml 以上
E. 快速输注以补充身体所需

9. 患者，男性，32 岁。从高处坠落后昏迷。查体：呼唤能睁眼，说话含混不清，针刺肢体呈过伸反应。格拉斯哥昏迷评分应为

A. 6 分　　B. 7 分

C. 8 分　　D. 9 分

E. 10 分

10. 患者，男性，30 岁。车祸中头部受撞击，昏迷 2 小时，躁动不安，曾呕吐 2 次，呈喷射性。不正确的处理是

A. 抬高床头 15°~30°　　B. 给予吸氧

C. 肌内注射吗啡　　D. 甘露醇快速静脉滴注

E. 保持呼吸道通畅

11. 患者，男性，25 岁。车祸后昏迷，20 分钟后诉轻微头痛，四肢活动自如，次日感头痛加剧，呕吐数次，嗜睡而就诊。处理宜

A. 镇静、休息 1 周　　B. 镇静、镇呕、休息 1 周

C. 脱水、利尿、随诊　　D. 脱水、利尿、进一步检查

E. 脱水、利尿、镇呕、开颅探查

12. 患者，女性，45 岁。因脑肿瘤、颅内压增高，行脑室引流术后 3 小时，引流管无脑脊液流出。以下处理方法中不正确的是

A. 将引流袋降低　　B. 报告医生

C. 将引流管轻轻旋转　　D. 生理盐水冲洗

E. 必要时换管

13. 患者，男性，35 岁。因车祸致颅脑损伤，唤之睁眼，回答问题错误，躲避刺痛。其格拉斯哥昏迷评分为

A. 15 分　　B. 12 分

C. 11 分　　D. 8 分

E. 5 分

14. 患者，女性，20 岁。颅脑损伤后，意识障碍有中间清醒期，一侧瞳孔散大，对光反射消失，对侧肢体偏瘫。提示为

A. 脑挫裂伤　　B. 脑干损伤

C. 硬脑膜外血肿造成小脑幕切迹疝　　D. 枕骨大孔疝

E. 脑内血肿

15. 患者，男性，36 岁。因所乘汽车发生事故，头面部受重伤入院。入院体检：体温38. 0~39. 5℃，脉搏 105 次/分，血压 135/105mmHg，伤员呈深昏迷，两侧瞳孔缩小如针尖，颈项后仰，四肢伸直且肌紧张，时有全身抽搐。两侧锥体束征阳性。右顶颞部和枕部头皮都有裂口，口腔变形下颌骨骨折，分泌物常堵塞呼吸道。呼吸显著减慢，最少可到 5

次/分。颅骨X线平片见下颌骨两侧均有骨折。胸部X线片见右侧第6、第7肋骨骨折。胸部透视见右膈运动减弱。该患者可能的诊断是

A. 脑震荡　　B. 脑挫伤
C. 脑干损伤　　D. 颅内血肿
E. 脑水肿

16. 患者，男性，45岁。车祸后出现昏迷。护理中最重要的是

A. 及时调整患者体位
B. 记录24小时出入量
C. 按时测定并记录意识、瞳孔、脉搏、呼吸和血压
D. 避免坠床及误伤
E. 做好五官及皮肤护理

17. 患者，男性，38岁。颅内压增高，住院后患者的卧位是抬高床头15°~30°。其目的是

A. 利于呼吸通畅　　B. 防止呕吐窒息
C. 舒适　　D. 利于血液循环
E. 减轻脑水肿

18. 患者，男性，30岁。因车祸致前额及眶部撞伤，眼睑青肿，结膜下出血，鼻部不断流出血性液体。该患者可诊断为

A. 额骨骨折　　B. 面部挫伤
C. 颅前窝骨折　　D. 颅中窝骨折
E. 鼻骨骨折

19. 患者，女性，48岁。头部创伤引起脑干损伤，高温，拟行冬眠低温疗法。物理降温在用冬眠药后0.5小时施行，这是为了防止

A. 低血压　　B. 抽搐
C. 寒战　　D. 不退热
E. 呼吸困难

20. 患者，男性，26岁。车祸致颅脑损伤。查体：一侧瞳孔散大，对侧肢体瘫痪。提示为

A. 小脑幕切迹疝　　B. 枕骨大孔疝
C. 延髓损伤　　D. 动眼神经损伤
E. 脑干损伤

21. 患者，男性，50岁。在建筑工地上跌倒伤及头部入院。神志不清，不能唤醒，但压迫眶上孔处有皱眉反应。其意识障碍程度可判断为

A. 反应迟钝　　B. 浅昏迷
C. 深昏迷　　D. 嗜睡
E. 淡漠

22. 患者，男性，35 岁。因车祸致头外伤，当时昏迷 10 分钟，清醒后诉头痛、恶心。经治疗后再次进入昏迷状态。诊断为硬脑膜外血肿。手术前为防止脑疝形成的主要措施是

A. 保持呼吸道通畅　　B. 快速静脉滴注甘露醇

C. 应用肾上腺皮质激素　　D. 头部冰袋降温

E. 限制液体输入量

23. 患者，女性，15 岁。骑车摔倒，左额部着地，当时昏迷，20 分钟后清醒，自觉轻微头痛，四肢活动正常，次日头痛加重，呕吐 1 次，来院就诊。首先应检查

A. 头颅 CT　　B. 脑电图

C. 腰椎穿刺　　D. 头颅 X 线片

E. 脑血管造影

24. 患者，女性，36 岁。全身麻醉开颅术后，患者已清醒。应采取的卧位是

A. 平卧位　　B. 半卧位

C. 侧卧位　　D. 头高斜坡位

E. 平卧位头偏向一侧

25. 患者，女性，41 岁。从 4m 高空坠落致严重头部外伤，自诉头痛、头晕、呕吐 2 次，以“颅内血肿”收治入院。查体：血压 145/85mmHg，脉搏缓慢，呼吸深慢，眼底检查见视盘水肿。对该患者进行冬眠低温疗法的目的不正确的是

A. 减少脑血流量　　B. 降低脑氧耗量

C. 延缓病变进展速度　　D. 增加脑对缺血缺氧的耐受力

E. 减少脑代谢率

26. 患者，男性，40 岁。确诊为小脑幕切迹疝。护理评估不会出现的表现是

A. 进行性意识障碍

B. 剧烈头痛，频繁呕吐并烦躁不安

C. 颈强直，呼吸停止，瞳孔无明显变化

D. 一侧瞳孔散大之后双侧瞳孔散大

E. 一侧瞳孔散大，对侧肢体瘫痪

27. 患者，女性，32 岁。头部受伤 10 小时后入院。查体：呈昏迷状态，血压增高，呼吸缓慢，脉搏缓慢有力，右侧瞳孔散大。以下判断及处理措施中不正确的是

A. 发生颅内压增高　　B. 立即静脉滴注甘露醇

C. 发生枕骨大孔疝　　D. 立即向医生汇报

E. 保持呼吸道通畅

28. 患者，男性，65 岁。因颅内压升高，医嘱给予输注 20% 甘露醇 250ml。其输注时间最多为

A. 10 分钟　　B. 30 分钟

C. 60分钟　　D. 90分钟
E. 120分钟

29. 患者，女性，59岁。住院期间突发颅内压增高。避免进行腰椎穿刺检查的主要原因是
A. 可使颅内压骤降　　B. 可造成颅内感染
C. 有促成枕骨大孔疝的危险　　D. 可加重患者痛苦
E. 有加重脑水肿的危险

30. 患者，女性，68岁。脑外伤入院，头痛逐渐加重，颅内压增高，行腰椎穿刺脑脊液检查后，呼吸骤停，双侧瞳孔散大，血压下降。患者发生了
A. 颅内压增高　　B. 脑损伤
C. 枕骨大孔疝　　D. 小脑幕切迹疝
E. 以上都不对

31. 患者，男性，38岁。在建筑工地工作时被钝器砸伤头部，诉头痛、头晕、呕吐。查体见视盘水肿，CT检查提示为颅内血肿。患者颅内压增高时应采取的治疗措施不包括
A. 便秘时用肥皂水高压灌肠　　B. 用甘露醇脱水
C. 抽搐时用抗癫痫药　　D. 手术清除血肿
E. 高热给予物理降温

32. 患者，男性，44岁。驾车发生交通事故8小时后入院。体检：昏迷程度逐渐加重，一侧瞳孔最初缩小，以后逐渐散大，对光反射消失，对侧肢体瘫痪，血压85/55mmHg，脉搏96次/分，呼吸12次/分。考虑该患者为
A. 小脑幕切迹疝　　B. 颅内血肿
C. 颅骨骨折　　D. 颅内压增高
E. 枕骨大孔疝

33. 患者，男性，35岁。因车祸导致颅前窝骨折收治入院。下列护理措施中不正确的是
A. 避免用力打喷嚏　　B. 抗生素溶液冲洗鼻腔
C. 在外耳道放置干棉球　　D. 床头抬高3°
E. 禁忌鼻腔、耳道堵塞

34. 患者，女性，58岁。突然摔倒后昏迷约10分钟后清醒，诉头痛、恶心、呕吐，不能回忆受伤时的情形。查体无异常。考虑为
A. 脑震荡　　B. 脑病
C. 脑挫裂伤　　D. 脑内血肿
E. 颅内血肿

35. 患者，男性，38岁。因头部外伤2小时入院。诊断为脑挫裂伤。查体：神志不清，口鼻腔出血且分泌物多，口唇发绀，呼吸困难。患者目前的首要护理诊断是
A. 体温过高　　B. 低效型呼吸型态

C. 清理呼吸道无效　　D. 有受伤的危险

E. 潜在并发症：颅内出血

36. 患者，女性，30 岁。高空跌落后即昏迷，10 分钟后清醒，入院后再度昏迷，右侧瞳孔散大，对光反射迟钝，左侧偏瘫。考虑为

A. 硬脑膜外血肿　　B. 脑干损伤

C. 脑震荡　　D. 颅底骨折

E. 脑挫伤

37. 患者，女性，66 岁。在家宴请时突然跌倒在地，当时意识清醒，自己从地上爬起，后因左侧肢体无力再次跌倒，并出现二便失禁，随后意识丧失呈嗜睡状态，以“脑出血”入院。该患者可能出现的并发症是

A. 呼吸衰竭　　B、脑疝

C. 心力衰竭　　D. 肾衰竭

E. 弥散性血管内凝血（DIC）

三 A3/A4 型题

（1~6 题共用题干）

患者，男性，37 岁。头部外伤后昏迷 2 小时，曾呕吐 3 次。入院测血压 150/80mmHg，脉搏 60 次/分，呼吸 12 次/分。考虑脑挫裂伤，给予非手术治疗。

1. 该患者的首选检查方法是

A. CT 检查　　B. B 超检查

C. X 线检查　　D. MRI 检查

E. 腰椎穿刺检查

2. 该患者治疗的关键措施是

A. 促进脑功能恢复　　B. 限制每日输液量

C. 防治脑水肿　　D. 吸氧、物理降温

E. 保持呼吸道通畅

3. 降低颅内压的主要措施是

A. 床头抬高 15°~30°　　B. 限制每日输液量

C. 按时使用 20%甘露醇　　D. 吸氧、物理降温

E. 保持呼吸道通畅

4. 输液速度（脱水药除外）应限制在

A. 10~15 滴/分　　B. 15~20 滴/分

C. 25~30 滴/分　　D. 35~40 滴/分

E. 45~50 滴/分

5. 为及时发现小脑幕切迹疝，应重点观察
A. 瞳孔、肢体活动
B. 血压、脉搏、尿量
C. 意识、肌张力
D. 呼吸、体温、血压
E. 压迫眶上孔的反应
6. 假如该患者发生了小脑幕切迹疝，紧急处理措施不包括
A. 立即快速输入甘露醇、呋塞米等
B. 做好术前检查和准备
C. 行冬眠低温疗法
D. 密切观察生命体征、瞳孔变化
E. 对呼吸功能障碍者，立即气管插管进行辅助呼吸

（7~10题共用题干）

患者，男性，52岁。骑车时因路滑摔倒，头部触地，当即昏迷，送来急诊。神志昏迷，呼之不应，瞳孔无明显改变，对光反射存在，血压在正常范围内。约20分钟醒来，神志恢复正常，诉头痛、头晕，对创伤的事没有记忆，神经系统检查基本正常。

7. 该患者初步诊断为
A. 脑震荡
B. 脑挫裂伤
C. 脑干损伤
D. 硬脑膜外血肿
E. 硬脑膜下血肿
8. 该患者发生意识障碍的原因为
A. 脊髓反射弧损害
B. 神经系统兴奋性普遍增高
C. 脑干网状结构损害
D. 锥体束损害
E. 基底节损害
9. 观察过程中特别警惕出现
A. 血压下降
B. 再次昏迷
C. 全身抽搐
D. 瞳孔双侧散大
E. 呼吸骤停
10. 该患者应卧床休息
A. 2~3天
B. 3~5天
C. 1~2周
D. 2~3周
E. 1个月

（11~13题共用题干）

患者，女性，35岁。被人用铁棍击伤头部，当即昏迷，送医院途中清醒，并可与家人谈话，但头痛、呕吐明显。入院查体时呈昏迷状态，左瞳孔直径0.5cm，右侧0.2cm，右侧肢体无自主运动。

11. 与患者的临床表现特点最符合的诊断是

A. 脑挫裂伤　　B. 原发性脑干损伤

C. 急性硬脑膜下血肿　　D. 急性硬脑膜外血肿

E. 急性脑内血肿

12. 应立即给患者使用的最主要的急救药物是

A. 20%甘露醇　　B. 氨苯蝶啶

C. 地塞米松　　D. 苯巴比妥

E. 氢氯噻嗪

13. 目前禁忌的处理方法是

A. 腰椎穿刺测定颅内压　　B. 开颅探查

C. 应用地塞米松　　D. 20%甘露醇快速静脉滴注

E. 脑室引流

（14~15 题共用题干）

患者，男性，32 岁。从高处坠落，神志清楚，头面部有血肿，鼻孔持续流出粉红色血性液体，嗅觉和视力稍有减退。临床拟诊颅前窝骨折。

14. 诊断的主要依据是

A. 头部外伤史　　B. 脑脊液鼻漏

C. 眼眶周围青紫　　D. 嗅觉障碍

E. 视力减退

15. 下列护理措施中，不正确的是

A. 去枕平卧位　　B. 鼻腔不冲洗

C. 避免擦鼻涕　　D. 不做腰椎穿刺

E. 按时使用抗菌药

（16~17 题共用题干）

患者，女性，41 岁。突然剧烈头痛、呕吐、右上睑下垂。查体：右眼球活动受限，呈外展位，瞳孔扩大，对光反射消失，颈强直，克尼格征阳性。

16. 根据上述症状、体征，应考虑为

A. 颅内动脉瘤　　B. 颈动脉海绵窦瘘

C. 脑血管畸形　　D. 高血压脑出血

E. 脑梗死后出血

17. 若腰椎穿刺获得血性脑脊液，应与下列疾病鉴别，除外

A. 颅内动静脉畸形　　B. 高血压脑出血

C. 颅内肿瘤
D. 脊髓血管畸形
E. 外伤性蛛网膜下隙出血

（18~20题共用题干）

患者，男性，37岁。高空作业时不慎从5m高处坠落，当即昏迷，约20分钟后清醒，主诉头痛、恶心，呕吐2次。右侧外耳道有血性液体流出，双侧瞳孔等大，对光反射存在，右上肢除因骨折制动外肢体活动尚可。约2小时后，头痛、恶心、呕吐加重，进而昏迷，右侧瞳孔散大，对光反射差，左侧肢体瘫痪、腱反射亢进，巴宾斯基征阳性。

18. 该患者的主要病变是
A. 脑震荡及颅底骨折、脑脊液耳漏
B. 颅底骨折及硬脑膜外血肿
C. 脑挫裂伤，颅内高压
D. 颅内高压并发脑疝
E. 脑干损伤及颅内高压

19. 对该患者应采取的最主要救治措施是
A. 保持呼吸道通畅
B. 脱水疗法
C. 正确处理脑脊液漏
D. 严密观察瞳孔及生命体征变化
E. 紧急手术减压

20. 对该患者施行的护理措施中，不正确的是
A. 注意观察瞳孔及生命体征变化
B. 预防感染并注射TAT
C. 禁食，并给予常规补液量
D. 取头高位，头偏向一侧
E. 昏迷常规护理

（21~23题共用题干）

患者，男性，40岁。因车祸致头部受伤，自诉头痛、头晕、恶心、呕吐。查体见视盘水肿，血压155/95mmHg，脉搏缓慢有力，呼吸深而慢，入院后给予头颅CT检查，发现颅内血肿。

21. 患者的颅内压最少高于
A. $70mmH_2O$
B. $100mmH_2O$
C. $150mmH_2O$
D. $200mmH_2O$
E. $250mmH_2O$

22. 针对该患者最主要的治疗方法是
A. 限制液体输入
B. 应用肾上腺皮质激素
C. 手术清除颅内血肿
D. 应用冬眠低温疗法
E. 穿刺侧脑室行外引流术

23. 对该患者采取的护理措施中不正确的是
A. 抽搐时应用抗癫痫药
B. 昏迷多痰者，给予吸痰或气管切开

C. 稳定患者情绪，避免波动
D. 高热者给予物理降温
E. 可不限制输入等渗盐水

（24~28 题共用题干）

患者，女性，45 岁。因建筑物倒塌受压，头部受伤致昏迷 20 分钟，入院后患者自诉头痛，意识障碍呈进行性加重，呕吐 2 次，呈喷射性。视盘水肿，血压 150/100mmHg，脉搏缓慢有力，呼吸深慢。

24. 患者取床头抬高卧位的主要作用是
A. 减轻颅内出血
B. 减轻脑水肿
C. 减轻头痛
D. 防止呕吐物误吸
E. 改善呼吸状态

25. 该患者的主要病变是
A. 脑震荡
B. 颅骨骨折
C. 颅内压增高
D. 脑疝
E. 脑膜外血肿

26. 该患者每日输液量一般限制在
A. 500~800ml
B. 800~1000ml
C. 1500~2000ml
D. 2000~2500ml
E. 2500~3000ml

27. 若进行手术治疗，则手术后护理中最重要的是
A. 脱水疗法及冬眠低温疗法的护理
B. 常规观察病情变化
C. 如有躁动给予相应处理
D. 防止并发症
E. 注意维持患者的水、电解质及酸碱平衡

28. 与防止颅内压骤升采取的护理措施无关的是
A. 保持呼吸道通畅
B. 预防和及时治疗感冒
C. 保持病室安静
D. 做好心理护理，避免情绪剧烈波动
E. 便秘者可给予高压灌肠

（29~32 题共用题干）

患者，女性，65 岁。主诉头痛，右半肢体麻木、乏力 2 个月，呕吐 2 日入院。查体：神清，血压正常，眼底视盘水肿，右侧面部感觉减退，右侧肢体不全瘫，右侧巴宾斯基征阳性，胸部 X 线片示右肺第 2 肋间有阴影。

29. 该患者可初步诊断为
A. 脑萎缩
B. 颅内压增高

C. 脑梗死　　　　D. 脑干缺血性病灶
E. 脑脓肿

30. 首先应进行的检查为
A. 胸部 CT　　　　B. 腰椎穿刺
C. 脑超声　　　　D. 头颅 CT 或 MRI
E. 脑血管造影

31. 头颅 CT 示颅内占位性病变，周围水肿，中线移位大于 0.5cm，首先考虑诊断为（　　）。
A. 脑出血　　　　B. 脑脓肿
C. 脑转移瘤　　　　D. 慢性硬脑膜下血肿
E. 原发性颅内肿瘤

32. 降低患者颅内压的最佳措施为
A. 腰椎穿刺放液　　　　B. 使用脱水药
C. 过度换气　　　　D. 去骨片减压
E. 开颅病灶切除

（33～37 题共用题干）

患者，男性，30 岁。车祸致头部受伤，立即昏迷，3 小时后入院。患者仍处于昏迷状态，刺痛时睁眼，肢体刺痛时屈曲，语句不清，不能回答问题，呕吐 2 次，呈喷射状，眼底检查视盘水肿，血压升高，脉搏缓慢有力，呼吸深慢。

33. 该患者最初的诊断是
A. 颅内压增高　　　　B. 脑震荡
C. 蛛网膜下隙出血　　　　D. 脑出血
E. 脑挫裂伤

34. 为进一步明确病情，下列检查中最佳的方法是
A. 头颅 X 线片　　　　B. 脑电图
C. 脑血管造影　　　　D. 头颅 CT
E. DSA

35. 对该患者的主要救治措施是
A. 脱水疗法　　　　B. 保持出入量平衡
C. 保持大便通畅　　　　D. 补充血容量
E. 紧急手术治疗

36. 该患者的格拉斯哥昏迷评分为
A. 5 分　　　　B. 6 分
C. 7 分　　　　D. 8 分

E. 9分

37. 假如患者发生左侧瞳孔散大，对光反射消失，右侧肢体瘫痪，呼吸、血压不稳，应考虑为

A. 左侧小脑幕切迹疝　　B. 右侧小脑幕切迹疝

C. 枕骨大孔疝　　D. 脑干损伤

E. 脑出血

（38~41题共用题干）

患者，男性，36岁。不慎自3m高处坠落，昏迷15分钟后清醒，诉头痛、恶心，呕吐2次，呈喷射性。神经系统检查尚无阳性体征发现。

38. 在随后的治疗观察过程中出现下列情况，与颅内血肿无关的是

A. 呕吐次数增多　　B. 瞳孔不等大

C. 异常剧烈的头痛　　D. 尿量增多

E. 脉搏变慢、血压升高、呼吸变慢

39. 假如患者颅内压增高，最严重的后果是

A. 头痛　　B. 生命体征紊乱

C. 意识障碍进行性加重　　D. 脑疝

E. 脑灌流不足

40. 急性颅内压增高代偿期的主要症状是

A. 进行性意识障碍　　B. 血压升高，脉搏慢，呼吸慢

C. 两侧瞳孔散大　　D. 一侧瞳孔散大，对光反射消失

E. 一侧肢体瘫痪，病理反射阳性

41. 假如患者之后发生了脑疝，其形成的机制是

A. 颅腔内容物体积增大　　B. 颅内压力分布不均

C. 颅内脑脊液增多　　D. 颅内血容量增多

E. 颅内占位性病变

（42~44题共用题干）

患者，男性，30岁。不慎从高空中坠落，自诉头痛、头晕，继而出现昏迷。颞部淤血、肿胀，鼻腔中有清亮液体流出，血压140/95mmHg，脉搏92次/分，呼吸17次/分，入院后行CT检查，提示颅底骨折。

42. 考虑该患者发生了

A. 颅前窝骨折　　B. 颅中窝骨折

C. 颅后窝骨折　　D. 颅盖凹陷性骨折

E. 脑震荡

43. 在护理工作中避免使患者用力咳嗽、打喷嚏是为了防止

A. 颅内出血　　B. 疼痛加重

C. 鼻漏加重　　D. 颅内压骤升降导致气颅

E. 发生脑疝

44. 为促进脑脊液外漏通道及早闭合，应协助患者采取的卧位是

A. 半坐位　　B. 平卧位

C. 头部抬高15°，患侧卧位　　D. 头部抬高30°，健侧卧位

E. 头部抬高30°，患侧卧位

（45~48题共用题干）

患者，男性，22岁。因交通事故致头部受伤，当即昏迷，4小时后收治入院，患者仍处于持续昏迷状态，对刺痛有睁眼和躲避反应，只能发声，剧烈呕吐2次。查体见视盘水肿，血压升高，脉搏缓慢有力，呼吸深慢。

45. 该患者的初步诊断是

A. 硬脑膜外血肿　　B. 脑挫裂伤

C. 脑震荡　　D. 硬脑膜下血肿

E. 脑内血肿

46. 该患者格拉斯哥昏迷评分为

A. 5分　　B. 6分

C. 7分　　D. 8分

E. 9分

47. 下列护理问题与该患者无关的是

A. 有发生脑疝的危险　　B. 营养失调：低于机体需要量

C. 意识障碍　　D. 清理呼吸道无效

E. 疼痛

48. 对该患者采取的主要救治措施是

A. 补充血容量　　B. 脱水疗法

C. 严密观察生命体征和瞳孔变化　　D. 保持呼吸道通畅

E. 紧急手术

四 B型题

（1~3题共用备选答案）

A. 头高足低位　　B. 仰卧位

C. 平卧位　　D. 半卧位
E. 侧卧位

1. 颅脑外伤颅内压增高的患者宜取
2. 意识不清伴气道不畅的患者宜取
3. 颅内压降低的患者宜取

（4~5 题共用备选答案）
A. 意识障碍、瞳孔散大　　B. 意识障碍、呼吸骤停
C. 癫痫持续状态　　D. 血压下降
E. 肢体瘫痪

4. 枕骨大孔疝急性期的首发症状是
5. 小脑幕切迹疝急性期的首发症状是

（6~9 题共用备选答案）
A. 急性硬脑膜下血肿　　B. 脑挫裂伤
C. 颅底骨折　　D. 颅盖骨折
E. 硬脑膜外血肿

6. 易出现脑脊液漏的是
7. 可出现偏瘫、失语、癫痫等神经系统定位体征的是
8. 伴颅骨骨折和颅内积气的是
9. 多伴有脑挫裂伤和脑受压的是

（10~17 题共用备选答案）
A. 3 分　　B. 8 分
C. 15 分　　D. 2 分
E. 4 分

10. 在格拉斯哥昏迷评分法中，患者极度昏迷计
11. 在格拉斯哥昏迷评分法中，患者意识清醒计
12. 在格拉斯哥昏迷评分法中，（　　）以下为昏迷
13. 在格拉斯哥昏迷评分法中，患者能回答问题，但不正确，应计
14. 在格拉斯哥昏迷评分法中，患者痛时睁眼计
15. 在格拉斯哥昏迷评分法中，患者能自动睁眼计
16. 在格拉斯哥昏迷评分法中，患者下肢刺痛时过伸计
17. 在格拉斯哥昏迷评分法中，患者吐词不清计

（18～22题共用备选答案）

A. 逆行性遗忘
B. 中间清醒期
C. 呼吸骤停
D. 脑脊液漏
E. 伤后癫痫

18. 硬脑膜外血肿的典型表现是
19. 颅底骨折常发生
20. 枕骨大孔疝常发生
21. 脑震荡的特征是
22. 颅骨凹陷骨折可引起

（23～24题共用备选答案）

A. 952～1124mmH_2O
B. 16～34mmH_2O
C. 952～2720mmH_2O
D. 70～200mmH_2O
E. 50～100mmH_2O

23. 正常成人颅内压为
24. 正常儿童颅内压为

五 X型题

1. 降低颅内压的护理措施包括
   A. 平卧位
   B. 补足液体入量，防止血容量不足
   C. 给氧
   D. 控制高热
   E. 使用降低颅内压的药物
2. 颅内压增高按病因分类包括
   A. 弥漫性颅内压增高
   B. 局灶性颅内压增高
   C. 急性颅内压增高
   D. 亚急性颅内压增高
   E. 慢性颅内压增高
3. 原发性颅内肿瘤的来源有
   A. 脑膜
   B. 脑组织
   C. 脑神经
   D. 脑血管
   E. 子宫恶性肿瘤转移至脑部
4. 根据移位的脑组织及其通过的硬脑膜间隙和孔道，急性脑疝可分为
   A. 小脑幕切迹疝
   B. 枕骨大孔疝
   C. 大脑镰下疝
   D. 小脑幕上疝
   E. 大脑镰上疝

5. 下列选项中，不属于继发性脑损伤的有
A. 脑挫裂伤　B. 脑震荡
C. 脑疝　D. 脑水肿
E. 颅内血肿

6. 颅后窝骨折的瘀斑部位为
A. 乳突部　B. 枕下部
C. 眶周　D. 咽后壁
E. 球结膜下

7. 急性脑疝经确诊但病变无法切除者可采用的降低颅内压的方法有
A. 脑脊液分流术　B. 侧脑室外引流术
C. 侧颞肌下减压术　D. 枕肌下减压术
E. 脱水治疗

8. 颅内压增高按病变发展的快慢分类，包括
A. 弥漫性颅内压增高　B. 局灶性颅内压增高
C. 急性颅内压增高　D. 亚急性颅内压增高
E. 慢性颅内压增高

9. 采用格拉斯哥昏迷评分法判断患者的意识状态时，应了解的内容包括
A. 睁眼反应　B. 语言反应
C. 运动反应　D. 肌张力
E. 瞳孔对光反射

10. 儿童患颅内肿瘤以（　　）等为多见
A. 髓母细胞瘤　B. 生殖细胞瘤
C. 颅咽管瘤　D. 室管膜瘤
E. 多形性胶母细胞瘤

11. 小儿颅内压增高的临床表现有
A. 头皮静脉怒张　B. 头颅增大
C. 颅缝增宽或分离　D. 前囟饱满
E. 生长阻滞

12. 避免颅内压突然增高的措施有
A. 保持呼吸通畅　B. 保持大便通畅
C. 控制咳嗽　D. 控制癫痫发作
E. 妥善保护，加以约束

13. 降低颅内压的全身性治疗方法有
A. 最小刺激　B. 使用镇静药和/或神经肌肉阻滞药

C. 控制血糖
D. 控制体温
E. 过度换气

14. 脑疝的急救护理措施包括
A. 加强心理护理，保持周围环境安静
B. 迅速降低颅内压
C. 监测生命体征
D. 保持呼吸道通畅
E. 呼吸骤停的枕骨大孔疝患者，立即做好钻颅术准备

15. 成人患颅内肿瘤以（　　）等为多见
A. 多形性胶母细胞瘤
B. 脑膜瘤
C. 转移瘤
D. 室管膜瘤
E. 垂体瘤

16. 发生颅骨骨折脑脊液漏时，为预防颅内逆行感染，要禁止患者
A. 堵塞漏出
B. 冲洗鼻腔
C. 消毒漏出
D. 腰椎穿刺
E. 放置鼻胃管

17. 下列疾病可引起颅内压增高的是
A. 颅内血肿
B. 硬脑下血肿
C. 颅内肿瘤
D. 脑震荡
E. 脑水肿

18. 颅盖骨折，即穹隆部骨折，其发生率以（　　）为多
A. 枕骨
B. 颞骨
C. 顶骨
D. 额骨
E. 蝶骨

19. 脑震荡的临床特征表现为
A. 逆行性遗忘
B. 昏迷不超过半小时
C. 头痛、头晕、耳鸣
D. 神经系统检查无阳性体征
E. 中间清醒期

20. 头皮血肿多为钝器伤所致，按血肿出现于头皮的层次分为
A. 皮下血肿
B. 膜下血肿
C. 脑膜下血肿
D. 帽状腱膜下血肿
E. 骨膜下血肿

21. 颅盖骨折有 3 种主要形态，即
A. 螺旋形骨折
B. 凹陷骨折
C. 线形骨折
D. 粉碎骨折
E. 嵌入骨折

22. 脑挫裂伤指主要发生于大脑皮质的损伤，可单发，也可多发，好发于

A. 额极　　B. 颞极

C. 基底　　D. 额底

E. 脑干

六 案例分析题

（1~6 题共用题干）

患者，男性，55 岁。头痛 3 个月，多见于清晨，常出现癫痫发作。经检查诊断为颅内占位性病变、颅内压增高。拟行开颅手术。

1. 颅内压增高是指颅内压持续高于

A. $60mmH_2O$　　B. $200mmH_2O$

C. $300mmH_2O$　　D. $360mmH_2O$

E. $460mmH_2O$

2. 颅内压增高的全身血管加压反应表现为

A. 动脉压升高伴心率加快、每搏输出量增加和呼吸加快

B. 动脉压升高伴心率减慢、每搏输出量减慢和呼吸深慢

C. 动脉压降低伴心率加快、每搏输出量增加和呼吸加快

D. 动脉压降低伴心率减慢、每搏输出量增加和呼吸深慢

E. 动脉压升高伴心率减慢、每搏输出量增加和呼吸深慢

3. 术前患者出现便秘时，不正确的处理方法是

A. 使用开塞露　　B. 腹部按摩

C. 使用缓泻药　　D. 用肥皂水灌肠

E. 鼓励患者多食蔬菜、水果

4. 颅内压增高患者进行激素治疗常用的药物有

A. 甲泼尼松　　B. 可的松

C. 泼尼松龙　　D. 地塞米松

E. 氢化可的松

5. 颅内压增高患者进行辅助过度换气时，应监测血气分析，以维持（　　）水平为宜

A. PaO_2 60~70mmHg，$PaCO_2$ 15~20mmHg

B. PaO_2 70~80mmHg，$PaCO_2$ 25~30mmHg

C. PaO_2 90~100mmHg，$PaCO_2$ 25~30mmHg

D. PaO_2 90~100mmHg，$PaCO_2$ 15~20mmHg

E. PaO_2 100~120mmHg，$PaCO_2$ 25~30mmHg

6. 颅内压增高患者在冬眠期间机体代谢率降低，对能量及水分的需求减少。每日液体入量

不宜超过

A. 500ml　　B. 1000ml

C. 1200ml　　D. 1500ml

E. 2000ml

（7~13 题共用题干）

患者，女性，50 岁。30 分钟前从摩托上摔下，左枕部着地，当时昏迷，双侧瞳孔等圆等大，直径约 2.5mm，呕吐 3 次，为胃内容物，量多，非喷射状。约 30 分钟后，患者清醒，诉头痛、恶心，但四肢活动度好。3 分钟后，患者又昏迷。查体：体温 36.8℃，脉搏 60 次/分，呼吸 15 次/分，血压 165/82mmHg，右侧瞳孔 5mm，左侧瞳孔 2.5mm，对刺痛能睁眼，呻吟，对问询不能应答，左侧肢体运动反应呈只能肢体过伸。

7. 患者可初步诊断的疾病有

A. 急性重型闭合性颅脑损伤　　B. 脑挫裂伤

C. 硬脑膜外血肿　　D. 头皮损伤

E. 颅内肿瘤

8. 急诊最宜先进行的检查为

A. CT 检查　　B. MRI 检查

C. X 线检查　　D. B 超检查

E. 腰椎穿刺检查

9. 此时应采取的主要护理措施有

A. 给氧　　B. 取头低足高位

C. 防止休克　　D. 保持呼吸道通畅

E. 建立静脉通道

10. 急性颅脑损伤患者躁动不安时，应采取的处理措施有

A. 寻找躁动原因　　B. 加以适当约束保护

C. 注射镇静药　　D. 注射吗啡镇痛

E. 输入脱水药减压

11. 脑挫裂伤患者可能出现的主要护理诊断有

A. 清理呼吸道无效、与脑损伤后意识障碍有关

B. 潜在并发症：脑疝

C. 潜在并发症：癫痫发作

D. 营养失调：低于机体需要量，与脑损伤后高代谢、呕吐、高热等有关

E. 疼痛：与颅内压增高有关

12. （提示：按医嘱行“开颅探查+血肿清除”急诊手术，术中顺利，术后病情稳定，但意

识未见好转）颅脑损伤患者的病情观察主要内容包括

A. 意识　　B. 瞳孔

C. 生命体征　　D. 神经系统病症

E. 伤口情况

13. 术后第3天，患者神志转差，各种生理性反射弱，按医嘱行“气管切开术”。针对该患者，气管切开的目的是

A. 解除喉梗阻　　B. 吸除下呼吸道分泌物

C. 降低呼吸阻力　　D. 避免误吸

E. 对呼吸停止者施行正压人工呼吸

（14~19题共用题干）

患儿，男，8岁。2周前无明显诱因出现严重头痛、头晕，左侧眼球内斜，右侧肢体乏力，时有恶心，无呕吐，发病后在当地医院就诊。MRI检查示脑桥腹侧占位病变。

14. 颅内肿瘤的发病部位以（　　）最多见

A. 大脑半球　　B. 蝶鞍

C. 鞍区周围　　D. 小脑脑桥角

E. 脑室及脑干

15. 该患儿可能存在的护理诊断包括

A. 疼痛：与颅内压增高有关

B. 自理缺陷：与肿瘤压迫导致肢体瘫痪及开颅手术有关

C. 脑组织灌注异常：与颅内压增高有关

D. 焦虑、恐惧、预感性悲哀：与脑肿瘤的诊断、担心手术效果有关

E. 有受伤的危险：与神经系统功能障碍导致的癫痫、视力障碍、肢体运动感觉障碍、言语功能障碍有关

16. 脑桥腹侧占位性病变所致的交叉性麻痹最常见的临床表现有

A. 同侧脑神经损害　　B. 对侧肢体偏瘫

C. 进食呛咳　　D. 对侧脑神经损害

E. 言语不清

17. 患儿行“左枕入路开颅脑桥肿瘤切除术”后，术中有部分肿瘤无法切除，病理报告星形细胞胶质瘤Ⅲ级。该患儿术后辅以放疗。放疗的主要护理要点有

A. 指导患儿放疗前静卧30分钟

B. 制订合理的饮食计划

C. 选择高热量、高蛋白、富含维生素、易消化的饮食

D. 防止颅内压增高的护理

E. 保持照射区域皮肤湿润，用肥皂和热水擦洗

18. 患者手术后最危险的并发症是

A. 颅内出血　　B. 中枢性尿崩症
C. 切口及颅内感染　　D. 脑脊液鼻漏
E. 中枢性高热

19. 颅内肿瘤术后出现颅内出血时，应密切观察病情变化，定时监测（　　）并记录

A. 意识　　B. 瞳孔
C. 血压　　D. 脉搏
E. 呼吸

参考答案与解析

一、A1 型题

1. B【解析】对于颅内压增高昏迷患者，首要的护理措施是保持呼吸道通畅。呼吸道通畅是维持患者生命最根本的措施，否则患者会因窒息死亡。

2. E【解析】在冬眠降温期间不宜翻身或移动体位，以防发生直立性低血压，所以选项A的叙述正确。冬眠降温期间遵医嘱先给予冬眠药，待自主神经被充分阻滞，患者御寒反应消失，进入昏睡状态后，方可加用物理降温措施，所以选项D的叙述正确。降温速度以每小时下降1℃为宜，体温降至肛温32~34℃、腋温31~33℃较为理想，所以选项B的叙述正确。冬眠低温治疗期间，若脉搏超过100次/分，收缩压低于100mmHg，呼吸次数减少或不规则时，应及时通知医生，停止冬眠疗法或更换冬眠药，所以选项C的叙述正确。停用冬眠低温治疗时先停物理降温，再逐步减少药物剂量直至停用，所以选项E的叙述错误。

3. B【解析】颅内肿瘤无论是良性还是恶性，首选的治疗是手术治疗。手术治疗是治疗颅内肿瘤最直接、有效的方法。

4. C【解析】颅腔被大脑镰、小脑幕分隔为3个彼此相通的分腔。小脑幕以上为幕上腔，幕上腔又分左右2个分腔，容纳大脑左右半球；小脑幕以下为幕下腔，容纳小脑、脑桥和延髓。中脑在小脑幕切迹裂孔中通过，紧邻海马回和钩回。小脑幕切迹疝是一侧幕上压力增高，使位于该侧小脑幕切迹缘颞叶内侧的海马回、钩回疝入小脑幕裂孔下方，导致中脑受压，动眼神经受累，出现意识障碍、瞳孔散大。所以小脑幕切迹疝出现意识障碍时，损害部位是中脑。

5. D【解析】瞳孔变化可为动眼神经、视神经及脑干部位损伤引起。观察两侧睑裂大小是否相等，有无上睑下垂，注意对比两侧瞳孔的形状、大小及对光反射。伤后一侧瞳孔进行性散大、对侧肢体瘫痪、意识障碍，提示脑受压或脑疝；双侧瞳孔散大、对光反射消失、眼

球固定伴深昏迷或去皮质强直，多为原发性脑干损伤或临终表现；双侧瞳孔大小形状多变、对光反射消失，伴眼球分离或异位，常是中脑损伤的表现；眼球不能外展且有复视者，多为展神经受损；眼球震颤常见于小脑或脑干损伤。

6. C【解析】小脑幕切迹疝时，同侧大脑脚受到挤压造成病变对侧的肢体瘫痪。

7. D【解析】枕骨大孔疝时，由于脑脊液循环通路被堵塞，颅内压增高，患者出现剧烈头痛，频繁呕吐，颈强直，强迫头位。生命体征紊乱出现较早，意识障碍出现较晚。由于位于延髓的呼吸中枢严重受损，患者早期可因呼吸骤停而死亡。

8. D【解析】颅脑损伤后患者采取的体位：①患者头痛、脑水肿、颅内高压时取头高位，稍抬高床头 15°~30°，以利于颅内静脉回流，降低颅内压。②颅内低压患者取平卧位，防止头高位时颅内压降低致头痛加重。③颅底骨折脑脊液漏时，取平卧位或头高位，以减轻脑脊液漏并促使漏口粘连封闭。④昏迷患者取平卧位，头偏向一侧或侧卧位，以利于排出呼吸道内的分泌物。所以，一般颅脑损伤后或术后无昏迷者最适宜的体位是头高位。

9. C【解析】按骨折是否与外界相通，颅骨骨折分为开放性颅骨骨折及闭合性颅骨骨折。

10. B【解析】头痛是颅内压增高最早和最常见的症状，系颅内压增高使脑膜血管和神经受刺激与牵拉所致。以清晨和晚间较重，多位于前额及颞部，以胀痛和撕裂痛多见。呕吐多呈喷射状，常出现于剧烈头痛时。呕吐后头痛可有所缓解。

11. B【解析】当呼吸道梗阻时，患者用力呼吸、咳嗽，致胸腔内压力增高，加重颅内压。呼吸道梗阻使氧分压（$PaCO_2$）增高，致脑血管扩张，脑血容量增多，也加重颅内高压。昏迷患者或排痰困难者，应配合医生及早行气管切开术。

12. D【解析】颅脑手术后的患者头部转动过剧可引起脑疝，导致突然死亡。因此颅脑手术后的患者只能卧于健侧或平卧。

13. A【解析】全脑血管造影是颅内动脉瘤诊断的“金标准”。该检查可显示动脉瘤的部位、大小、形态、数目、囊内有无血栓，动脉硬化及动脉痉挛的范围、程度，有无颅内血肿。

14. B【解析】参见 A1 型题第 8 题解析。

15. C【解析】原发性脑损伤是指脑组织在外界暴力作用后立即出现的病理性损害，主要有脑震荡、脑挫裂伤、弥漫性轴索损伤等。选项 C 属于继发性脑损伤。

16. C【解析】正常情况下，颅腔被大脑镰和小脑幕分割成压力均匀、彼此相通的各分腔。颅腔内某一分腔有占位性病变时，该分腔的压力大于邻近分腔的压力，脑组织从高压区向低压区移位，部分脑组织被挤入颅内生理空间或裂隙，产生相应的临床症状和体征，称为脑疝。所以脑疝形成的主要原因是颅腔内压力梯度明显改变。

17. D【解析】脑挫裂伤早期的脑水肿多属血管源性，一般伤后 3~7 天内发展到高峰，期间易发生颅内压增高甚至脑疝。

18. C【解析】颅内压增高最根本的治疗方法是去除导致颅内压增高的病因，如切除颅内肿瘤、清除血肿、控制颅内感染等。如病因未查明或一时不能解除病因可做对症治疗。

19. B【解析】急性硬脑膜外血肿的意识改变常分为3种：①原发性脑损伤较重，或血肿形成较迅速，表现持续昏迷状态。②原发性脑损伤较轻，而血肿形成不太迅速，表现为伤后昏迷-清醒-再昏迷。③无原发性脑损伤或脑挫裂伤甚为局限，伤后可无昏迷。具有代表性的是第2种。

20. E【解析】参见A1型题第5题解析。

21. E【解析】颅骨骨折患者取半坐卧位，头偏向患侧，借重力作用使脑组织移至颅底，促使脑膜形成粘连而封闭漏口，待脑脊液漏停止3~5天后可改平卧位。如果脑脊液外漏多，应取平卧位，头稍抬高，以防颅内压过低。

22. B【解析】小脑幕切迹疝病初由于患侧动眼神经受刺激导致患侧瞳孔变小，对光反射迟钝，随病情进展患侧动眼神经麻痹，患侧瞳孔逐渐散大，直接和间接对光反射均消失，并有患侧上睑下垂、眼球外斜。运动障碍表现为病变对侧肢体肌力减弱或麻痹，病理征阳性。

23. D【解析】判断颅底骨折最有价值的临床表现是脑脊液漏。颅底部的硬脑膜与颅骨贴附紧密，故颅底骨折时易撕裂硬脑膜，产生脑脊液外漏而成为开放性骨折。

24. D【解析】颅前窝骨折在眶周、球结膜下有瘀斑，表现为“熊猫眼”征。

25. C【解析】颅盖骨折以线性骨折发生率最高，局部压痛、肿胀，常伴有局部骨膜下血肿；凹陷性骨折好发于额、顶部，多为全层凹陷，局部可扪及下陷区，部分患者仅有内板凹陷。

26. E【解析】意识障碍的程度是衡量脑挫裂伤轻重的客观指标。脑挫裂伤患者伤后多立即昏迷，昏迷时间可由半小时至数天，甚至数月，最严重者可持续昏迷至死亡。

27. C【解析】颅内肿瘤患者床头抬高30°左右，以利于颅内静脉回流，降低颅内压，减轻脑水肿。

28. E【解析】颅脑损伤患者需密切观察神志改变，及时做出处理。头部抬高15cm有利于脑部静脉回流，对脑水肿的治疗有一定的帮助。昏迷患者应保持其呼吸道通畅，必要时行气管切开，便秘严重时可用甘油低压灌肠，防止颅内压骤然升高。虽然颅脑损伤患者容易出现躁动，但使用可待因会使患者的昏迷症状加重，同时会加重脑水肿。

29. C【解析】脱水治疗是使用脱水药以减少脑组织中的水分，从而缩小脑体积，同时限制水钠输入量，降低颅内压。激素治疗是通过改善毛细血管通透性，降低颅内压，防治脑水肿。冬眠低温治疗可以降低脑的代谢及脑组织耗氧量，减少脑水肿的发生和发展，从而降低颅内压。辅助过度换气的目的是使体内CO_2排出，增加血氧分压，减少脑血流量，使颅内压相应下降。脑室穿刺外引流术是通过减少脑脊液量降低颅内压。

30. C【解析】颅内动脉瘤是颅内动脉壁的囊性膨出，多因动脉壁局部薄弱和血流冲击而形成，极易破裂出血，是蛛网膜下隙出血最常见的原因。以 40~60 岁人群多见，在脑血管意外的发病率中，仅次于脑血栓形成和高血压脑出血。中小型动脉瘤未破裂出血，临床可无任何症状。

31. C【解析】颅后窝骨折在乳突部、枕下部、咽后壁可有皮下淤血。

32. E【解析】脑疝患者躁动时，应寻找原因，采用适当镇静措施，禁止使用哌替啶，以免抑制呼吸中枢。

33. E【解析】颅中窝骨折患者常出现脑脊液鼻漏，若用抗生素溶液冲洗鼻腔易导致颅内感染。

34. C【解析】颅内压增高脑室外引流时间不宜超过 7 天，因引流时间过长，可能发生颅内感染。拔管前 1 天，应试行抬高引流袋或夹闭引流管，如患者无头痛、呕吐等症状即可拔管，反之，则重新开放引流。拔管后，应观察引流管口处有无脑脊液漏出。

35. C【解析】成年急性颅内压增高不能进食者，每日静脉输液量为 1500~2000ml，其中等渗盐水不超过 500ml，保持每日尿量不少于 600ml，并且应控制输液速度，防止短时间内输入大量液体，加重脑水肿。

36. C【解析】脑震荡临床表现为受伤后即刻出现意识障碍，时间短暂，一般不超过 30 分钟。同时可伴有皮肤苍白、出汗、血压下降、心动徐缓、呼吸浅慢、肌张力降低、各生理反射迟钝或消失等自主神经和脑干功能紊乱的表现。清醒后大多不能回忆受伤当时及伤前近期的情况，而对往事记忆清楚，称为逆行性遗忘。常有头痛、头晕、失眠、耳鸣、恶心、呕吐、情绪不稳、记忆力减退等症状，一般可持续数日或数周。神经系统检查无阳性体征，脑脊液检查无红细胞，CT 检查颅内亦无异常发现。

37. D【解析】脑脊液鼻漏可遵嘱平卧或患侧卧位，借重力作用使脑组织与撕裂脑膜处紧密贴附，以利自行闭合。如脑脊液漏持续、量多，可行腰椎穿刺置管持续引流脑脊液。保持鼻腔局部清洁，严禁堵塞鼻腔，禁止冲洗，避免用力咳嗽、擤鼻涕，禁从鼻腔吸痰或插胃管，以免细菌逆入颅内而造成感染。可先观察 2~3 周，并用抗生素治疗，预防颅内感染。如脑脊液鼻漏持续 2 周不愈合，应考虑做脑脊液鼻漏修补术。

38. D【解析】急性颅内压增高的早期表现为呼吸慢而深，脉搏慢而有力，血压升高，脉压增大（“两慢一高”），体温升高；随着病情发展，出现血压下降，呼吸快而浅，脉搏细速（“两快一低”），体温下降；最终呼吸、心搏骤停。

39. C【解析】CT 和 MRI 是诊断颅内肿瘤的首选方法，结合二者检查结果，不仅能明确诊断，而且能确定肿瘤的位置、大小及瘤周组织情况，可以指导手术方案的选择，并对术后追踪和发现肿瘤复发及转移有很大的帮助。

40. D【解析】枕骨大孔疝临床表现中生命体征变化较早，意识障碍出现较晚。小脑幕切迹疝表现在颅内压增高的基础上出现进行性意识障碍。

41. C【解析】颅底骨折患者取半坐卧位，头偏向患侧，借重力作用使脑组织移至颅底，促使脑膜形成粘连而封闭漏口，所以选项E的叙述正确。有脑脊液漏者禁忌堵塞、冲洗鼻腔、耳道和经鼻腔、耳道滴药，禁忌做腰椎穿刺，所以选项B的叙述正确，选项C错误。患者勿用力屏气排便、咳嗽、擤鼻涕或打喷嚏等，以免颅内压骤然升降导致气颅或脑脊液逆流，所以选项D的叙述正确。出现脑脊液漏时应使用破伤风抗毒素（TAT）及抗生素预防感染，所以选项A的叙述正确。

42. D【解析】降低颅内压最常用的高渗性脱水药是20%甘露醇，成人每次250ml，15~30分钟内滴完，每日2~4次，滴注后10~20分钟颅内压开始下降，维持4~6小时，可重复使用。20%甘露醇静脉滴注缓慢会转换为糖原被利用，失去了脱脑细胞内水的作用，不能降低颅内压。

43. B【解析】开颅动脉瘤蒂夹闭术是颅内动脉瘤的首选治疗方法，既不阻断载瘤动脉，又彻底消除动脉瘤。也可采用颅内动脉瘤介入栓塞治疗，其具有微创、简便、相对安全、恢复快等优点。

44. B【解析】参见A1型题第23题解析。

45. D【解析】硬膜外血肿进展较快，短期内可能大量出血，导致意识下降，瞳孔变化，脑疝，甚至死亡。原则上一经诊断即应施行手术，排除血肿以缓解颅内高压，术后根据病情给予适当的非手术治疗。

46. B【解析】患者出现剧烈头痛、频繁呕吐、烦躁不安、血压进行性升高、脉搏减慢、呼吸不规则、意识障碍加重、一侧瞳孔散大，提示脑疝先兆表现。选项B“体温升高”不是脑疝前驱症状。

47. D【解析】脑室外引流的引流量以每日不超过500ml为宜，避免颅内压骤降造成的危害。

48. C【解析】颅内压增高是颅脑疾病导致颅腔内容物体积增加或颅腔容积缩小，超过颅腔可代偿的容量，导致颅内压持续高于200mmH_2O，出现头痛、呕吐和视盘水肿3个主要表现的综合征。头痛、呕吐、视盘水肿为颅内压增高“三主征”。

49. B【解析】脑挫裂伤意识清醒者取斜坡卧位，以利于颅内静脉回流。昏迷或吞咽功能障碍者取侧卧位或侧俯卧位，以免呕吐物、分泌物误吸。

50. A【解析】颅底骨折引起的大部分脑脊液漏在伤后1~2周能自愈，4周以上仍未停止，可行手术修补硬脑膜。

51. B【解析】临床上蛛网膜下隙出血最常见的原因是颅内动脉瘤，其次为脑动静脉畸形。

52. D【解析】临床上一般根据格拉斯哥昏迷评分（GCS）判断脑损伤的程度，GCS评分总分最高15分，最低3分。13~15分为轻度脑损伤，9~12分为中度脑损伤，3~8分为重度脑损伤。总分在8分以下表示已有昏迷。

53. C【解析】颅内血肿按症状出现的时间分为急性血肿（3日内出现症状）、亚急性血肿（伤后3日至3周出现症状）、慢性血肿（伤后3周以上才出现症状）。

54. D【解析】头皮裂伤应争取一期缝合，清创时将伤口内异物全部清除，并将坏死的创缘切除，以确保伤口愈合。

55. D【解析】颅内血肿患者的意识障碍可以是原发性脑损伤直接所致，也可为血肿本身导致颅内压增高、脑疝引起。前者较轻，最初的昏迷时间很短，与脑疝引起昏迷之间有一段意识清醒时间：后者常发生于伤后数小时至 1~2 日，经过中间清醒期，再度出现意识障碍，并渐次加重。所以，中间清醒期与颅内血肿关系最为密切。

56. B【解析】颅底骨折常发生脑脊液漏，若脑脊液外漏多，可使颅内压过低而导致颅内血管扩张，引起颅内低压综合征，而不会引起颅内压增高。

57. E【解析】头皮撕脱伤治疗时应在压迫止血、防治休克、清创、抗感染的前提下，行中厚皮瓣植皮术，条件允许时，应采用显微外科技术行小血管吻合，头皮原位缝合，不应将撕下头皮弃掉。

58. E【解析】头皮损伤常因暴力的性质、方向及强度不同而损伤各异，可分为头皮血肿、头皮裂伤和头皮撕脱伤。其中，头皮撕脱伤是头皮损伤中最严重的一种，创口可有大量出血，引起出血性休克。

59. D【解析】较小的头皮血肿，一般 1~2 周可自行吸收，无须特殊处理。早期可给予加压冷敷以减少出血和疼痛，24~48 小时后改用热敷以促进血肿吸收，切忌用力揉搓。如血肿过大且长时间不吸收，则应在严格无菌操作下，分次穿刺抽吸后加压包扎。

60. D【解析】颅底骨折伴脑脊液漏患者禁忌堵塞、冲洗鼻腔、耳道和经鼻腔、耳道滴药，以预防颅内逆行感染。

61. D【解析】参见 A1 型题第 16 题解析。

62. A【解析】枕骨大孔疝又称小脑扁桃体疝，是小脑扁桃体及延髓经枕骨大孔被推挤向椎管内所致。所以枕骨大孔疝是小脑扁桃体移位引起的。

63. A【解析】小脑幕切迹疝是由于幕上一侧的病变，使颞叶内侧的海马回、钩回向下移位，挤入小脑幕裂孔，压迫小脑幕切迹内的中脑、动眼神经、大脑后动脉和中脑导水管，由此产生一系列临床症状和体征。小脑幕切迹疝导致瞳孔变化是由于移位的脑组织压迫患侧的动眼神经。

64. D【解析】如果颅脑术后患者头部翻转过剧，有可能会影响脑组织供血，加重脑水肿，引起颅内压增高，脑组织由高压区向低压区移动，产生脑疝。

65. B【解析】小脑幕切迹疝表现为患侧瞳孔逐渐散大，直接和间接对光反射均消失，并有患侧上睑下垂、眼球外斜。病变对侧肢体的肌力减弱或麻痹，病理征阳性。枕骨大孔疝多无意识障碍和肢体瘫痪，瞳孔也很少变化。所以，选项 B 是小脑幕切迹疝和枕骨大孔疝的主要鉴别点。

66. B【解析】颅内压增高患者腰椎穿刺放脑脊液过多、过快，使颅内各分腔间的压力差增大，可引起小脑扁桃体经枕骨大孔挤进椎管内，压迫延髓呼吸中枢而引起呼吸骤停。所以，颅内高压患者腰椎穿刺放脑脊液后呼吸骤停，可能发生了枕骨大孔疝。

67. C【解析】颅内高压“三主征”是颅内压增高的临床表现，不能提供颅内高压病因或定位诊断。

68. B【解析】腰椎穿刺放液后椎管内压力会急剧下降，颅腔与椎管内压力差加大，可使脑组织向下移位，加重脑疝。故脑疝急救措施中，不可行腰椎穿刺放脑脊液来降低颅内压。

69. D【解析】头痛是颅内压增高最常见的症状，系颅内压增高使脑膜血管和神经受刺激与牵拉所致，故口服镇痛药不可缓解。头痛以清晨和晚间较重，多位于前额及颞部，以胀痛和撕裂痛多见。头痛的部位和性质与颅内原发病变的部位和性质有一定关系。程度可随颅内压增高而进行性加重。当患者咳嗽、打喷嚏、用力、弯腰低头时，头痛加重。

70. C【解析】颅内高压引起的呕吐多呈喷射状，常出现于剧烈头痛时，易发生于餐后，系迷走神经受刺激所致。呕吐后头痛可有所缓解。儿童可反复发生呕吐，常被误诊为胃肠疾病。

71. A【解析】小脑幕切迹疝患者患侧瞳孔先暂时缩小，之后逐渐散大，对侧肢体瘫痪，意识进行性障碍。

72. D【解析】枕骨大孔疝临床表现中最危急的是早期突发呼吸骤停。参见A1型题第7题解析。

73. B【解析】颅内压增高患者要保持大便通畅，但禁忌高压灌肠，因为大剂量高压灌肠会使颅内压突然增高，出现脑疝。

74. D【解析】颅内压明显增高时为防止突然减压，导致脑组织移位、脑疝而死亡，应禁忌做腰椎穿刺。

75. D【解析】对颅内压增高患者护理时，护士应注意观察患者的意识。慢性颅内压增高者往往意识淡漠，反应迟钝；急性颅内压增高者有明显的进行性意识障碍，甚至昏迷。

76. E【解析】甘露醇注射液作为高渗透降压药，是临床抢救脑部疾病患者最常用的一种药物，具有降低颅内压所要求的降压快、疗效确切的特点。用于治疗各种原因引起的脑水肿，降低颅内压，防止脑疝。

77. D【解析】参见A1型题第2题解析。

78. A【解析】皮下血肿临床特点为血肿范围小，位于损伤中央，中心硬、周围软，无液波感。

79. E【解析】帽状腱膜向两侧形成一薄层，在颧弓上方与颞筋膜融合，与皮肤连接紧密，而与下面的骨膜连接疏松。头皮裂伤如未伤及帽状腱膜，则伤口不裂开。如伤口裂开较宽，则表示已深达帽状腱膜层。头皮缝合时，必须将此层缝合，以减轻张力。

80. A【解析】颅前窝骨折在眶周、球结膜下有瘀斑，可能损伤的脑神经有嗅神经、视神经。

81. D【解析】硬脑膜外血肿继发昏迷的主要原因是血肿形成与发展。原发性脑损伤的程度较轻时，伤后无原发昏迷，至颅内血肿形成后才出现进行性颅内压增高和意识障碍。

82. C【解析】脑挫伤是指暴力作用于头部后，脑组织遭受破坏较轻，软脑膜尚完整；脑裂伤是指软脑膜、血管及脑组织同时破裂，伴有外伤性蛛网膜下隙出血。两者常同时存在，合称脑挫裂伤。

83. E【解析】颅骨骨折凹陷范围超过3cm、深度超过1cm，兼有脑受压症状者应行手术整复。

84. C【解析】临床诊断颅底骨折主要的依据就是患者的临床症状，颅底骨折一般会有耳、鼻、口等相应的部位流血、流液的情况，严重者可能会流出脑组织。这种情况称为脑脊液外漏。

85. E【解析】先天性动脉瘤破裂是蛛网膜下隙出血最常见的原因，其次为脑血管畸形等，因此防止患者再出血最有效的方法是去除病因，即手术切除动脉瘤或血管畸形。血压维持在正常范围内、安静卧床4~6周、保持大便通畅、避免重体力劳动，也是控制诱因、减少再出血发生的重要手段。

86. B【解析】发生小脑幕切迹疝（颞叶沟回疝）时，同侧动眼神经麻痹，表现为上睑下垂，瞳孔散大，对光反射迟钝或消失，不同程度的意识障碍，生命体征变化，对侧肢体瘫痪和出现病理反射。

87. B【解析】参见A1型题第36题解析。

二、A2型题

1. C【解析】对于脑外伤后昏迷患者首先注意观察有无意识障碍及意识障碍的程度。患者由昏迷-躁动-清醒，说明病情好转；由清醒-躁动-昏迷，提示病情加重。如果昏迷状态的患者出现了躁动，并不一定是病情加重，也可能提示病情有所缓解。

2. B【解析】在格拉斯哥昏迷评分法中，呼唤患者刚能睁眼计为3分，语言反应吐词不清计为3分，运动反应刺痛肢屈计为3分。所以患者按格拉斯哥昏迷评分法应计为9分。格拉斯哥昏迷评分法见表9-1。

表9-1　格拉斯哥昏迷评分法

睁眼反应	语言反应	运动反应
自动睁眼（4分）	回答正常（5分）	按吩咐动作（6分）
呼唤睁眼（3分）	回答错误（4分）	* 刺痛能定位（5分）
痛时睁眼（2分）	吐词不清（3分）	* 刺痛时回缩（4分）
不能睁眼（1分）	有音无语（2分）	* 刺痛时屈曲（3分）
	不能发音（1分）	* 刺痛时过伸（2分）
		* 无动作（1分）

注：* 指痛刺激时的肢体运动反应。

3. E【解析】患者有头部外伤史，意识障碍8小时，腰椎穿刺示颅内压增高且呈均匀血性脑脊液，可诊断为脑挫裂伤。脑挫裂伤CT扫描右额颞部有低密度区，可诊断为脑水肿。

4. A【解析】患者可能诊断为脑震荡。脑震荡临床表现为短暂性昏迷、逆行性遗忘及头痛、恶心和呕吐等症状，神经系统检查无阳性体征发现。它是最轻的一种脑损伤，经治疗后大多可以治愈。其可以单独发生，也可以与其他颅脑损伤如颅内血肿合并存在。

5. C【解析】患者可能为颅前窝骨折。颅前窝骨折累及眶顶和筛骨，可有鼻出血、眶周（“熊猫眼”征）及球结膜下淤血斑。若脑膜、骨膜均破裂，则合并脑脊液鼻漏，即脑脊液经额窦或筛窦由鼻孔流出。若筛板或视神经管骨折，可合并嗅神经或视神经损伤。

6. E【解析】头皮撕脱伤患者应注意保护撕脱的头皮，避免污染，应用无菌敷料包裹，隔水放置于有冰块的容器内。

7. D【解析】患者格拉斯哥评分为5分，为昏迷，存在自理缺陷；有脑脊液鼻漏，存在窒息危险和有颅内感染的危险；有呼吸、心搏骤停等潜在并发症。患者无腹泻发生。

8. B【解析】参见A1型题第35题解析。

9. C【解析】格拉斯哥昏迷评分法中，呼唤睁眼计为3分，吐词不清计为3分，刺痛时肢体过伸计为2分。所以患者的格拉斯哥评分为8分。格拉斯哥昏迷评分表参见A2型题第2题解析。

10. C【解析】该患者头部外伤后昏迷，判断存在脑损伤和脑水肿，应禁用吗啡、哌替啶，以免抑制呼吸中枢，所以选项C符合题意。患者躁动不安，曾呕吐2次，呈喷射性，说明颅内压增高，应采取床头抬高15°~30°的斜坡位，有利于颅内静脉回流，减轻脑水肿。昏迷患者采取侧卧位，去枕，头偏向一侧便于呼吸道分泌物排出。患者保持呼吸道通畅，给予吸氧，通过持续或间断吸氧，可以降低二氧化碳分压（$PaCO_2$），使脑血管收缩，减少脑血流量，达到降低颅内压的目的。20%甘露醇快速静脉输注也可达到降低颅内压的目的。

11. D【解析】临床上对病因不明或一时不能解除病因的颅内高压者，先采取限制液体入量，应用脱水药、利尿药和糖皮质激素、冬眠低温等治疗，以减轻脑水肿、降低颅内压，暂时控制颅内高压，待病因诊断明确后再行其他治疗如脑室引流、手术等。

12. D【解析】若引流管无脑脊液流出，考虑引流管被血块阻塞，可挤压引流管或在严格无菌操作下用注射器抽吸，切不可用盐水冲洗，以免管内阻塞物被冲入脑室系统，造成脑脊液循环受阻。

13. C【解析】格拉斯哥昏迷评分法中，呼唤睁眼计为3分，回答错误计为4分，刺痛时回缩计为4分。所以患者的格拉斯哥昏迷计分为11分。格拉斯哥昏迷评分表参见A2型题第2题解析。

14. C【解析】患者可诊断为硬脑膜外血肿造成小脑幕切迹疝。中间清醒期是指受伤当时昏迷，数分钟或数小时后意识障碍好转，甚至完全清醒，继而因为硬膜外血肿形成，脑受压引起再度昏迷。通常认为这种意识状态的变化不仅是硬脑膜外血肿的典型表现，还是其他颅脑血肿的典型表现。小脑幕切迹疝表现为一侧瞳孔散大，对光反射消失，对侧肢体偏瘫。

15. C【解析】对于伤后立即昏迷并进行性加重、瞳孔大小多变、早期发生呼吸衰竭、出现去皮质强直及双侧锥体束征阳性的患者，原发性脑干损伤的诊断基本成立。

16. C【解析】对于昏迷患者，护理中最重要的是按时测定并记录意识、瞳孔、脉搏、呼吸和血压。

17. E【解析】颅内压增高患者采取床头抬高 15°~30°的斜坡位，有利于颅内静脉回流，减轻脑水肿。

18. C【解析】该患者可诊断为颅前窝骨折。额部前方受击，易致颅前窝骨折。表现参见 A1 型题第 24 题解析。

19. C【解析】行冬眠低温疗法时，应先给予冬眠药，0.5 小时后待自主神经被充分阻滞，患者御寒反应消失，进入昏睡状态后，方可加用物理降温措施。若未进入冬眠状态即开始降温，御寒反应会使患者出现寒战，机体代谢率增高、耗氧量增加，反而增高颅内压。

20. A【解析】患者一侧瞳孔散大，对侧肢体瘫痪，提示发生小脑幕切迹疝。

21. B【解析】根据神志不清，不能唤醒，但压迫眶上孔处有皱眉反应，患者的意识障碍程度可判断为浅昏迷。

22. B【解析】硬脑膜外血肿手术前防止脑疝形成的主要措施是快速静脉滴注甘露醇。甘露醇可明显降低脑水肿，减轻颅内高压，预防脑疝形成。

23. A【解析】该患者头颅受伤后出现昏迷后清醒，再有头痛、呕吐症状，应考虑颅脑损伤，检查方法首选头颅 CT，可以发现头颅内有无出血、脑组织有无挫伤等一些创伤性改变。

24. D【解析】全身麻醉开颅术后，麻醉未清醒时患者应平卧，头转向健侧；清醒后生命体征平稳者可取头高位（枕上枕头），防止脑水肿、颅内压增高。躁动不安者要约束四肢或加床档。题中患者全身麻醉术后已清醒，故应采取的体位是头高斜坡位。

25. C【解析】根据头痛、呕吐、视盘水肿“三主征”，患者可诊断为颅内高压。颅内压增高冬眠低温治疗的目的：应用药物和物理方法降低患者体温，以降低脑耗氧量和新陈代谢率，减少脑血流量、改善细胞膜通透性、增加脑对缺血缺氧的耐受力、防止脑水肿的发生和发展，同时有一定的降低颅内压的作用。选项 C 不是冬眠低温疗法的目的。

26. C【解析】由于脑干网状上行激动系统受累，小脑幕切迹疝患者随脑疝进展可出现嗜睡、浅昏迷至深昏迷的进行性意识障碍，所以选项 A 的叙述正确。小脑幕切迹疝患者表现为剧烈头痛，与进食无关的频繁的喷射性呕吐，头痛程度进行性加重伴烦躁不安，所以选项 B 叙述正确。小脑幕切迹疝患者瞳孔可由病初的患侧瞳孔缩小到患侧瞳孔散大。如果脑疝进行性恶化，可致双侧瞳孔散大，所以选项 C 的叙述错误，选项 D 正确。小脑幕切迹疝患者运动障碍表现为病变对侧肢体肌力减弱或麻痹，病理征阳性，所以选项 E 的叙述正确。

27. C【解析】由于枕骨大孔疝表现为瞳孔无明显变化，所以患者不可能发生枕骨大孔疝，而应诊断为颅内压增高。当发生颅内压增高时，应立即向医生汇报，保持呼吸道通畅，立即静脉滴注甘露醇。

28. B【解析】参见A1型题第42题解析。

29. C【解析】颅内压增高患者应避免进行腰椎穿刺检查，以防止发生枕骨大孔疝。

30. C【解析】患者行腰椎穿刺脑脊液检查后，发生呼吸骤停，双侧瞳孔散大，血压下降，患者可能发生了枕骨大孔疝。枕骨大孔疝的瞳孔改变和意识障碍出现较晚。常见临床表现：枕下疼痛、颈强直或强迫头位；颅内压增高，后组脑神经受累，生命体征改变。

31. A【解析】根据头痛、呕吐、视盘水肿三主征，患者可诊断为颅内高压。患者颅内压增高时应采取的治疗措施有用甘露醇脱水、抽搐时用抗癫痫药、手术清除血肿和高热时给予物理降温。灌肠可导致腹内压升高，加重颅内压增高，应避免使用。

32. A【解析】根据昏迷程度逐渐加重，一侧瞳孔最初缩小，之后逐渐散大，对光反射消失，对侧肢体瘫痪，考虑患者发生了小脑幕切迹疝。

33. B【解析】颅前窝骨折可能引起鼻漏，患者避免用力打喷嚏，禁忌堵塞、冲洗鼻腔、耳道和经鼻腔、耳道滴药，禁忌做腰椎穿刺。

34. A【解析】根据患者突然摔倒后昏迷约10分钟，随即清醒，出现头痛、恶心、呕吐，伴有逆行性遗忘，查体无异常，考虑发生了脑震荡。

35. C【解析】脑挫裂伤的首要护理诊断是清理呼吸道无效，与脑损伤后意识障碍有关。

36. A【解析】根据患者昏迷-清醒-再昏迷，右侧瞳孔散大，对光反射迟钝，左侧偏瘫，考虑为硬脑膜外血肿。

37. B【解析】该患者可能出现的并发症是脑疝。脑出血时产生的血肿会引起颅内压增高而诱发脑疝，并且脑出血的潜在并发症就是脑疝和上消化道出血。其中脑疝是最严重且需要严密关注的。

三、A3/A4型题

1. A【解析】CT检查是脑挫裂伤的首选检查方法，可了解脑挫裂伤的部位、范围及周围脑水肿的程度，还可了解脑室受压及中线结构移位等。MRI检查有助于明确诊断。

2. C【解析】治疗脑挫裂伤的措施有防治脑水肿、促进脑功能恢复和手术。其中，防治脑水肿是治疗脑挫裂伤的关键。使用脱水药、脑脊液外引流、亚低温疗法等措施，及时进行减轻脑水肿、降低颅内压的治疗，维持脑灌注压在70mmHg左右。

3. C【解析】降低颅内压的主要措施是使用脱水药，按时使用20%甘露醇250ml静脉滴注。

4. B【解析】输液速度（脱水药除外）应限制在15~20滴/分。

5. A【解析】为及时发现小脑幕切迹疝，应重点观察瞳孔和肢体活动情况。瞳孔的观察对判断病变部位具有重要的意义，要注意两侧瞳孔的直径，是否等大、等圆及对光反射灵敏度的变化。颅内压增高患者出现病侧瞳孔先小后大，对光反射迟钝或消失，应警惕小脑幕切迹疝的发生。小脑幕切迹疝压迫患侧大脑脚，表现为对侧肢体瘫痪，肌张力增高，腱反射亢进，病理反射阳性；但有时脑干被推向对侧，使对侧大脑脚受压，造成脑疝同侧肢体瘫痪，应结合瞳孔变化及有关资料进行综合分析。

6. C【解析】假如该患者发生了小脑幕切迹疝，可采取如下紧急处理措施：保持呼吸道通畅并吸氧，立即静脉快速输入甘露醇、地塞米松、呋塞米等，以暂时降低颅内压；同时紧急做好术前检查和术前准备，密切观察生命体征、瞳孔的变化。对呼吸功能障碍者，立即气管插管进行辅助呼吸。冬眠低温疗法不是紧急处理措施。

7. A【解析】患者初步诊断为脑震荡。参见 A1 型题第 36 题解析。

8. C【解析】脑震荡为头部外伤引起的短暂的脑功能障碍。其意识障碍的发生为脑干网状结构损害所致。

9. B【解析】少数脑震荡患者可能合并颅内血肿，故应密切观察其意识状态、生命体征及神经系统体征，观察过程中特别警惕出现再次昏迷。

10. C【解析】脑震荡患者无须特殊治疗，应卧床休息 1~2 周，给予镇静药等对症处理，患者多在 2 周内恢复正常。

11. D【解析】患者头部损伤后，表现为昏迷-清醒-昏迷，出现典型的中间清醒期，符合急性硬脑膜外血肿的临床表现。

12. A【解析】患者目前出现颅内压增高危象，表现为瞳孔变化、意识障碍、肢体瘫痪，考虑患者出现左侧颞叶疝，首先应给予脱水治疗，争取时间准备手术。

13. A【解析】对于急性颅内压增高患者禁忌采用腰椎穿刺，因其可诱发或加重脑疝。

14. B【解析】颅前窝骨折易发生脑脊液鼻漏，在眶周、球结膜下有淤血，表现为“熊猫眼”征，嗅神经和视神经易受到损伤。诊断颅前窝骨折的主要依据是脑脊液鼻漏。

15. A【解析】颅前窝骨折有脑脊液鼻漏者应取半坐卧位。参见 A1 型题第 21 题解析。为了预防颅内逆行感染，脑脊液漏者禁忌堵塞、冲洗鼻腔、耳道和经鼻腔、耳道滴药，禁忌做腰椎穿刺。遵医嘱应用抗生素和破伤风抗毒素。患者勿用力屏气排便、咳嗽、擤鼻涕或打喷嚏等，以免颅内压骤然升降导致气颅或脑脊液逆流。

16. A【解析】根据患者症状和体征，应考虑为颅内动脉瘤。颅内动脉瘤表现为动脉瘤破裂出血症状与局灶症状。动脉瘤一旦破裂出血，临床表现为严重的蛛网膜下隙出血，发病急剧，患者剧烈头痛，频繁呕吐，大汗淋漓，体温可升高；颈强直，克尼格征阳性。也可能出现意识障碍，甚至昏迷。局灶症状中，动眼神经麻痹常见于颈内动脉-后交通动脉瘤和大脑后动脉的动脉瘤，表现为单侧上睑下垂、瞳孔散大，内收、上下视不能，直接、间接光反射消失。

17. C【解析】除了颅内肿瘤很少出血，其他 4 种疾病都可能出血。在腰椎穿刺时引出血性脑脊液，需要与颅内动脉瘤进行鉴别。出现血性脑脊液的原因包括出血和血管畸形。颅内肿瘤如不侵犯血管一般不会造成血管破裂。

18. B【解析】患者的主要病变是颅底骨折及硬脑膜外血肿。硬脑膜外血肿的表现参见A3/A4型题第11题解析。颅底骨折时易产生脑脊液外漏。患者右侧外耳道有血性液体流出，发生了脑脊液耳漏，可诊断为颅底骨折。

19. E【解析】该患者首次昏迷是由于脑震荡，再次昏迷是由于颅内血肿形成致颅内压增高、脑疝，应采取的最主要救治措施是紧急手术减压。

20. C【解析】颅脑损伤昏迷患者需按昏迷常规护理；注意观察瞳孔及生命体征变化；取头高位，头偏向一侧以防呕吐物误吸造成窒息；预防感染并注射TAT。颅脑损伤患者常因昏迷、高热、强直、呕吐或呼吸急促和抑制造成代谢紊乱，伤后每天需要静脉补液1500~2000ml，应用甘露醇脱水要及时补钾。

21. D【解析】患者可诊断为颅内血肿引起的颅内压增高。参见A1型题第48题解析。

22. C【解析】参见A1型题第18题解析。

23. E【解析】参见A1型题第35题解析。神志清醒者给予普通饮食，但要限制钠盐摄入量。

24. B【解析】参见A2型题第17题解析。

25. C【解析】根据患者症状和体征，可诊断患者的主要疾病是颅内压增高。参见A1型题第48题解析。

26. C【解析】参见A1型题第35题解析。

27. A【解析】该患者现存的主要病变是颅内压增高。颅内压增高的护理措施主要如下：①床头抬高15°~30°，有利于颅内静脉回流，减轻脑水肿。昏迷患者取侧卧位，便于呼吸道分泌物排出。②不能进食者，成人每天静脉输液量为1500~2000ml，应控制输液速度，防止短时间内输入大量液体，加重脑水肿。③有诱发脑疝的危险。已发生便秘者切勿用力屏气排便，可用缓泻药或低压小量灌肠通便，避免高压大量灌肠。④应用20%甘露醇250ml脱水治疗；停用时，应逐渐减量或延长给药间隔，以防止反跳现象。⑤应用药物和物理方法降低体温，使患者处于亚低温状态，目的是降低脑耗氧量和脑代谢率，减少脑血流量，增加脑对缺血缺氧的耐受力，减轻脑水肿。综上所述，若进行手术治疗，手术后护理中最重要的是脱水疗法及冬眠低温疗法的护理。

28. E【解析】已发生便秘者切勿用力屏气排便，以防止颅内压骤升，可用缓泻药或低压小量灌肠通便，避免高压大量灌肠。

29. B【解析】患者可初步诊断为颅内压增高。参见A1型题第48题解析。

30. D【解析】患者首先应进行的检查为头颅CT或MRI。头颅CT或MRI通常能显示病变的位置、大小和形态，对判断引起颅内压增高的原因有重要参考价值。

31. C【解析】该患者目前存在颅内压增高的情况，经头颅CT显示有占位性病变，提示有颅内肿瘤，排除A、B、D选项。结合胸部X线片示右肺第二肋间有阴影，考虑脑转移瘤可能性大。

32. E【解析】参见 A1 型题第 18 题解析。

33. A【解析】该患者最初的诊断是颅内压增高。头痛、呕吐、视盘水肿是颅内高压“三主征”。颅内压增高表现参见 A1 型题第 38 题解析。

34. D【解析】为进一步明确病情，最佳的检查方法是头颅 CT。头颅 CT 检查对判断引起颅内压增高的原因有重要参考价值。

35. E【解析】颅内压增高主要的救治措施是紧急手术治疗。参见 A1 型题第 18 题解析。

36. D【解析】在格拉斯哥评分法中，痛时睁眼计为 2 分，吐词不清计为 3 分，刺痛时屈曲计为 3 分，所以患者的 GCS 评分为 8 分。格拉斯哥昏迷评分表参见 A2 型题第 2 题解析。

37. A【解析】根据症状，患者考虑为左侧小脑幕切迹疝。瞳孔变化及肢体瘫痪参见 A1 型题第 22 题解析。小脑幕切迹疝患者生命体征异常，表现为心率减慢或不规则，血压忽高忽低，呼吸不规则、大汗淋漓或汗闭，面色潮红或苍白，体温可高达 41℃以上或体温不升。

38. D【解析】颅内压增高的程度和速度取决于血肿量和出血速度。随着颅内压增高，患者可出现头痛、呕吐加剧，躁动不安，伴有血压升高、脉搏减慢、脉压增大、心率和呼吸减慢等代偿性反应，若病情进一步恶化，会出现血压下降、脉搏细弱和呼吸抑制。尿量增多与颅内血肿无关。

39. D【解析】假如患者颅内压增高，最严重的后果是脑疝。脑疝是颅内压增高的危象和引起死亡的主要原因。

40. B【解析】参见 A3/A4 型题第 38 题解析。

41. B【解析】对颅内压增高患者进行不适当的操作，如腰椎穿刺，导致放出脑脊液过多、过快，使各分腔间的压力差增大，可促使脑疝形成。

42. B【解析】该患者考虑发生了颅中窝骨折。颅中窝骨折常累及颞骨岩部，脑膜和骨膜均破裂时，脑脊液经中耳由鼓膜裂孔流出形成脑脊液耳漏；如鼓膜完好，脑脊液则经咽鼓管流往鼻咽部形成脑脊液鼻漏，常合并第Ⅶ或Ⅷ脑神经损伤。

43. D【解析】在颅骨骨折患者的护理中，嘱其勿用力屏气排便、咳嗽、擤鼻涕或打喷嚏等，以免颅内压骤然升降导致气颅或脑脊液逆流。

44. E【解析】患者取半坐卧位，头偏向患侧，借重力作用使脑组织移至颅底，促使脑膜形成粘连而封闭漏口。昏迷者床头抬高 30°，取患侧卧位。

45. D【解析】该患者可初步诊断为硬脑膜下血肿。由于多数有脑挫裂伤及继发的脑水肿同时存在，急性硬脑膜下血肿病情一般较重。如脑挫裂伤较重或血肿形成速度较快，则脑挫裂伤的昏迷和血肿所致脑疝的昏迷相重叠，表现为意识障碍进行性加深，无中间清醒期或意识好转期表现。

46. D【解析】格拉斯哥昏迷评分法中，痛时睁眼计为 2 分，刺痛时肢体回缩计为 4 分，有音无语计为 2 分。所以患者的格拉斯哥评分为 8 分。格拉斯哥昏迷评分表参见 A2 型题第

2 题解析。

47. E【解析】由于营养低于机体需要量，患者有营养失调的可能；患者有意识障碍；由于剧烈呕吐且处于昏迷状态，有发生窒息的可能，有清理呼吸无效的可能；患者有潜在并发症，如脑疝。患者疼痛与该疾病无关。

48. E【解析】参见 A1 型题第 18 题解析。

四、B 型题

1. A【解析】颅脑外伤颅内压增高的患者采取头高足低位，有利于颅内静脉回流，减轻脑组织水肿，预防颅内压增高引起的头痛。

2. E【解析】对于意识不清伴呼吸不畅的患者，需要保持侧卧位，清除口腔内异物，保持呼吸道通畅，还要给予持续氧气吸入。

3. C【解析】参见 A1 型题第 8 题解析。

4. B【解析】枕骨大孔疝是小脑扁桃体及延髓经枕骨大孔被挤向椎管内所致，患者常有进行性颅内压增高的临床表现，生命体征紊乱出现较早，意识障碍出现较晚。早期即可发生呼吸骤停而死亡。

5. A【解析】参见 A1 型题第 4 题解析。

6. C【解析】颅底部位硬脑膜与颅骨联系紧密，当颅底骨折时，其极易损伤而出现脑脊液漏。

7. D【解析】颅盖骨折片损伤脑功能区，可引起偏瘫、失语、癫痫等神经系统定位体征。

8. E【解析】硬脑膜外血肿时，CT 检查示颅骨内板与脑表面之间有双凸镜形或弓形密度增高影，常伴颅骨骨折和颅内积气。

9. A【解析】急性或亚急性硬脑膜下血肿患者行头颅 CT 检查示颅骨内板与脑组织表面之间有高密度、等密度或混合密度的新月形或半月形影，多伴有脑挫裂伤和脑受压。

10~12 A、C、B【解析】格拉斯哥昏迷评分法是依据患者睁眼、语言及运动反应进行评分，三者得分相加表示意识障碍程度。最高 15 分，表示意识清醒，8 分以下为昏迷，最低 3 分，分数越低表明意识障碍越严重。

13~17 E、D、E、D、A【解析】在格拉斯哥昏迷计分法中，患者能回答问题但不正确，应计 4 分；患者痛时睁眼计为 2 分；患者能自动睁眼计为 4 分；患者下肢刺痛时过伸计为 2 分；患者吐词不清计为 3 分。格拉斯哥昏迷评分表参见 A2 型题第 2 题解析。

18. B【解析】硬脑膜外血肿的患者会出现中间清醒期，即昏迷-清醒-昏迷。

19. D【解析】参见 A1 型题第 23 题解析。

20. C【解析】参见 A1 型题第 7 题解析。

21. A【解析】参见 A1 型题第 36 题解析。

22. E【解析】颅骨凹陷性骨折好发于额、顶部，多为全层凹陷，局部可扪及下陷区，部分患者仅有内板凹陷，若骨折片损伤脑功能区，可出现偏瘫、失语、癫痫等神经系统定位体征。

23、24. D、E【解析】成年人的正常颅内压范围为 70~200mmH_2O，儿童正常的颅内压范围为 50~100mmH_2O。

五、X 型题

1. CDE【解析】颅内压增高患者应采取床头抬高 15°~30°的斜坡位，有利于颅内静脉回流，减轻脑水肿。昏迷患者采取侧卧位，便于呼吸道分泌物排出，所以选项 A 的叙述错误。颅内压增高不能进食者，成人每天静脉输液量为 1500~2000ml，其中等渗盐水不超过 500ml，保持每日尿量不少于 600ml，并且应控制输液速度，防止短时间内输入大量液体，加重脑水肿。神志清醒者给予普通饮食，但要限制钠盐摄入量，所以选项 B 的叙述错误。颅内压增高患者可采取给氧、控制高热、使用降低颅内压药的护理措施。

2. AB【解析】颅内压增高按病因分类，可分为弥漫性颅内压增高、局灶性颅内压增高两种。

3. ABCD【解析】原发性颅内肿瘤来源于颅内各种组织成分，如脑膜、脑组织、脑神经、脑血管、垂体腺与胚胎残余组织等。选项 E 是继发性颅内肿瘤的来源。

4. ABC【解析】急性脑疝根据移位的脑组织及其通过的硬脑膜间隙和孔道，可分为小脑幕切迹疝、枕骨大孔疝和大脑镰下疝 3 类。

5. AB【解析】继发性脑损伤是指头部受伤后一段时间内逐渐出现的病理损害，主要有颅内血肿、脑水肿和脑疝等。选项 A、B 属于原发性脑损伤。

6. ABD【解析】颅后窝骨折的瘀斑部位为乳突部、枕下部、咽后壁。选项 C、E 是颅前窝骨折的瘀斑部位。

7. ABCD【解析】急性脑疝一旦确诊后尽快手术，去除病因，如清除颅内血肿或切除脑肿瘤等。若难以确诊或虽确诊但病变无法切除者，可通过脑脊液分流术、侧脑室外引流术或病变侧颞肌下、枕肌下减压术等降低颅内压。

8. CDE【解析】颅内压增高按病变发展的快慢分类，可分为急性颅内压增高、亚急性颅内压增高、慢性颅内压增高。

9. ABC【解析】参见 B 型题第 10~12 题解析。

10. ABCD【解析】儿童患颅内肿瘤以髓母细胞瘤、生殖细胞瘤、颅咽管瘤和室管膜瘤等为多见，成人患者以多形性胶母细胞瘤、脑膜瘤、转移瘤、垂体瘤等为多见，而老年患者则以胶母细胞瘤及转移瘤为多见。

11. ABCDE【解析】小儿颅内压增高时可有头皮静脉怒张、头颅增大、颅缝增宽或分离、前囟饱满、日落现象（由于颅内压增高压迫眼球，形成双目下视、巩膜外露的特殊表情）、生长阻滞等表现。

12. ABCD【解析】颅内压增高时防止颅内压骤然升高的护理措施：①卧床休息。②稳定患者情绪。③保持呼吸道通畅。④避免剧烈咳嗽和用力排便。⑤控制癫痫发作。⑥处理躁动，积极寻找并解除引起躁动的原因，避免盲目使用镇静药或强制性约束，以免患者挣扎而使颅内压进一步增高，适当加以保护，以防意外伤害。

13. ABCD【解析】降低颅内压的全身性治疗方法：①最小刺激。②使用镇静药和/或神经肌肉阻滞药。③控制血糖。④控制体温，即亚低温治疗，控制体温在 35℃有利于降低脑的新陈代谢率，减少脑组织耗氧量，防止脑水肿的发生与发展，对降低颅内压亦起一定作用。选项 E 是颅内高压的急救措施，是减少脑脊液或脑循环血量的技术。

14. BCDE【解析】脑疝的紧急处理措施参见 A3/A4 型题第 6 题解析。呼吸骤停的枕骨大孔疝患者，立即做好钻颅术准备。

15. ABCE【解析】参见 X 型题第 10 题解析。

16. ABDE【解析】颅骨骨折患者需要预防颅内逆行感染。脑脊液漏者，禁忌堵塞、冲洗鼻腔、耳道和经鼻腔、耳道滴药，禁忌做腰椎穿刺。脑脊液鼻漏者，严禁从鼻腔吸痰或放置鼻胃管。注意有无颅内感染迹象，如头痛、发热等。遵医嘱应用抗生素和破伤风抗毒素。

17. ABCE【解析】颅内水肿、硬脑下血肿、颅内肿瘤、脑水肿会导致颅腔内容物体积或量增加引起颅内压增高，而脑震荡无肉眼可见的神经病理改变，显微镜下仅见神经组织结构紊乱。

18. CD【解析】颅盖骨折即穹隆部骨折，发生率以顶骨及额骨为多，枕骨和颞骨次之。

19. ABCD【解析】中间清醒期不是脑震荡的临床特征表现。参见 A1 型题第 36 题解析。

20. ADE【解析】头皮血肿多为钝器伤所致，按血肿出现于头皮的层次分为皮下血肿、帽状腱膜下血肿和骨膜下血肿。

21. BCD【解析】颅盖骨折有 3 种主要形态，即线形骨折、粉碎骨折和凹陷骨折。

22. ABC【解析】脑挫裂伤指主要发生于大脑皮质的损伤，可单发，也可多发，好发于额极、颞极及其基底。

六、案例分析题

1. B【解析】参见 A1 型题第 48 题解析。

2. E【解析】全身血管加压反应是指动脉压升高伴心率减慢、每搏输出量增加和呼吸深慢的三联反应，又称库欣反应。

3. D【解析】颅内压增高患者术前出现便秘时，可以进行腹部按摩，使用开塞露、缓泻药，或鼓励患者多食蔬菜、水果。便秘时用肥皂水灌肠可使患者腹内压增高，使颅内压骤升而导致颅内压危象，故应避免使用。

4. DE【解析】颅内压增高患者进行激素治疗时，常用地塞米松 5~10mg 静脉或肌内注射，每日 2~3 次；或氢化可的松 100mg 静脉注射，每日 1~2 次。

5. C【解析】颅内压增高进行辅助过度换气的目的是排出体内 CO_2，减少脑血流量。$PaCO_2$每下降 1mmHg，可使脑血流量递减 2%，从而使颅内压相应降低。但脑血流量显著减少会加重脑缺氧，故应监测血气分析，以维持患者 PaO_2 在 90～100mmHg、$PaCO_2$ 在 25～30mmHg 水平为宜。过度换气持续时间不宜超过 24 小时，以免引起脑缺血。

6. D【解析】冬眠期间机体代谢率降低，颅内压增高患者对能量及水分的需求减少。每日液体入量不宜超过 1500ml。

7. ABC【解析】患者可初步诊断为急性重型闭合性颅脑损伤、脑挫裂伤、硬脑膜外血肿。颅脑损伤是指头颅受到外界暴力作用引起脑膜、脑组织、脑血管及脑神经的损伤。脑挫裂伤表现为意识障碍，生命体征改变，头晕、头痛、呕吐及颅内压增高和脑疝。根据昏迷-清醒-昏迷，右侧瞳孔散大，光反射迟钝，左侧偏瘫，患者可考虑为硬脑膜外血肿。

8. A【解析】参见 A3/A4 型题第 1 题解析。

9. ACDE【解析】患者此时应采取的主要护理措施有给氧、防止休克、保持呼吸道通畅、建立静脉通道。颅脑损伤昏迷或吞咽功能障碍者取侧卧位或侧俯卧位，以免呕吐物、分泌物误吸。

10. AB【解析】颅内压增高、呼吸道不通畅、尿潴留、便秘及冷、热、饥饿等不舒适均可引起患者躁动。躁动的处理参见 X 型题第 12 题解析。吗啡皮下注射可抑制呼吸，是错误的护理措施。

11. ABCD【解析】脑挫裂伤的护理诊断如下。①清理呼吸道无效：与脑损伤后意识障碍有关。②营养失调：低于机体需要量，与脑损伤后高代谢、呕吐、高热等有关。③有发生失用症的危险：与脑损伤后意识和肢体功能障碍及长期卧床有关。④潜在并发症：颅内压增高、脑疝、蛛网膜下隙出血、癫痫发作、消化道出血。

12. ABCD【解析】发生颅脑损伤应密切观察病情，严密观察患者意识状态、生命体征、瞳孔、神经系统病症等变化，及时发现颅内压增高迹象。一旦发现，应积极采取措施降低颅内压，同时做好术前准备。

13. BD【解析】气管切开术是一种抢救患者生命的急救手术。气管切开的主要目的是解除喉梗阻，恢复呼吸道通畅，改善肺部换气功能，便于吸出下呼吸道分泌物，避免误吸。针对题中患者，气管切开的目的是吸除下呼吸道分泌物、避免误吸。

14. A【解析】颅内肿瘤的发病部位以大脑半球最多，其次为蝶鞍、鞍区周围、小脑脑桥角、小脑、脑室及脑干。一般不向颅外转移，但可在颅内直接向邻近正常脑组织浸润扩散，也可随脑脊液的循环通道转移。

15. ABCDE【解析】颅内肿瘤的护理诊断如下。①焦虑、恐惧、预感性悲哀：与脑肿瘤的诊断、担心手术效果有关。②脑组织灌注异常：与颅内压增高有关。③有受伤的危险：与神经系统功能障碍导致的癫痫、视力障碍、肢体运动感觉障碍、言语功能障碍有关。④自理缺陷：与肿瘤压迫导致肢体瘫痪及开颅手术有关。⑤疼痛：与颅内压增高有关。⑥潜在并发症：颅内压增高及脑疝、颅内出血、感染、中枢性高热、尿崩症、消化道出血、癫痫发作、脑脊液漏等。

16. ABCE【解析】脑桥腹侧占位性病变所致的交叉性麻痹最常见的临床表现有同侧脑神经损害、对侧肢体偏瘫、进食呛咳、言语不清。对侧脑神经无损害。

17. ABCD【解析】放疗的主要护理要点：指导患儿放疗前静卧30分钟；制订合理的饮食计划；选择高热量、高蛋白、富含维生素、易消化的饮食；防止颅内压增高的护理。放疗前保持照射区域皮肤湿润，清洗时勿用肥皂，也不要用力擦洗照射部位，毛巾要柔软，擦洗时要拧干。

18. A【解析】颅内出血是颅内肿瘤术后最危险的并发症，多发生在术后24～48小时内。

19. ABCDE【解析】颅内肿瘤术后出现颅内出血时，应密切观察病情变化，定时监测意识、瞳孔、血压、脉搏、呼吸、格拉斯哥评分并记录，必要时还需监测中心静脉压和颅内压。

甲状腺癌患者的护理

第十章　甲状腺疾病患者的护理

一　A1 型题

1. 甲状腺功能亢进症（简称甲亢）患者神经系统的特征性表现是
   A. 神经过敏　B. 多言多虑
   C. 易激惹　D. 手指细颤
   E. 注意力不集中
2. 在各类甲状腺癌中，预后最差的是
   A. 髓样癌　B. 未分化癌
   C. 乳头状癌　D. 滤泡状癌
   E. 甲状腺腺瘤
3. 甲亢患者的甲状腺病理学改变不包括
   A. 甲状腺腺体内血管增多、扩张　B. 腔内胶质增多
   C. 淋巴细胞浸润　D. 滤泡壁细胞多呈高柱状增殖
   E. 形成乳头状凸起伸入滤泡腔内
4. 在各类甲状腺癌中，除（　）外，大多起源于滤泡上皮细胞
   A. 乳头状癌　B. 滤泡状癌
   C. 髓样癌　D. 未分化癌
   E. 黏液癌
5. 预防甲状腺大部切除术后出现甲状腺危象最重要的措施是
   A. 及时补钙　B. 做好术前准备
   C. 术中充分止血　D. 保留足够的残留甲状腺
   E. 术中避免损伤甲状旁腺
6. 原发性甲状旁腺功能亢进症患者术前需进食（　）饮食
   A. 高钙、低磷　B. 低钙、低磷
   C. 低钙、高磷　D. 高钙、高磷
   E. 高钙、无磷
7. 甲状腺功能亢进症手术时机必须选择在（　）时
   A. 患者体温正常　B. 患者健康状况良好

C. 肿大的甲状腺缩小
D. 甲状腺功能基本正常
E. 无其他重要器官疾病

8. 甲状腺癌患者出现霍纳（Horner）综合征可能是因肿大的甲状腺压迫
A. 气管
B. 食管
C. 颈交感神经节链
D. 颈深部大静脉
E. 双侧喉返神经

9. 在各类原发性甲状旁腺功能亢进症中，最多见的是
A. 肾型
B. 肾骨型
C. 骨型
D. 单纯型
E. 混合型

10. 抗甲状腺药最严重的副作用是
A. 皮疹
B. 腹泻
C. 白细胞减少
D. 粒细胞下降
E. 呕吐

11. 护士注意甲状腺大部切除术后患者说话声音是为了评估有无
A. 伤口出血
B. 神经损伤
C. 麻醉清醒
D. 气管塌陷
E. 痰液阻塞

12. 关于甲亢患者心血管系统临床表现，叙述正确的是
A. 脉搏慢而弱
B. 第一心音减弱
C. 心排血量减少
D. 周围血管收缩，脉压减小
E. 休息时脉率>100次/分

13. 甲状腺大部切除术后并发症不包括
A. 手足抽搐
B. 膈肌麻痹
C. 呼吸困难和窒息
D. 声音嘶哑
E. 误吸

14. 基础代谢率（BMR）的常用计算公式为
A. 基础代谢率=（脉率×脉压-111）%
B. 基础代谢率=（脉率×脉压+111）%
C. 基础代谢率=（脉率+脉压-111）%
D. 基础代谢率=（脉率-脉压+111）%
E. 基础代谢率=[（脉率-脉压）×111]%

15. 以下不属于甲状腺功能亢进症临床表现的是
A. 畏热、多汗
B. 甲状腺肿
C. 突眼
D. 便秘
E. 疲乏无力

16. 既能阻断甲状腺激素合成，又能阻止周围组织中T_4转化为T_3的药物是

A. 丙硫氧嘧啶
B. 甲巯咪唑
C. 卡比马唑
D. 普萘洛尔
E. 苯巴比妥

17. 甲亢患者的术前准备中，不符合手术指标的是

A. 情绪稳定，睡眠好转
B. 体重增加
C. 脉搏 100 次/分
D. 甲状腺变硬缩小
E. BMR<+20%

18. 甲亢患者术前准备最重要的是

A. 测定基础代谢率
B. 心理护理
C. 喉镜检查
D. 抗甲状腺药和碘剂的应用
E. 钡餐和心电图检查

19. 甲状腺危象患者首选的治疗药物是

A. 甲巯咪唑
B. 丙硫氧嘧啶
C. 复方碘化钾溶液
D. 普萘洛尔
E. 氯丙嗪

20. 中度甲亢的标准是指基础代谢率在

A. +10%～+20%
B. +20%～+30%
C. +30%～+40%
D. +60%～+70%
E. +30%～+60%

21. 甲状腺癌的临床表现，应除外

A. 颈部孤立性肿块
B. 肿块表面不光滑
C. 肿块活动度良好
D. 早期有远处转移
E. 淋巴转移有相应的压迫症状

22. 对于门诊患者，判断甲亢程度最简单而主要的指标是

A. 突眼程度
B. 脉率和脉压
C. 体重减轻程度
D. 食欲亢进程度
E. 甲状腺增大程度

23. 下列关于碘剂的叙述正确的是

A. 突出的副作用是白细胞和粒细胞减少
B. 抑制甲状腺素的释放
C. 使腺体肿大、充血
D. 甲亢患者术前服用 1 周即可手术
E. 对消化道黏膜无刺激

24.（ ）是显示腺瘤的首选定位方法

A. X 线检查
B. 实验室检查

C. B超和CT检查　　D. MRI检查

E. 甲状旁腺核素扫描显像

25. 目前已查明，(　　)是甲状腺的重要致癌因素

A. 癌基因及生长因子　　B. 头颈部的外放射

C. 遗传因素　　D. 雌激素

E. 缺碘

26. 甲亢患者甲状腺肿块的临床特征是

A. 肿块突出明显　　B. 随吞咽活动

C. 质地较硬　　D. 有压痛感

E. 颈部受压

27. 甲状腺功能亢进症患者的饮食宜

A. 低热量、低蛋白、低维生素　　B. 高热量、高蛋白、高盐

C. 高热量、低蛋白、低盐　　D. 高热量、高蛋白、高维生素

E. 低热量、低蛋白、低盐

28. 甲亢患者术后出现手足抽搐，病情严重，最有效的处理措施是

A. 限肉类、乳品和蛋类等高磷饮食

B. 服用二氢速固醇

C. 静脉缓慢推注10%葡萄糖酸钙或氯化钙10~20ml

D. 口服葡萄糖酸钙或乳酸钙

E. 口服维生素D_3

29. 甲亢患者术前需要服用的减少甲状腺素合成的药物是

A. 阿托品　　B. 普萘洛安

C. 丙硫氧嘧啶　　D. 甲状腺素

E. 复方碘化钾

30. 引起甲亢术后甲状腺危象的主要原因是

A. 精神紧张　　B. 术后出血

C. 术中失血过多　　D. 术中补液不足

E. 术前准备不充分

31. 原发性甲状旁腺功能亢进症手术成功的患者，血钙一般在(　　)降至正常

A. 术后8~12小时　　B. 术后12~24小时

C. 术后12~36小时　　D. 术后24~48小时

E. 术后48~56小时

32. 甲亢患者在服用抗甲状腺药时，每周需检查白细胞计数，如果白细胞计数下降到3×10^9/L以下时，应

A. 服用利可君
B. 少量多次输血
C. 立即停药
D. 加强营养
E. 中医药治疗

33. 甲状腺功能亢进症患者最具特征的心血管体征为
A. 短绌脉
B. 房性期前收缩
C. 脉压减小
D. 水冲脉
E. 收缩压增高

34. 不属于甲状腺癌常见类型的是
A. 甲状腺乳头状癌
B. 甲状腺滤泡状癌
C. 乳头状癌合并滤泡状癌
D. 甲状腺髓样癌
E. 甲状腺未分化癌

35. 甲状腺功能亢进症手术前，为抑制甲状腺素的释放，并使腺体缩小变硬，常用药物有
A. 复方碘化钾溶液
B. 普萘洛尔
C. 甲巯咪唑
D. 丙硫氧嘧啶
E. 地西泮

36. 对甲状腺功能亢进症重度浸润性突眼的护理不应
A. 抬高头部
B. 鼓励多食略咸食物
C. 生理盐水纱布湿敷
D. 外出时用眼罩
E. 抗生素眼膏涂眼

37. 甲状腺大部切除术后最危急的并发症是
A. 饮水呛咳
B. 声音嘶哑
C. 手足抽搐
D. 甲状腺危象
E. 呼吸困难和窒息

38. 关于原发性甲亢的叙述，正确的是
A. 又称突眼性甲状腺肿
B. 较继发性甲亢少见
C. 无胫前黏液性水肿
D. 发病年龄多在 60 岁以上
E. 是指在甲状腺肿大以后，再出现甲亢症状

39. 下列关于甲亢的叙述，正确的是
A. 妊娠早期的甲亢患者不宜做甲状腺大部切除术
B. 甲亢患者的手术禁忌证是结节性甲状腺肿继发甲亢
C. 青少年原发性甲亢应行非手术治疗
D. 嗜睡是甲亢的临床表现之一
E. 甲亢术后服用碘化钾溶液应每日 3 次，首日每次 6 滴，逐日每次增加 1 滴至每次 30 滴时维持此剂量

40. 在甲状腺癌的检查方法中，测定甲状腺大小，探测结节位置、大小、数目及其与邻近组织的关系，区别结节是囊性还是实质性，最简单的检查是

A. 甲状腺B超
B. 甲状腺^{131}I扫描
C. 甲状腺X线检查
D. 甲状腺MRI
E. 甲状腺CT

41. 不准备手术的甲亢患者不宜服用碘剂，主要是因为

A. 一旦停服，甲亢症状重现，甚至更严重
B. 碘剂对减轻甲亢症状的疗效不显著
C. 碘剂不能降低甲亢患者的基础代谢率
D. 碘剂效果不如普萘洛尔
E. 患者经常不能耐受碘剂治疗

42. 下列不宜施行甲状腺大部切除术的是

A. 中度以上的原发性甲亢
B. 甲亢有气管压迫症状
C. 青少年甲亢患者
D. 继发性甲亢
E. 妊娠早期甲亢

43. 甲亢术后甲状腺危象的表现不包括

A. 高热
B. 脉搏细速
C. 肝脾大
D. 脉压增大
E. 呕吐、腹泻

二 A2型题

1. 患者，男性，40岁。行甲状腺大部切除术后26小时出现进行性呼吸困难，口唇发绀，颈部变粗。应首先考虑为

A. 气管塌陷
B. 喉头水肿
C. 切口内血肿
D. 痰液阻塞气道
E. 双侧喉返神经损伤

2. 患者，女性，36岁。行甲状腺大部切除术后3天，出现手足疼痛，指尖针刺感并有轻微抽搐。护士应备好

A. 氯化钾
B. 碘化钠
C. 苯巴比妥
D. 碳酸氢钠
E. 葡萄糖酸钙

3. 患者，女性，30岁。诊断为甲亢。清晨测得脉率96次/分，血压130/70mmHg。计算该患者的基础代谢率属于

A. 正常
B. 正常范围偏高

C. 重度甲亢　　D. 中度甲亢
E. 轻度甲亢

4. 患者，女性，40 岁。甲亢行甲状腺大部切除术，术后第 2 天，护士在与其交流时发现其声音嘶哑。可能是由于
A. 喉上神经内、外支损伤　　B. 喉上神经内支损伤
C. 喉上神经外支损伤　　D. 两侧喉返神经损伤
E. 一侧喉返神经损伤

5. 患者，女性，35 岁。因甲亢行甲状腺大部切除术。术后进流质饮食时，出现误吸、呛咳。可能是术中损伤了
A. 喉上神经内支　　B. 喉上神经外支
C. 单侧喉返神经　　D. 双侧喉返神经
E. 甲状旁腺

6. 患者，女性，33 岁。甲亢术后痊愈出院。护士对她进行康复指导，下列不正确的是
A. 术后 1 个月恢复正常劳动　　B. 练习颈部活动
C. 注意有无甲亢复发　　D. 注意有无甲状腺功能低下
E. 定期复查

7. 患者，女性，35 岁。在甲状腺次全切除术后 4 小时，突感呼吸困难、颈部肿胀、口唇发绀。紧急处理第一步应
A. 气管切开　　B. 立即拆开颈部缝线，去除血块
C. 吸氧　　D. 请麻醉医生插管
E. 注射呼吸兴奋药

8. 患者，女性，35 岁。甲状腺弥漫性肿大，出现霍纳综合征。该患者发生霍纳综合征的原因是肿大的甲状腺压迫
A. 气管　　B. 食管
C. 颈部大静脉　　D. 颈交感神经丛
E. 喉返神经

9. 患者，女性，17 岁。因甲状腺肿大来院就医。查体：甲状腺Ⅱ度肿大，未触及结节。促甲状腺激素（TSH）在正常范围，甲状腺功能检查正常。该患者可能的诊断是
A. 甲状腺功能亢进症　　B. 甲状腺功能减退症
C. 单纯性甲状腺肿　　D. 慢性甲状腺炎
E. 亚急性甲状腺炎

10. 患者，女性，19 岁。因甲状腺肿大住院。查体：甲状腺Ⅱ度肿大，无结节。甲状腺放射性核素扫描：甲状腺弥漫性肿大，均匀分布。初步诊断为单纯性甲状腺肿。下列支持该诊断的辅助检查结果是

A. T_3、T_4升高，TSH 减低
B. T_3、T_4升高，TSH 正常
C. 甲状腺摄碘率增高且高峰前移
D. T_3、T_4正常，TSH 正常
E. T_3、T_4降低，TSH 正常

三 A3/A4 型题

（1～4 题共用题干）

患者，女性，32 岁。因甲状腺功能亢进入院，准备择期接受甲状腺大部切除术治疗。

1. 患者术前进行药物准备的主要目的是
A. 降低基础代谢率
B. 使患者心情放松
C. 预防患者术中高血压
D. 防止术后痰液堵塞气道
E. 使患者适应术中体位，方便手术操作

2. 为了预防手术后呼吸道并发症，应在其床边准备
A. 吸氧管
B. 体温计
C. 吸痰管
D. 接呕吐物的弯盘
E. 紧急拆线缝合包

3. 术中顺利，术后安全返回病房。在术后 48 小时内，护士最重要的是要观察
A. 脉搏
B. 血压
C. 呼吸
D. 体温
E. 切口

4. 治疗甲亢的主要药物不包括
A. 丙硫氧嘧啶
B. 甲巯咪唑
C. 卡比马唑
D. 甲状腺制剂
E. 氢化可的松

（5～6 题共用题干）

患者，女性，26 岁。甲状腺肿大 4 年余，有畏热、多汗、心悸现象，感到乏力、易疲劳。查体：脉搏 100 次/分，呼吸 22 次/分，血压 130/70mmHg，双侧甲状腺弥漫性肿大，有震颤，眼球稍突，心肺无异常。

5. 对诊断最有价值的检查方法是
A. B 超检查
B. T_3、T_4测定
C. CT 检查
D. 血清钙、磷测定
E. 心电图检查

6. 术后不可能出现的并发症是
A. 呼吸困难
B. 窒息

C. 高血钙　　D. 误吸
E. 声嘶

（7~9 题共用题干）

患者，女性，30 岁。甲状腺大部切除术后 5 小时，出现进行性呼吸困难，烦躁不安，发绀。体检发现颈部增粗，切口有血液渗出。考虑患者发生了呼吸困难这一并发症。

7. 该患者发生呼吸困难的原因是
A. 喉头水肿　　B. 气管塌陷
C. 双侧喉返神经损伤　　D. 切口内血肿压迫
E. 痰液阻塞

8. 该并发症多发生在术后
A. 48 小时内　　B. 72 小时内
C. 96 小时内　　D. 1 周内
E. 2 周内

9. 对该并发症，首选的处理措施是
A. 吸氧　　B. 气管插管
C. 压迫止血　　D. 气管切开
E. 拆除切口缝线，敞开伤口，去除血块

（10~12 题共用题干）

患者，男性，36 岁。入院确诊为原发性甲状腺功能亢进症。清晨患者起床前，护士测得脉率 108 次/分，血压 140/88mmHg。拟在服用复方碘化钾溶液等术前准备后择期行甲状腺大部切除术。

10. 按简便公式计算，该患者的基础代谢率为
A. 49%　　B. 59%
C. 59%　　D. 69%
E. 79%

11. 术前服用碘剂的作用是
A. 抑制甲状腺素合成　　B. 对抗甲状腺素作用
C. 促进甲状腺素合成　　D. 抑制甲状腺素释放
E. 减少促甲状腺激素分泌

12. 经药物准备后，下列没有达到手术指标的是
A. 脉率>100 次/分　　B. BMR<+20%
C. 情绪稳定，睡眠好转　　D. 体重增加

E. 甲状腺腺体缩小、变硬

（13~18题共用题干）

患者，女性，38岁。近期出现食欲亢进，每餐进食200~250g，餐后不久又感饥饿，伴体重下降、睡眠差、易激惹等。体检：颈部增粗，双侧甲状腺弥漫性肿大，质软、无结节、无压痛，脉搏100次/分，体温37.5℃，BMR+46%，甲状腺摄碘率2小时40%，诊断为甲状腺功能亢进症。

13. 诊断甲亢最有意义的指标是
A. 甲状腺肿大程度
B. 眼球突出
C. 心率增快
D. 基础代谢率增高
E. 血清T_3增高

14. 鉴别原发性甲亢与继发性甲亢最有意义的指标是
A. 脉搏增快程度
B. 基础代谢率增高程度
C. 甲状腺肿大与甲亢症状之间的先后关系
D. T_3、T_4增高程度
E. 甲状腺摄碘率增高与甲亢症状之间的先后关系

15. 对该患者较适宜的治疗方法是
A. 抗甲状腺药治疗
B. 碘治疗
C. 甲状腺大部切除术
D. 甲状腺全切除术
E. 复方碘化钾溶液治疗

16. 下列术前药物准备中，必不可少的是
A. 甲硫氧嘧啶
B. 地西泮
C. 碘剂
D. 卡比马唑
E. 普萘洛尔

17. 若患者已行甲状腺大部切除术，术后观察最重要的项目是
A. 脉搏
B. 心率
C. 血压
D. 呼吸
E. 体温

18. 患者手术后最重要的急救准备是
A. 床旁放置复方碘化钾溶液
B. 床旁常规放置普萘洛尔
C. 床旁常规放置气管切开包
D. 床旁常规放置氢化可的松
E. 床旁常规放置剪刀

四 B型题

（1~2 题共用备选答案）

A. 甲状腺危象
B. 双侧喉返神经后支损伤
C. 甲状旁腺损伤
D. 喉上神经内支损伤
E. 喉上神经外支损伤

1. 患者甲状腺大部切除术后出现声带松弛，声调降低，可能是由于
2. 患者术后出现呼吸困难甚至窒息，可能是由于

（3~5 题共用备选答案）

A. 呼吸困难
B. 声音嘶哑甚至失音
C. 声调降低
D. 饮水呛咳
E. 手足抽搐

3. 甲状旁腺损伤可引起
4. 单侧喉返神经损伤可引起
5. 双侧喉返神经后支损伤可引起

五 X型题

1. 甲状腺功能亢进症手术治疗后较严重的并发症有
A. 出血
B. 呼吸困难
C. 手足抽搐
D. 呛咳或误吸
E. 失音

2. 抗甲状腺药的适应证有
A. 病程较短、病情较轻的原发性甲亢患者
B. 20 岁以下的青少年和儿童
C. 伴有其他严重疾病而不宜施行手术的患者
D. 有压迫气管症状的患者
E. 有胸骨后甲状腺肿的患者

3. 甲亢术后，患者血压平稳或全身麻醉清醒后取半坐卧位的目的是
A. 利于患者呼吸及吞咽
B. 观察病情
C. 切口内积液引流
D. 减轻疼痛
E. 防止压疮

4. 甲亢的分类包括

A. 原发性甲亢
B. 继发性甲亢
C. 高功能腺瘤
D. 单纯性甲亢
E. 多结节性甲状腺肿伴甲亢

5. 甲亢术后，甲状腺危象的处理不正确的有
A. 大量补充葡萄糖溶液
B. 大量应用肾上腺皮质激素
C. 大剂量应用抗生素
D. 大剂量应用复方碘溶液
E. 应用水杨酸类药

6. 甲亢患者典型的眼征表现是
A. 单侧眼球突出
B. 双侧眼球突出
C. 眼裂增宽
D. 瞳孔散大
E. 视力减退，畏光、复视

7. 甲亢患者导致脉压增大的原因为
A. 精神紧张
B. 心率增快
C. 周围血管收缩
D. 收缩压升高
E. 舒张压降低

8. 甲状腺功能亢进的临床表现中，正确的有
A. 心悸
B. 脉压正常
C. 多食、消瘦
D. 性情急躁
E. 畏热、多汗

9. 起源于滤泡上皮细胞的甲状腺癌有
A. 甲状腺乳头状癌
B. 甲状腺滤泡状癌
C. 乳头状癌合并滤泡状癌
D. 甲状腺髓样癌
E. 甲状腺未分化癌

10. 发生甲状旁腺功能亢进时可出现的体液代谢失调为
A. 低血钙
B. 高血钙
C. 高血钾
D. 高尿钙
E. 低血磷

11. 甲状旁腺功能亢进症的术前检查包括
A. 血常规
B. 凝血功能测定
C. 血电解质测定
D. 颈部彩超
E. 甲状旁腺锝-99m MIBI 显像

12. 甲状腺大部切除术后，发生呼吸困难和窒息的原因有
A. 切口内出血压迫气管
B. 气管塌陷
C. 喉头水肿
D. 双侧喉返神经损伤

E. 镇痛药用量不足

六 案例分析题

（1~5 题共用题干）

患者，男性，33 岁。因甲状腺功能亢进症准备接受手术治疗。查体：体温 36.6℃，脉搏 110 次/分，呼吸 19 次/分，血压 125/75mmHg。

1. 甲亢的临床表现包括

A. 高代谢综合征　　B. 弥漫性甲状腺肿
C. 眼征　　D. 皮损
E. 甲状腺肢端病

2. 甲亢的辅助检查方法包括

A. 实验室检查　　B. TRH 兴奋试验
C. 基础代谢率测定　　D. 甲状腺摄 ^{131}I 率测定
E. 血清 T_3 和 T_4 含量测定

3. 术前该患者需服用既能抑制甲状腺素释放，又能减少甲状腺血流量的药物是

A. 阿托品　　B. 普萘洛尔
C. 硫氧嘧啶　　D. 甲状腺素
E. 复方碘化钾

4. 护士应在术前指导患者练习

A. 侧卧位　　B. 脊柱过伸位
C. 头颈过伸位　　D. 去枕平卧位
E. 垫枕平卧位

5. 甲亢手术适应证有

A. 继发性甲亢或高功能腺瘤　　B. 症状较轻者及老年患者
C. 抗甲状腺药或 ^{131}I 治疗后复发者　　D. 腺体较大，伴有压迫症状的患者
E. 有严重器质性疾病不能耐受手术治疗的患者

（6~13 题共用题干）

患者，女性，35 岁。半年前无明显诱因出现颈前肿大，当时没有自觉症状；近 2 个月来出现性情急躁、失眠、多梦、畏热、出汗，易饥，饭量增加，体重减轻 3kg，偶有心悸、气促，活动后加重，双手时有震颤。体检：甲状腺Ⅱ度弥漫性肿大，双眼轻度前突，双手轻度震颤，体温 37.6℃，脉搏 109 次/分，呼吸 24 次/分，血压 130/80mmHg，甲状腺上下极可闻及血管杂音。

6. 该患者可初步诊断为

A. 甲状腺腺瘤
B. 甲状腺功能亢进症
C. 甲状腺癌
D. 甲状腺血管瘤
E. 甲状腺功能减退症

7. 根据病史应该进行的检查有
A. 颈部体检，以了解甲状腺肿大情况
B. 血清 T_3、T_4含量测定
C. 心电图
D. 血清钾、磷、钙测定
E. 基础代谢率测定

8. 对此患者可以采取的治疗措施有
A. 服用腺苷三磷酸（ATP）、肌苷
B. 双侧甲状腺次全切除术
C. 初始用量为丙硫氧嘧啶每日 200~400mg
D. 服用甲巯咪唑或卡比马唑
E. 丙硫氧嘧啶的维持剂量为每日 100~200mg

9. 在手术前，该患者症状经过控制后，改服碘剂的主要作用包括
A. 减少甲状腺血流量，减少腺体充血
B. 抑制甲状腺素的释放，控制基础代谢率
C. 抑制甲状腺的合成，控制基础代谢率
D. 预防甲状腺手术后甲状腺危象的发生
E. 抑制蛋白水解酶，减少甲状腺球蛋白的分解

10. 完善各项术前检查及细致的术前准备后，患者拟接受手术治疗。甲状腺手术的适应证包括
A. 继发性甲亢或高功能腺瘤
B. 中度以上的原发性甲亢
C. 腺体较大，伴有压迫症状，或胸骨后甲状腺肿
D. 甲亢病程长者
E. 抗甲状腺药或^{131}I 治疗后复发者，或长期坚持用药有困难者

11. 该患者经过全身麻醉后，行双侧甲状腺次全切除术，术后生命体征平稳，此时应注意防治的并发症有
A. 伤口出血或渗血
B. 术后呼吸困难和窒息
C. 喉返神经损伤
D. 尿路感染
E. 手足抽搐

12. 手术后 12 小时，患者出现烦躁不安，主诉伤口疼痛，自觉颈部憋胀感。查体：呼吸困难，28 次/分，发绀，颈部肿胀，伤口敷料有少量渗血。此时导致患者发生呼吸困难和窒息的常见原因有
A. 双侧喉返神经损伤
B. 切口内出血压迫气管
C. 喉头水肿
D. 气管塌陷

E. 甲状腺肿块过大

13. 患者因血肿压迫致呼吸困难和窒息时，应采取的抢救措施有
A. 立即静脉滴注异丙肾上腺素
B. 立即进行床边抢救
C. 剪开缝线，敞开伤口
D. 迅速除去血肿
E. 结扎出血的血管

（14~21 题共用题干）

患者，女性，28 岁。颈部肿大 1 年余，性情急躁，易激惹，失眠、畏热、多汗，偶有心悸。血压 130/60mmHg，心率 104 次/分，双手常有细速的颤动。

14. 初步诊断主要考虑的疾病是
A. 甲状腺腺瘤
B. 甲状腺癌
C. 颈淋巴结结核
D. 颈部肿块
E. 甲状腺功能亢进症

15. 此患者在清晨起床前测得血压为 120/70mmHg，脉搏 96 次/分。此患者属于
A. 甲状腺功能正常
B. 甲状腺功能轻度亢进
C. 甲状腺功能中度亢进
D. 甲状腺功能重度亢进
E. 甲状腺功能低下

16. 本患者的基础代谢率波动范围在
A. +10%~+20%
B. +15%~+20%
C. +20%~+30%
D. +30%~+40%
E. +30%~+60%

17. 甲状腺手术前应指导此患者进行（　　）体位的训练
A. 平卧位
B. 侧卧位
C. 半坐卧位
D. 头颈过伸位
E. 去枕平卧位

18. 该患者在全身麻醉下行双侧甲状腺次全切除术后的护理措施有
A. 血压平稳后取半坐卧位
B. 严密观察生命体征变化
C. 可停用复方碘化钾
D. 保持呼吸道通畅
E. 引流管 72 小时后可拔除

19. 患者在手术后 2 小时，突然出现烦躁不安，主诉呼吸困难。查体：颈部肿胀，切口敷料可见渗血，引流管引出血性液 10ml。根据患者情况，应首先考虑为
A. 喉头水肿
B. 喉上神经损伤
C. 喉返神经损伤
D. 切口出血
E. 痰液堵塞

20. 患者出现手足抽搐的处理原则包括
A. 补充钙剂
B. 控制高磷食物摄入
C. 补充维生素 D_3
D. 使用镇静药
E. 物理降温

21. 治疗甲状腺危象可以使用的药物有
A. 乙酰水杨酸类药
B. 复方碘口服溶液、碘化钠
C. 普萘洛尔
D. 抗甲状腺药
E. 肾上腺糖皮质激素

参考答案与解析

一、A1 型题

1. D【解析】甲状腺功能亢进症（简称甲亢）患者表现为交感神经功能过度兴奋，尤其在原发性甲状腺功能亢进症时更为显著。患者多言多动，性情急躁，易激惹，失眠，紧张，双手常有细速的颤动，在严重病例，舌和足亦有颤动。患者常有热感，容易出汗，皮肤常较温暖，这都说明血管舒缩功能异常兴奋。其中特征性表现是手指细颤。

2. B【解析】髓样癌、未分化癌、乳头状癌和滤泡状癌均属于甲状腺癌。乳头状癌预后较好，滤泡状癌预后不如乳头状癌，髓样癌预后不如乳头状癌及滤泡状癌，但较未分化癌好。未分化癌多见于 70 岁左右的老年人，高度恶性，发展迅速，约 50%早期便有颈淋巴结转移，或侵犯喉返神经、气管或食管，常经血运转移至肺、骨等处，预后很差。

3. B【解析】甲亢患者的甲状腺病理学改变主要表现为甲状腺腺体内血管增多、扩张，淋巴细胞浸润；滤泡壁细胞多呈高柱状增殖，并形成乳头状凸起伸入滤泡腔内，腔内胶质减少。

4. C【解析】常见的甲状腺癌有 4 种类型，分别为甲状腺乳头状癌、甲状腺滤泡状癌、甲状腺髓样癌及甲状腺未分化癌。除髓样癌外，大多数甲状腺癌起源于滤泡上皮细胞。

5. B【解析】甲状腺危象主要是由于术前准备不足，甲亢症状未能很好控制而引起的。所以，预防甲状腺大部切除术后出现甲状腺危象最重要的措施是做好术前准备。

6. B【解析】原发性甲状旁腺功能亢进症患者由于血浆中甲状旁腺激素（PTH）水平升高，可促进小肠对钙的吸收，患者术前需进低钙、低磷饮食，每日钙总量应在 250mg 以下，磷总量 800mg 以下。应叮嘱患者要严格按营养师配制的饮食进餐，以配合治疗。

7. D【解析】甲状腺功能亢进症手术时机：经药物准备 2~3 个月后，甲亢症状得到控制，患者情绪稳定，睡眠良好，体重增加，脉率<90 次/分，脉压正常，甲状腺变硬缩小，基础代谢率<+20%。

8. C【解析】甲状腺癌早期无症状，晚期侵犯或压迫邻近器官时出现相应的症状，压迫喉返神经、气管或食管者可发生声音嘶哑、呼吸困难或吞咽困难。压迫颈交感神经节链可产生霍纳（Horner）综合征（同侧瞳孔缩小、上睑下垂、眼球内陷、同侧头面部无汗等）。

9. A【解析】原发性甲状旁腺功能亢进症较多见，临床上可分为 3 种类型。①肾型：约占 70%，主要表现为尿路结石。②肾骨型：约占 20%，表现为尿路结石和骨骼的脱钙病变。③骨型：约占 10%，主要表现为骨骼的脱钙病变。

10. D【解析】抗甲状腺药的副作用：①白细胞减少或粒细胞缺乏症。这是抗甲状腺药最严重的副作用，也是比较常见的副作用。如果粒细胞缺乏比较严重，患者有可能出现难以控制的感染，所以甲亢患者在服药期间一定要定期监测血常规。②抗甲状腺药会让一部分患者出现肝功能异常，尤其是长期服用丙硫氧嘧啶的患者，需要定期监测肝功能，有的患者甚至会出现暴发性肝功能异常或肝衰竭。③抗甲状腺药长期服用过量，有可能会导致药物性甲状腺功能减退症。

11. B【解析】甲状腺手术若造成单侧或双侧喉返神经损伤，患者可出现声音嘶哑或失声；若造成喉上神经外支损伤，患者可出现声调降低，这些均可通过让患者说话来进行初步判断。

12. E【解析】甲亢患者由于代谢亢进和交感神经过度兴奋，心率增加，脉率常>100 次/分，在睡眠时亦然。心排血量增多，血液循环加快，脉压增大。多数患者有心悸、胸闷、气促，活动后加重，可出现各种期前收缩及心房颤动等。

13. B【解析】手足抽搐、术后呼吸困难和窒息、声音嘶哑及误吸均是甲状腺大部切除术的术后并发症，不包括膈肌麻痹。

14. C【解析】基础代谢率的常用计算公式：基础代谢率=［（脉率+脉压）-111］%。

15. D【解析】甲状腺功能亢进症的典型表现包括高代谢综合征（表现为乏力、畏热、多汗、低热）、甲状腺肿大及突眼等。甲状腺功能亢进症患者因胃肠蠕动增快，排便次数增多，会出现腹泻的症状，不会出现便秘的症状。

16. A【解析】抗甲状腺药治疗是甲亢的基础治疗。常用的抗甲状腺药分为硫脲类和咪唑类两类，硫脲类包括丙硫氧嘧啶（PTU）和甲硫氧嘧啶等；咪唑类包括甲巯咪唑和卡比马唑等，比较常用的是 PTU 和甲巯咪唑。PTU 血浆半衰期为 60 分钟，具有抑制甲状腺激素合成、在外周组织抑制 T_4 转换为 T_3 的独特作用，所以发挥作用较甲巯咪唑迅速，控制甲亢症状快，在抢救甲状腺危象时应首选，但是必须保证 6~8 小时给药 1 次。甲巯咪唑血浆半衰期为 4~6 个小时，在甲状腺内停留时间长，可以每天单次使用。

17. C【解析】参见 A1 型题第 7 题解析。

18. D【解析】应用抗甲状腺药和碘剂进行药物准备是甲亢患者术前准备的重要环节，目的是降低甲状腺功能和基础代谢率，减轻甲状腺肿大和充血。

19. B【解析】甲状腺危象时应迅速减少甲状腺激素的释放和合成。丙硫氧嘧啶在周围

组织中可减少 T_4 转化至 T_3，故考虑为首选药物。

20. E【解析】基础代谢率的正常值为±10%；增高至+20%～+30%为轻度甲亢，+30%～+60%为中度，+60%以上为重度。

21. C【解析】甲状腺癌早期无症状，晚期侵犯或压迫附近器官时出现相应的压迫症状。甲状腺癌体征为甲状腺孤立性肿块，质地坚硬，边界不清，表面高低不平，活动差，可触及同侧颈部转移肿大的淋巴结。未分化癌时双侧甲状腺可弥漫性肿大，质地坚硬。早期易发生血行转移。

22. B【解析】对于门诊患者，脉率和脉压是判断甲状腺功能亢进程度最简单而主要的指标。可根据脉率和脉压计算基础代谢率从而分析甲亢程度。

23. B【解析】碘剂对消化道黏膜有刺激性。碘剂能阻止甲状腺球蛋白的分解，从而抑制甲状腺激素的释放，并可使甲状腺血运减少，腺体变小、变硬，有利于进行手术，并减少术中出血。甲亢术前口服碘剂一般持续 2～3 周，甲亢症状得到基本控制，方可手术。

24. C【解析】B 超、CT 检查是显示腺瘤的首选定位方法，检查中发现颈部甲状腺后方肿物有助于诊断及定位。

25. B【解析】5 个选项均为甲状腺癌的病因。其中，头颈部的外放射是甲状腺的重要致癌因素。

26. B【解析】甲亢患者的甲状腺多呈程度不等的弥漫性、对称性肿大，质软，可随吞咽动作上下移动。少数患者的甲状腺肿大不对称，或肿大不明显。一般不引起压迫症状。

27. D【解析】甲状腺功能亢进症患者代谢率高，宜给予高热量、高蛋白、高维生素饮食，以补充足够热量和营养。甲状腺功能亢进症患者饮食不宜高盐，尤其有恶性突眼者。

28. B【解析】甲亢患者术后出现手足抽搐，最有效的处理措施是服用二氢速固醇，其可迅速提升血钙，降低神经肌肉的兴奋性。严重者补充维生素 D_3，促进钙在肠道中吸收及在组织中蓄积。

29. C【解析】甲亢患者术前需要服用丙硫氧嘧啶或甲巯咪唑 3 个月。丙硫氧嘧啶具有减少甲状腺激素合成、在外周组织抑制 T_4 转换为 T_3 的独特作用。

30. E【解析】引起甲亢术后甲状腺危象的原因：①术前准备不充分。②手术应激反应，儿茶酚胺大量释放。③手术操作时大量甲状腺素进入血液。其中，术前准备不充分是主要原因。

31. D【解析】原发性甲状旁腺功能亢进症手术成功的患者，血钙一般在术后 24～48 小时降至正常，以后多数转入暂时的低血钙阶段。

32. C【解析】甲亢患者在服用抗甲状腺药时，每周需检查白细胞计数，如果降至 $3\times10^9/L$ 以下，中性粒细胞计数降至 $0.45\times10^9/L$ 时，要立即停药。

33. D【解析】甲状腺功能亢进时，收缩压上升，舒张压下降，脉压增大，因此患者的脉搏为水冲脉。此为最具特征的心血管体征。

34. C【解析】参见 A1 型题第 4 题解析。

35. A【解析】碘剂可抑制甲状腺激素从甲状腺中释放入血，同时可以使甲状腺缩小、变硬，可单独用于甲亢手术前准备，或与硫氧嘧啶类药物合用。常用的碘剂是复方碘化钾溶液。丙硫氧嘧啶可抑制甲状腺激素的合成，但是可以使甲状腺肿大、充血，因此不能单独用于甲亢患者手术前准备。

36. B【解析】甲状腺功能亢进症重度浸润性突眼患者宜采用低盐饮食，以减轻眼球后软组织水肿。

37. E【解析】5 个选项均是甲状腺大部切除术后的并发症。其中，术后呼吸困难和窒息是最危急的并发症，多发生于术后 48 小时内。

38. A【解析】原发性甲亢是最常见的甲亢类型，患者在甲状腺肿大的同时，出现功能亢进症状。腺体肿大为弥漫性，两侧对称，常伴有眼球突出，故又称突眼性甲状腺肿。有时伴有胫前黏液性水肿。

39. C【解析】妊娠早期的甲亢患者可以做甲状腺大部切除术，所以选项 A 错误。结节性甲状腺肿继发甲亢可以行甲亢手术，所以选项 B 错误。青少年甲状腺功能亢进患者属于甲亢手术治疗的禁忌证，不能手术治疗，所以选项 C 正确。甲亢患者表现为兴奋，并不表现为嗜睡，所以选项 D 错误。甲亢患者术后继续服用复方碘化钾溶液，每日 3 次，以每次 16 滴开始，逐日每次减少 1 滴，直至病情平稳，所以选项 E 错误。

40. A【解析】在甲状腺癌的检查方法中，B 超检查可测定甲状腺大小，探测结节的位置、大小、数目及与邻近组织的关系，可区分结节为实体性还是囊肿性，结节若为实体性并呈不规则反射，则恶性可能性大。

41. A【解析】碘剂的作用是抑制甲状腺激素的释放和减少甲状腺的血流量，使腺体充血减少，因而使腺体缩小、变硬。一旦停服碘剂，贮存于甲状腺滤泡内的甲状腺球蛋白大量分解，甲状腺激素释放入血，甲亢症状重新出现，甚至比原来更严重。因此，不准备手术的甲亢患者不宜服用碘剂治疗甲亢。

42. C【解析】甲亢的手术禁忌证：青少年甲状腺功能亢进患者、症状较轻者、老年患者或有严重器质性疾病不能耐受手术治疗者。所以选项 C 符合题意，其余 4 个选项均属于甲亢手术的适应证。

43. C【解析】甲亢手术后甲状腺危象的表现：①高热，体温>38.5℃。②脉搏>100 次/分。③脉压增大。④呕吐、腹泻。⑤烦躁、大汗、谵妄、昏迷。甲状腺危象的表现不包括肝脾大。

二、A2 型题

1. C【解析】根据题中所述，患者应首先考虑为切口内血肿压迫气管引起的术后呼吸困难和窒息，多发生于术后 48 小时内。表现为进行性呼吸困难、烦躁、发绀，甚至窒息，可有颈部肿胀、切口渗出鲜血等。

2. E【解析】患者临床表现符合甲状腺大部切除术后手足抽搐并发症，一般发生在术后1~3 天，可由手术时误伤甲状旁腺引起。表现为手足抽搐，神经肌肉兴奋性增高。手部表现为拇指内收，呈鸡爪状。抽搐发作时应立即静脉注射10%葡萄糖酸钙或氯化钙 10~20ml。

3. D【解析】基础代谢率=［（脉率+脉压）-111］%=［（96+60）-111］%=45%。参见 A1 型题第 20 题解析。患者属于中度甲亢。

4. E【解析】甲状腺大部切除术中一侧喉返神经损伤，可出现声音嘶哑甚至失音；若损伤双侧喉返神经后支，可出现呼吸困难甚至窒息；损伤喉上神经内支，出现喉部黏膜感觉丧失，进食饮水时易呛咳、误吸；损伤喉上神经外支，出现环甲肌瘫痪，声带松弛，声调降低。

5. A【解析】喉上神经内支是感觉支，主要分布在喉黏膜上。若手术中损伤喉上神经内支，患者的会厌反射会减弱甚至消失，术后进流质饮食时会有误吸和呛咳。

6. A【解析】甲亢手术后，切口愈合前，嘱患者活动时头颈肩同时运动。一段时间后开始进行功能锻炼，促进颈部功能恢复。出现切口红肿热痛、体温升高、心悸、手足震颤、抽搐等情况及时到医院就诊。定期门诊复查，若发现颈部结节、肿块，及时治疗。甲状腺手术后，需要休息 2 个月，2 个月后可以进行体力劳动，但劳动量不能过大。

7. B【解析】患者在甲状腺次全切除术后感到呼吸困难、颈部肿胀、口唇发绀，考虑为切口内血肿压迫气管引起术后呼吸困难和窒息，多发生于术后48 小时内。对于血肿压迫所致的呼吸困难和窒息，须立即进行床边抢救，剪开缝线，敞开伤口，迅速除去血肿，结扎出血的血管。若呼吸仍无改善则行气管切开、给氧；待病情好转，再送手术室做进一步检查、止血和其他处理。

8. D【解析】霍纳综合征即颈交感神经麻痹综合征，是由于交感神经中枢至眼部的通路受到甲状腺的压迫和破坏，引起患侧瞳孔缩小、眼球内陷、上睑下垂及患侧面部无汗的综合征。

9. C【解析】单纯性甲状腺肿患者的甲状腺常呈轻度或中度弥漫性肿大，表面平滑，质地较软。题干中促甲状腺激素（TSH）在正常范围，可以判断只是单纯的甲状腺肿。

10. D【解析】单纯性甲状腺肿是机体缺碘、存在致甲状腺肿物质及甲状腺激素合成酶缺陷而引起的代偿性甲状腺增生、肿大，一般无甲状腺功能异常。T_3、T_4 和 TSH 都是正常的。

三、A3/A4 型题

1. A【解析】特殊的药物准备为甲状腺功能亢进症手术前准备的最重要环节，药物准备的主要目的是缓解甲亢的症状，降低基础代谢率。

2. E【解析】为了预防手术后呼吸道并发症，应在患者床边准备紧急拆线缝合包。对于血肿压迫所致的呼吸困难和窒息，须立即进行床边抢救，剪开缝线，敞开伤口，迅速除去血肿，结扎出血的血管。

3. C【解析】呼吸困难和窒息多发生于甲状腺大部切除术后 48 小时内，是最危急的并发症，因此在术后 48 小时内，护士最主要的观察内容是呼吸。如发生呼吸道并发症，须立即进行床旁抢救，及时剪开缝线，敞开切口，迅速除去血肿，结扎出血的血管，若呼吸仍无改善则立即行气管切开。

4. E【解析】治疗甲亢的主要药物有丙硫氧嘧啶、甲巯咪唑或卡比马唑等。初用剂量：丙硫氧嘧啶每日 200~400mg，甲巯咪唑或卡比马唑每日 20~40mg。3~4 周后，如果疗效显著，即基础代谢率下降、体重增加，剂量可以减少。同时，给予甲状腺制剂，每日 30~60mg，以避免甲状腺肿大和充血。

5. B【解析】甲状腺功能亢进时血清 T_3 上升较早而快，可高于正常的 4 倍左右，而 T_4 仅为正常的 2.5 倍，故 T_3 测定对甲状腺功能亢进症的诊断具有较高的敏感性。

6. C【解析】术后可有呼吸困难、窒息、误吸、声音嘶哑等并发症，还可出现低血钙、手足抽搐，不可能出现高血钙。

7~9 D、A、E【解析】该患者发生呼吸困难的原因是切口内血肿压迫。参见 A2 型题第 7 题解析。

10. A【解析】基础代谢率=［（脉率+脉压）-111］%=［（108+52）-111］%=49%。

11. D【解析】参见 A1 型题第 41 题解析。

12. A【解析】药物准备成功达到手术的指标参见 A1 型题第 7 题解析。

13. E【解析】血清 T_3 增高是诊断甲亢最有意义的指标。参见 A3/A4 型题第 5 题解析。

14. C【解析】鉴别原发性甲亢与继发性甲亢最有意义的指标是甲状腺肿大与甲亢症状之间的先后关系。原发性甲亢患者在甲状腺肿大的同时，出现功能亢进症状；继发于结节性甲状腺肿的甲亢，患者先患结节性甲状腺肿多年，以后才出现功能亢进症状。

15. C【解析】甲状腺功能亢进症手术的禁忌证：①手术治疗后甲亢复发，再次手术的难度加大，易发生手术并发症。②严重的恶性突眼者手术治疗有可能使突眼加重，但一般不严重的突眼可以选择手术治疗。③病情较轻且甲状腺肿大程度较轻的患者，用药物治疗往往可以使甲亢治愈，不需要手术治疗。④伴有严重肝肾疾病的患者不宜手术。⑤青少年甲亢患者，身体发育不成熟，不适宜手术，而且手术后复发者相对较多。⑥妊娠期甲亢，在妊娠后期不宜手术。⑦甲亢症状尚未控制者手术应推迟。⑧老年甲亢患者，各脏器有衰竭者不建议手术。甲状腺全切除术适用于甲状腺癌及恶性淋巴瘤。甲状腺大部切除术适应证：①压迫气管、食管的单纯性甲状腺肿。②结节性甲状腺肿伴有甲状腺功能亢进症或有疑恶性变者。③较严重的甲状腺功能亢进症。

16. C【解析】在术前药物准备中，碘剂必不可少。参见 A1 型题第 23 题解析。

17~18 D、C【解析】甲状腺大部切除术后，观察最重要的项目是呼吸。呼吸困难和窒息多发生于甲状腺大部切除术后 48 小时内，是最危急的并发症。对于血肿压迫所致的呼吸困难和窒息，须立即进行床边抢救，剪开缝线，敞开伤口，迅速除去血肿，结扎出血的血管。若呼吸仍无改善则行气管切开、给氧；待病情好转，再送手术室做进一步检查、止血和其他处理。喉头水肿者立即应用大剂量激素，如地塞米松 30mg 静脉滴注。呼吸困难无好转时，行环甲膜穿刺或气管切开。所以，患者手术后最重要的急救准备是床旁常规放置气管切开包。

四、B 型题

1~2 E、B【解析】参见 A2 型题第 4 题解析。

3. E【解析】手足抽搐为甲状旁腺受损、血钙降低引起，临床症状多在术后 1~3 天出现。

4~5 B、A【解析】参见 A2 型题第 4 题解析。

五、X 型题

1. ABCDE【解析】出血、呼吸困难、手足抽搐、呛咳或误吸和失声均是甲状腺功能亢进症手术治疗后较严重的并发症。

2. ABC【解析】抗甲状腺药治疗的适应证：①病程较短、病情较轻的原发性甲亢患者。②20 岁以下的青少年和儿童。③伴有其他严重疾病而不宜施行手术的患者。④手术前准备。有压迫气管症状的患者或胸骨后甲状腺肿的患者是抗甲状腺药治疗的禁忌证。

3. AC【解析】甲亢手术后，患者血压平稳或全身麻醉清醒后取半坐卧位，以利呼吸和引流切口内积血。

4. ABC【解析】甲亢的分类有原发性甲亢、继发性甲亢和高功能腺瘤。原发性甲亢最常见；继发性甲亢较少见；高功能腺瘤是继发性甲亢的一种特殊类型，少见。

5. CE【解析】甲状腺危象一般在术后 12~36 小时内发生。处理甲状腺危象时，应有针对性地给予足量的抗生素，积极预防和控制感染，而不是大剂量的抗生素，所以选项 C 的叙述错误。因为乙酰水杨酸类药会竞争性地与甲状腺球蛋白结合，使得游离 T_3、T_4 增多，加重症状，所以处理甲状腺危象时不能应用水杨酸类药，选项 E 的叙述错误。

6. BCD【解析】甲状腺功能亢进症患者典型的眼征表现是双侧眼球突出、眼裂增宽和瞳孔散大。个别患者突眼严重，上下睑闭合困难，甚至不能盖住角膜；视力减退，畏光、复视，眼部胀痛、流泪。

7. DE【解析】甲亢会使外周组织耗氧量增大，从而导致血管扩张，收缩压升高，舒张压下降，脉压随之增大。

8. ACDE【解析】甲状腺功能亢进症患者表现为心悸、多食、消瘦、性情急躁、畏热、多汗等症状。由于心排血量增多，血液循环加快，脉压会加大。

9. ABE【解析】参见 A1 型题第 4 题解析。

10. BDE【解析】PTH 调节体内钙的代谢并维持钙和磷的平衡，促进破骨细胞的作用，使骨钙溶解入血，导致血钙和血磷升高。当其血中浓度超过肾阈时，可经尿排出，导致高尿钙和高尿磷。PTH 还能抑制肾小管对磷的回收，使尿磷增加，血磷降低。所以发生甲状旁腺功能亢进症时出现高血钙、高尿钙、低血磷。

11. ABCDE【解析】甲状旁腺功能亢进症的术前准备中，需要完善术前检查如血常规、凝血功能测定、血电解质测定、颈部彩超、颈部 CT、甲状旁腺锝-99m MIBI 显像、喉镜等检查。

12. ABCD【解析】术后呼吸困难和窒息是甲亢手术后最危急的并发症，多发生于术后 48 小时内。常见原因：①切口内出血压迫气管。②喉头水肿。③气管塌陷。④双侧喉返神经损伤。

六、案例分析题

1. ABCDE【解析】甲亢是一种多系统综合征，临床表现并不限于甲状腺，包括高代谢综合征、弥漫性甲状腺肿、眼征、皮损和甲状腺肢端病。由于多数患者同时有高代谢症和甲状腺肿大，故称为毒性弥漫性甲状腺肿，又称 Graves 病。

2. CDE【解析】甲亢的辅助检查方法包括基础代谢率测定、甲状腺摄 ^{131}I 率测定及血清 T_3 和 T_4 含量测定。

3. E【解析】复方碘化钾既能抑制甲状腺素释放，又能减少甲状腺血流量。

4. C【解析】甲状腺术前指导患者练习的体位是头颈过伸位，使患者适应手术时的体位。

5. ACD【解析】甲亢手术的适应证：①继发性甲亢或高功能腺瘤。②中度以上的原发性甲亢。③腺体较大，伴有压迫症状，或胸骨后甲状腺肿。④抗甲状腺药或 ^{131}I 治疗后复发者，或长期坚持用药有困难者。

6. B【解析】根据患者性情急躁、失眠、多梦、畏热、出汗、易饥、体重减轻，偶然有心悸、气促、活动后加重，双手时有震颤，能初步诊断为甲状腺功能亢进症。发生甲状腺功能亢进症时，甲状腺呈弥漫性、对称性肿大，质软、无压痛，有突眼。甲状腺上、下极可触及震颤，闻及血管杂音，为本病重要的体征。

7. ABCE【解析】甲亢需要进行的检查有基础代谢率测定、甲状腺摄 ^{131}I 率测定及血清 T_3 和 T_4 含量测定。术前除进行全面的体格检查和必要的实验室检查外，还需如下检查：①颈部透视或 X 线摄片，了解气管有无受压或移位。②详细检查心脏有无扩大、杂音或心律失常等，并做心电图检查。③喉镜检查，确定声带功能。④测定基础代谢率，了解甲亢程度，选择手术时机。⑤测定血钙、血磷含量，了解甲状旁腺功能状态。选项 D 是错误的，术前不需要进行血清钾的测定。

8. CDE【解析】参见 A3/A4 型题第 4 题解析。维持剂量：丙硫氧嘧啶每日 100~200mg，甲巯咪唑或卡比马唑每日 10~20mg，连续服用 6~18 个月。

9. ABE【解析】参见 A1 型题第 23 题解析。

10. ABCE【解析】参见案例分析题第 5 题解析。

11. ABCE【解析】伤口出血或渗血、术后呼吸困难和窒息、喉返神经损伤和手足抽搐均属于甲亢手术后并发症，应注意防治。

12. ABCD【解析】参见 X 型题第 12 题解析。

13. BCDE【解析】参见 A2 型题第 7 题解析。

14. E【解析】根据颈部肿大，性情急躁，易激惹，失眠、畏热、多汗，偶有心悸，双手常有细速的颤动，可初步诊断是甲状腺功能亢进症。

15~16 C、E【解析】基础代谢率 = [（脉率+脉压）-111]% = [（96+50）-111]% = 35%。本患者的基础代谢率波动范围在+30%~+60%。参见 A1 型题第 20 题解析，患者属于甲状腺功能中度亢进。

17. D【解析】参见案例分析题第 4 题解析。

18. ABD【解析】患者在全身麻醉下行双侧甲状腺次全切除术后，密切监测患者生命体征的变化，若脉率过快，遵医嘱肌内注射利血平，所以选项 B 正确。待患者血压平稳或全身麻醉清醒后取半坐卧位，以利呼吸和引流切口内积血，所以选项 A 正确。术野常规放置橡皮片或引流管引流 24~48 小时，所以选项 E 错误。术后保持呼吸道通畅，预防肺部并发症，所以选项 D 正确。甲亢患者术后继续服用复方碘化钾溶液，每日 3 次，以每次 16 滴开始，逐日每次减少 1 滴，直至病情平稳，所以选项 C 错误。

19. D【解析】患者在手术后 2 小时，突然出现烦躁不安、呼吸困难。查体发现颈部肿胀，切口敷料可见渗血，且引流管引出血性液 10ml，可首先考虑为切口出血。

20. ABCD【解析】手足抽搐一般发生在甲状腺手术后 1~3 天。处理：①补充钙剂，包括葡萄糖酸钙、氯化钙等。②控制高磷食物摄入，如鱼子、牛奶、瘦肉等。③严重者补充维生素 D_3，促进钙在肠道中吸收及在组织中蓄积。二氢速固醇可迅速提升血钙，降低神经肌肉的兴奋性，但应注意防止尿钙过高而引起结石。④骨化三醇胶丸对提高血钙效果显著。⑤使用镇静药，如苯巴比妥、溴化物等。使用物理降温不能有效改善手足抽搐。

21. BCDE【解析】发生甲状腺危象时，除针对诱因治疗与对症治疗外，还应使用复方碘口服溶液或碘化钠、普萘洛尔、抗甲状腺药和肾上腺糖皮质激素等，必要时使用腹膜透析、血浆透析或血浆置换等降低血浆甲状腺激素浓度。在降温时应避免使用乙酰水杨酸类药，如阿司匹林等，因为阿司匹林可以使患者游离三碘甲腺原氨酸（FT_3）和游离甲状腺素（FT_4）升高，加重甲状腺危象。

乳腺癌患者的护理 1

第十一章　乳腺癌患者的护理

乳腺癌患者的护理 2

一 A1 型题

1. 乳腺癌扩大根治术后，护士观察到患者出现胸闷、呼吸困难，应考虑为

A. 胸带加压包扎过紧　　B. 引流管堵塞

C. 手术损伤胸膜　　D. 痰液堵塞呼吸道

E. 伤口出血

2. 乳腺癌中最常见的类型是

A. 非浸润性癌　　B. 早期浸润性癌

C. 浸润性特殊癌　　D. 浸润性非特殊癌

E. 纤维腺瘤癌变

3. 乳晕部脓肿切开引流时，最佳切口选择是

A. 以乳头为中心呈放射状切口　　B. 在脓肿波动明显处做切口

C. 乳晕边缘做弧形切口　　D. 乳房下缘做弓形切口

E. 做对口引流切口

4. 乳腺癌术后观察到患侧皮肤呈青紫色伴皮肤温度降低、脉搏不能扪及，提示

A. 皮瓣下出血　　B. 腋窝部血管受压

C. 引流管堵塞　　D. 胸带加压包扎过松

E. 伤口感染

5. 下列选项中，与乳腺癌患者的预后最密切的是

A. 肿块发生的象限　　B. 原发肿瘤的大小

C. 有无腋窝淋巴结转移及数目　　D. 肿瘤激素受体情况

E. 手术范围

6. 下列叙述中，不符合乳腺癌临床特点的是

A. 多见于妊娠期及哺乳期妇女　　B. 乳房皮肤发硬

C. 小乳腺癌边界清楚　　D. 预后极差

E. 局部肿块与周围组织粘连，活动度好

7. 乳腺癌与其他恶性肿瘤相比具有的生物学特点是

A. 生长快速，生长曲线尾端较长　　B. 生长缓慢，生长曲线尾端较长

C. 生长快速，生长曲线尾端较短
D. 生长缓慢，生长曲线尾端较短
E. 以上均正确

8. 早期乳腺癌最典型的临床表现是
A. 乳房无痛性小肿块
B. 乳房小肿块、边界不清
C. 乳房无痛性单发小肿块
D. 乳头溢出红色血性液体
E. 乳房痛性、质硬、固定小肿块

9. 乳腺癌好发于
A. 乳晕内
B. 乳房内上象限
C. 乳房内下象限
D. 乳房外上象限
E. 乳房外下象限

10. 以下属于晚期乳腺癌特征的是
A. 乳头溢液
B. “酒窝”征
C. 腋窝淋巴结融合固定
D. 肿块 3cm 左右
E. 肿块表面高低不平

11. 乳房外侧的乳腺癌发生转移，易转移的淋巴结是
A. 锁骨下淋巴结
B. 腋窝淋巴结
C. 锁骨上淋巴结
D. 胸骨旁淋巴结
E. 肺部淋巴结

12. 乳房内侧的乳腺癌发生转移，易转移的淋巴结是
A. 锁骨下淋巴结
B. 腋窝淋巴结
C. 锁骨上淋巴结
D. 肺部淋巴结
E. 胸骨旁淋巴结

13. 乳腺癌根治术后内分泌治疗的常用药物是
A. 促肾上腺皮质激素
B. 绒毛膜促性腺激素
C. 他莫昔芬
D. 己烯雌酚
E. 黄体酮

14. 早期、中期乳腺癌的治疗原则是
A. 以化疗为主，辅以其他疗法
B. 以放疗为主，辅以其他疗法
C. 以手术治疗为主，辅以其他疗法
D. 以免疫治疗为主，辅以其他疗法
E. 以内分泌治疗为主，辅以其他疗法

15. 以下关于炎性乳腺癌表现的叙述，不正确的是
A. 多见于年轻女性
B. 好发于哺乳期及妊娠期
C. 病变往往侵及对侧乳房
D. 病变乳腺红肿热痛
E. 乳房内肿块极易查到

16. 乳腺癌局部皮肤凹陷，其机制是
A. 乳房皮下淋巴管被癌细胞堵塞　　B. 癌肿侵及乳管使其堵塞
C. 乳腺癌合并周围组织炎性水肿　　D. 癌肿及皮肤浸润
E. 癌肿侵及皮下 Cooper 韧带，使其收缩

17. 乳腺癌根治术后第 8 天，患者应避免
A. 伸指、握拳、屈腕　　B. 用患肢进食
C. 用患肢梳头　　D. 用患肢洗脸
E. 外展患肢

18. 乳腺癌根治术后，预防皮下积液与皮瓣坏死的主要措施是
A. 取半卧位，抬高患肢　　B. 引流管持续负压吸引
C. 加压包扎伤口　　D. 早期患侧肩部制动
E. 局部用沙袋压迫

二　A2 型题

1. 患者，女性，43 岁。乳腺癌根治术后，出院时护士对其进行健康教育。关于乳房自查的适宜时间，正确的是
A. 月经前 3 天　　B. 月经前 1 天
C. 月经期间　　D. 月经干净后 1~2 周
E. 月经干净后 5~7 天

2. 患者，女性，44 岁。右侧乳腺癌准备行乳腺癌根治术。术前患者最关心的健康宣教内容是
A. 手术方式和手术效果　　B. 术前备皮、用药的重要性
C. 手术室的环境和设备　　D. 术后疼痛和不适的处理
E. 术后上肢功能锻炼的方法

3. 患者，女性，48 岁。因左侧乳房肿块，乳头内陷就诊。诊断为乳腺癌。患者出现乳头内陷是因
A. 癌肿堵塞皮下淋巴管　　B. 癌肿侵犯 Cooper 韧带
C. 癌肿与皮肤粘连　　D. 癌肿侵犯与胸肌粘连
E. 癌肿侵犯乳管

4. 患者，女性，50 岁。右乳腺癌根治术后上肢活动受限。护士指导其进行患侧肢体康复锻炼，应达到的目的是
A. 手能触及同侧耳　　B. 肩能平举
C. 肘能屈伸　　D. 手能触及对侧肩部
E. 手经头能触及对侧耳

5. 患者，女性，36 岁。行乳腺癌根治术后，情绪低落，不愿参加社交活动。其护理问题为

A. 营养失调：低于机体需要量
B. 有皮肤完整性受损的危险
C. 有感染的危险
D. 绝望
E. 自我形象紊乱

6. 患者，女性，30岁。因乳腺癌行根治术，并经化疗。出院前进行健康指导。对预防复发最重要的是
A. 加强营养
B. 参加体育活动增强体质
C. 5年内避免妊娠
D. 经常自查乳房
E. 定期来院复查

7. 患者，女性，50岁。右乳外上象限乳腺癌，直径4cm，与皮肤有粘连，但尚可推动，腋窝淋巴结有2个散在肿大。其临床分期为
A. 第一期
B. 第二期
C. 第三期
D. 第四期
E. 第五期

8. 患者，女性，55岁。乳腺癌术后化疗。静脉给药注意事项中不正确的是
A. 将药物稀释至要求浓度之后给药
B. 一旦药液外溢，应停止给药
C. 一旦发生血栓性静脉炎应加强热敷、按摩
D. 药液溢出应用相应药物解毒
E. 长期化疗，血管交替使用

9. 患者，女性，52岁。门诊以右侧乳腺癌收入院。护士查体发现患者右乳房皮肤有“橘皮”样改变。发生“橘皮”样改变的原因是
A. 癌细胞堵塞皮下淋巴管
B. 癌肿侵犯乳房Cooper韧带
C. 癌肿与胸肌粘连
D. 癌肿与皮肤粘连
E. 癌肿侵犯乳管

10. 患者，女性，45岁。行乳腺癌根治术后第2天。下列护理措施中，不正确的是
A. 患侧垫枕，抬高患肢
B. 保持伤口引流管通畅
C. 指导肩关节的活动
D. 观察患侧肢端的血液循环
E. 禁止在患侧手臂测血压、输液

三 A3/A4型题

（1~4题共用题干）

患者，女性，48岁，未婚。左侧乳房出现无痛性肿块，边界不清，质地坚硬，直径为4cm，同侧腋窝2个淋巴结肿大，无粘连。诊断为乳腺癌。需手术治疗。

1. 该患者的乳腺癌分期为

A. 第一期　　B. 第二期
C. 第三期　　D. 第四期
E. 晚期

2. 目前常用的乳腺癌临床分期方法是
A. TNM 分期法　　B. AnnArbor 分期
C. Dukes 分期法　　D. Rye 分期
E. WHO 分期

3. 此患者术前备皮范围是
A. 胸部、同侧腋下及颈部　　B. 胸部、同侧腋下
C. 胸部、同侧腋下及上臂　　D. 胸部、上臂
E. 胸部、双侧腋下

4. 患者乳腺癌根治术后，为预防皮下积液及皮瓣坏死的主要措施是
A. 取半卧位　　B. 加压包扎伤口
C. 抬高同侧上肢　　D. 局部沙袋压迫
E. 引流管持续负压吸引

（5~7 题共用题干）

患者，女性，39 岁。因乳房肿块入院。当得知患乳腺癌和需要手术治疗后，表现为紧张、抑郁、脉速、精力不集中、失眠、暗自流泪。

5. 该患者目前最恰当的护理诊断是
A. 绝望　　B. 预感性悲哀
C. 焦虑　　D. 恐惧
E. 睡眠型态紊乱

6. 对该患者，目前最适宜的护理措施是
A. 教育、安慰　　B. 提供保证
C. 同情、体贴　　D. 经常巡视
E. 用镇静药

7. 该患者化疗期间，护理措施不正确的是
A. 监测白细胞，每周 1~2 次　　B. 检查口腔黏膜有无炎症
C. 穿刺静脉有条索和压痛时按摩治疗　　D. 观察尿量和尿液的 pH
E. 观察有无感染征象

（8~11 题共用题干）

患者，女性，60 岁。右乳房外上方发现肿物 1 个月，无痛。查体：右乳房外上象限触

及一个 3cm×3cm×2.5cm 的肿物，质坚硬，表面不光滑，活动度小，界限不清，右腋下触及3个孤立的淋巴结，质硬。

8. 该患者可初步诊断为
   A. 乳腺癌　　B. 乳管内乳头状瘤
   C. 乳腺囊性增生病　　D. 乳头纤维腺瘤
   E. 炎性乳腺癌

9. 为进一步确诊，下列检查中不应进行的是
   A. 乳腺钼靶 X 线摄影　　B. 乳腺超声
   C. 乳腺磁共振成像　　D. 细胞学穿刺检查
   E. 血清甲胎蛋白测定

10. 患者如果进行了手术治疗，术后血压平稳后应取的卧位为
   A. 平卧位　　B. 侧卧位
   C. 半卧位　　D. 中凹卧位
   E. 俯卧位

11. 该患者首选的治疗方法为
   A. 放射治疗　　B. 化学治疗
   C. 手术治疗　　D. 免疫治疗
   E. 中草药治疗

（12~16 题共用题干）

患者，女性，55 岁。右侧乳房外上象限出现无痛性肿块。肿块质地较硬，与周围组织分界不清，不易推动，肿块表面有“橘皮”样改变，右侧腋窝可触及多个散在、肿大的淋巴结。确诊为乳腺癌。

12. 确定乳腺良性和恶性肿瘤的最佳方法是
   A. 乳腺磁共振成像　　B. 乳腺超声
   C. 细胞学穿刺检查　　D. 乳腺钼靶 X 线摄影
   E. 活体组织切取检查

13. 该患者可选择的最佳治疗方法是
   A. 手术治疗　　B. 化学治疗
   C. 放射治疗　　D. 中医中药治疗
   E. 免疫治疗

14. 该患者手术后，配合全身化疗。化疗期间最重要的观察项目是
   A. 脱发程度　　B. 食欲
   C. 是否恶心、呕吐　　D. 是否腹痛、腹泻

E. 白细胞计数

15. 该患者化疗药物漏出静脉外，护士的处理措施不正确的是

A. 立即停注（输）药物

B. 保留原针头，接上注射器回抽漏出药液

C. 局部涂以氢化可的松霜并热敷 24 小时

D. 不立即拔除静脉穿刺针头

E. 注入解毒药 10%硫代硫酸钠或 1.5%碳酸氢钠

16. 当患者白细胞计数降至 3×10^9/L 时，首先应

A. 暂停用药　　B. 减少用药量

C. 少量输血　　D. 服用升血药

E. 加强营养

四 B 型题

（1~2 题共用备选答案）

A. 近侧腋窝淋巴结　　B. 胸骨旁淋巴结

C. 对侧腋窝淋巴结　　D. 近侧腹股沟淋巴结

E. 对侧腹股沟淋巴结

1. 原发癌灶位于乳头、乳晕区及乳房外侧的乳腺癌患者，约 80%发生（　　）转移
2. 原发癌灶位于乳房内侧的乳腺癌患者，约 70%发生（　　）转移

（3~6 题共用备选答案）

A. 磁共振成像　　B. 超声扫描

C. 细胞学穿刺检查　　D. 硒静电 X 线摄影

E. 活体组织切取检查

3. 在国外及国内一些大城市已经广泛用于乳腺癌早期诊断的检查方法是
4. 可用于乳腺癌普查的检查方法是
5. 对于乳腺癌位置深并且患者乳房肥大时或局限性腺体增厚时采取的检查方法是
6. 一般采用 6~8 号细针头，穿入肿块后抽吸出细胞涂片观察，阳性率高，诊断迅速的检查方法是

五 X 型题

1. 乳腺癌的治疗性手术包括

A. 乳腺癌根治术　　B. 乳腺癌扩大根治术

C. 乳腺癌改良根治术
D. 全乳房切除术
E. 保留乳房的乳腺癌切除术

2. 以下选项中，属于浸润性特殊癌的有
A. 乳头状癌
B. 腺样囊性癌
C. 浸润性导管癌
D. 乳头湿疹样癌
E. 浸润性小叶癌

3. 乳房外上象限肿块常见于
A. 乳腺炎
B. 乳房增生病
C. 乳腺癌
D. 乳房纤维腺瘤
E. 乳头状癌

4. 乳腺癌最常见的远处转移部位有
A. 肺
B. 骨
C. 肝
D. 胆
E. 脾

5. 以下关于乳腺癌内分泌治疗的说法中，不正确的是
A. 卵巢切除是内分泌治疗的手段之一
B. 内分泌治疗是乳腺癌综合治疗的重要部分
C. 绝经后雌激素受体阳性患者不适用抗雌激素治疗
D. 所有的乳腺癌患者都能从内分泌治疗中获益
E. 他莫昔芬可降低乳腺癌术后复发及转移

6. 乳腺癌依不同演变过程分为
A. 非浸润性癌
B. 早期浸润性癌
C. 浸润性癌
D. 浸润性非特殊癌
E. 炎性乳腺癌

7. 乳腺癌的重要特征是
A. 无固定肿块
B. 肿块边界不清楚
C. 肿块生长颇快
D. 乳头溢液
E. 逐渐加深的乳头回缩和固定

8. 乳腺癌发病高危人群包括
A. 未婚未育未授乳者
B. 第一胎足月产晚于 35 岁的妇女
C. 月经初潮早于 12 岁，绝经迟于 55 岁者
D. 有乳腺癌家族史的患者
E. 上皮增生活跃的良性病变者

9. 常见的非浸润性癌有

A. 癌细胞未突破导管壁基膜的导管内癌

B. 早期浸润性导管癌

C. 早期浸润性小叶癌

D. 癌细胞未突破末梢乳管或腺泡基膜的小叶原位癌

E. 乳头湿疹样乳腺癌

10. 乳腺癌的乳房外形视诊表现有

A. 两侧乳房外形不对称　　B. 乳房皮肤出现橘皮样改变

C. 乳房明显缩小　　D. 乳头抬高

E. 乳房局部皮肤凹陷

六 案例分析题

（1~4 共用题干）

患者，女性，45 岁。偶然发现左乳房肿块，直径约 3cm，质较硬、无压痛，与皮肤有少许粘连。左侧腋下可扪及 1cm 大小肿大的淋巴结。

1. 该患者最可能的诊断为

A. 乳腺囊性增生病　　B. 乳管内乳头状瘤

C. 乳房脓肿　　D. 乳腺癌

E. 乳房结核

2. 该患者的治疗方法为

A. 乳房部分切除术　　B. 乳房单纯切除术

C. 乳腺癌根治术　　D. 乳腺癌改良根治术

E. 乳腺癌扩大根治术

3. 下列关于患者的术后护理措施，叙述正确的有

A. 抬高患侧上肢　　B. 患侧胸壁加压包扎

C. 保持引流管通畅　　D. 术后可以立即活动手部及腕部

E. 不在患肢测血压

4. 患者术后进行功能锻炼的方法正确的是

A. 术后 24 小时内开始活动手部及腕部　B. 术后 3~5 天活动肘部

C. 术后 8 天进行上肢外展活动　　D. 术后 1 周进行肩关节活动

E. 术后 10~12 天进行上臂全范围关节活动

参考答案与解析

一、A1 型题

1. C【解析】乳腺癌扩大根治术有损伤胸膜的可能，术后应加强观察。患者若感胸闷、呼吸困难，应做肺部听诊、叩诊和 X 线检查，以尽早治疗。

2. D【解析】非浸润性癌、早期浸润性癌、浸润性特殊癌、浸润性非特殊癌和纤维腺瘤癌变均属于乳腺癌的病理分型。其中，浸润性非特殊癌是乳腺癌中最常见的类型，占 70%～80%，一般分化低，预后较其他类型差。

3. C【解析】乳腺脓肿是乳腺常见病，为乳腺炎急性发作引起。表现为乳腺局限性低密度灶，若乳腺脓肿成熟可以选择以下切口：①乳腺脓肿靠近乳晕部，应在乳晕边缘做弧形切口。②如果乳腺脓肿位于乳腺边缘，可以做放射状切口，有利于充分引流。③乳腺脓肿位于乳房后间隙靠近胸大肌、胸小肌部位，需要在乳房侧方做扩大切口，从而充分引流达到治疗目的。

4. B【解析】乳腺癌术后伤口护理时，应观察患侧上肢远端血液循环，若患者手指发麻、皮肤发绀、皮温下降、动脉搏动不能扪及，提示腋窝部血管受压，应及时调整绷带的松紧度。

5. C【解析】影响乳腺癌患者预后的因素很多，经过大量的研究与观察，一般认为瘤体愈小，预后愈好。肿瘤所处的象限，外侧比内侧稍佳，但无统计学意义。手术范围大小与预后无平行关系。肿瘤激素受体测定一般认为阳性者较阴性者为好，因阳性者内分泌治疗效果较好。而腋窝淋巴结有无转移及数目则被认为是衡量预后好坏的重要指标，淋巴结阴性者预后好，阳性者及数目越多预后越差。

6. E【解析】乳腺癌多见于妊娠期及哺乳期妇女。直径小于 1cm 的小乳腺癌，质地较硬或韧，边界清楚，活动度良好，很少与皮肤粘连，不易被发现和重视。肿块进一步增大时，表面不光滑，质硬，与周围组织粘连，活动度差，增长速度较快，晚期可破溃。

7. B【解析】乳腺癌与其他恶性肿瘤相比具有生长缓慢、生长曲线尾端较长两大生物学特点。乳腺癌可直接浸润向外累及皮肤，向内侵犯胸肌、胸壁组织。

8. C【解析】乳房肿块是乳腺癌最常见的首发症状，患者常无意中发现乳房肿块，多为单发，质硬，边缘不规则，表面欠光滑。大多数乳腺癌为无痛性肿块，仅少数伴有不同程度的隐痛或刺痛。

9. D【解析】乳房外上象限是乳腺癌的好发部位，占 36%，其次为内上、内下及外下象限。

10. C【解析】早期乳腺癌的症状多不明显，常以乳房肿块、乳房皮肤异常（如“酒窝”征）、乳头溢液、乳头或乳晕异常等局部症状为主。当乳腺癌发生癌细胞脱落，可侵犯周围淋巴管，并向其局部淋巴引流区转移。初期患者多表现为同侧腋窝淋巴结肿大，肿大的淋巴结尚可活动。随后，淋巴结由小变大、由少变多，最后相互融合、固定。当病情继续发展，可在锁骨上和对侧腋窝触及转移的淋巴结。此时已达乳腺癌晚期。

11. B【解析】乳腺癌的转移部位与乳腺癌细胞原发部位有一定关系，原发癌灶位于乳头、乳晕区及乳房外侧者，约80%发生腋窝淋巴结转移；位于乳房内侧者，约70%发生胸骨旁淋巴结转移。

12. E【解析】参见A1型题第11题解析。

13. C【解析】乳腺癌根治术后内分泌治疗的常用药物如下。①抗雌激素治疗：常用他莫昔芬，其可降低乳腺癌术后复发及转移，对雌激素受体、孕激素受体阳性的绝经后妇女效果尤为明显，同时可减少对侧乳腺癌的发生率。②芳香化酶抑制剂：能抑制肾上腺分泌的雄激素转变为雌激素过程中的芳香化环节，从而降低雌二醇，达到治疗乳腺癌的目的。

14. C【解析】乳腺癌治疗方法较多，包括手术、放疗、化疗、内分泌治疗、免疫治疗、中医药治疗。临床对早期、中期乳腺癌的治疗原则以手术为首选，中期、晚期乳腺癌的治疗原则以综合治疗为妥。

15. E【解析】炎性乳腺癌常见于哺乳期或妊娠期年轻女性。由于癌细胞迅速浸润整个乳房，在乳房皮肤淋巴网内扩散，表现为病变乳腺红肿热痛等炎性征象，一般无明显肿块，对侧乳房往往被侵及。

16. E【解析】乳腺癌局部皮肤有可能会出现凹陷，这就是"酒窝"征。导致"酒窝"征的原因，是肿块侵犯腺体和皮肤之间的Cooper韧带，牵拉皮肤形成凹陷。

17. E【解析】乳腺癌根治术后3天患侧上肢制动，避免外展上臂，下床活动应用吊带托扶。为避免患侧上肢发生功能障碍，术后24小时就可以开始腕部活动，3~5天后开始肘部活动，术后7天患肢可上举，术后10天患肢可外展。待腋下引流管拔除之后，术后10~12天可教患者逐渐做上臂的全范围关节活动，直至患侧手指能高举过头、自行梳理头发。

18. B【解析】乳腺癌根治术后整个乳腺腺体被摘除，乳房皮瓣下存在一个大的空隙，为了预防皮下积液及皮瓣坏死，促进皮瓣愈合，最有效的措施就是放置引流管持续引流积液、积血。

二、A2型题

1. E【解析】女性在20岁之后必须做乳房自查，最好每月1次，尤其是乳腺癌高危人群。自查最好在月经干净后5~7天。

2. A【解析】手术方式和手术效果是行乳腺癌根治术术前患者最关心的健康宣教内容。

3. E【解析】发生乳腺癌时，邻近乳头或乳晕的癌肿因侵入乳管使之缩短，可把乳头牵向癌肿一侧，进而可使乳头扁平、回缩、凹陷。

4. E【解析】乳腺癌术后患肢康复的最终目的是患肢能够做到全范围的关节活动，5个选项中只有手经头触及对侧耳能够使上肢全范围活动开。

5. E【解析】患者行乳腺癌根治术后，情绪低落，不愿参加社交活动，其护理问题为自我形象紊乱，与手术前担心乳房缺失、术后担心乳房切除影响自我形象与婚姻质量有关。

6. C【解析】乳腺癌根治术后，为预防乳腺癌复发最重要的措施是术后5年内避免妊娠，因为妊娠常促使乳癌复发。

7. B【解析】该患者肿块大小直径<5cm，>2cm，为 T_2，腋窝淋巴结有散在肿大，尚可推动，为 N_1，综合为乳腺癌Ⅱ期。

8. C【解析】一旦发生血栓性静脉炎，不应加强热敷、按摩，以免加重病情，造成肢体坏死等严重后果。

9. A【解析】当乳腺癌患者患侧乳房的皮内和皮下淋巴管被癌细胞阻塞时，可引起淋巴回流障碍，出现真皮水肿，皮肤呈“橘皮”样改变。

10. C【解析】为尽快恢复患肢功能，应鼓励和协助患者早期开始患侧上肢的功能锻炼。如无特殊情况，术后24小时内开始活动手部及腕部，术后3~5天活动肘部；术后1周，待皮瓣基本愈合后可进行肩部活动、手指爬墙运动（逐渐递增幅度），直至患侧手指能高举过头、自行梳理头发。患肢负重不宜过大或过久。

三、A3/A4型题

1. B【解析】参见A2型题第7题解析。

2. A【解析】国际抗癌联盟（UICC）制定的TNM分期是目前常用的临床分期方法。T代表原发肿瘤的分期；N代表局部淋巴结分期；M代表原发肿瘤是否发生远处转移。

3. C【解析】该患者的诊断是乳腺癌，同时有淋巴结转移，需接受根治术，因此术前的备皮应包括胸部、同侧腋下及上臂。

4. E【解析】乳腺癌根治术后应留置引流管持续负压吸引，以及时引流皮瓣下的渗液和积气，使皮瓣紧贴创面，避免坏死、感染，促进愈合。

5. C【解析】该患者得知患乳腺癌和需要手术治疗后，表现为紧张、抑郁、脉速、精力不集中、失眠、暗自流泪，最恰当的护理诊断是焦虑。

6. A【解析】此时应多了解和关心患者，对患者进行教育和安慰，鼓励患者表达对疾病和手术的顾虑与担心，有针对性地进行心理护理。向患者和家属解释手术的必要性和重要性，告诉患者行乳房重建的可能，鼓励其树立战胜疾病的信心。

7. C【解析】穿刺静脉有条索和压痛提示深部静脉血栓形成，禁止按摩治疗，防止血栓脱落引起其他部位栓塞。

8. A【解析】患者可初步诊断为乳腺癌。乳房肿块是乳腺癌最常见的首发症状，乳房外上象限是乳腺癌的好发部位。肿块大时表面不光滑，质硬，与周围组织粘连，活动度差。

9. E【解析】为进一步确诊，进行的辅助检查有乳腺钼靶X线摄影、超声、磁共振成像、细胞学穿刺检查和活体组织切取检查，不包括血清甲胎蛋白测定。

10. C【解析】患者术后血压平稳后可取半卧位，有利于呼吸和引流。

11. C【解析】乳腺癌患者首选的治疗方法为手术。

12. E【解析】活体组织切取检查是确定乳腺良性和恶性肿瘤的最佳方法。肿瘤位置深且患者乳房肥大或局限性腺体增厚时常采取此种检查。

13. A【解析】乳腺癌患者可选择的最佳治疗方法是手术治疗。

14. E【解析】乳腺癌患者手术后，配合全身化疗。化疗期间最重要的观察项目是白细胞计数。当白细胞计数低于 3.5×10^9/L 时应遵医嘱停药。当血小板计数低于 80×10^9/L、白细胞计数低于 1.0×10^9/L 时，做好保护性隔离，预防交叉感染。

15. C【解析】抗癌药多有不同程度的刺激性，一旦漏出血管外，应立即停注（输）药物，保留原针头，接上一次性注射器回抽可能被吸出的若干液体后，注入解毒药10%硫代硫酸钠或1.5%碳酸氢钠后方予拔出。解毒药前者适用于氮芥、丝裂霉素、放线菌素D解毒，后者适用于长春碱、多柔比星等解毒。再在局部涂以氢化可的松霜并冷敷24小时，切忌热敷。

16. A【解析】参见A3/A4型题第14题解析。

四、B型题

1~2 A、B【解析】参见A1型题第11题解析。

3. A【解析】磁共振成像的软组织分辨率高，敏感性高于X线检查。能三维立体观察病变，不仅能够提供病灶形态学特征，而且运用动态增强还能观察病灶的血流动力学情况。在国外及国内一些大城市已经广泛用于乳腺癌的早期诊断。

4. D【解析】硒静电X线摄影又称干板摄影，方法简便、经济，显像效果好，可用于乳腺癌的普查。

5. E【解析】参见A3/A4型题第12题解析。

6. C【解析】细胞学穿刺检查一般采用6~8号细针头，穿入肿块后抽吸出细胞涂片观察，该方法阳性率高，诊断迅速。但对于肿瘤较小、位置较深的患者容易漏诊。

五、X型题

1. ABCDE【解析】目前应用的乳腺癌根治术、乳腺癌扩大根治术、乳腺癌改良根治术、全乳房切除术、保留乳房的乳腺癌切除术5种手术方式均属于治疗性手术。

2. ABD【解析】浸润性特殊癌包括乳头状癌、髓样癌（伴大量淋巴细胞浸润）、小管癌（高分化腺癌）、腺样囊性癌、黏液腺癌、大汗腺样癌、鳞状细胞癌、乳头湿疹样癌等。此型癌细胞一般分化程度高，预后尚好。选项C、E均属于浸润性非特殊癌。

3. BCD【解析】乳腺炎不一定发生在乳房的外上象限。乳腺增生病多发生在乳房外上象限，乳房肿块可分散于整个乳腺。乳腺癌好发于乳房外上象限，同时会出现乳房肿块，而且乳房肿块也是以外上象限最为多见。乳房纤维腺瘤好发年龄为20~25岁，主要表现为乳房肿块，好发于乳房外上象限。乳头状癌多发生在较大的腺管内，其增生的上皮向管腔内凸出呈乳头状结构。

4. ABC【解析】乳腺癌细胞可经淋巴途径进入静脉，或直接侵入血液循环而发生远处转移。最常见的远处转移部位依次为肺、骨、肝。

5. CD【解析】内分泌治疗是乳腺癌综合治疗的重要部分。年轻女性可采用卵巢去势治疗，包括药物（LHR类似物）、手术或X线去势。抗雌激素治疗常用他莫昔芬，该药可降低乳腺癌术后复发及转移，对雌激素受体、孕激素受体阳性的绝经后妇女效果尤为明显，同时可减少对侧乳腺癌的发生率。内分泌治疗是激素受体阳性乳腺癌患者的基础治疗，可显著减少复发和病死率，然而并非所有患者能从中获益。

6. ABC【解析】乳腺癌是起源于乳腺各级导管及腺泡上皮的恶性肿瘤，以导管癌居多，依不同演变过程分为非浸润性癌、早期浸润性癌、浸润性癌等。

7. ABCE【解析】乳房肿块是乳腺癌最常见的首发症状，占80%以上。肿块进一步增大时，表面不光滑，质硬，与周围组织粘连，活动度差，增长速度较快，晚期可破溃。逐渐加深的乳头回缩和固定及乳头扭曲、指向改变常为乳腺癌的表现。乳头溢液并不仅是乳腺癌的表现。而乳腺癌出现乳头溢液的概率也只有1%~3%，因此并不是重要特征。

8. ABCDE【解析】5个选项均属于乳腺癌发病高危人群。

9. ADE【解析】非浸润性癌包括导管内癌（癌细胞未突破导管壁基膜）、小叶原位癌（癌细胞未突破末梢乳管或腺泡基膜）及乳头湿疹样乳腺癌（伴发浸润性癌者不在此列）。选项B、C均属于早期浸润性癌。

10. ABDE【解析】乳腺癌随着癌肿体积增大，可侵及周围组织，引起乳房外形改变。表现为两侧乳房外形不对称，病灶局部凸起，患侧乳头抬高或凹陷，皮肤出现“橘皮”样改变。乳房皮肤发生凹陷，出现“酒窝”征。特殊类型的炎性乳腺癌，表现为乳房明显增大。

六、案例分析题

1. D【解析】该患者的乳房肿块质硬、与皮肤有粘连、无压痛，符合恶性肿瘤的特点，同时出现了左侧腋窝淋巴结转移，结合患者的年龄考虑可能为乳腺癌。

2. D【解析】肿瘤直径为3~5cm，与皮肤有粘连，有一定活动度，腋窝有肿大淋巴结，但无融合趋势，为乳腺癌Ⅱ期。可采用乳腺癌改良根治术或保留乳房的乳腺癌切除术。

3. ABCE【解析】乳腺癌患者术后平卧时用软枕抬高患侧上肢，患侧胸壁加压包扎，保持引流管通畅，注意不可在患肢测血压、注射及抽血。术后24小时内开始活动手部及腕部。其他护理措施参见A2型题第10题解析。

4. ABDE【解析】护理措施参见A2型题第10题解析。

第十二章　胸部创伤患者的护理

一　A1 型题

1. 闭合性单处肋骨骨折的处理重点是

A. 骨折对位　　B. 骨折对线

C. 固定胸廓　　D. 防治并发症

E. 功能锻炼

2. 脓胸是指脓性渗出液积聚于（　　）的化脓性感染

A. 胸骨后间隙　　B. 纵隔间隙

C. 胸内脏器　　D. 肺内

E. 胸膜腔内

3. 闭合性气胸的特点是

A. 肺萎缩程度与胸腔内压改变不一致　　B. 胸腔内压超过大气压

C. 胸腔内压等于大气压　　D. 胸腔内压低于大气压

E. 吸气时肺裂口开放

4. 不可能引起纵隔移位的是

A. 单纯性肋骨骨折　　B. 张力性气胸

C. 血胸　　D. 闭合性气胸

E. 开放性气胸

5. 开放性气胸纵隔扑动的主要原因是

A. 伤侧肺萎缩　　B. 纵隔移向健侧

C. 健侧肺膨胀不全　　D. 伤侧胸膜腔内压力超过大气压

E. 吸气和呼气时，两侧胸膜腔内压力差改变

6. 反常呼吸运动常见于

A. 损伤性血胸　　B. 开放性气胸

C. 闭合性气胸　　D. 张力性气胸

E. 多根多处肋骨骨折

7. 张力性气胸致死的主要原因是

A. 胸部外伤　　B. 机体缺氧

C. 皮下气肿
D. 气管移位
E. 肺不张

8. 最常见的气胸是
A. 闭合式气胸
B. 张力式气胸
C. 开放式气胸
D. 自发性气胸
E. 损伤性气胸

9. 血胸抽出不凝血的原因是
A. 心、膈肌、肺的运动
B. 肺内前列腺素的作用
C. 肺表面活性物质的作用
D. 胸膜的抗纤维蛋白作用
E. 血液中凝血因子的大量消耗

10. 胸外伤时患者出现纵隔扑动可见于
A. 张力性气胸
B. 闭合性气胸
C. 肋骨骨折有反常呼吸时
D. 外伤性血胸
E. 外伤性气胸

11. 闭合性胸部损伤后出现严重皮下气肿和极度呼吸困难首先应考虑为
A. 肋骨骨折
B. 肺挫伤
C. 创伤性窒息
D. 张力性气胸
E. 血胸

12. 脓胸的致病菌多来自
A. 纵隔内脏器或身体其他部位的病灶
B. 继发于脓毒血症或菌血症
C. 肺内感染灶
D. 胸部外伤后感染
E. 胸部手术后感染

13. 闭合性肋骨骨折时，最能说明肺或支气管肯定有损伤的是
A. 伤侧肺呼吸音减低
B. 伤侧肺有啰音
C. 伤侧胸内剧痛
D. 伤侧皮下气肿
E. 伤侧胸膜腔积液

14. 下列有关胸腔闭式引流的护理，叙述不正确的是
A. 严格遵守无菌技术操作原则
B. 密切注意水封瓶长玻璃管中水柱波动的情况
C. 保持水封瓶长玻璃管在水下3~4cm处
D. 引流瓶低于胸壁引流口平面60~100cm
E. 在患者活动或被搬移及需要更换胸引流瓶时，无须夹闭引流管

15. 张力性气胸的临床表现有
A. 低血容量性休克
B. Beck三联征

C. 纵隔扑动　　D. 呼吸困难及广泛性皮下气肿
E. 反常呼吸

16. 闭合性气胸患者无明显呼吸和循环功能紊乱的症状，说明肺萎陷在
A. 15%以下　　B. 30%以下
C. 45%以下　　D. 60%以下
E. 75%以下

17. 不属于多根多处肋骨骨折的病理生理改变的是
A. 反常呼吸运动　　B. 纵隔扑动
C. 胸膜腔负压消失　　D. 回心血量下降
E. 缺氧、二氧化碳潴留

18. 多根多处肋骨骨折的急救要点主要是
A. 输血补液，防治休克　　B. 控制反常呼吸运动，保持呼吸道通畅
C. 立即行开胸探查术　　D. 加压给氧
E. 镇静、镇痛

19. 最易骨折的肋骨是
A. 第 1~3 肋　　B. 第 3~4 肋
C. 第 4~7 肋　　D. 第 8~10 肋
E. 第 11~12 肋

20. 小量血胸是指出血量
A. 成年人 0.5L 以下　　B. 成年人 0.5~1.0L
C. 成年人 1.0~1.5L　　D. 0.5L 以下
E. 0.5~1.0L

21. 拔除胸腔闭式引流管时应
A. 深吸气后屏气　　B. 深呼气后屏气
C. 正常呼吸　　D. 浅呼气后屏气
E. 浅吸气后屏气

22. 成人大量血胸指胸膜腔内积血大于
A. 300ml　　B. 500ml
C. 1000ml　　D. 1200ml
E. 1500ml

23. 肋骨骨折的特殊体征是
A. 局部疼痛　　B. 局部血肿
C. 局部瘀斑　　D. 按压肋骨有骨摩擦感
E. 咳嗽、呼吸时疼痛加剧

24. 外伤性血胸胸膜腔内积血不凝固的原因主要是
    A. 肺、膈肌运动的去纤维蛋白作用
    B. 胸膜腔内有抗凝物质
    C. 胸腔内渗出液的稀释作用
    D. 凝血因子减少
    E. 有效循环血量减少
25. 开放性气胸的紧急处理首先要
    A. 充分给氧
    B. 清创缝合
    C. 胸腔闭式引流
    D. 用厚敷料封闭伤口
    E. 气管插管辅助呼吸
26. 下列关于胸部创伤的护理诊断，叙述不正确的是
    A. 气体交换受损
    B. 心排血量减少
    C. 体液过多
    D. 恐惧
    E. 潜在并发症
27. 确诊开放性气胸最有意义的体征是
    A. 伤侧胸部饱满
    B. 气管移向健侧
    C. 伤侧叩诊呈鼓音
    D. 听诊呼吸音消失
    E. 呼吸时可闻及空气出入胸膜腔声
28. 连枷胸呼吸特点是
    A. 潮式呼吸
    B. 潮式呼吸
    C. 比奥呼吸
    D. 反常呼吸
    E. 深度呼吸
29. 对诊断肋骨骨折最有意义的是
    A. 受伤史
    B. X 线检查
    C. 血气分析
    D. 局部压痛
    E. 合并皮下气肿
30. 可闻及胸壁伤口处有气体出入声音的损伤是
    A. 多根肋骨骨折
    B. 闭合性气胸
    C. 开放性气胸
    D. 张力性气胸
    E. 损伤性血胸
31. 胸部手术后鼓励患者咳嗽、深呼吸的主要目的是
    A. 预防肺不张
    B. 促进伤口愈合
    C. 促进肺部血液循环
    D. 有利于引流通畅
    E. 预防痰液阻塞气管
32. 下列不符合心脏压塞症状的是
    A. 动脉压降低
    B. 脉压小

C. 静脉压降低　D. 心音遥远
E. 脉搏微弱

33. 开放性气胸的概念叙述正确的是
A. 空气只能进入胸膜腔而不能排出　B. 胸壁软化出现反常呼吸
C. 纵隔移向健侧，呼吸极度困难　D. 空气进入胸膜腔后出现异常通道闭合
E. 胸壁伤口与胸膜腔相通，空气自由进出胸膜腔

34. 胸腔闭式引流有别于其他引流的特点是
A. 保持通畅　B. 妥善固定
C. 引流观察　D. 注意体位
E. 管道密闭

35. 穿透性心脏损伤好发的部位依次为
A. 右心室、左心室、右心房、左心房　B. 左心室、右心室、右心房、左心房
C. 左心室、右心室、左心房、右心房　D. 右心室、左心室、左心房、右心房
E. 右心室、右心房、左心室、左心房

36. 闭合性单处肋骨骨折最明显的症状是
A. 呼吸改变　B. 发热
C. 排痰困难　D. 休克
E. 局部疼痛

37. 胸膜腔保持的压力为
A. $-8\sim-6cmH_2O$　B. $6\sim8cmH_2O$
C. $-10\sim-8cmH_2O$　D. $8\sim10cmH_2O$
E. $-12\sim-10cmH_2O$

38. 慢性阻塞性肺疾病合并自发性气胸患者，经过治疗准备出院。为减少气胸复发，护士应告知患者需特别注意的是
A. 避免进食生冷食物　B. 不能喝牛奶
C. 不能快速行走　D. 保持大便通畅
E. 坚持低蛋白饮食

39. 判断损伤性血胸的主要依据是
A. 胸部外伤史　B. 脉速、血压下降
C. 气促、呼吸困难　D. 胸廓饱满、叩诊实音
E. 胸膜腔穿刺抽出血性液体

40. 关于气胸患者胸腔闭式引流装置，叙述错误的是
A. 锁骨中线第二肋间插管　B. 长玻璃管口在水面下 3cm
C. 短玻璃管与大气相通　D. 整个装置均需密闭

E. 水封瓶距离引流口 30cm

41. 闭合性多根多处肋骨骨折发生胸壁软化后的急救方法是

A. 镇痛　　B. 吸氧

C. 行肋骨牵引固定术　　D. 应用胸腔闭式引流

E. 加压包扎固定胸廓

42. 通常情况下引流管水封瓶长管内水柱波动的范围是

A. 1~2cm　　B. 2~3cm

C. 3~4cm　　D. 4~6cm

E. 6~8cm

43. 留置胸腔闭式引流管的患者出现引流管脱出，首先要

A. 给患者吸氧　　B. 立即报告医生

C. 急送手术室处理　　D. 把脱出的引流管重新插入

E. 用无菌凡士林纱布、厚层纱布封闭引流口

44. 最常见的胸部损伤是

A. 气胸　　B. 血胸

C. 血气胸　　D. 肋骨骨折

E. 胸腹联合伤

45. 创伤性气胸，胸腔闭式引流管的位置通常在

A. 腋前线第 2 肋间　　B. 锁骨中线第 2 肋间

C. 腋后线第 6 肋间　　D. 腋前线第 6 肋间

E. 腋中线第 6 肋间

46. 关于开放性气胸的病理改变，叙述不正确的是

A. 伤侧胸腔内压超过大气压　　B. 伤侧肺萎陷

C. 纵隔移向健侧　　D. 健侧肺通气功能正常

E. 伤侧胸膜腔负压消失

47. 手术后患者咳嗽，痰黏稠，不能咳出，主要护理措施是

A. 给予镇咳药　　B. 鼓励翻身

C. 戒烟　　D. 给予抗生素

E. 超声雾化吸入

48. 下列属于开放性气胸的主要病理生理变化的是

A. 反常呼吸运动　　B. 纵隔扑动

C. 进行性伤侧肺压缩　　D. 呼吸无效腔增加

E. 血氧分压下降

49. 胸部创伤时，X 线平片上不能显示的是

A. 开放性气胸　　B. 血胸
C. 纵隔及皮下气肿　　D. 肋软骨骨折
E. 张力性气胸

50. 钝性心脏损伤多发生于
A. 左心房　　B. 右心房
C. 右心室　　D. 左心室
E. 室间隔

51. 对于创伤性窒息患者有出血点及瘀斑的治疗措施为
A. 平卧位休息　　B. 无须特殊处理，可自行吸收消退
C. 使用镇痛药和镇静药　　D. 使用脱水利尿药
E. 高压给氧

52. 关于肋骨骨折的说法，叙述正确的是
A. 肋骨骨折在胸部损伤中很少见　　B. 第 4~7 肋较长且固定，不易折断
C. 第 8~10 肋较长，易折断　　D. 中老年人肋骨质疏松，易骨折
E. 肋骨骨折多为病理因素所致

二 A2 型题

1. 患者，男性，30 岁。因车祸引起右胸部损伤，呼吸极度困难，发绀，肺呼吸音消失，并有严重的皮下气肿，判断为张力性气胸。急救应立即
A. 吸氧　　B. 快速静脉输液
C. 输血　　D. 气管切开
E. 胸膜腔穿刺排气

2. 患者，男性，40 岁。因墙倒塌砸伤右前胸部，胸痛，局部有明显反常呼吸运动。X 线检查：右前胸部 4~8 肋均为多处骨折。无血胸、气胸。急救首选
A. 充分给氧　　B. 输血、输液
C. 镇静、镇痛　　D. 局部加压包扎固定
E. 应用抗生素

3. 患者，男性，28 岁。右前胸部损伤后，有胸痛、轻度呼吸困难。X 线检查：右第 3、第 4 肋骨骨折，无移位，肺压缩 20%。治疗应选
A. 镇静、镇痛、对症治疗　　B. 输血、输液
C. 胸腔闭式引流　　D. 胸膜腔穿刺抽气
E. 牵引固定

4. 患者，男性，36 岁。胸部损伤出现闭合性气胸，肺压缩 30%。进一步的处理是
A. 胸腔闭式引流　　B. 对症处理，胸膜腔穿刺排气

C. 保守治疗，密切随访　　D. 使用抗生素
E. 胸腔闭式引流同时使用抗生素

5. 患者，男性，25 岁。被汽车撞伤右胸致胸痛，深呼吸时疼痛加重，无明显呼吸困难及发绀。胸部 X 线片示右第 3、第 4 肋骨单处骨折，右肺压缩约 30%。治疗方案是
A. 吸氧　　B. 输液、卧床休息
C. 胸腔闭式引流　　D. 胸膜腔穿刺抽气
E. 镇静镇痛、保守治疗

6. 患者，男性，30 岁。胸外伤引起血气胸，出现脉搏加快、四肢湿冷、血压下降等表现，经治疗后好转，2 小时后患者突然出血量增加。此时护理人员应首选的治疗措施是
A. 做剖胸止血的准备　　B. 加快补液速度
C. 监测生命体征　　D. 安慰患者及家属，缓解紧张情绪
E. 做好胸腔闭式引流的护理

7. 患者，男性，30 岁。外伤致右侧胸腔大量血胸，伤后第 5 周患侧肺仍受压萎缩。采取的最佳治疗方法是
A. 胸膜腔穿刺抽血　　B. 输血、输液
C. 开胸清除血块　　D. 胸膜纤维剥脱术
E. 胸腔闭式引流

8. 患者，女性，31 岁。胸部受伤后胸痛、气促。查体：局部有压痛，挤压前后胸时伤侧胸部压痛处疼痛，有骨擦音，听诊伤侧呼吸音稍减弱，健侧呼吸音清晰，气管居中，心率 96 次/分，血压 120/80mmHg。首先考虑为
A. 肋骨骨折　　B. 张力性气胸
C. 心脏压塞　　D. 纵隔气肿
E. 创伤性湿肺

9. 患者，男性，36 岁。因房屋倒塌压住上半身 30 分钟，呼吸困难。查体：患者神志清，血压 130/86mmHg，脉搏 100 次/分，呼吸 30 次/分，两眼结膜充血，颈静脉怒张，前胸皮肤瘀斑，腹软，无压痛，尿常规正常。最可能的诊断是
A. 早期创伤性休克　　B. 创伤性窒息
C. 挤压综合征　　D. 皮肤损伤
E. 眼外伤

10. 患者，男性，30 岁。建筑工人，半小时前躯干被水泥预制板压伤。主诉胸痛、胸闷、气急，烦躁不安。此时护理体检特别应注意的是
A. 胸部呼吸运动是否对称　　B. 是否有胸部挤压试验阳性伴骨摩擦音
C. 胸腹部是否有开放性损伤　　D. 腹式呼吸是否消失
E. 血压、脉搏、呼吸变化

11. 患者，男性，45 岁。左侧胸部损伤后引起左侧血气胸，经胸腔闭式引流后，下列哪项是拔管的最好指标

A. 胸部 X 线片显示肺已经完全复张

B. 胸腔闭式引流长管内水柱波动小于 1cm

C. 胸腔闭式引流量连续 2 天少于 50ml，夹管 24 小时后无异常

D. 水封瓶内无气泡冒出或每天引流量少于 50ml，胸部 X 线片证实肺已经完全复张

E. 胸腔闭式引流长管内水柱停止波动

12. 患者，男性，33 岁。胸外伤，右 4~7 肋骨折，呼吸极度困难、发绀、出冷汗。查体：血压 65/40mmHg，右胸饱满，气管移向左侧，叩诊鼓音，颈、胸部有皮下气肿。处理应首选

A. 输血、输液　　B. 胸膜腔穿刺减压排气

C. 应用抗生素　　D. 气管插管辅助呼吸

E. 立即开胸手术

13. 患者，男性，60 岁。行肺段切除术后 2 小时，患者自觉胸闷，呼吸急促，测血压、脉搏均正常，见水封瓶内有少量淡红色液体，水封瓶长玻璃管内的水柱不波动。考虑为

A. 呼吸中枢抑制　　B. 肺水肿

C. 胸腔内出血　　D. 引流管阻塞

E. 开放性气胸

14. 患者，男性，39 岁。车祸致肋骨骨折，未特殊处理，今日起床后疼痛加重，翻身、咳嗽时尤甚，患者不愿活动。此时应采取的最佳处理措施为

A. 吸氧　　B. 口服镇痛药

C. 卧床休息　　D. 肋间神经封闭

E. 输液、镇定

15. 患者，男性，29 岁。右胸部外伤后，胸壁局部软化浮动，出现反常呼吸运动。应首先考虑为

A. 损伤性血胸　　B. 损伤性气胸

C. 损伤性血气胸　　D. 单根单处肋骨骨折

E. 多根多处肋骨骨折

16. 患者，男性，25 岁。与人打架胸部受伤。应进行剖胸探查的情形不包括

A. 肋骨骨折，同时肺压缩为原来的 2/3　　B. 胸腔内进行性出血

C. 心脏大血管损伤　　D. 胸腹联合伤

E. 胸内存留较大异物

17. 患者，男性，35 岁。胸外伤引起血胸。判断胸腔内是否存在持续性出血的重要依据是

A. 白细胞计数增多　　B. 体温升高

C. 患者经补液治疗后，血压回升
D. 胸部叩诊呈鼓音
E. 胸腔闭式引流每小时引流量超过200ml

18. 患者，男性，20岁。右侧胸部损伤后，皮下气肿越来越重，呼吸困难，咳泡沫血痰。脉搏细速，血压下降，右侧呼吸音消失。X线检查见液平面。此患者为
A. 张力性气胸
B. 闭合性气胸
C. 张力性气胸和血胸
D. 开放性气胸
E. 损伤性气胸

19. 患者，男性，27岁。外伤后出现休克、昏迷、脾破裂、开放性气胸、开放性胫腓骨骨折等危急情况。抢救时首先应
A. 输血、输液
B. 胸膜腔穿刺减压排气
C. 立即开胸手术
D. 气管插管辅助呼吸
E. 封闭胸壁伤口

20. 患者，男性，40岁。车祸致左胸部疼痛、呼吸困难1小时入院。护理体检发现左胸部饱满，肋间隙增宽，呼吸音消失，胸部叩诊呈鼓音。气管明显移位，颈部肿胀，触及有捻发音。为确定有无皮下气肿，首选的检查是
A. 胸部X线摄片
B. 胸部CT
C. 胸部MRI
D. 胸部B超
E. 胸膜腔穿刺

21. 患者，男性，39岁。车祸引起胸部损伤，经吸氧后仍呼吸困难、发绀。护理体检：血压76/50mmHg，脉搏124次/分，左胸部饱满有骨擦音及胸壁捻发音，叩诊呈鼓音，呼吸音消失，右肺清晰。可诊断为
A. 肋骨骨折，血胸，休克
B. 肋骨骨折，闭合性气胸，感染性休克
C. 肋骨骨折，血气胸，休克
D. 肋骨骨折，开放性气胸，感染性休克
E. 肋骨骨折，张力性气胸，皮下气肿，休克

22. 患者，女性，35岁。车祸后半小时入院。现自觉右胸痛，口唇面部发绀，呼吸急促，出现异常呼吸运动。现在护士评估的重点是
A. 意识
B. 心率
C. 血压
D. 精神状况
E. 呼吸

23. 患者，男性，35岁。因车祸急诊送手术室。查体：心率35次/分，血压76/50mmHg，神志淡漠，明显呼吸困难，右肺呼吸音低，右下胸骨擦感，胸壁有一伤口，有血液及气泡溢出。腹肌紧张，明显压痛、反跳痛，肠鸣音减弱。左下腹穿刺抽出不凝血。首要的处理是
A. 给氧
B. 胸膜腔穿刺抽血

C. 封闭胸壁伤口　　D. 胸腔闭式引流

E. 输血、输液及止血

24. 患者，男性，35 岁。胸部被摩托撞伤半小时后出现气促、右胸闷胀，呼吸音减弱。X 线胸片示右侧气胸，肺压缩 40%。下列处理措施中不正确的是

A. 对症处理、胸膜腔穿刺排气　　B. 使用抗生素

C. 给氧　　D. 鼓励咳嗽排痰

E. 积气不多，可自行吸收

25. 患者，男性，25 岁。车祸致胸部损伤出现右侧气胸，纵隔及皮下广泛积气，行右胸腔闭式引流术后 4 天，引流管内有较多气体，呼吸无明显改善。应考虑是

A. 肺有裂口　　B. 小气管漏气

C. 胸膜腔内感染　　D. 引流不畅

E. 肺、支气管裂伤较大或支气管断裂

26. 某患者因肺切除术后行胸腔闭式引流，在翻身时，胸膜腔导管不慎脱出。首要护理措施是

A. 将引流管重新插入　　B. 用无菌敷料将伤口堵闭

C. 手指捏紧引流口皮肤　　D. 急呼医生处理

E. 在第 2 肋间插入粗针头

27. 患者，男性，60 岁。胸部手术后，患者气管分泌物增多，应首先采取的措施是

A. 患者取仰卧位　　B. 早期下床活动

C. 给氧　　D. 鼓励和帮助患者咳嗽排痰

E. 气管切开

三 A3/A4 型题

（1~4 题共用题干）

患者，女性，52 岁。胸部外伤致开放性气胸，出现呼吸困难和发绀。给予立即封闭胸壁伤口，行胸腔闭式引流术。

1. 行胸腔闭式引流时，导管应放置在患侧的

A. 第 2 肋间锁骨中线处　　B. 第 5、第 6 肋间腋中线处

C. 第 6、第 7 肋间腋前线处　　D. 第 7、第 8 肋间腋中线处

E. 第 9、第 10 肋间腋后线处

2. 该患者胸腔闭式引流护理中，促使胸内气体排出的措施是

A. 取半卧位　　B. 保持长玻璃管在水面下 3cm

C. 水封瓶低于引流口 60cm　　D. 鼓励患者咳嗽和深呼吸

E. 定时挤捏引流管

3. 该患者治疗过程中，护理措施不正确的是
   A. 使用无菌敷料在患者深呼气末封盖吸吮性伤口，加压包扎固定，并迅速转送至医院
   B. 吸氧，以缓解患者缺氧的状况
   C. 及时清创、缝合胸壁伤口，并行胸膜腔穿刺抽气减压
   D. 对疑有胸腔内器官损伤或进行性出血者行开胸探查术
   E. 在运送医院途中如患者呼吸困难加重，应在患者吸气时开放密闭敷料
4. 此患者现在最主要的护理问题是
   A. 低效性呼吸型态　　B. 心排血量减少
   C. 营养失调　　D. 舒适的改变
   E. 焦虑或恐惧

（5~9 题共用题干）

患者，男性，28 岁。胸部外伤致右侧第 5 肋骨折并发气胸，呼吸极度困难，发绀，出冷汗。查体：血压 80/60mmHg，气管向左侧移位，右胸廓饱满，叩诊呈鼓音，呼吸音消失，颈、胸部有广泛皮下气肿。医生采用胸腔闭式引流治疗。

5. 造成患者呼吸极度困难、发绀的主要原因是
   A. 健侧肺受压迫　　B. 纵隔向健侧移位
   C. 静脉血液回流受阻　　D. 伤侧胸膜腔压力不断升高
   E. 广泛皮下气肿
6. 判断胸膜腔引流管是否通畅的最简单方法是
   A. 检查患者的呼吸音是否正常　　B. 检查引流管是否扭曲
   C. 检查引流瓶中是否有引流液　　D. 看引流管是否有液体引出
   E. 观察水封瓶中长管内水柱的波动
7. 该患者目前最适宜的体位是
   A. 侧卧位　　B. 半坐卧位
   C. 平卧位　　D. 头低足高位
   E. 仰卧中凹位
8. 搬动此患者时应
   A. 保持引流通畅　　B. 保持引流瓶直立
   C. 用两把止血钳夹闭引流管　　D. 嘱患者屏住呼吸
   E. 注意观察引流液排出情况
9. 护士巡视病房时，发现引流管衔接处脱节，应立即做出的处理是
   A. 更换胸腔引流管　　B. 通知医生处理
   C. 重新连接引流管　　D. 双钳夹闭引流管近端

E. 拔除胸腔引流管

（10~12 题共用题干）

患者，男性，25 岁。3 年前因车祸致血胸住院，已治愈，今无明显诱因下突感胸闷不适。查体：右侧呼吸音减弱。胸部 X 线片：右肺压缩 90%。

10. 引起此患者发病的最常见原因是

A. 肺结核
B. 肺脓肿
C. 弥漫性肺气肿
D. 吸烟导致的剧烈咳嗽
E. 胸膜撕裂或肺大疱破裂

11. 此患者目前最主要的护理问题为

A. 低效性呼吸型态
B. 心排血量减少
C. 营养失调
D. 舒适度改变
E. 焦虑或恐惧

12. 目前主要采取的治疗措施是

A. 吸氧
B. 胸膜腔穿刺抽气
C. 输液
D. 胸腔闭式引流
E. 手术治疗

（13~16 题共用题干）

患者，男性，35 岁。因车祸致呼吸困难，面色苍白，血压下降，尿量减少，脉搏细速。经检查，临床诊断为右侧第 4、第 5 肋骨折并损伤性血胸。立即输液、输血，行胸腔闭式引流术。

13. 为了确定诊断需要做的辅助检查是

A. 胸部 X 线摄片
B. 胸膜腔穿刺
C. 胸部 CT
D. 胸部 B 超
E. 胸部 MRI

14. 胸膜腔内积血来自

A. 肺破裂
B. 心脏、大血管破裂
C. 肋间血管
D. 肺血管破裂
E. 胸廓内血管破裂

15. 此时患者的主要护理问题为

A. 舒适度改变
B. 营养失调
C. 心排血量减少
D. 低效性呼吸型态
E. 焦虑或恐惧

16. 下列不属于进行性血胸特点的是
A. 血压进行性下降
B. 引流液的颜色越来越淡，速度越来越慢
C. 检测末梢血氧饱和度进行性下降
D. 中心静脉压进行性下降
E. 血红蛋白、血细胞比容、红细胞计数进行性下降

（17~19 题共用题干）

患者，男性，41 岁。左侧胸部被匕首刺伤致胸痛、呼吸急促半小时。查体：脉搏 120 次/分，血压 70/40mmHg，口唇发绀。左侧胸壁有伤口，呼吸时能听到空气出入伤口的响声，气管移向健侧，患侧叩诊呈鼓音。

17. 应首先考虑此患者为
A. 闭合性气胸
B. 张力性气胸
C. 损伤性血胸
D. 开放性气胸
E. 胸壁软组织刺伤

18. 引起患者休克的主要原因是
A. 血容量不足
B. 心脏受压
C. 伤侧肺完全萎陷
D. 纵隔扑动，回心血量减少
E. 健侧肺部分受压

19. 此患者首要的急救措施是
A. 迅速封闭伤口
B. 立即开胸手术
C. 输血输液
D. 胸腔闭式引流
E. 应用抗生素

（20~22 共用题干）

患者，男性，40 岁。车祸致右胸部疼痛、呼吸困难 2 小时余。查体：血压 56/41mmHg，脉搏 120 次/分。面色苍白，右胸部前外侧有 3cm×4cm 的反常呼吸区，右胸部胸廓扩张度下降，叩诊为浊音，听诊呼吸音减弱。曾在基层医院，给予输液、抗休克治疗，血压回升，但随着时间推移，又开始下降。入院后进行手术止血，术后 3 天患者出现胸痛加剧，咳嗽、咳痰、发热，呼吸困难。血常规：WBC 11×10^9/L。胸部 X 线片示右侧肺部云雾状改变。

20. 此患者休克的主要原因是
A. 血容量不足
B. 纵隔扑动，回心血量减少
C. 伤侧肺完全萎陷
D. 心脏受压
E. 健侧肺部分受压

21. 患者入院时应采取的治疗措施是
A. 继续输液、输血
B. 穿刺抽出积血

C. 进行胸腔闭式引流　　D. 在抗休克的同时进行手术探查
E. 使用血管收缩药

22. 术后第 3 天患者应采取的主要护理措施是
A. 继续输液　　B. 保持胸膜腔引流通畅
C. 加强营养　　D. 有效抗炎
E. 保持气道通畅，鼓励深呼吸，使用有效抗生素

四 B 型题

（1~3 题共用备选答案）
A. 胸膜腔穿刺　　B. 胸腔闭式引流
C. 加压包扎固定　　D. 开胸手术加内固定
E. 呼吸机辅助呼吸

1. 胸部撞伤，呼吸困难，胸部 X 线片示右 3~7 肋多处骨折，右胸壁可见反常呼吸运动，可行
2. 胸部挤压伤，呼吸困难，伴休克，胸部 X 线片示左 5~9 肋多处骨折，大量胸腔积液，胸腔闭式引流出不凝血 150ml，可行
3. 右胸壁撞伤伴伤处疼痛，轻度呼吸困难，胸部 X 线片示右第 7、第 8 后肋骨折，肋膈角变钝，此时为明确诊断可行

（4~6 题共用备选答案）
A. 开放性气胸　　B. 张力性气胸
C. 闭合性气胸　　D. 多根多处肋骨骨折
E. 血胸

4. 患侧叩诊呈浊音的胸部损伤是
5. 存在纵隔扑动的胸部损伤是
6. 出现皮下气肿的胸部损伤是

（7~8 题共用备选答案）
A. 反常呼吸运动　　B. 胸膜腔压力持续升高
C. 呼吸时纵隔扑动　　D. 静脉压升高、心搏微弱、动脉压降低
E. 胸膜腔引流血量超过 200ml/h，连续 3 小时

7. 进行性血胸表现为
8. 多根多处肋骨骨折会出现

五 X型题

1. 多根多处肋骨骨折患者胸壁包扎固定的作用有
   A. 镇痛　B. 消除反常呼吸
   C. 有利于咳嗽　D. 有利于患者活动
   E. 消除纵隔扑动
2. 胸腔闭式引流的拔管指征包括
   A. 置管24小时后　B. 引流瓶中无气体逸出且引流液颜色变浅
   C. 24小时引流脓液<10ml　D. 24小时引流液量<50ml
   E. 胸部X线片示肺复张良好、无漏气，患者无呼吸困难或气促
3. 气胸患者术后拔除胸腔闭式引流管24小时内应注意观察
   A. 有无胸闷和呼吸困难　B. 局部有无出血、渗液
   C. 有无发绀　D. 有无切口漏气或皮下气肿
   E. 有无咳嗽、咳痰
4. 与钝性心脏损伤的严重程度有关的因素包括
   A. 暴力撞击的速度　B. 暴力撞击的质量
   C. 暴力撞击的作用时间　D. 心脏受力面积
   E. 心脏受力方向
5. 创伤性窒息主要临床表现为面、颈、上胸部皮肤及口腔、球结膜、鼻腔黏膜出现针尖大小蓝紫色瘀斑，以（　　）最为明显
   A. 口唇部　B. 眼角部
   C. 面部　D. 眼眶部
   E. 鼻部
6. 根据气胸的性质，气胸分为
   A. 闭合式气胸　B. 张力式气胸
   C. 开放式气胸　D. 损伤性气胸
   E. 高压性气胸

六 案例分析题

（1~4题共用题干）

患者，男性，41岁。因慢性脓胸久治不愈行胸膜肺切除术，术后7小时，出现胸闷、气急加重，伴窒息感，考虑并发了张力性气胸。

1. 此时首先怀疑发生张力性气胸的原因是

A. 出血　　B. 引流管接头部滑脱
C. 支气管胸膜瘘　　D. 引流管被血块堵塞
E. 引流管扭曲

2. 诊断张力性气胸的主要方法是
A. 胸部 B 超检查　　B. MRI 检查
C. 胸部 X 线检查　　D. CT 检查
E. 诊断性穿刺

3. 对该患者首先应采取的措施是
A. 安慰患者，保持情绪稳定　　B. 加大氧流量
C. 给予镇痛药　　D. 更换引流管
E. 设法捏挤引流管使其通畅，并立即报告医生处理

4. 若患者胸管接头部滑脱，应采取的措施是
A. 立即接上，并用胶布固定　　B. 通知医生
C. 夹闭引流管　　D. 助咳
E. 促进液体排出

参考答案与解析

一、A1 型题

1. C【解析】闭合性单处肋骨骨折处理重点是固定胸廓，处理反常呼吸。为减少肋骨断端活动，减轻疼痛，可直接用弹性胸带固定，也可采用多带条胸带或宽胶布条叠瓦式固定胸廓。

2. E【解析】脓胸是指脓性渗出液积聚于胸膜腔内的化脓性感染。

3. D【解析】空气通过胸壁或肺的伤道进入胸膜腔后，伤道立即闭合，气体不再进入胸膜腔，胸腔内负压被抵消，但胸膜腔内压仍低于大气压，使患侧肺部分萎陷、有效气体交换面积减少，影响肺的通气和换气功能。所以，闭合性气胸的胸腔内压低于大气压。

4. A【解析】纵隔移位，通常考虑有气胸或肺气肿，或局部肿瘤牵拉，或局部感染，导致胸膜粘连，牵拉引起移位，如血胸。单纯性肋骨骨折不引起纵隔移位。

5. E【解析】开放性气胸时，若双侧胸膜腔内压力不平衡，患侧胸膜腔内压显著高于健侧，可致纵隔向健侧移位，进一步使健侧肺扩张受限，表现为吸气时纵隔向健侧移位，呼气时又移回患侧，导致其位置随呼吸而左右摆动，称为纵隔扑动。所以，开放性气胸纵隔扑动的主要原因是吸气和呼气时两侧胸膜腔内压力差改变。

6. E【解析】多根多处肋骨骨折会引起反常呼吸运动。多根多处肋骨骨折时，特别是前

侧局部胸壁可因失去完整肋骨的支撑而软化，产生反常呼吸运动，即吸气时软化区胸壁内陷，呼气时该区胸壁向外鼓出，此类胸廓称为连枷胸。

7. B【解析】张力性气胸时，气管、支气管或肺损伤裂口与胸膜腔相通，形成活瓣，在每次吸气时气体从裂口进入胸膜腔，而呼气时裂口活瓣关闭，气体不能排出，使胸膜腔内积气不断增多，压力逐步升高，导致胸膜腔压力高于大气压。胸膜腔压力升高使患侧肺严重萎陷，纵隔明显向健侧移位，健侧肺组织受压，腔静脉回流受阻，导致呼吸、循环功能严重障碍致死。所以，张力性气胸致死的主要原因是机体缺氧。

8. D【解析】最常见的气胸是自发性气胸。肺部疾病使肺组织和脏层胸膜破裂，或靠近肺表面的肺大疱、细小气泡自行破裂，肺和支气管内空气逸入胸膜腔，产生自发性气胸。

9. A【解析】血胸时，由于心、肺和膈肌的运动产生去纤维蛋白作用，致胸膜腔内的积血不易凝固。但若短期内大量积血，去纤维蛋白的作用不完善，即可凝固成血块。

10. C【解析】肋骨骨折有反常呼吸时，若软化区范围较大，可引起呼吸时双侧胸腔内压力不均衡，使纵隔扑动。

11. D【解析】闭合性胸部损伤后出现严重皮下气肿和呼吸极度困难首先应考虑为张力性气胸。张力性气胸时，胸膜腔压力升高使患侧肺严重萎陷，纵隔明显向健侧移位，健侧肺组织受压，腔静脉回流受阻，导致呼吸、循环功能严重障碍。由于胸膜腔内压高于大气压，使气体经支气管、气管周围疏松结缔组织或壁层胸膜裂口处进入纵隔或胸壁软组织，并向皮下扩散，形成纵隔气肿或颈、面、胸部等处皮下气肿。

12. C【解析】脓胸的致病菌多来自肺内感染灶，少数来自胸内和纵隔脏器或身体其他部位的病灶。致病菌以肺炎链球菌多见。

13. D【解析】单根或多根肋骨单处骨折时，其上、下仍有完整肋骨支撑胸廓，对呼吸功能影响不大。但若尖锐的肋骨断端内移刺破壁胸膜和肺组织，可产生气胸、血胸、皮下气肿、血痰、咯血等；若刺破肋间血管，尤其是动脉，可引起大量出血，导致病情迅速恶化。多根多处肋骨骨折可使局部胸壁失去完整肋骨支撑而软化，可出现反常呼吸。故而外伤皮下气肿，最能说明肺或支气管肯定有损伤。

14. E【解析】胸腔闭式引流的护理中，定期观察并保持水封瓶长玻璃管在水下 3～4cm 处，防止空气进入胸腔，所以选项 C 正确。在患者活动或被搬移及需要更换胸引流瓶时，应双重夹闭引流管，所以选项 E 错误。保持引流装置无菌，定时更换引流装置，并严格遵守无菌技术操作原则，所以选项 A 正确。引流瓶低于胸壁引流口平面 60～100cm，依靠重力引流，以防瓶内液体逆流入胸膜腔，所以选项 D 正确。密切注意水封瓶长玻璃管中水柱波动的情况，以判断引流管是否通畅，所以选项 B 正确。

15. D【解析】张力性气胸表现为严重或极度呼吸困难，端坐呼吸。缺氧严重者出现发绀、烦躁不安、昏迷，甚至窒息。查体可见伤侧胸部饱胀，肋间隙增宽，呼吸幅度减低，可有广泛性皮下气肿。

16. B【解析】闭合性气胸轻者胸闷、胸痛，重者出现呼吸困难，主要与胸膜腔积气量和肺萎陷程度有关。肺萎陷在30%以下者为小量气胸，患者无明显呼吸和循环功能紊乱的症状；肺萎陷在30%~50%者为中量气胸；肺萎陷在50%以上者为大量气胸。后两者均可出现明显的低氧血症的症状。

17. C【解析】多根多处肋骨骨折可使局部胸壁失去完整肋骨支撑而软化，可出现反常呼吸运动，即吸气时软化区胸壁内陷，呼气时外凸。若软化区范围较大，可引起呼吸时双侧胸腔内压力不均衡，使纵隔扑动，影响换气和静脉血回流，导致体内缺氧和二氧化碳滞留，严重者可发生呼吸和循环衰竭。

18. B【解析】多根多处肋骨骨折造成的反常呼吸运动使伤侧肺受到塌陷胸壁的挫伤和压迫，呼吸时两侧胸腔压力不均衡造成纵隔扑动，对呼吸循环有极大影响，严重时可发生呼吸循环衰竭，所以急救要点是控制反常呼吸运动，保持呼吸道通畅。

19. C【解析】肋骨骨折指暴力直接或间接作用于肋骨，使肋骨的完整性和连续性中断，是最常见的胸部损伤。第1~3肋骨粗短，且有锁骨、肩胛骨保护，不易发生骨折。一旦骨折说明致伤暴力巨大，常合并锁骨、肩胛骨骨折和颈部、腋部血管神经损伤。第4~7肋骨长而薄，最易折断。第8~10肋骨前端肋软骨形成肋弓与胸骨相连，而第11~12肋前端游离，弹性较大，均不易发生骨折。若发生骨折，应警惕腹内脏器和膈肌损伤。

20. A【解析】小量血胸是指成人出血量≤0.5L，中量血胸是指成人出血量在0.5~1.0L，大量血胸是指成人出血量在1L以上。

21. A【解析】拔除胸腔闭式引流管时患者应取半卧位或坐在床沿，鼓励患者咳嗽，挤压引流管后夹毕，嘱患者深吸一口气后屏气再拔管。

22. C【解析】参见A1型题第20题解析。

23. D【解析】肋骨骨折的体征：受伤的胸壁有压痛、肿胀，有时可触及骨折断端及骨摩擦感。按压肋骨有骨擦感是肋骨骨折的特殊体征。

24. A【解析】参见A1型题第9题解析。

25. D【解析】开放性气胸的紧急处理是立即变开放性气胸为闭合性气胸，赢得抢救生命的时间。首先使用无菌敷料如纱布、棉垫或因地制宜利用身边清洁物品如衣物、塑料袋等在患者深呼气末封盖吸吮性伤口，加压包扎固定，并迅速转送至医院。

26. C【解析】胸部创伤的护理诊断如下。①气体交换受损：与疼痛、胸部创伤等有关。②心排血量减少：与大出血、心力衰竭有关。③疼痛：与组织创伤有关。④潜在并发症：肺部或胸腔感染、心脏压塞。⑤恐惧：与突然、强烈的意外创伤有关。胸部创伤没有体液过多的问题。

27. E【解析】开放性气胸的体征：可见患侧胸壁的伤道，颈静脉怒张，呼吸时可闻及气体进出胸腔伤口发出吸吮样声音，称为胸部吸吮性伤口；颈部和胸部皮下可触及捻发音；心脏、气管向健侧移位；患侧胸部叩诊呈鼓音，听诊呼吸音减弱或消失。其中，呼吸时可闻及空气出入胸膜腔声是确诊开放性气胸最有意义的体征。

28. D【解析】反常呼吸运动是一种病理性呼吸运动，是胸部外伤后致胸部多根多处肋骨骨折，使胸壁失去完整肋骨支撑而软化所致，正常人在吸气时胸廓抬起，呼气时胸壁下降；反常呼吸运动正好相反，在吸气时胸廓下降，呼气时胸壁抬起。在胸外伤致多处多根肋骨骨折时，胸廓的完整性遭到破坏，导致胸部伤处软组织失去胸廓的支撑，出现反常呼吸运动，即随呼气外凸，吸气时凹陷，又称连枷胸。

29. B【解析】骨科检查最常见的诊断方法是射线检查，所以 X 线检查对诊断肋骨骨折最有意义。X 线检查可显示肋骨骨折线及其断端有无移位，明确肋骨骨折的部位及性质、有无气胸及血胸或肺萎陷等。

30. C【解析】参见 A1 型题第 27 题解析。

31. A【解析】胸部手术后协助患者咳嗽、咳痰。卧床期间，定时协助患者翻身、坐起、叩背、咳嗽；指导、鼓励患者做深呼吸运动，促使肺扩张，预防肺不张或肺部感染等并发症。

32. C【解析】致伤物和致伤动能较小时，心包与心脏裂口小，心包裂口易被血块阻塞而引流不畅，导致心脏压塞，表现为 Beck 三联征：①静脉压增高，>15cmH_2O，颈静脉怒张。②心音遥远、脉搏微弱。③脉压小，动脉压降低，甚至难以测出。

33. E【解析】开放性气胸是指胸膜腔通过胸壁伤口或软组织缺损处与外界大气相通，外界空气可随呼吸自由进出胸膜腔的气胸。

34. E【解析】胸腔闭式引流有别于其他引流的特点是保持胸腔闭式引流管道的密闭状态。

35. A【解析】穿透性心脏损伤好发的部位依次为右心室、左心室、右心房和左心房；此外，还可见房间隔、室间隔和瓣膜损伤。

36. E【解析】直接或间接暴力作用于胸部时，肋骨发生骨折，骨折断端与外界不相通为闭合性肋骨骨折，骨折断端可刺激肋间神经产生局部疼痛，当深呼吸、咳嗽或转动体位时疼痛加剧。此外，可因疼痛出现排痰困难，因损伤出现发热，若骨折处导致内部脏器损伤发生出血，会出现休克症状。但闭合性单处肋骨骨折最明显的症状为局部疼痛。

37. C【解析】胸膜腔为潜在的密闭腔隙，其内有少量的浆液起润滑作用。腔内的压力维持在-10~-8cmH_2O，吸气时负压增大，呼气时减小。

38. D【解析】气胸患者应避免用力、屏气、咳嗽等增加胸腔内压的活动，以避免疾病复发。

39. E【解析】胸膜腔穿刺抽出血性液体时即可诊断为损伤性血胸。

40. E【解析】胸腔闭式引流属于重力引流，水封瓶应距离引流口 60cm 以上。

41. E【解析】对多根多处肋骨骨折，胸壁软化范围大、反常呼吸明显的连枷胸患者，行牵引固定，即在患侧胸壁放置牵引支架，或用厚棉垫加压包扎，以减轻或消除胸壁的反常呼吸运动，促进患侧肺复张。

42. D【解析】胸腔闭式引流护理中，应密切注意水封瓶长玻璃管中水柱波动的情况，以判断引流管是否通畅。水柱波动的幅度能够反映无效腔的大小及胸膜腔内负压的情况，一般水柱上下波动的范围为 4~6cm。

43. E【解析】胸腔闭式引流护理中，随时检查引流装置各个连接处是否连接完好，有无松脱或脱落现象。若胸腔闭式引流管脱出，胸膜腔将与外界相通，出现开放性气胸，应立即用无菌凡士林纱布、厚层纱布封闭引流口，之后再进一步处理。

44. D【解析】参见 A1 型题第 19 题解析。

45. B【解析】创伤性气胸时，胸腔闭式引流管的位置通常在锁骨中线第 2 肋间。

46. A【解析】开放性气胸时，空气的进出量与胸壁伤口大小密切相关，当胸壁缺损直径>3cm 时，胸膜腔内压几乎等于大气压，患侧肺将完全萎陷致呼吸功能障碍。参见 A1 型题第 5 题解析。

47. E【解析】手术后患者咳嗽，痰多黏稠不易咳出时，可采用超声雾化吸入或口服镇咳化痰的药物，使痰液稀释后，再通过咳嗽动作排出痰液。

48. B【解析】开放性气胸时，由于患侧胸膜腔与大气直接相通，患侧胸膜腔负压消失，肺被压缩而萎陷；两侧胸膜腔压力不等使纵隔移位，健侧肺受压；出现纵隔扑动。

49. D【解析】胸部 X 线检查可显示肋骨骨折线及其断端有无移位，明确肋骨骨折的部位及性质、有无气胸及血胸或肺萎陷等。若骨折位于胸肋软骨交接处，X 线检查可能为阴性。

50. C【解析】钝性心脏损伤多为胸部撞击、减速、挤压、冲击等暴力所致，多发生于右心室。

51. B【解析】对于创伤性窒息患者的出血点及瘀斑，一般 2~3 周可自行吸收消退，无须特殊处理，但须在严密观察下给予对症治疗，包括半卧位休息、维持呼吸循环系统稳定、适当镇痛和镇静等。

52. D【解析】中老年人肋骨骨质疏松，易骨折，所以选项 D 正确。其余参见 A1 型题第 19 题解析。

二、A2 型题

1. E【解析】患者表现符合张力性气胸特点，由于伤侧胸膜腔压力不断升高，引起极度呼吸困难、发绀，且有严重的皮下血肿，严重影响呼吸循环功能，应立即给予胸膜腔穿刺减压排气。

2. D【解析】患者因墙倒塌砸伤右前胸部，胸痛，局部有明显反常呼吸运动，加之 X 线检查右前胸部 4~8 肋均为多处骨折，无血胸、气胸，可诊断为多处肋骨骨折。急救首选局部加压包扎固定胸廓，处理反常呼吸运动。为减少肋骨断端活动，减轻疼痛，可直接用弹性胸带固定，也可采用多带条胸带或宽胶布条叠瓦式固定胸廓。

3. A【解析】该患者为闭合性肋骨骨折，无移位，肺萎缩不足 30%，一般无须特殊治疗。疼痛重者，可口服吲哚美辛、布洛芬、地西泮等镇静、镇痛药，亦可用 1%普鲁卡因溶液行肋间神经阻滞或封闭骨折处，同时用多带条胸带或弹性胸带包扎固定胸廓。固定胸廓的主要目的是减少肋骨断端活动、减轻疼痛。此外需注意鼓励患者咳嗽、排痰，早期下床活动，以减少肺不张、肺炎等并发症。

4. C【解析】肺萎陷在 30%以下者为小量气胸，小量气胸一般可在 1~2 周自行吸收，无须特别处理，但应注意观察病情变化。

5. E【解析】参见 A1 型题第 1 题解析。

6. A【解析】非进行性血胸可根据积血量多少，行胸膜腔穿刺或胸腔闭式引流。考虑胸腔内进行性出血时，应及时开胸探查。出血突然大量增多会导致严重后果，危及患者生命，所以首先应剖胸止血。

7. D【解析】该患者为机化性血胸（凝固性血胸），病程 1 个月左右，肺膨胀受限，采取的最佳治疗方法是胸膜纤维剥脱术。

8. A【解析】患者首先考虑为肋骨骨折。局部压痛，并于深呼吸、咳嗽、打喷嚏时加重是肋骨骨折的主要症状。受伤的胸壁有压痛、肿胀，有时可触及骨折断端及骨摩擦感。听诊伤侧呼吸音稍减弱，健侧呼吸音清晰，气管居中。

9. B【解析】患者最可能诊断为创伤性窒息。创伤性窒息主要临床表现为面、颈、上胸部皮肤及口腔、球结膜、鼻腔黏膜出现针尖大小蓝紫色瘀斑，以面部与眼眶部明显。

10. B【解析】肋骨骨折可出现胸部挤压试验阳性，骨擦感或骨擦音，多根多处肋骨骨折还可出现反常呼吸运动。患者因被水泥预制板压伤，易发生肋骨骨折。所以此时护理体检特别应注意是否有胸部挤压试验阳性伴骨摩擦音。

11. D【解析】拔管指征：一般置管 48~72 小时后，临床观察引流瓶中无气体逸出且引流液颜色变浅、24 小时引流液量<50ml、脓液<10ml、胸部 X 线片显示肺复张良好、无漏气，患者无呼吸困难或气促，即可考虑拔管。选项 D 是拔管的最好指标。

12. B【解析】患者表现符合张力性气胸特点，症状为严重或极度呼吸困难、烦躁、意识障碍、发绀、大汗淋漓、昏迷、休克，甚至窒息。体征为患侧胸部饱满，叩诊呈鼓音；呼吸幅度减低，听诊呼吸音消失；气管明显移向健侧，颈静脉怒张，多有皮下气肿。患者由于伤侧胸膜腔压力不断升高，严重影响呼吸循环功能，应立即给予胸膜腔穿刺减压排气。

13. D【解析】参见 A1 型题第 42 题解析。若水柱波动幅度过大，提示可能存在肺不张；若水柱无波动，提示引流管不通畅或肺已经完全扩张；若患者出现气促、胸闷、气管向健侧偏移等肺受压症状，提示血块阻塞引流管，积极采取措施，通过捏挤或使用负压间断抽吸引流瓶中的短玻璃管，促使其通畅，并立即通知医生处理。

14. D【解析】患者因车祸致肋骨骨折，未特殊处理，起床后疼痛加重，翻身、咳嗽时尤甚，患者不愿活动，此时应采取的最佳处理措施为肋间神经封闭。肋间神经阻滞或痛点封闭有较好的镇痛效果，且能改善呼吸和有效咳嗽功能。

15. E【解析】患者应首先考虑为多根多处肋骨骨折。参见 A1 型题第 28 题解析。

16. A【解析】剖胸探查是胸部创伤的手术治疗措施，根据损伤部位及程度给予相应处理。有下列情况时应急行剖胸探查手术：①心脏大血管损伤。②严重气管、支气管损伤或肺裂伤。③胸腔内进行性出血。④食管破裂。⑤胸腹联合伤。⑥大面积胸壁损伤。⑦胸内存留较大异物。选项 A 不属于进行剖胸探查的情形。

17. E【解析】胸外伤引起血胸患者，若胸腔闭式引流量每小时超过 200ml 并持续 3 小时以上，且引流出的液体颜色鲜红、很快凝固，说明有活动性出血的可能，即呈进行性血胸表现。

18. C【解析】此患者为张力性气胸和血胸。张力性气胸和血胸均有呼吸困难，皮下气肿，脉搏细速，血压下降，右侧呼吸音消失的症状和体征。

19. E【解析】该患者出现休克、昏迷、脾破裂，开放性气胸，开放性胫腓骨骨折等危急情况，此时应立即封闭胸壁伤口（有效堵塞的标志是不再闻及空气进出的响声），变开放性气胸为闭合性气胸，再穿刺抽气减压，暂时缓解呼吸困难，然后加压包扎，尽快急救。

20. A【解析】通过左胸部饱满，肋间隙增宽，呼吸音消失，胸部叩诊鼓音，气管明显移位，颈部肿胀，触及有捻发音，患者可诊断为开放性气胸。为确定有无皮下气肿，首选的检查是胸部 X 线摄片，胸部 X 线片可显示患侧胸腔大量积气、肺萎陷，气管和心脏等纵隔内器官向健侧移位。

21. D【解析】左胸部饱满有骨擦音可诊断为肋骨骨折。胸部损伤，经吸氧后仍呼吸困难、发绀，左胸部饱满有胸壁捻发音，叩诊呈鼓音，呼吸音消失，右肺清晰可诊断为开放性气胸。血压 76/50mmHg，脉搏 124 次/分可诊断为感染性休克。

22. E【解析】相邻多根多处肋骨骨折时，局部胸壁因失去完整肋骨的支撑而软化，可出现反常呼吸运动。多根多处肋骨骨折者可有气促、呼吸困难、发绀、休克等，此时，护士最重要的评估内容是患者的呼吸情况。

23. C【解析】患者右下胸有骨擦感，胸壁有一伤口，有血液及气泡溢出，可诊断为肋骨骨折。左下腹穿刺抽出不凝血说明腹腔内有内脏出血的情况。首要的处理是封闭胸壁伤口。

24. E【解析】小量气胸是指肺萎陷小于 30% 的气胸，一般可在 1~2 周自行吸收，无须特别处理。肺萎陷在 30%~50% 者为中量气胸，需行胸膜腔穿刺，或放置胸腔闭式引流，促使肺尽早膨胀；应用抗生素防治感染；鼓励咳嗽排痰；给氧。

25. E【解析】根据题干给出的信息，首先诊断有气胸并行胸腔闭式引流术，本应好转，但该患者持续胸腔漏气，并且呼吸困难症状没有得到改善，最有可能的是肺、支气管裂伤较大或支气管断裂。

26. C【解析】一旦发生引流管从胸腔脱出，立即用手捏闭伤口皮肤，消毒处理后用凡士林纱布封闭伤口，再协助医生进一步处理。

27. D【解析】胸部手术后，患者气管分泌物增多，应首先鼓励和帮助患者咳嗽排痰。鼓励患者深呼吸，通过有效的主动咳嗽排出痰液。

三、A3/A4 型题

1. A【解析】行胸腔闭式引流时，气体插管位置是第2肋间锁骨中线处。

2. D【解析】胸腔闭式引流护理中，患者取半坐卧位，鼓励患者咳嗽和深呼吸，以利胸腔内液体和气体的排出，促进肺复张；经常改变体位，有助于引流。

3. E【解析】在运送医院途中如患者呼吸困难加重或有张力性气胸表现时，应在患者呼气时暂时开放密闭敷料，排除胸腔内高压气体后再封闭伤口，所以选项E的叙述错误。在住院时，及时清创、缝合胸壁伤口，并行胸膜腔穿刺抽气减压；吸氧，以缓解患者缺氧的状况；补充血容量，纠正休克；应用抗生素预防感染。对疑有胸腔内器官损伤或进行性出血者行开胸探查术，止血、修复损伤或清除异物。

4. A【解析】此患者现在最主要的护理问题是低效性呼吸型态，与呼吸、呼吸道分泌物增加多少有关。

5. D【解析】该患者因胸部损伤导致气胸，目前胸膜腔内压增高，严重影响患者的呼吸和循环功能，血压偏低、脉压减小、皮下气肿，并出现发绀，由于胸膜腔内压力过高，且伤侧胸腔压力不断升高造成呼吸和循环功能障碍，出现呼吸困难及发绀。

6. E【解析】判断胸膜腔引流管是否通畅的最简单方法是密切注意水封瓶长玻璃管中水柱波动的情况。水封瓶中长管与患者的胸腔内引流管相通，若胸腔引流管通畅，随着患者的呼吸，因胸腔内压力的变化，长管内的水柱也可出现波动。

7. B【解析】参见 A3/A4 型题第2题解析。

8. C【解析】搬运患者时，先用两把止血钳双向夹闭胸腔引流管，再把引流瓶置于床上，可放在患者的双下肢之间。搬运后，先把引流瓶放于低于胸腔的位置，再松止血钳。

9. D【解析】若引流管衔接处脱节，管道系统失去密闭性，外界气体可进入形成气胸。应及时双钳夹闭引流管近端，恢复系统的密闭性，然后做进一步处理。

10. E【解析】参见 A1 型题第8题解析。此患者由于胸膜撕裂或肺大疱破裂出现了自发性气胸。

11. E【解析】患者目前最主要的护理问题为焦虑或恐惧，与疾病无明显诱因地突然发生有关。

12. A【解析】肺萎陷在50%以上者为大量气胸，可出现明显的低氧血症的症状。主要采取的治疗措施是吸氧，保持呼吸通畅。

13. B【解析】行胸膜腔或心包腔诊断性穿刺，对是否存在气胸、血胸或心包积血有诊断性意义。胸膜腔穿刺抽出血性液体时即可诊断为血胸。

14. C【解析】胸膜腔积血来源：①肺组织裂伤出血，由于肺循环压力较低，一般出血量少而缓慢，多可自行停止。②肋间血管或胸廓内血管损伤出血，如果累及压力较高的动脉，出血量多，不易自动停止，常需手术止血。③心脏和大血管受损破裂。本题中胸膜腔内积血来自于肋间血管。

15. C【解析】此时患者的主要护理问题为心排血量减少，与大出血有关。

16. B【解析】进行性血胸常为胸部外伤、术后出血、凝血功能障碍所致。因出血速度不一，临床表现不同，具体如下：①患者血压进行性下降。②患者胸部 X 线片表现为进行性胸腔积液，如果有胸腔闭式引流则可以发现血性引流液，且速度较快。③患者实验室检查可以发现血红蛋白、血细胞比容、红细胞计数进行性下降。④患者中心静脉压进行性下降。⑤胸腔闭式引流液检查发现血细胞比容、血红蛋白及红细胞计数与静脉血基本相当。⑥患者表现为进行性胸闷、胸痛、气短，甚至出现呼吸困难，检测末梢血氧饱和度进行性下降。

17. D【解析】该患者左侧胸部被匕首刺伤半小时，呼吸时能听到空气出入伤口的响声，判断此患者为开放性气胸。参见 A1 型题第 27 题解析。

18. D【解析】纵隔扑动，影响静脉血液回流，严重者可发生循环功能严重障碍，引起休克。

19. A【解析】开放性气胸一经发现，必须立刻急救。根据患者当时所处现场的条件，自救或互救，尽快封闭胸壁创口，变开放性气胸为闭合性气胸。

20. A【解析】根据胸部 X 线片显示右侧肺部云雾状改变，可考虑患者发生了血胸。患者由于血容量不足，出现低血容量性休克表现，表现为面色苍白、脉搏细速、血压下降、四肢湿冷、末梢血充盈不良等。

21. D【解析】患者发生了胸膜腔进行性出血，应在输血补液等抗休克治疗的同时，及时施行剖胸探查术，清除血块和积血，寻找出血来源。

22. E【解析】术后第 3 天患者应采取的主要护理措施是保持气道通畅，鼓励深呼吸，使用有效抗生素。

四、B 型题

1. C【解析】胸部撞伤，呼吸困难，胸部 X 线片示右 3~7 肋骨多处骨折，右胸壁可见反常呼吸运动，说明是多根多处肋骨骨折，可行加压包扎固定。为减少肋骨断端活动，减轻疼痛，可直接用弹性胸带固定，也可采用多带条胸带或宽胶布条叠瓦式固定胸廓。

2. D【解析】胸部挤压伤，呼吸困难，伴休克，胸部 X 线片示左 5~9 肋骨多处骨折，说明是多根多处肋骨骨折，可行加压包扎固定。大量胸腔积液，引流出不凝血 150ml，提示进行性出血，及时补充血容量，立即开胸探查、止血。

3. A【解析】右胸壁撞伤伴伤处疼痛，轻度呼吸困难，胸部 X 线片示右第 7、第 8 后肋骨折，肋隔角变钝，考虑闭合性损伤导致血胸，胸腔内脏器或血管损伤。胸膜腔穿刺抽得血性液体时即可确诊。

4. E【解析】血胸患侧胸部叩诊呈浊音，气胸患侧胸部叩诊呈鼓音。

5. A【解析】参见 A1 型题第 5 题解析。

6. B【解析】参见 A1 型题第 11 题解析。

7. E【解析】参见 A2 型题第 17 题解析。

8. A【解析】多根多处肋骨骨折时，伤侧胸壁可有反常呼吸运动及皮下气肿。

五、X 型题

1. ABCE【解析】多根多处肋骨骨折患者因局部胸壁软化产生反常呼吸运动，可发生呼吸和循环障碍，应当给予胸壁包扎固定以消除或减轻反常呼吸运动，挽救患者生命。另外，胸壁包扎固定还可镇痛、利于患者咳嗽、消除纵隔扑动。

2. BCDE【解析】拔管指征参见 A2 型题第 11 题解析。

3. ABCD【解析】气胸患者术后拔除胸腔闭式引流管后 24 小时内，应注意观察患者是否有胸闷、呼吸困难、发绀、切口漏气、渗液、出血和皮下气肿等，如发现异常及时通知医生处理。

4. ABCD【解析】钝性心脏损伤的严重程度与暴力撞击的速度、质量、作用时间和心脏受力面积有关。

5. CD【解析】创伤性窒息的临床表现参见 A2 型题第 9 题解析。

6. ABC【解析】根据气胸的性质，气胸分为闭合式气胸、张力式气胸及开放式气胸。

六、案例分析题

1. D【解析】患者慢性脓胸久治不愈，行胸膜肺切除术，术后 7 小时出现胸闷、气急加重，伴窒息，考虑发生了张力性气胸。张力性气胸的原理参见 A1 型题第 7 题解析。在 D 选项中，引流管被血块堵塞可形成活瓣，导致张力性气胸发生。

2. C【解析】胸部 X 线检查是诊断张力性气胸的主要方法。X 线检查可显示胸腔严重积气、肺完全萎陷、气管和心脏等纵隔内器官向健侧移位。

3. E【解析】参见 A2 型题第 13 题解析。

4. AD【解析】若胸腔引流管接头部滑脱，应立即接上并用胶布固定，助咳，排出进入的气体。

第十三章　食管癌患者的护理

一　A1 型题

1. 食管癌患者进食呛咳，提示
   A. 食管气管瘘　　B. 上段食管癌
   C. 癌侵犯吞咽神经　　D. 癌肺转移
   E. 伴有支气管炎
2. 关于食管癌术后护理，叙述不正确的是
   A. 病情平稳时取半卧位　　B. 鼓励患者咳嗽排痰
   C. 保持各引流管通畅　　D. 术后 1 周方可进食
   E. 术后 2~3 天肠功能恢复可拔胃管
3. 食管癌的 X 线检查表现中，不包括
   A. 食管充盈缺损　　B. 黏膜纹理破坏
   C. 食管下端鸟嘴样狭窄　　D. 管腔狭窄、不规则
   E. 近端食管扩张
4. 食管癌的特征不包括
   A. 是常见的消化道恶性肿瘤　　B. 食管上段发病率最低
   C. 食管中段发病率最高　　D. 发病率高于胃癌
   E. 多是鳞状上皮细胞癌
5. 食管癌中晚期的典型症状是
   A. 进行性食欲缺乏　　B. 进食时易哽噎
   C. 胸骨后烧灼感　　D. 胸痛，声音嘶哑
   E. 进行性吞咽困难
6. 食管癌根治术后，胃管不通的处理措施是
   A. 用少量生理盐水冲洗并及时回抽　　B. 大量盐水用力冲洗
   C. 向上提胃管　　D. 向下插胃管
   E. 拔出胃管更换
7. 食管癌多见于
   A. 胸段食管上段　　B. 胸段食管中段

C. 胸段食管下段　　D. 颈段食管上段
E. 颈段食管中段

8. 早期食管癌的临床表现不包括
A. 吞咽时有不同程度的不适感　　B. 食物停滞感
C. 进行性吞咽困难　　D. 食管异物感
E. 进食哽噎感

9. 90%以上的食管癌属于
A. 髓样癌　　B. 腺癌
C. 鳞状上皮细胞癌　　D. 未分化癌
E. 小细胞癌

10. 食管癌术后最严重的并发症是
A. 肺炎、肺不张　　B. 吻合口瘘
C. 吻合口狭窄　　D. 乳糜胸
E. 出血

11. 食管癌术后可进食全清流质食物的时间一般是
A. 术后10~12天　　B. 术后4~5天
C. 术后5~6天　　D. 术后3~5天
E. 术后2~3周

12. 可以发现早期食管癌的重要、可靠的手段是
A. 食管钡餐检查　　B. 食管镜检查
C. 细胞学检查（气囊拉网法）　　D. 食管CT
E. 食管MRI

13. 食管癌术前对能吞咽的患者给予
A. 低热量、低蛋白和维生素丰富的流质饮食或半流质饮食
B. 低热量、高蛋白和维生素丰富的流质饮食或半流质饮食
C. 高热量、低蛋白和维生素丰富的流质饮食或半流质饮食
D. 高热量、高蛋白和维生素丰富的流质饮食或半流质饮食
E. 完全静脉营养

14. 食管癌食管明显梗阻的患者术前减轻食管黏膜水肿的措施是
A. 术前禁食　　B. 营养支持
C. 纠正水、电解质、酸碱失衡　　D. 加强口腔卫生
E. 术前3天抗生素生理盐水洗胃

15. 食管癌的典型症状是
A. 胸骨后针刺样痛　　B. 进食哽噎困难

C. 胸痛、声音嘶哑　　D. 进行性吞咽困难
E. 食管内异物感

16. 早期食管癌的病变范围是
A. 限于黏膜层　　B. 侵入或侵透肌层
C. 远处淋巴结转移　　D. 其他器官转移
E. 病变长度超过 5cm

17. 食管癌患者有持续性胸背痛，多提示
A. 癌肿部位有炎症　　B. 有远处血行转移
C. 癌已侵犯食管外组织　　D. 癌肿较长
E. 食管气管瘘

二 A2 型题

1. 患者，男性，58 岁。进行性吞咽困难 3 个月。X 线钡餐检查显示食管中段 5cm 长不规则充盈缺损，轻度狭窄。胸部 CT 显示肿瘤位于食管肌层内。双侧锁骨上窝无肿大淋巴结，肝内无转移病灶。最佳的治疗方案是
A. 化疗　　B. 手术治疗
C. 放疗　　D. 先化疗再手术
E. 中医疗法

2. 患者，男性，53 岁。因贲门癌收治入院。患者在近期进食梗阻感加重，体重明显下降。护士对其饮食指导的要点中，错误的是
A. 低蛋白饮食　　B. 半流质饮食
C. 少食多餐　　D. 高热量饮食
E. 高维生素饮食

3. 患者，男性，65 岁。以往进食时偶发哽噎感，胸骨后刺痛，餐后症状消失，近来自觉吞咽困难，明显消瘦，乏力。首先考虑
A. 食管炎　　B. 食管癌
C. 食管息肉　　D. 胃癌
E. 胃、十二指肠溃疡

4. 患者，男性，50 岁。咽部异物感 1 个月。乙型肝炎病史 20 年。进一步检查，首先应采取
A. 食管镜检查　　B. 胸部 CT 检查
C. 食管超声检查　　D. 食管 X 线钡餐检查
E. 细胞学检查（气囊拉网法）

5. 患者，男性，60 岁。吞咽食物时有哽噎感，临床初步诊断为食管癌。为确诊无须做的检查是

A. X 线钡餐检查
B. 食管脱落细胞检查
C. 食管 B 超
D. 纤维食管镜检查
E. 食管 CT

6. 患者，男性，56 岁。患有食管癌，经检查无转移，属于早期食管癌。治疗应选用
A. 化疗
B. 放疗
C. 姑息术
D. 根治术
E. 根治术，辅助化疗和放疗

7. 患者，男性，50 岁。进行性吞咽困难 6 个月，完全不能进食半个月。消瘦、缺水、贫血，左侧锁骨上有直径 2cm 的肿大淋巴结，质硬，不能推动。临床诊断为中晚期食管癌。治疗应首选
A. 手术切除
B. 放射治疗
C. 化学治疗
D. 免疫疗法
E. 输血、输液、胃造口术

8. 患者，男性，52 岁。食管癌手术后第 3 天拔除胃管后口服流质饮食，第 5 天体温升高至 39℃，呼吸困难、胸痛、脉速，胸部 X 线检查发现手术侧胸腔积液。应首先考虑并发
A. 肺炎
B. 胸膜炎
C. 切口感染
D. 食管吻合口瘘
E. 癌肿播散

9. 患者，男性，67 岁。出现进行性吞咽困难半年，入院临床诊断为食管癌，拟行手术治疗。下列术前准备不正确的是
A. 加强营养
B. 做好口腔护理
C. 术前戒烟
D. 术日禁饮食
E. 术前日禁食

三 A3/A4 型题

（1~4 题共用题干）

患者，男性，60 岁。进行性吞咽困难 6 个月。消瘦、贫血，左侧锁骨上窝有直径 2cm 的淋巴结肿大，质硬，不能推动。

1. 该患者应首先考虑为
A. 早期食管癌
B. 中期食管癌
C. 晚期食管癌
D. 早期胃癌
E. 进展期胃癌

2. 该患者治疗应首选
A. 手术切除
B. 放射治疗

C. 化学治疗　　D. 免疫疗法

E. 输血、输液、胃造口术

3. 收集的健康史中，可能与患病有关的是

A. 平时喜食腌制食品　　B. 喜食蔬菜

C. 偶尔饮酒　　D. 不吸烟

E. 很少运动

4. 医生告诉患者食管癌需要手术治疗，患者听后极度紧张、恐惧，回家后不思饮食，睡眠欠佳。此时患者的主要护理问题为

A. 清理呼吸道无效　　B. 有体液不足的危险

C. 潜在并发症　　D. 焦虑或恐惧

E. 营养失调：低于机体需要量

（5~7 题共用题干）

患者，男性，59 岁。因进行性吞咽困难 5 个多月入院。检查：患者进食量很少且发生呕吐，明显消瘦，乏力。血常规：血红蛋白 85g/L。入院后，进行正规的检查和治疗。

5. 要了解食管癌是否侵犯气管和脊柱应首先选择的检查是

A. 食管拉网检查　　B. B 超检查

C. X 线钡餐检查　　D. 胸部 CT 检查

E. 纤维食管镜检查

6. 此时患者的主要护理问题是

A. 有体液不足的危险　　B. 清理呼吸道无效

C. 营养失调：低于机体需要量　　D. 焦虑或恐惧

E. 潜在并发症

7. 经过检查，肿瘤已经波及气管壁和脊柱，钡餐透视造影剂很少通过，患者最佳的治疗是

A. 化疗　　B. 放疗

C. 手术根治术　　D. 姑息手术、辅助化疗和放疗

E. 单纯胃造口

（8~10 题共用题干）

患者，男性，50 岁。以“进行性吞咽困难半年”之主诉入院。X 线钡餐检查疑诊为食管癌。

8. 护理评估时，患者的最初期症状应是

A. 食管内异物感　　B. 声音嘶哑

C. 喝水时呛咳　　D. 吞咽困难

E. 持续性胸背部痛

9. 为了解肿瘤向外扩散的情况，该患者需要进行的检查是

A. 食管B超
B. 胸部X线正侧位片
C. 食管拉网检查
D. 纤维食管镜检查
E. 颈部CT

10. 该患者手术后的护理措施不正确的是

A. 尽量防止咳嗽
B. 镇痛
C. 病情平稳后取半卧位
D. 术后48小时内吸氧
E. 拔除胸腔引流管后尽早下床活动

四 B型题

（1~5题共用备选答案）

A. 髓质型
B. 蕈伞型
C. 溃疡型
D. 缩窄型
E. 腔内型

1. 切面灰白色，呈均匀致密的实体肿块的食管癌属于
2. 瘤体呈卵圆形扁平肿块状，向腔内呈蘑菇样凸起的食管癌属于
3. 瘤体的黏膜面呈深陷而边缘清楚的溃疡，溃疡的大小和外形不一，深入肌层，阻塞程度较轻的食管癌属于
4. 瘤体形成明显的环行狭窄，累及食管全部周径，较早出现阻塞症状的食管癌属于
5. 瘤体呈息肉样向食管腔内突出的食管癌属于

五 X型题

1. 关于食管癌的术前护理措施，叙述正确的有

A. 术前应纠正营养不良
B. 因是食管手术，无须戒烟
C. 每日刷牙、漱口，保持口腔清洁
D. 嘱患者练习深呼吸
E. 教会患者有效的咳痰方法

2. 按病理形态，中晚期食管癌可分为

A. 髓质型
B. 蕈伞型
C. 溃疡型
D. 缩窄型
E. 腔内型

3. 食管癌上段癌可侵入

A. 喉部
B. 气管

C. 支气管
D. 颈部软组织
E. 肺

4. 食管癌开胸手术路径有
A. 左胸前外侧切口
B. 左胸后外侧切口
C. 右胸前外侧切口
D. 左胸、颈部两切口
E. 右胸、上腹及颈部三切口

5. 食管癌手术后发现吻合口瘘，及时采取的措施有
A. 适当延长禁食时间
B. 静脉补充高营养
C. 鼻饲
D. 保持胸腔闭式引流通畅
E. 合理应用抗生素

6. 食管癌患者早期的临床表现包括
A. 进食哽噎感
B. 胸骨后针刺样痛
C. 胸痛，声音嘶哑
D. 进行性吞咽困难
E. 进行性营养不良

7. 关于食管癌的术后护理措施，叙述正确的有
A. 进食 2 小时内勿平卧
B. 术后 1~2 天鼓励深呼吸、使用深呼吸训练器
C. 重点观察胸膜腔引流液的量及性质
D. 胃肠蠕动恢复后即可进饮食
E. 鼓励患者咳嗽、咳痰

8. 血行转移主要见于晚期食管癌患者，以转移至（　　）最为常见
A. 肾
B. 骨
C. 肺
D. 肝
E. 胰腺

六 案例分析题

（1~6 题共用题干）

患者，女性，42 岁。进食后胸骨后刺痛并有哽噎感 2 个多月。X 线钡餐检查显示中段食管黏膜皱襞增粗和断裂 3cm。

1. 患者首先应考虑为
A. 早期食管癌
B. 中期食管癌
C. 晚期食管癌
D. 食管平滑肌瘤
E. 食管炎

2. 进一步确定诊断的检查方法是
A. CT 检查
B. 食管 B 超检查
C. MRI 检查
D. 食管脱落细胞检查

E. 纤维食管镜检查

3. 对该患者进行治疗的首选方法是

A. 根治性食管切除手术　B. 姑息性切除手术

C. 食管腔内置管术　D. 胃造口术

E. 食管胃转流的吻合术

4. 全身情况和心肺功能良好、无明显远处转移征的食管癌患者进行手术治疗时，常用的手术方式有

A. 非开胸术　B. 开胸食管癌切除术

C. 胃或空肠造口术　D. 食管腔内置管术

E. 食管分流术

5. 对于患者的术前胃肠道准备措施，叙述正确的有

A. 手术前 1 天口服硫酸新霉素 500ml　B. 术前 1 天改流质饮食

C. 术前 3 天改流质饮食　D. 术前 1 天禁食

E. 术晨禁食、禁水

6. 该患者经根治术治疗后的并发症有

A. 张力性气胸　B. 吻合口瘘

C. 乳糜胸　D. 肺炎

E. 肺不张

参考答案与解析

一、A1 型题

1. A【解析】当食管癌细胞侵及气管、支气管或肺组织，发生食管、气管或支气管瘘时，可引起呛咳、咯血或肺的化脓性炎症，出现食管气管瘘或高梗阻致食物反流入呼吸道，可引起进食呛咳及肺部感染，因此选项 A 正确。吞咽神经若受累，可引起恶心、呕吐，故选项 C 错误；食管癌累及喉返神经时，可引起声音嘶哑。穿透大血管时，可出现致死性大呕血，故选项 B 错误。癌肺转移和支气管炎不会出现呛咳，故选项 D 和 E 错误。

2. D【解析】由于食管癌术后早期吻合口处于充血水肿期，患者需禁饮禁食 3～4 天，期间持续胃肠减压，注意经静脉补充营养。停止胃肠减压 24 小时后，若无呼吸困难、胸内剧痛、患侧呼吸音减弱及高热等吻合口瘘的症状，可开始进食。

3. C【解析】食管 X 线钡餐检查是诊断食管癌最主要的方法之一。食管癌时主要表现为食管充盈缺损，黏膜纹理破坏，管腔狭窄、不规则，近端食管扩张等征象，不包括选项 C。

4. D【解析】食管癌是引起食管阻塞的最常见原因之一，是常见的消化道恶性肿瘤，发病率仅次于胃癌。临床上将食管分为颈段、胸段、腹段 3 部分，胸段食管又分为上、中、下 3 部分，食管癌以中段为多，下段次之，上段较少。90%以上的食管癌属鳞状上皮细胞癌，其次是腺癌。

5. E【解析】进行性吞咽困难是食管癌中晚期的典型症状，表现为先是难咽干硬食物，继而只能进半流质、流质饮食，最后滴水难进。

6. A【解析】食管癌根治术后，胃管不通畅时，可用少量生理盐水冲洗并及时回抽，避免增加吻合口张力引发吻合口瘘。

7. B【解析】参见 A1 型题第 4 题解析。

8. C【解析】早期食管癌常无明显症状，仅在吞咽粗硬食物时有不同程度的不适感觉，包括哽噎感及胸骨后烧灼样、针刺样或牵拉摩擦样疼痛。食物通过缓慢，并有停滞感或异物感。哽噎感、停滞感常在饮水后缓解消失。症状时轻时重，进展缓慢。选项 C 属于中晚期食管癌的临床表现。

9. C【解析】参见 A1 型题第 4 题解析。

10. B【解析】食管癌根治术后有吻合口瘘、乳糜胸、肺炎、肺不张等并发症，其中，吻合口瘘是食管癌手术后最严重的并发症，相当一部分患者可因此死亡。

11. C【解析】食管癌术后停止胃肠减压 24 小时后，若无呼吸困难、胸内剧痛、患侧呼吸音减弱及高热等吻合口瘘的症状，可开始进食。先试饮少量水，术后 5~6 天可进全清流质饮食，每 2 小时给 100ml，每天 6 次。术后 3 周患者若无特殊不适可进普食，但仍应注意少食多餐，细嚼慢咽，进食不宜过多、过快。

12. C【解析】食管癌通过气囊拉网法进行脱落细胞检查，其阳性率可达 90%以上，对于发现早期食管癌是一种重要、可靠的手段。

13. D【解析】食管癌术前保证营养摄入，指导患者合理进食高热量、高蛋白、富含维生素的流质或半流质饮食，避免煎炸等刺激性食物，以免引起肿瘤破裂造成出血。

14. E【解析】对食管梗阻患者，术前 3 天每晚插胃管用抗生素生理盐水冲洗食管，以减轻组织水肿，降低术后感染及吻合口瘘的发生率。

15. D【解析】食管癌患者因食管内癌肿生长，吞咽困难日益加重，故出现进行性吞咽困难。进行性吞咽困难是食管癌的典型症状。

16. A【解析】食管癌早期病变多限于黏膜层，即原位癌，表现为局部黏膜充血、糜烂、斑块或呈乳头状，少见肿块；到中晚期，肿瘤长大，逐渐累及食管全周，肿块凸入腔内，还可穿透食管壁全层，侵入纵隔和心包。

17. C【解析】当食管癌侵及附近组织或有穿透时，可引起剧烈而持续的疼痛，故选择 C。癌肿压迫喉返神经可致声音嘶哑，侵犯膈神经可引起呃逆或膈神经麻痹，压迫气管或支气管可出现气急和干咳，侵蚀主动脉则可产生致命性出血。并发食管-气管或食管-支气管瘘或癌肿位于食管上段时，吞咽液体时常可产生颈交感神经麻痹。

二、A2 型题

1. B【解析】根据食管癌的典型症状——进行性吞咽困难，X 线钡餐检查显示食管中段 5cm 长不规则充盈缺损，轻度狭窄，胸部 CT 显示肿瘤位于食管肌层内，患者可诊断为食管癌。手术治疗是食管癌的首选治疗方法，适用于全身情况和心肺功能良好、无明显远处转移征象的患者。常用的手术方式有非开胸及开胸食管癌切除术两类。

2. A【解析】贲门癌患者适宜进食高蛋白、高维生素、高热量、富含微量元素的饮食，食管癌侵及邻近器官，如食管外组织，会出现相应症状，如声音嘶哑，持续性胸背部疼痛，为食管癌晚期症状。注意少食多餐，根据需要每天可进餐 5~8 顿，进食时要细嚼慢咽。

3. B【解析】该患者为老年男性，根据临床表现，早期进食时偶发哽噎感，胸骨后刺痛，餐后症状消失，近来出现进行性吞咽困难，导致营养不良、脱水，应首先考虑食管癌。

4. A【解析】患者乙型肝炎病史 20 年，极有可能发生肝硬化，造成食管下段静脉曲张。行 X 线钡餐造影检查易与食管癌混淆，故应采用食管镜检查；细胞学检查（气囊拉网法）有诱发上消化道大出血的可能，故不适于该患者。

5. C【解析】食管脱落细胞检查、X 线钡餐检查、纤维食管镜检查、CT 检查均可作为食管癌的确诊检查方法，而选项 C 不可作为食管癌的确诊检查。

6. E【解析】此患者属于食管癌早期，其治疗应及早采取根治术切除病灶，手术前后辅助化疗和放疗，以巩固疗效。

7. E【解析】对晚期食管癌、不能根治或放疗、进食有困难者，可进行输血、输液治疗，做姑息性减轻症状手术，如胃或空肠造口术、食管腔内置管术、食管分流术等，以达到改善营养、延长生命的目的。

8. D【解析】吻合口瘘是食管癌手术后最严重的并发症，多发生在术后 5~7 天。消化道内容物漏出可导致胸膜腔感染，表现为持续高热、呼吸困难、胸痛。根据以上症状可判断此患者发生了吻合口瘘。

9. E【解析】此患者是一位老年患者，术前准备包括加强营养、口腔护理、术前戒烟 2 周、术日禁饮食等，但没有必要术前日禁食。

三、A3/A4 型题

1. C【解析】进行性吞咽困难是中晚期食管癌的典型症状。患者逐渐消瘦、贫血、乏力及营养不良。中晚期患者可触及锁骨上淋巴结肿大。该患者淋巴结质硬，不能推动，提示处于食管癌晚期。

2. E【解析】参见 A2 型题第 7 题解析。

3. A【解析】引起食管癌的病因有多方面因素，吸烟和过度饮酒已被证明是其重要原因。有资料显示，缺乏微量元素、维生素，不良饮食习惯及食管癌遗传因素等与发病有关。

4. D【解析】此患者目前主要表现为听到自己患有食管癌需要手术后，精神极度紧张、恐惧，回家后不思饮食，睡眠欠佳。因此可以判断其护理诊断为焦虑或恐惧。

5. D【解析】了解食管癌是否侵犯气管和脊柱应首先选择的检查是胸部 CT 检查。CT 扫描可以清晰显示食管与邻近纵隔器官的关系。

6. C【解析】此时患者的主要护理问题为营养失调：低于机体需要量，与进食量减少或不能进食、消耗增加等有关。

7. D【解析】进行性吞咽困难为中晚期食管癌的典型症状。患者经过检查，肿瘤已经波及气管壁和脊柱，钡餐透视造影剂很少通过，此时患者最佳的治疗是姑息手术、辅助化疗和放疗。

8. A【解析】选项 B、C、D、E 均为食管癌的晚期症状，可排除。参见 A1 型题第 8 题解析。

9. E【解析】选项 A 对食管癌进一步诊断无意义，选项 B 不能清晰地判断肿瘤向外扩散的情况，选项 C 适用于普查，选项 D 只能了解食管内病变，只有选项 E 可以通过颈部图像重建，判断食管肿瘤的浸润层次、向外扩散程度。

10. A【解析】食管癌患者术后第 1 天每 1~2 小时鼓励患者深呼吸、吹气球、有效咳嗽，促使肺膨胀，而不应避免咳嗽；病情平稳后取半卧位和下床活动有利于呼吸和术后恢复。

四、B 型题

1~5 A、B、C、D、E【解析】按病理形态，中晚期食管癌可分为 5 型。①髓质型：约占临床病例的 60%。管壁明显增厚并向腔内外扩展，使癌瘤的上下端边缘呈坡状隆起。多数累及食管周径的全部或绝大部分，恶性程度高。切面呈灰白色，为均匀致密的实体肿块。②蕈伞型：占 15%左右。瘤体呈卵圆形扁平肿块状，向腔内呈蘑菇样凸起。凸起的边缘与周围的黏膜境界清楚，瘤体表面多有浅表溃疡，底部凹凸不平。③溃疡型：占 10%左右。瘤体的黏膜面呈深陷而边缘清楚的溃疡，溃疡的大小和外形不一，深入肌层，阻塞程度较轻。④缩窄型（硬化型）：约占 10%。瘤体形成明显的环行狭窄，累及食管全部周径，较早出现阻塞症状。⑤腔内型：较少见，占 2%~5%。癌肿呈息肉样向食管腔内突出。

五、X 型题

1. ACDE【解析】食管癌术前应纠正营养不良。术前应保持口腔清洁，进食后漱口，并积极治疗口腔疾病，避免口腔内细菌随食物或唾液进入食管，在梗阻或狭窄部位停留、繁殖，造成局部感染，影响吻合口愈合。术前嘱患者戒烟，指导并训练患者深呼吸和有效咳嗽，以利术后主动排痰，达到增加肺通气量、改善缺氧、预防术后肺炎和肺不张的目的。

2. ABCDE【解析】参见 B 型题第 1~5 题解析。

3. ABD【解析】食管癌上段癌可侵入喉部、气管和颈部软组织；中段癌多侵入支气管、肺；下段癌常侵入贲门、膈和心包等处。

4. BCDE【解析】食管癌的开胸手术路径如下。①左胸后外侧切口：适用于中、下段食管癌。②右胸前外侧切口：适用于中、上段食管癌。③左胸、颈部两切口：适用于中、上段食管癌，病变左侵。④右胸、上腹、颈部三切口：适用于中段以上食管癌，病变右侵。

5. ABCDE【解析】食管癌手术后发现吻合口瘘，及时采取的措施有适当延长禁食时间、静脉补充高营养、鼻饲、保持胸腔闭式引流通畅、合理应用抗生素。

6. AB【解析】选项C、D、E均属于食管癌中晚期的临床表现。参见A1型题第8题解析。

7. ABCE【解析】参见A1型题第2题解析。食管癌、贲门癌切除术后，胃液可反流至食管，致反酸、呕吐等症状，平卧时加重，所以患者进食后2小时内勿平卧，睡眠时将床头抬高，所以选项A正确。气管插管拔管后，尤其术后第1~2天，鼓励患者深呼吸、使用深呼吸训练器，促使肺膨胀，所以选项B正确。重点观察胸膜腔引流液的量及性质，所以选项C正确。鼓励患者咳嗽、咳痰，深呼吸、主动咳嗽排痰有利于肺膨胀和预防肺部并发症，所以选项E正确。

8. CD【解析】血行转移主要见于晚期食管癌患者，以转移至肺及肝最为常见。

六、案例分析题

1. A【解析】该患者有进食后胸骨后刺痛并有哽噎感，考虑可能存在食管病变，X线钡餐检查示中段食管黏膜皱襞增粗和断裂，故考虑为早期食管癌。

2. E【解析】为进一步确定诊断可行纤维食管镜检查。纤维食管镜检查可直视肿块部位、形态，并可钳取活组织做组织病理学检查。

3. A【解析】该患者发病时间不长，X线钡餐检查显示病变仅3cm，可以考虑行根治性食管切除手术。

4. AB【解析】参见A2型题第1题解析。

5. ACDE【解析】食管癌的术前胃肠道准备：手术前1天口服硫酸新霉素500ml，局部消炎抗感染。术前3天改流质饮食，术前1天禁食，术晨禁食、禁水。术前晚和术晨分别给予开塞露纳肛。对食管梗阻患者，术前3天每晚插胃管用抗生素生理盐水冲洗食管，以减轻组织水肿，降低术后感染及吻合口瘘的发生率。

6. BCDE【解析】参见A1型题第10题解析。

第十四章　肺癌患者的护理

一　A1 型题

1. 支气管肺癌最常见的早期症状是
   A. 发热　　B. 反复肺部感染
   C. 持续性痰中带血　　D. 阵发性刺激性干咳
   E. 胸痛
2. 肺癌患者出现一侧上睑下垂，瞳孔缩小，眼球内陷，额部与胸部少汗的原因是
   A. 动眼神经受压　　B. 交感神经受压
   C. 喉返神经受压　　D. 上腔静脉受阻
   E. 肋间神经受压
3. 全肺切除术后患者不宜采取的体位为
   A. 半卧位　　B. 平卧位
   C. 1/4 侧卧位　　D. 完全侧卧位
   E. 半坐卧位
4. 全肺切除术后放置胸膜腔闭式引流管并呈钳闭状态，目的是
   A. 重建胸腔负压　　B. 排出积气
   C. 排出积液　　D. 便于观察病情
   E. 保持患侧胸腔一定的压力，维持纵隔位置
5. 开胸术后第 1 天，行胸腔闭式引流时，水封瓶长管内水样无波动，患者做深呼吸后仍无波动，提示
   A. 引流管不通畅　　B. 胸膜腔内负压过大
   C. 肺活量不足　　D. 胸膜腔内负压已恢复
   E. 胸膜腔内负压过小
6. 目前公认的肺癌重要的危险因素是
   A. 空气污染　　B. 吸烟
   C. 职业因素　　D. 维生素 A 缺乏
   E. 饮酒
7. 肺癌手术前后不正确的护理是

A. 术前送取痰液做细胞学检查　　B. 术前指导腹式呼吸和有效咳嗽
C. 术后观察有无皮下气肿和气管移位　　D. 术后常规给氧
E. 术后指导肩臂功能锻炼

8. 绝大多数肺癌起源于
A. 支气管黏膜上皮　　B. 肺泡上皮
C. 细支气管壁　　D. 肺组织
E. 肺间质细胞

9. 肺癌术后出现急性胃扩张的处理措施最重要的是
A. 输液　　B. 洗胃
C. 灌肠　　D. 长时间禁饮、禁食
E. 胃肠减压

10. 肺癌患者术后上肢功能康复训练，护士指导时不恰当的说法是
A. 不可带胸腔闭式引流管下床活动
B. 手术当晚就可以施行手臂、肩关节被动运动
C. 术后第1天开始做主动运动
D. 术后早期对肩关节进行上举、后伸等活动
E. 出院后对肩关节进一步做大幅度活动

11. 全肺切除患者术后护理正确的是
A. 健侧卧位　　B. 严格控制输液速度
C. 保持胸腔引流管通畅　　D. 无须控制补液量
E. 为减少术后并发症的发生，术后1天内应立即下床活动

12. 肺癌最常见的病理类型是
A. 鳞状细胞癌（鳞癌）　　B. 小细胞癌
C. 大细胞癌　　D. 腺癌
E. 支气管肺泡癌

13. 与吸烟关系最密切的肺癌是
A. 鳞癌、小细胞癌　　B. 鳞癌、腺癌
C. 腺癌、未分化癌　　D. 腺癌、大细胞癌
E. 未分化癌、大细胞癌

14. 周围型肺癌是指癌肿位于
A. 主支气管以下，位置在肺的周围　　B. 细支气管，位置在肺的周围
C. 叶支气管以下，位置在肺的周围　　D. 肺门以外，位置在肺的周围
E. 肺段支气管开口以下，位置在肺的周围

15. 全肺切除术后，24小时补液量宜控制在2000ml以内，速度每分钟不超过

A. 10滴　　B. 20滴
C. 30滴　　D. 40滴
E. 50滴

16. 肺切除术的范围取决于病变的部位和大小，周围型肺癌施行
A. 肺叶或一侧全肺切除加淋巴结切除术
B. 支气管袖状肺叶切除术
C. 肺叶切除加淋巴结切除术
D. 支气管肺动脉袖状肺叶切除术
E. 全肺切除术

17. 肺癌压迫上腔静脉可能出现的症状是
A. 同侧膈肌麻痹
B. 声带麻痹、声音嘶哑
C. 面部、颈部、上肢和上胸部静脉怒张
D. 血性胸膜腔积液
E. 持续性剧烈胸痛

18. 下列不属于肺癌术后并发症的是
A. 出血　　B. 肺不张和肺炎
C. 心律失常　　D. 伤口疼痛
E. 支气管胸膜瘘

19. 关于肺癌患者化疗的护理，下列处理不当的是
A. 鼓励患者多饮水，防止肾功能损害
B. 治疗前、后2小时内避免进餐
C. 恶心、呕吐时可减慢药物滴注速度
D. 可用碳酸氢钠溶液漱口进行口腔护理
E. 化疗期间宜少量多餐，避免进食刺激性食物

20. 鳞癌约占肺癌的50%，其大多起源于较大的支气管，常为
A. 中央型　　B. 周围型
C. 多结节型　　D. 弥漫型
E. 局限型

21. 对放疗及化疗均敏感而预后最差的肺癌类型是
A. 鳞癌　　B. 小细胞癌
C. 大细胞癌　　D. 腺癌
E. 支气管肺泡癌

二、A2 型题

1. 患者，男性，70 岁。疑诊肺癌。行纤维支气管镜检查后，护士嘱其不宜立即饮水，向患者解释其目的是避免

A. 恶心　　B. 打喷嚏
C. 出血　　D. 误吸
E. 腹胀

2. 患者，男性，38 岁。肺叶切除术后 8 天，出现发热、刺激性咳嗽、咳血痰、呼吸困难，胸腔引流管排出大量气体，疑为支气管胸膜瘘。为了确诊，应做的检查是

A. 胸部 X 线摄片　　B. 支气管造影
C. 支气管镜检　　D. 胸部 CT
E. 向胸膜腔内注入亚甲蓝液 1~2ml

3. 患者，男性，48 岁。多年吸烟史，咳嗽少痰 4 个多月，无发热，半个月来声音嘶哑。检查提示左肺门病变。为了进一步确诊，应采取的检查措施中不正确的是

A. 痰细胞学检查　　B. 胸部 X 线摄片
C. 经皮穿刺活组织检查　　D. 胸部 CT
E. 纤维支气管镜检查

4. 患者，男性，50 岁。左下肺叶切除术后 15 天，出现高热，刺激性咳嗽，憋不住气，痰量较多，向患侧胸腔注射亚甲蓝 2ml，咳出蓝色的脓液痰。以下处理措施中，不正确的是

A. 应用有效抗生素　　B. 给予营养支持
C. 采取健侧卧位　　D. 用甲硝唑进行胸腔冲洗
E. 行胸腔闭式引流

5. 患者，男性，46 岁。肺癌术后化疗，药用丝裂霉素，药液不慎溢出血管外。解毒药是

A. 硫代硫酸钠　　B. 氢氧化钠
C. 乳酸钠　　D. 碳酸氢钠
E. 氯化钠

三、A3/A4 型题

（1~4 题共用题干）

患者，男性，50 岁。肺癌术后经过数天化疗，患者感到乏力。

1. 淋巴转移是肺癌转移的重要途径，最常见的是（　　）转移

A. 肺门淋巴结　　B. 纵隔淋巴结
C. 锁骨上淋巴结　　D. 腋窝淋巴结

E. 腹腔淋巴结

2. 有纵隔淋巴结转移的肺癌患者主要的治疗方法是

A. 姑息性放疗　　B. 肺切除术加淋巴结清扫

C. 全剂量放疗联合化疗　　D. 靶向治疗

E. 化疗

3. 当白细胞降至（　　）应进行处理

A. $3\times10^9/L$　　B. $3\times10^8/L$

C. $3\times10^7/L$　　D. $3\times10^6/L$

E. $3\times10^5/L$

4. 该患者若进行全肺切除术，术后 24 小时补液量宜控制在（　　）以内，速度以（　　）为宜

A. 1000ml，10~20 滴/分　　B. 2000ml，30~40 滴/分

C. 2000ml，20~30 滴/分　　D. 4000ml，10~20 滴/分

E. 4000ml，20~30 滴/分

四 B 型题

（1~4 题共用备选答案）

A. 患侧卧位　　B. 健侧卧位

C. 1/4 侧卧位　　D. 平卧位

E. 俯卧位

1. 肺段切除术或楔形切除术患者清醒后，适宜的体位是
2. 全肺切除术患者清醒后，适宜的体位是
3. 有血痰或支气管瘘者适宜的体位是
4. 一侧肺叶切除者，如呼吸功能尚可，可采取的体位是

（5~9 题共用备选答案）

A. 鳞癌　　B. 小细胞癌

C. 大细胞癌　　D. 腺癌

E. 肺泡癌

5. 恶性程度高，生长速度快，较早出现淋巴和血行转移的肺癌是
6. 发病年龄较轻，对放疗和化疗较敏感，但在各型肺癌中预后最差的是
7. 通常先经淋巴转移，血行转移发生较晚的肺癌是
8. 少数在早期即发生血行转移，淋巴转移发生较晚的肺癌是
9. 癌细胞分化程度低，恶性程度高，常在发生脑转移后才被发现，预后差的肺癌是

五 X型题

1. 胸腔闭式引流中，患者出现（　　）时，应考虑有活动性出血

A. 血压下降
B. 烦躁不安
C. 脉搏增快
D. 四肢湿冷、脉细弱
E. 少尿

2. 周围型肺癌常沿支气管或肺泡增殖，容易侵犯

A. 腋窝
B. 胸膜
C. 胸壁
D. 肋骨
E. 膈肌

3. 肺癌患者需要维持呼吸道通畅，若患者呼吸道分泌物黏稠，可用（　　）等药物进行雾化吸入，以达到稀释痰液、解痉等目的

A. 糜蛋白酶
B. 地塞米松
C. 庆大霉素
D. 卡那霉素
E. 氨茶碱

六 案例分析题

（1~6题共用题干）

患者，男性，65岁。低热、刺激性咳嗽并痰中带血丝3个月。胸部X线片示左肺上叶不张、少量胸腔积液。

1. 为确诊首选的检查是

A. 胸部CT
B. 剖胸探查
C. 胸膜腔镜检查
D. 纤维支气管镜检查
E. 经胸壁穿刺活组织检查

2. 可用于肺癌普查和诊断的简便、有效的方法为

A. 痰细胞学检查
B. 影像学检查
C. 胸腔镜检查
D. 纤维支气管镜检查
E. 经胸壁穿刺活组织检查

3. 确诊为肺癌，给予手术治疗，术后的护理重点为

A. 营养支持
B. 呼吸道管理
C. 维持循环
D. 预防感染
E. 镇静、镇痛

4. 以下对肺癌诊断、分期和监测有一定临床意义的肺癌标志物包括

A. 癌胚抗原　　B. 甲胎蛋白

C. 鳞状细胞癌抗原　　D. 组织素肽抗原

E. 神经元特异性烯醇化酶

5. 患者入院后 1 周行右上肺叶切除术，全麻术后应采取的体位为

A. 平卧位　　B. 左侧卧位

C. 右侧卧位　　D. 头低足高仰卧位

E. 去枕平卧位，头偏向一侧

6. 术后 24 小时内最常见的并发症是

A. 肺炎　　B. 肺不张

C. 出血　　D. 心脏并发症

E. 支气管胸膜瘘

参考答案与解析

一、A1 型题

1. D【解析】支气管肺癌患者早期最常见的表现是咳嗽，为阵发性刺激性干咳或咳少量黏液痰，若继发肺部感染，可有脓性痰，痰量增多。晚期当癌肿侵犯血管时可出现痰中带血，当病变累及胸膜或胸壁时可出现持续、固定、剧烈胸痛。由于引流不畅，可发生反复肺部感染，故发热也可见，因此 5 个选项均是支气管肺癌患者的临床表现，但早期最主要的表现是阵发性刺激性干咳。

2. B【解析】肺癌肿瘤压迫颈交感神经会引起同侧上睑下垂、瞳孔缩小、眼球内陷、面部无汗等颈交感神经综合征（Horner 综合征）表现。

3. D【解析】全肺切除术者，避免过度侧卧，可取 1/4 侧卧位，以预防纵隔移位和压迫健侧肺而致呼吸循环功能障碍。

4. E【解析】全肺切除术后，留置的胸膜腔闭式引流管呈钳闭状态，保证术后患侧胸膜腔内有一定的渗液，以保持患侧胸腔一定的压力，维持纵隔位置。

5. A【解析】行胸腔闭式引流时，水封瓶长管内水样无波动，患者做深呼吸后仍无波动，提示引流管不通畅。

6. B【解析】吸烟是目前公认的肺癌的重要致病因素。烟草内含有苯并芘等多种致癌物。吸烟量越多、时间越长、开始吸烟年龄越早，则肺癌发病率越高。

7. D【解析】肺癌术前送取痰液做细胞学检查，所以选项 A 正确。术前指导患者练习腹式深呼吸、有效咳嗽和翻身，以促进肺扩张，减轻术后伤口疼痛和加深呼吸运动，所以选项 B 正确。术后观察有无皮下气肿和气管移位，所以选项 C 正确。术后遵医嘱予以氧疗，所以

选项D错误。术后进行抬肩、抬臂、手达对侧肩部、举手过头或拉床单活动，可预防术侧肩关节强直，有利于血液循环，防止血栓形成，所以选项E正确。

8. A【解析】肺癌多数起源于支气管黏膜上皮，因此又称支气管肺癌。

9. E【解析】急性胃扩张是指短期内大量气体和液体积聚，导致胃和十二指肠上段的高度扩张引起的一种综合征。对于急性胃扩张患者，首先应给予暂时禁食的处理，同时可放胃管以起到持续胃肠减压的作用，病情好转24小时后可向胃中注入少量液体，如无异常情况即可开始恢复少量进食。所以，胃肠减压是肺癌术后出现急性胃扩张时最重要的治疗措施。

10. A【解析】肺癌术后适时早期活动可促进呼吸运动，防止肺不张、术侧肩关节僵硬及手臂挛缩。手术当晚即可施行手臂、肩关节的被动运动，术后第1天开始做主动运动；鼓励患者逐步下床活动；术后早期对肩关节进行上举、后伸、外展、内收、内旋、外旋等活动；出院后对肩关节进一步做大幅度活动，以恢复正常的活动功能。带有引流管者要妥善保护，但不影响下床活动。

11. B【解析】全肺切除术者，避免过度侧卧，可取1/4侧卧位，以预防纵隔移位和压迫健侧肺而致呼吸循环功能障碍，所以选项A错误。全肺切除术后，24小时补液量宜控制在2000ml以内，速度以20~30滴/分为宜，所以选项B正确，选项D错误。全肺切除术后，留置的胸膜腔闭式引流管呈钳闭状态，保证术后患侧胸膜腔内有一定的渗液，以保持患侧胸腔一定的压力，维持纵隔位置，所以选项C错误。术后第1天生命体征平稳，无头晕等不适时，应鼓励和协助患者下床活动或在床旁站立移步，严密观察患者活动时的病情变化，出现气促、心动过速和出汗等症状时，应立即停止活动；术后第2天起可扶持患者在病室或病房内活动，循序渐进，根据患者情况逐渐增加活动量，所以选项E错误。

12. A【解析】肺癌的病理类型有鳞状细胞癌（鳞癌）、腺癌、小细胞未分化癌（小细胞癌）和大细胞癌。其中，鳞癌占肺癌的50%，是最常见的病理类型。腺癌约占25%，大细胞癌较少见。

13. A【解析】与吸烟关系最密切的肺癌是鳞癌、小细胞癌。多年每日吸烟达40支以上者，肺鳞癌和小细胞癌的发病率比不吸烟者高4~10倍。

14. E【解析】发生在主支气管到叶支气管或侵犯至叶支气管的肺癌称为中心型肺癌，发生在肺段支气管或以下的肺癌称为周围型肺癌。

15. C【解析】参见A1型题第11题解析。

16. C【解析】肺切除术的范围取决于病变的部位和大小。周围型肺癌施行肺叶切除加淋巴结切除术；中心型肺癌施行肺叶或一侧全肺切除加淋巴结切除术。若癌肿位于一个肺叶内，但已侵及局部主支气管或中间支气管，则保留正常的邻近肺叶，可以切除病变的肺叶及一段受累的支气管，再吻合支气管上下切端，称为支气管袖状肺叶切除术；若相伴的肺动脉局部受侵，也可同时行部分切除，端端吻合，称为支气管肺动脉袖状肺叶切除术。

17. C【解析】肺癌压迫上腔静脉可引起上腔静脉压迫综合征，表现为上腔静脉回流受阻，面部、颈部、上肢和上胸部静脉怒张，皮下组织水肿，上肢静脉压升高，可出现头痛、头晕或晕厥。

18. D【解析】肺癌术后并发症有出血、肺炎和肺不张、心律失常、支气管胸膜瘘、肺水肿。伤口疼痛是肺癌术后的正常反应，不属于术后并发症。

19. D【解析】肺癌化疗期间宜少量多餐，避免过热、粗糙、酸、辣等刺激性食物，以防损伤胃肠黏膜。治疗前、后 2 小时内避免进餐。大部分患者在使用化疗药物后 2 小时开始出现消化道反应，如恶心、呕吐、食欲缺乏等，应在合理使用镇吐药的同时指导患者多饮水，大量饮水可以减轻化疗药物对消化道黏膜的刺激。在化疗过程中，有恶心、呕吐时可减慢药物滴注速度。如果化疗反应严重，严重影响进食，出现口干、皮肤干燥等脱水表现，则应静脉补充水、电解质等机体所需营养。化疗后患者唾液腺分泌常减少，出现口干、口腔 pH 下降，易致牙周病和口腔真菌感染，口腔护理可用盐水或益口含漱液；若为真菌感染可选用碳酸氢钠溶液漱口并局部涂敷制霉菌素。

20. A【解析】鳞癌约占肺癌的 50%，大多起源于较大的支气管，常为中央型。其生长速度较慢，病程较长，对放疗和化疗较敏感。通常先经淋巴转移，血行转移发生较晚。

21. B【解析】小细胞癌发病率比鳞癌低，发病年龄较轻，恶性程度高，生长速度快，较早出现淋巴和血行转移，对放疗和化疗较敏感，但在各型肺癌中预后最差。

二、A2 型题

1. D【解析】行纤维支气管镜检查后立即饮水容易造成误吸。

2. E【解析】支气管胸膜瘘是肺切除术后严重的并发症之一，多发生于术后 1 周。多数为支气管缝合不严密、支气管残端血运不良或支气管缝合处感染、破裂等引发。表现为术后 3~14 天仍可从胸腔引流管持续引出大量气体，患者有发热、刺激性咳嗽、痰中带血或咳血痰、呼吸困难、呼吸音减低等症状。可用亚甲蓝注入胸膜腔，患者咳出带有亚甲蓝的痰液即可确诊。

3. C【解析】患者咳嗽、声音嘶哑，怀疑为肺癌，为进一步明确诊断，应做的检查如下：①痰细胞学检查，是肺癌普查和诊断的一种简便、有效的方法。肺癌表面脱落的癌细胞可随痰咳出，故痰中找到癌细胞即可确诊。②胸部 X 线和 CT 检查，可了解癌肿大小及其与肺叶、肺段、支气管的关系。5%~10% 的无症状肺癌可在 X 线检查时被发现，CT 可发现 X 线检查隐藏区的早期肺癌病变。肺部可见块状阴影，边缘不清或呈分叶状，周围有毛刺；若有支气管梗阻，可见肺不张；若肿瘤坏死液化，可见空洞；若有转移，可见相应转移灶。③纤维支气管镜检查，诊断中心型肺癌的阳性率较高，可直接观察到肿瘤大小、部位及范围，并可钳取或穿刺病变组织做病理学检查，亦可经支气管取肿瘤表面组织检查或取支气管内分泌物行细胞学检查。④其他，包括胸腔镜检查、纵隔镜检查、经胸壁穿刺活组织检查、转移病灶活组织检查、胸腔积液检查、肿瘤标志物检查、开胸探查、正电子发射断层成像等。

4. C【解析】根据高热，刺激性咳嗽，憋不住气，痰量较多，向患侧胸腔注射亚甲蓝 2ml，咳出蓝色的脓液痰可确诊患者为支气管胸膜瘘。支气管胸膜瘘一旦发生，立即报告医生；并置患者于患侧卧位，以防漏液流向健侧；使用抗生素以预防感染；继续行胸腔闭式引流。小瘘口可自行愈合，但应延长胸腔引流时间。必要时再次开胸手术修补。

5. A【解析】硫代硫酸钠可以减少血管渗出，是治疗药液渗出血管外的首选药。

三、A3/A4 型题

1. C【解析】淋巴转移是肺癌转移的重要途径，最常见的是锁骨上淋巴结转移，此外还有肺门、纵隔、腋窝及腹腔淋巴结转移，多无特异性临床症状。

2. C【解析】对有纵隔淋巴结转移的肺癌，全剂量放疗联合化疗是主要的治疗方法。

3. A【解析】白细胞数量低于正常时，患者免疫力严重低下，会导致感染等，引发严重后果，故当白细胞降到 $3\times10^9/L$ 时，应暂停使用化疗药物并应用升白药。

4. C【解析】参见 A1 型题第 11 题解析。

四、B 型题

1~4 B、C、A、B【解析】肺癌术后的特殊体位：①肺段切除术或楔形切除术者，尽量选择健侧卧位，以促进患侧肺组织扩张。②一侧肺叶切除者，如呼吸功能尚可，可取健侧卧位，以利于手术侧残余肺组织的膨胀与扩张；如呼吸功能较差，则取平卧位，避免健侧肺受压而限制肺的通气功能。③全肺切除术者，避免过度侧卧，可取 1/4 侧卧位，以预防纵隔移位和压迫健侧肺而致呼吸循环功能障碍。④血痰或支气管瘘者，取患侧卧位。

5~6 B、B【解析】参见 A1 型题第 21 题解析。

7. A【解析】参见 A1 型题第 20 题解析。

8. D【解析】腺癌发病年龄较轻，多见于女性。生长速度较慢，但少数在早期即发生血行转移，淋巴转移发生较晚。

9. C【解析】大细胞癌癌细胞分化程度低，恶性程度高，常在发生脑转移后才被发现，预后差。

五、X 型题

1. ABCE【解析】胸腔闭式引流中，若术后 3 小时内引流胸液 200ml/h，呈鲜红色并有较多血凝块，伴有烦躁不安、血压下降、脉搏增快、少尿等血容量不足的表现，应考虑活动性出血。

2. BCDE【解析】周围型肺癌常沿支气管或肺泡增殖，容易侵犯胸膜、胸壁、肋骨及膈肌。

3. ABE【解析】肺癌患者需要维持呼吸道通畅，若患者呼吸道分泌物黏稠，可用糜蛋白酶、地塞米松、氨茶碱等药物进行雾化吸入，以达到稀释痰液、解痉等目的。

六、案例分析题

1. D【解析】患者左肺上叶不张，考虑有支气管阻塞，为明确病理诊断，应首选纤维支气管镜检查。患者咳嗽并痰中带血丝3个月，在我国导致咯血的病因中，占第一位的是结核，其他有支气管扩张、肺部占位性病变等，题中所述信息有限，需进一步检查分析。

2. A【解析】参见A2型题第3题解析。

3. B【解析】肺癌手术后破坏了胸廓的完整性，由于手术后疼痛，患者不愿排痰，加之术前患者有不同程度的呼吸道症状，术后更容易产生肺部并发症，如肺炎、肺不张等，所以肺癌术后的护理重点为呼吸道管理。

4. ACDE【解析】目前对肺癌诊断、分期和监测有一定临床意义的肺癌标志物包括癌胚抗原（CEA）、神经元特异性烯醇化酶（NSE）、鳞状细胞癌抗原（SCC）、组织素肽抗原（TPA）、细胞角蛋白-19成分和异位激素等。

5. E【解析】行右上肺叶切除术，在全麻术后采取去枕平卧位，头偏向一侧，待患者神志清醒、血压稳定后予半卧位。避免采用头低足高仰卧位，以防因横膈上升而妨碍通气。

6. C【解析】肺癌术后24小时内最常见的并发症是出血。

第十五章　纵隔疾病患者的护理

一、A1 型题

1. 下列属于恶性神经鞘源性肿瘤的是
   A. 神经纤维瘤　　B. 神经鞘瘤
   C. 神经源性肉瘤　　D. 神经节母细胞瘤
   E. 神经节细胞瘤
2. 有上眼下垂的重症肌无力患者，还可能有的体征是
   A. 瞳孔散大，光反射消失　　B. 调节反射消失
   C. 眼球向内、上、下运动受限，复视　　D. 眼球震颤
   E. 角膜反射消失
3. 胸腺瘤生长到一定体积时，常出现的症状不包括
   A. 呼吸困难　　B. 胸闷
   C. 胸痛　　D. 咳嗽
   E. 前胸部不适
4. 重症肌无力患者做胸腺 CT 和 MRI 检查的目的是
   A. 检查是否合并肺部感染　　B. 检查是否有异位甲状腺
   C. 检查是否有肺结核　　D. 检查是否有膈肌麻痹
   E. 检查是否有胸腺增生或胸腺瘤
5. 下列选项中，属于重症肌无力患者常用的抗胆碱酯酶药的是
   A. 泼尼松　　B. 硫唑嘌呤
   C. 环孢素 A　　D. 他克莫司
   E. 溴吡斯的明
6. 重症肌无力最易受累的肌肉是
   A. 眼外肌　　B. 延髓支配的肌肉
   C. 面肌　　D. 四肢近端肌肉
   E. 四肢远端肌肉
7. 治疗重症肌无力的基本药物为
   A. 皮质激素类　　B. 免疫抑制药

C. 维生素　　D. 免疫球蛋白

E. 抗胆碱酯酶药

8. 可致神经-肌肉传导阻滞的药物不包括

A. 庆大霉素　　B. 新斯的明

C. 链霉素　　D. 普萘洛尔

E. 阿米卡星

9. 新斯的明用药不足所致的重症肌无力危象类型是

A. 胆碱能危象　　B. 肌无力危象

C. 反拗危象　　D. 甲状腺危象

E. 垂体危象

10. 重症肌无力的主要病理生理机制是

A. 乙酰胆碱释放量增多　　B. 乙酰胆碱释放量减少

C. 乙酰胆碱受体数目增多　　D. 乙酰胆碱受体数目减少

E. 乙酰胆碱抗体数目减少

11. 重症肌无力患者服用抗胆碱酯酶药不足出现肌无力危象时，可肌内注射

A. 新斯的明　　B. 依酚氯铵

C. 阿托品　　D. 毛果芸香碱

E. 地西泮

12. 大多数胸腺癌患者表现为

A. 消瘦　　B. 盗汗

C. 胸痛或胸部不适　　D. 咯血

E. 呼吸困难

13. 诊断胸腺癌，以及将胸腺癌与恶性胸腺瘤、肺癌及其他恶性肿瘤相鉴别的最主要手段是

A. EB 病毒抗体测定　　B. 免疫组化检查

C. 胸部 X 线摄片　　D. 胸部 CT 检查

E. 胸部超声检查

14. 根据不同病例的细胞学形态的不同，多数学者主张将胸腺癌细胞分为 8 个亚型，其中以(　　)为多

A. 鳞状细胞癌　　B. 腺鳞癌

C. 类淋巴上皮癌　　D. 基底细胞样癌

E. 黏液表皮样癌

15. 肌无力危象与其他危象不易鉴别时，可采取的最佳方法是

A. 肌内注射新斯的明　　B. 肌内注射苯丙酸诺龙

C. 静脉注射依酚氯铵　　D. 口服溴吡斯的明

E. 疲劳试验

16. 神经源性肿瘤为最常见的原发性后纵隔肿瘤，绝大多数发生于

A. 椎间孔内
B. 中纵隔脊柱旁沟处
C. 前纵隔脊柱旁沟处
D. 后纵隔脊柱旁沟处
E. 椎弓根内

二 A2 型题

1. 患者，女性，30岁。视物成双，睁眼费力6个月，晨轻暮重。查体：双上睑下垂，外展不到位，四肢正常。下列检查中有确诊意义的是

A. 头颅 CT
B. 胸部 X 线摄片
C. 腰椎穿刺查脑脊液
D. 新斯的明试验
E. 血钾检测

2. 患者，女性，28岁。双上睑下垂，复视2年。经溴吡斯的明治疗后症状一度缓解。近期出现屈颈、抬头无力，四肢疲软。此患者属于重症肌无力的哪一型

A. 眼肌型
B. 全身型
C. 躯干型
D. 脊髓肌型
E. 肌萎缩型

3. 患者，女性，35岁。反复四肢无力3个月，咳嗽3天。肢体无力在午后和活动后加重，休息后或晨起时减轻。查体：双肺少量啰音，右侧上睑下垂、双瞳等大；四肢反射正常，感觉正常，疲劳试验阳性。以下处理措施不正确的是

A. 予甲硫酸新斯的明
B. 予泼尼松
C. 予卡那霉素
D. 予硫唑嘌呤
E. 行胸腺切除术

三 A3/A4 型题

（1~4题共用题干）

患者，男性，50岁。因胸痛、胸闷、咳嗽、前胸部不适入院。经检查诊断为胸腺瘤。

1. 区分纵隔肿瘤与升（降）主动脉瘤敏感而有效的检查方法是

A. 胸部 CT 检查
B. 胸部 X 线摄片
C. 胸部 MRI 检查
D. 病理活检
E. 胸部 B 超检查

2. 胸腺瘤胸部X线平片正位相的表现不包括

A. 一侧隔增宽
B. 凸向一侧胸腔的圆形或椭圆形致密影

C. 凸向右侧多于左侧　　D. 凸向双侧胸腔
E. 肿物影边缘模糊不清

3. 目前国内外学者公认的治疗胸腺瘤的首选方法是
A. 放疗　　B. 扩大胸腺切除术
C. 化疗　　D. 放疗+化疗
E. 非手术治疗

4. 关于胸腺瘤的术前护理措施不正确的是
A. 服用抗胆碱酯酶药，并严密观察用药后反应
B. 术前帮助训练有效咳嗽及深呼吸
C. 有吞咽乏力者应给予静脉营养支持
D. 有食物反流可置鼻饲管
E. 床边需准备好气管切开包和人工呼吸机

四 B 型题

（1~4 题共用备选答案）
A. 上纵隔　　B. 中纵隔
C. 前纵隔　　D. 后纵隔
E. 全纵隔

1. 纵隔内有上段气管和食管、胸腺、肺动脉、主动脉弓及其分支的区域是
2. 纵隔内有胸腺、脂肪、淋巴结和疏松结缔组织的区域是
3. 心包和心脏所在，尚有气管分支、主支气管和支气管淋巴结及大血管的纵隔区域是
4. 纵隔内有食管、胸导管、胸降主动脉，迷走神经及交感神经的区域是

（5~8 题共用备选答案）
A. 上纵隔　　B. 中纵隔
C. 前纵隔　　D. 后纵隔
E. 全纵隔

5. 常发生胸腺瘤、淋巴瘤、胸内甲状腺肿的纵隔区域是
6. 常发生胸腺瘤、畸胎瘤、脂肪瘤的纵隔区域是
7. 常发生淋巴瘤、支气管囊肿、心包囊肿的纵隔区域是
8. 常发生神经纤维瘤、胸导管囊肿、胃肠源性囊肿的纵隔区域是

五 X 型题

1. 胸内甲状腺肿的主要症状有

A. 咳嗽　　B. 憋气
C. 气促　　D. 胸背部疼痛
E. 胸骨后疼痛

2. 神经鞘瘤来源于神经鞘细胞，最好发于
A. 交感神经　　B. 脊神经后根
C. 肋间神经　　D. 喉返神经
E. 迷走神经

3. 临床上常将纵隔划分为若干区，最早的定位将纵隔分为4个区域，包括
A. 上纵隔　　B. 中纵隔
C. 前纵隔　　D. 后纵隔
E. 全纵隔

4. 恶性纵隔肿瘤常见的症状有
A. 呼吸道症状　　B. 神经系统症状
C. 感染症状　　D. 压迫症状
E. 重症肌无力症状

5. 神经源性肿瘤多为神经鞘膜瘤，起源于神经鞘膜上的施万细胞，常发生于
A. 交感神经　　B. 脊神经后根
C. 颈部皮神经　　D. 喉返神经
E. 迷走神经

6. 按改良 Osserman 分型，重症肌无力可分为
A. 眼肌型　　B. 躯干型
C. 急性暴发型　　D. 肌萎缩型
E. 脊髓肌型

7. 下列属于自主神经系统肿瘤的有
A. 神经鞘瘤　　B. 神经纤维瘤
C. 神经母细胞瘤　　D. 神经节细胞瘤
E. 神经节母细胞瘤

8. 全身型重症肌无力患者可采用的治疗方法有
A. 使用抗胆碱酯酶药　　B. 静脉注射免疫球蛋白
C. 使用免疫抑制药　　D. 胸腺切除
E. 血浆置换

9. 下列属于良性神经鞘源性肿瘤的有
A. 神经鞘瘤　　B. 神经纤维瘤
C. 神经源性肉瘤　　D. 神经节细胞瘤

E. 神经母细胞瘤

10. 30%~40%的胸腺类癌患者可发生胸外转移，最易转移的部位是

A. 皮肤　　B. 骨

C. 肾上腺　　D. 肺

E. 淋巴结

11. 胸腺瘤的胸腺从属综合征症状包括

A. 重症肌无力　　B. 红细胞发育不全

C. 低丙种球蛋白血症　　D. 全身性红斑狼疮

E. 上腔静脉梗阻综合征

六 案例分析题

（1~2 题共用题干）

患者，男性，28 岁。胸腺癌患者。因胸痛及胸部不适入院。在治疗过程中出现胆碱能危象，应用新斯的明进行抢救。

1. 胆碱能危象的主要表现包括

A. 神经系统症状　　B. 出汗

C. 流涎　　D. 心率减慢

E. 肌肉震颤

2. 此时应采取的解救方法是

A. 口服葡萄糖酸钙　　B. 合理使用呼吸机

C. 肌内注射阿托品　　D. 加强呼吸道管理

E. 预防感染

参考答案与解析

一、A1 型题

1. C【解析】神经鞘源性肿瘤分为良性和恶性两类。良性者可分为神经鞘瘤和神经纤维瘤，恶性者为恶性神经鞘瘤或神经源性肉瘤。

2. C【解析】眼肌型重症肌无力指肌无力症状局限于眼肌，患者表现为一侧或双侧上睑下垂，视物长久感疲劳，眼球向内、上、下运动受限，有复视或斜视现象。

3. A【解析】小的胸腺瘤多无临床主诉，也不易被发现。肿瘤生长到一定体积时，常见症状为胸痛、胸闷、咳嗽及前胸部不适。

4. E【解析】重症肌无力患者做胸腺 CT 和 MRI 检查可以发现胸腺增生或胸腺瘤，必要时应行强化扫描进一步明确。

5. E【解析】抗胆碱酯酶药是治疗重症肌无力的药物，治标不治本，不能单药长期应用，用药方法应从小剂量渐增。常用的有甲硫酸新斯的明、溴吡斯的明。泼尼松、硫唑嘌呤、环孢素 A、他克莫司均属于免疫抑制药。

6. A【解析】发生重症肌无力时，受脑神经支配的肌肉最先受累，如眼外肌、咀嚼肌，病情进展累及全身肌肉，主要累及近端肌群，并常呈不对称表现。

7. E【解析】抗胆碱酯酶药是治疗重症肌无力的基本药物，对症治疗重症肌无力。

8. B【解析】可致神经-肌肉传导阻滞的药物有庆大霉素、链霉素、阿米卡星、普萘洛尔等，不包括选项 B。新斯的明属于抗胆碱酯酶药，对神经-肌肉无传导阻滞作用。

9. B【解析】肌无力危象是新斯的明用药不足所致。胆碱能危象是注射新斯的明过量所致。

10. D【解析】重症肌无力是神经肌肉传导阻滞所致的自身免疫病，患者体内产生抗乙酰胆碱受体抗体，破坏了自身神经肌肉接头处的乙酰胆碱受体。所以，重症肌无力的主要病理生理机制是乙酰胆碱受体数目减少。

11. B【解析】重症肌无力患者服用抗胆碱酯酶药时，由于药物用药不足会出现肌无力危象，肌内注射依酚氯铵，肌力会增强。

12. C【解析】胸腺癌的常见症状与肺癌等恶性肿瘤的一些症状非常类似。大多数患者表现为胸痛或胸部不适，部分患者可有消瘦、盗汗、咳嗽、呼吸困难等症状。

13. B【解析】免疫组化检查是诊断胸腺癌以及将胸腺癌与恶性胸腺瘤、肺癌及其他恶性肿瘤相鉴别的最主要手段。

14. A【解析】根据不同病例的细胞学形态的不同，多数学者主张将胸腺癌细胞分为 8 个亚型：鳞状细胞癌、类淋巴上皮癌、基底细胞样癌、黏液表皮样癌、肉瘤样癌（癌肉瘤、梭形细胞癌）、腺鳞癌、透明细胞癌、未分化癌。其中以鳞状细胞癌为多，腺鳞癌及类淋巴上皮癌次之。

15. C【解析】肌无力危象与其他危象不易鉴别时，可采取的最佳方法是静脉注射依酚氯铵。肌无力危象试验注射依酚氯铵后，肌力会增强，支持此诊断。

16. D【解析】神经源性肿瘤为最常见的原发性后纵隔肿瘤，绝大多数发生于后纵隔脊柱旁沟处，少数肿瘤可部分发生在椎间孔内，使肿瘤呈哑铃状生长。

二、A2 型题

1. D【解析】根据视物成双，睁眼费力，晨轻暮重及双上睑下垂，外展不到位，四肢正常，患者可诊断为重症肌无力。检查中有确诊意义的是新斯的明试验。成年人一般用新斯的明 1.0~1.5mg 肌内注射，若注射后 10~15 分钟症状改善，30~60 分钟达到高峰，持续 2~3 小时，即为新斯的明试验阳性。

2. C【解析】根据屈颈、抬头无力，四肢疲软，可判断此患者属于重症肌无力的躯干型。躯干型病变累及颈、项、背部及四肢躯干肌肉群，表现为上肢伸举不能持久、步行稍远需坐下休息。

3. C【解析】根据反复四肢无力伴咳嗽，肢体无力在午后和活动后加重，休息后或清晨起床时减轻，查体时右侧上睑下垂、双瞳等大，疲劳试验阳性可诊断患者为重症肌无力。治疗措施有药物治疗和胸腺切除术。甲硫酸新斯的明、泼尼松和硫唑嘌呤均属于治疗重症肌无力的药物，而卡那霉素不是治疗重症肌无力的药物。

三、A3/A4 型题

1. C【解析】MRI 在临床上应用逐渐增多，对于心脏大血管畸形及血管瘤的诊断有特殊的价值，是区分纵隔肿瘤与升（降）主动脉瘤敏感而有效的检查方法。

2. E【解析】胸部 X 线平片正位相，胸腺瘤常表现为一侧隔增宽或凸向一侧胸腔的圆形或椭圆形致密影，凸向右侧多于左侧，也可见凸向双侧胸腔。凸向左侧常被主动脉球掩盖，凸向右侧可与上腔静脉重叠。肿物影边缘清晰锐利，有的呈分叶状。侧位像可见位于胸骨后心脏大血管前密度均匀、形态上呈实质性的肿块影。

3. B【解析】外科手术切除尤其是扩大胸腺切除术是目前国内外学者公认的治疗胸腺瘤的首选方法，也是胸腺瘤综合治疗的关键。

4. D【解析】胸腺瘤的术前护理措施：①遵医嘱术前服用抗胆碱酯酶药，并严密观察用药后反应。②对于咳嗽无力的患者，术前需帮助训练有效咳嗽及深呼吸。③有吞咽乏力者应给予静脉营养支持以改善营养不足。④床边须准备好气管切开包和人工呼吸机。有食物反流可置鼻饲管属于术后护理措施。

四、B 型题

1~4 A、C、B、D【解析】若将纵隔分为 4 个区域，各区域内容如下：①上纵隔内有上段气管和食管、胸腺、肺动脉、主动脉弓及其分支。②前纵隔含有胸腺、脂肪、淋巴结和疏松结缔组织。③中纵隔是心包和心脏所在，尚有气管分支、主支气管和支气管淋巴结及大血管。④后纵隔内有食管、胸导管、胸降主动脉，迷走神经及交感神经。

5~8 A、C、B、D【解析】纵隔各区域内常见疾病：①上纵隔常见胸腺瘤、淋巴瘤、胸内甲状腺肿。②前纵隔常见胸腺瘤、畸胎瘤、脂肪瘤、纤维瘤、纤维肉瘤、生殖细胞肿瘤、胸腺囊肿。③中纵隔常见淋巴瘤、支气管囊肿、心包囊肿。④后纵隔常见神经纤维瘤、胸导管囊肿、胃肠源性囊肿、纤维肉瘤、嗜铬细胞瘤。

五、X 型题

1. ABCDE【解析】胸内甲状腺肿多见于女性。主要症状有咳嗽、憋气、气促、胸背部或胸骨后疼痛，仰卧位时胸部有压迫感。甲状腺功能一般正常，若合并甲状腺功能亢进症可有相应的症状。

2. BC【解析】神经鞘瘤来源于神经鞘细胞，最好发于脊神经后根和肋间神经，亦可发生于交感神经、迷走神经及喉返神经。

3. ABCD【解析】临床上常将纵隔划分为若干区，最早的定位将纵隔分为4个区域：上纵隔、中纵隔、前纵隔和后纵隔。

4. ABCDE【解析】恶性纵隔肿瘤常见的症状有呼吸道症状、神经系统症状、感染症状、压迫症状及特殊症状（有时伴有重症肌无力症状）。

5. ACE【解析】神经源性肿瘤多为神经鞘膜瘤，起源于神经鞘膜上的施万细胞，常发生于颈部皮神经、交感神经、迷走神经等处。

6. ABC【解析】按改良 Osserman 分型，重症肌无力可分为Ⅰ型（眼肌型）、Ⅱ型（躯干型）、Ⅲ型（急性暴发型）和Ⅳ型（重度型）。

7. CDE【解析】自主神经系统肿瘤分为神经节细胞瘤、神经节母细胞瘤和神经母细胞瘤3种。神经鞘瘤和神经纤维瘤属于良性神经鞘源性肿瘤。

8. ABCDE【解析】使用抗胆碱酯酶药、静脉注射免疫球蛋白、使用免疫抑制药、血浆置换及进行胸腺切除术均是全身型重症肌无力患者可采用的治疗方法。

9. AB【解析】参见A1型题第1题解析。

10. ABCE【解析】30%~40%的胸腺类癌患者可发生胸外转移，最易转移的部位是皮肤、骨、肾上腺、肝和淋巴结。

11. ABCD【解析】胸腺瘤的胸腺从属综合征症状包括如下几种。①重症肌无力：15%的胸腺瘤患者合并重症肌无力。②红细胞发育不全：5%的胸腺瘤可合并红细胞发育不全；红细胞发育不全的患者有近50%合并胸腺瘤。③低丙种球蛋白血症：约10%的丙种球蛋白不足患者合并胸腺瘤。④全身性红斑狼疮：约2.5%的胸腺瘤患者合并红斑狼疮，较少见。

六、案例分析题

1. ABCDE【解析】胆碱能危象表现为神经系统症状，出现出汗、流涎、心率减慢、肌肉震颤等症状。

2. C【解析】由于应用较多的新斯的明，可发生胆碱能危象，此时应肌内注射阿托品解救。

第十六章　心血管病介入性诊疗技术及护理

一 A1 型题

1. 经皮冠状动脉腔内成形术（PTCA）的适应证不包括
   A. 稳定型劳力型心绞痛　　B. 单支或多支冠状动脉病变
   C. 冠状动脉多支广泛性弥漫性病变　　D. 不稳定型心绞痛、急性心肌梗死
   E. PTCA 术后再狭窄、冠状动脉旁路移植术后移植血管狭窄
2. 临时心脏起搏器安置术最常见的并发症是
   A. 导管移位　　B. 心肌穿孔
   C. 心律失常　　D. 膈肌刺激
   E. 导管断裂
3. 外周血管溶栓术在溶栓过程中需要做血管造影监测，首次造影是在灌注溶栓药物后
   A. 1 小时　　B. 1.5 小时
   C. 2 小时　　D. 3 小时
   E. 4 小时
4. 下列选项中，不属于永久性心脏起搏器的是
   A. 单腔起搏器　　B. 双腔起搏器
   C. 三腔起搏器　　D. 四腔起搏器
   E. 五腔起搏器
5. 在心室内操作导管或钳夹过程中常出现室性期前收缩或非持续性室性心动过速，此时的处理措施为
   A. 静脉注射利多卡因　　B. 无须特殊处理
   C. 电复律　　D. 置入临时心脏起搏器
   E. 电除颤
6. 室间隔缺损封堵术的并发症中，心律失常的主要风险是
   A. 一度房室传导阻滞　　B. 二度房室传导阻滞
   C. 三度房室传导阻滞　　D. 室性期前收缩
   E. 心房颤动
7. 下列选项中，关于心导管检查及心室造影术的术后护理，叙述正确的是

A. 术后仰卧12小时，患侧肢体制动
B. 穿刺静脉处加压包扎4小时
C. 穿刺动脉处加压包扎12小时
D. 穿刺动脉处加压1kg左右的沙袋5小时
E. 术后不可使用抗生素

8. 主动脉内球囊反搏术的血管并发症不包括
A. 出血、血肿
B. 假性动脉瘤
C. 主动脉穿孔
D. 肢体缺血与血栓栓塞
E. 中度溶血和血小板减少

9. 属于冠状动脉内支架术适应证的是
A. 预防PTCA后再狭窄
B. 患出血性疾病、不能应用抗凝药者
C. 血管直径≤2.5mm者
D. 血管远端血流明显减慢者
E. 冠状动脉开口近端有明显动脉粥样硬化斑块者

10. 不属于心导管检查及心室造影术禁忌证的是
A. 外周静脉血栓性静脉炎
B. 静脉及肺动脉造影
C. 感染性心内膜炎
D. 严重心力衰竭
E. 严重肝、肾功能损害

11. 进行经皮冠状动脉腔内成形术操作时，局麻下行股动脉穿刺，置入所选用的带止血活瓣的鞘管，注入肝素
A. 1000U
B. 3000U
C. 6000U
D. 8000U
E. 10 000U

12. 下列选项中，属于心内电生理检查和心导管射频消融治疗禁忌证的是
A. 心腔内附壁血栓
B. 房性心动过速和心房扑动
C. 房室折返性心动过速
D. 房室结折返性心动过速
E. 特发性室性心动过速

13. （　　）术前需预防性应用抗生素
A. 肌腱修补术
B. 人工心脏瓣膜置换术
C. 足底疣手术
D. 隆鼻手术
E. 乳腺手术

14. 经皮二尖瓣球囊成形术的适应证不包括
A. 中度或重度二尖瓣狭窄，无症状但伴肺动脉高压
B. 瓣膜形态适合经皮介入术
C. 无左心房血栓形成
D. 无中度或重度二尖瓣反流
E. 中度以上二尖瓣及主动脉瓣反流者

15. 动脉导管未闭封堵术后需要按医嘱服用肠溶阿司匹林

A. 1个月
B. 2个月
C. 3个月
D. 4个月
E. 6个月

16. 心内电生理检查和心导管射频消融术中，如果出现短暂三度房室传导阻滞应该立即停止手术，并

A. 静脉给予β受体激动药
B. 静脉滴注阿托品
C. 静脉推注地塞米松
D. 静脉滴注异丙肾上腺素
E. 进行人工心脏起搏

二 A2型题

患者，男性，46岁。经皮冠状动脉介入治疗后出现胸闷、头晕、恶心、呕吐、面色苍白、出汗等不适反应。此时护理措施不正确的是

A. 患者平卧位，头偏向一侧
B. 给予阿托品静脉注射
C. 给予输液扩容治疗
D. 给予抗休克治疗
E. 立即给予肾上腺素，同时快速补充有效循环血量

三 A3/A4型题

（1~2题共用题干）

患者，女性，50岁。行人工心脏起搏器安置术，术后患者出现胸痛。查体：心包摩擦音，起搏心电图由左束支传导阻滞图形变为右束支传导阻滞图形。

1. 考虑该患者并发了

A. 感染
B. 静脉血栓形成
C. 心肌穿孔
D. 心脏压塞
E. 导线损伤

2. 此时正确的处理方法为

A. 将起搏导线撤入心腔，重新放置
B. 进行心包穿刺引流
C. 及时更换导线
D. 选用主动固定电极导线
E. 全身使用抗生素，局部清创

四 B型题

（1~2题共用备选答案）

A. 经皮临时心脏起搏
B. 经静脉临时心脏起搏

C. 经食管临时心脏起搏
D. 经胸临时心脏起搏
E. 经锁骨下静脉临时心脏起搏

1. 速度最快的临时心脏起搏方法是
2. 大多数采用的临时心脏起搏方法是

（3~4题共用备选答案）

A. 17G
B. 18G
C. 19G
D. 20G
E. 21G

3. 心导管检查及心室造影术的用物准备中，成人常用的穿刺针型号为
4. 心导管检查及心室造影术的用物准备中，儿童常用的穿刺针型号为

（5~6题共用备选答案）

A. 锁骨下静脉
B. 颈内静脉
C. 皮股静脉
D. 皮股动脉
E. 肘正中静脉

5. 右心导管检查及右心室造影常规经（　　）穿刺、插管
6. 左心导管检查及左心室造影常规经（　　）穿刺、插管

五 X型题

1. 心内膜心肌活检术术前应遵医嘱给予地西泮10mg肌内注射，但对（　　）应禁用
A. 有出血性疾病的患者
B. 抗凝治疗中的患者
C. 有心室附壁血栓的患者
D. 新近有过心肌梗死而且心壁菲薄的患者
E. 先天性心脏病有缺损致左向右或右向左分流者

2. 主动脉内球囊反搏术的绝对禁忌证包括
A. 不可逆的脑损伤
B. 脑出血
C. 较重的主动脉瓣关闭不全
D. 主动脉窦瘤破裂
E. 主动脉瘤

3. 属于心导管检查及心室造影术适应证的有
A. 先天性心脏病、肺动脉疾病的诊断
B. 需做血流动力学检测者
C. 心内电生理检查
D. 严重出血性疾病
E. 先天性心脏病、风湿性瓣膜病外科手术前

4. 经皮二尖瓣球囊成形术成功的标准为
A. 患者胸闷等症状明显减轻

B. 二尖瓣口面积增加10%以上
C. 杂音明显减轻或消失
D. 左心房压下降>1/3或近正常
E. 球囊完全充盈，"凹征"消失，或球囊70%充盈状态，可以在二尖瓣口通过

5. 主动脉内球囊反搏术中，应仔细观察及发现反搏有效的征兆。循环改善的表现有
A. 皮肤、面色红润
B. 鼻尖、额部及肢体末端转暖
C. 尿量减少
D. 舒张压及收缩压回升
E. 中心静脉压回升

6. 属于经皮冠状动脉介入治疗常见并发症的有
A. 冠状动脉穿孔和心脏压塞
B. 严重心律失常
C. 冠状动脉痉挛或急性闭塞
D. 对比剂过敏
E. 血管迷走反射

7. 选择性冠状动脉造影术的适应证包括
A. 顽固性心绞痛
B. 不能明确诊断的胸痛
C. 冠状动脉畸形或狭窄性病变
D. 冠状动脉病变外科手术、介入治疗前后
E. 严重心律失常、心力衰竭

8. 人工心脏起搏器安置术的相关并发症包括
A. 局部出血或血肿
B. 导线移位
C. 血胸、气胸或血气胸
D. 心肌穿孔
E. 心脏压塞

9. 临时心脏起搏器安置术采用经（　　）穿刺的方法，在X线透视下将起搏导管置入右心室心尖部
A. 皮股静脉
B. 锁骨下静脉
C. 皮股动脉
D. 锁骨下动脉
E. 大隐静脉

10. 心导管检查及心室造影术的用物准备中，常用的药品有
A. 利多卡因
B. 肝素
C. 地塞米松
D. 阿托品
E. 地西泮

11. 经皮冠状动脉介入治疗主要包括的类型有
A. 经皮冠状动脉腔内成形术
B. 支架置入术
C. 定向性斑块旋切术（DCA）
D. 斑块旋切吸引术（TEC）
E. 斑块旋磨术及激光血管成形术

12. 永久性心脏起搏器置入术的适应证包括

A. 心脏急性活动性病变，如急性心肌炎、心肌缺血

B. 病态窦房结综合征伴有阿-斯综合征或类似晕厥发作

C. 病态窦房结综合征、慢快综合征，心脏停搏>3 秒，或在快慢交替时产生症状者

D. 房室传导阻滞或室内三分支阻滞伴有阿-斯综合征或类似晕厥发作

E. 合并全身急性感染性疾病

13. 房间隔缺损封堵术的禁忌证有

A. 房间隔的直径大于所选用封堵伞左房侧的直径

B. 严重肺动脉高压导致右向左分流

C. 心内膜炎及出血性疾病

D. 封堵器安置处有血栓存在

E. 伴有与房间隔缺损无关的严重心肌疾病或瓣膜疾病

14. 心导管检查及心室造影术中，若患者缺氧发作应（　　）改善缺氧

A. 立即停止造影术的操作　　B. 加大氧气流量

C. 给予 20%甘露醇注射液　　D. 给予 5%碳酸氢钠注射液

E. 给予 5%葡萄糖注射液

15. 主动脉内球囊反搏术的应用指征包括

A. 联合使用两种以上的升压药，而多巴胺剂量>20μg/（kg·min）

B. 平均动脉压<100mmHg

C. 不能停止体外循环或停止循环后心脏收缩无力

D. 心脏指数<2.2L/（min·m^2）

E. 左心房压（或肺动脉楔压）>20mmHg，中心静脉压>11mmHg，尿量<0.5ml/（kg·h）

16. 心导管检查及心室造影术的用物准备中，常用的导管型号有

A. 5F　　B. 6F

C. 7F　　D. 8F

E. 9F

17. 心内电生理检查和心导管射频消融治疗中，心脏压塞产生的原因有

A. 冠状动脉穿孔　　B. 心包积液

C. 冠状静脉窦破裂　　D. 心室穿孔

E. 心脏穿孔

18. 冠状动脉斑块旋磨术的适应证包括

A. 钙化性病变段狭窄，长 10~25mm，重度钙化

B. 开口部不能行球囊扩张的病变

C. 动脉粥样硬化

D. 病变长度为 25~30mm 的弥漫性病变

E. 有夹层征象的病变

19. 下列选项中，属于人工心脏起搏器安置术并发症的有

A. 局部出血或血肿　　B. 导线损伤

C. 心肌穿孔　　D. 无复流现象

E. 静脉血栓形成

20. 选择性冠状动脉造影术常规穿刺的部位有

A. 股静脉　　B. 颈动脉

C. 桡动脉　　D. 股动脉

E. 肘动脉

21. 动脉导管未闭封堵术术后出现溶血的处理措施为使用（　　）治疗

A. 激素　　B. 肝素

C. 止血药　　D. 碳酸氢钠

E. 螺内酯

22. 下列选项中，不属于外周血管腔内成形术及支架置入术适应证的是

A. 动脉狭窄远端有缺血症状　　B. 各种病因所致的动脉狭窄性病变

C. 动脉狭窄梗阻段较长（>15cm）　　D. 动脉狭窄梗阻及严重钙化

E. 动脉狭窄部位近心段、局限（<10cm）、无钙化

23. 经皮冠状动脉腔内成形术的术前护理措施正确的有

A. 术前 3 天开始口服肠溶阿司匹林 300mg+氯吡格雷 75mg，1 次/天

B. 急诊患者术前口服肠溶阿司匹林 100mg+氯吡格雷 90mg

C. 术前训练床上排便

D. 备腹股沟及会阴部皮肤，做抗生素、碘过敏试验

E. 行桡动脉穿刺者做 Allen 试验

24. 心内膜心肌活检术的适应证有

A. 急、慢性心肌炎的诊断

B. 心脏肿瘤的诊断

C. 心脏显著扩大伴发严重左心功能不全者

D. 近期有急性感染者

E. 分流缺损

25. 选择性冠状动脉造影术的并发症有

A. 缺氧发作　　B. 血栓栓塞

C. 严重心律失常　　D. 心绞痛

E. 急性心肌梗死

26. 临时心脏起搏的方法包括

A. 经皮临时心脏起搏　　B. 经静脉临时心脏起搏

C. 经食管临时心脏起搏　　D. 经胸临时心脏起搏

E. 经锁骨下静脉临时心脏起搏

27. 心内电生理检查和心导管射频消融治疗的并发症有

A. 心脏压塞　　B. 四度房室传导阻滞

C. 三度房室传导阻滞　　D. 心室颤动

E. 动脉血栓形成和栓塞

28. 主动脉内球囊反搏术的护理措施中，正确的是

A. 给予一定量的肝素　　B. 半卧位应>45°，避免屈膝、屈髋

C. 确保 QRS 波幅<10mV　　D. 监测心率、心律

E. 每小时翻身及拍背 1 次

参考答案与解析

一、A1 型题

1. C【解析】经皮冠状动脉腔内成形术（PTCA）的适应证：①稳定型劳力型心绞痛。②单支或多支冠状动脉病变。③不稳定型心绞痛、急性心肌梗死。④PTCA 术后再狭窄、冠状动脉旁路移植术后移植血管狭窄。冠状动脉多支广泛性弥漫性病变属于 PTCA 的禁忌证。

2. A【解析】临时心脏起搏器安置术最常见的并发症是导管移位，其次是穿刺并发症、心律失常、膈肌刺激、感染、导管断裂、心肌穿孔等。

3. B【解析】外周血管溶栓术在溶栓过程中需要做血管造影监测，灌注溶栓药物后 1.5 小时做首次造影，以后每间隔 2~4 小时进行造影，直至血栓溶解。

4. E【解析】心脏起搏器是一种置入体内的电子治疗仪器，通过发放电脉冲刺激心脏搏动。永久性心脏起搏器的基本类型有 4 种，分别是单腔起搏器、双腔起搏器、三腔起搏器、四腔起搏器，不包括五腔起搏器。

5. B【解析】在心室内操作导管或钳夹过程中常出现室性期前收缩或非持续性室性心动过速，无须特殊处理。持续性室性心动过速很少发生，一旦出现，可静脉注射利多卡因或电复律。

6. C【解析】室间隔缺损封堵术的并发症中，心律失常的主要风险是三度房室传导阻滞，多发生于术后早期。

7. C【解析】心导管检查及心室造影术的术后护理：①术后遵医嘱监测心电图及生命体征的变化，发现问题及早处理。②平卧 12~24 小时，患侧肢体制动。穿刺静脉处加压包扎 6 小时，穿刺动脉处加压包扎 12 小时，并加压 1kg 左右的沙袋 6~12 小时。③观察足背动脉

搏动情况，肢体的温度、颜色，穿刺部位有无渗血、肿胀。④婴幼儿全麻后应注意保温，头偏向一侧，防止呕吐后误吸，患儿完全清醒后方可进水、进食。⑤术后遵医嘱应用抗生素及抗凝药。

8. E【解析】主动脉内球囊反搏术的血管并发症包括穿刺部位并发症（如出血、血肿、假性动脉瘤等）、主动脉穿孔、肢体缺血与血栓栓塞等，严重者可能需要输血、手术处理或截肢，部分患者甚至可发生死亡。中度溶血和血小板减少不属于血管并发症。

9. A【解析】冠状动脉内支架术的适应证：①PTCA 并发动脉夹层、严重内膜撕裂、急性闭塞或濒临闭塞。②预防 PTCA 后再狭窄。冠状动脉内支架术的禁忌证：①出血性疾病、不能应用抗凝药者。②血管直径≤2.5mm 者。③冠状动脉开口近端有明显动脉粥样硬化斑者。④血管远端血流明显减慢者。

10. B【解析】心导管检查及心室造影术的禁忌证：①感染性疾病，如感染性心内膜炎、败血症、肺部感染等。②严重出血性疾病。③外周静脉血栓性静脉炎。④严重肝、肾功能损害。⑤严重心力衰竭。⑥严重心律失常、电解质紊乱、洋地黄中毒。静脉及肺动脉造影属于心导管检查及心室造影术的适应证。

11. E【解析】进行经皮冠状动脉腔内成形术操作时，局麻下行股动脉穿刺，置入所选用的带止血活瓣的鞘管，注入肝素10 000U，操作每延长 1 小时，自静脉补充肝素 3000U，插入引导导管进行冠状动脉造影。

12. A【解析】心内电生理检查和心导管射频消融治疗的禁忌证：①急性心肌梗死发生 3 周内。②心腔内附壁血栓。心内电生理检查和心导管射频消融治疗的适应证：①房室折返性心动过速。②房室结折返性心动过速。③特发性室性心动过速。④房性心动过速和心房扑动。

13. B【解析】术前预防性应用抗生素的指征：①污染手术，如复杂外伤手术、战伤手术、开放性骨关节伤手术、严重烧伤手术、伴溃疡坏疽的截肢术、感染性病灶（如脑脓肿等）手术和各种咬伤等手术、连通口咽部的颈部手术、回肠远端及结肠手术、腹部空腔脏器破裂或穿通伤手术、高危胆道手术、经阴道子宫切除术。②发生感染将引起严重后果者，如心脏瓣膜病或已置入人工心脏瓣膜因病需行其他手术者、脑脊液鼻漏者及器官移植术等。③各种人造物修补、置换或留置手术，如人工心脏瓣膜置换术、人工关节置换术、人工血管移植术、脑室心房分流管放置术等。④手术范围大、时间长的清洁手术。

14. E【解析】经皮二尖瓣球囊成形术的适应证：①中度或重度二尖瓣狭窄（二尖瓣面积≤1.5cm²），伴有症状［美国纽约心脏病协会（NYHA）分级≥Ⅱ级］；或中度或重度二尖瓣狭窄，无症状但伴肺动脉高压（肺动脉压力静息时>50mmHg 或运动时>60mmHg）。②瓣膜形态适合经皮介入术（瓣叶柔韧性尚可，无明显钙化和瓣膜下结构病变）。③无左心房血栓形成。④无中度或重度二尖瓣反流。对高龄，伴有严重心、肺、肾、肿瘤等疾病不宜外科手术，妊娠及外科分离术后再狭窄的患者也可选用。经皮二尖瓣球囊成形术不推荐用于轻度二尖瓣狭窄的患者。中度以上二尖瓣及主动脉瓣反流属于经皮二尖瓣球囊成形术的禁忌证。

15. C【解析】动脉导管未闭封堵术后，患者需要按医嘱服用肠溶阿司匹林3个月。

16. C【解析】心内电生理检查和心导管射频消融术中，如果出现短暂三度房室传导阻滞应该立即停止手术，并静脉推注地塞米松，多数患者的房室阻滞可恢复正常。个别永久损伤传导系统的患者则需安装永久性心脏起搏器治疗。

二、A2型题

E【解析】经皮冠状动脉介入治疗后，患者出现胸闷、头晕、恶心、呕吐、面色苍白、出汗等不适反应，考虑并发了血管迷走反射。发生血管迷走反射时，应保证患者处于平卧位，头偏向一侧，防止呕吐物引起患者窒息，可给予阿托品静脉注射，同时给予输液扩容等抗休克治疗。

三、A3/A4型题

1~2 C、A【解析】行人工心脏起搏器安置术，术后出现胸痛，查体时发现心包摩擦音，起搏心电图由左束支传导阻滞图形变为右束支传导阻滞图形，可判断患者并发了心肌穿孔。发生此并发症时，应将起搏导线撤入心腔，重新放置，以免引起心脏压塞。

四、B型题

1~2 A、B【解析】临时心脏起搏的方法有经皮临时心脏起搏、经静脉临时心脏起搏、经食管临时心脏起搏和经胸临时心脏起搏，多数采用经静脉临时心脏起搏。但起搏方法的选择取决于当时的情况，当情况紧急且患者在抢救室内时，应首选经皮临时心脏起搏，速度最快，一旦稳定则改用经静脉临时心脏起搏。

3~4 B、D【解析】心导管检查及心室造影术的用物准备中，穿刺针常用型号为：成人18G，儿童20G。

5. C【解析】右心导管检查及右心室造影：常规经皮股静脉穿刺、插管，其前端经右心房、右心室、肺动脉，然后逐步将导管撤至上下腔静脉处，测量压力并记录，必要时采血进行血氧分析；插入造影导管，其前端至右心房、右心室、肺动脉，尾端接高压注射器，注入对比剂造影。

6. D【解析】左心导管检查及左心室造影：常规经皮股动脉穿刺、插管，其前端至左心室及升主动脉，测量左心室主动脉压力阶差；换入猪尾导管，其前端至左心室造影。

五、X型题

1. ABCD【解析】心内膜心肌活检术术前遵医嘱给予地西泮10mg肌内注射。对有出血性疾病或抗凝治疗中的患者，有心室附壁血栓患者，特别是左心室者；新近有过心肌梗死而且心壁菲薄的患者禁用。对先天性心脏病有缺损致左向右或右向左分流者，应避免做右心室心内膜活检，以防造成矛盾性体循环栓塞。

2. BCDE【解析】主动脉内球囊反搏术的绝对禁忌证：①较重的主动脉瓣关闭不全。②主动脉窦瘤破裂。③主动脉瘤。④脑出血。不可逆的脑损伤属于相对禁忌证。

3. ABCE【解析】心导管检查及心室造影术的适应证：①先天性心脏病、肺动脉疾病的诊断。②先天性心脏病、风湿性瓣膜病外科手术前。③需做血流动力学检测者。④室壁瘤，了解瘤体位置及大小，以决定手术指征。⑤心内电生理检查。⑥静脉及肺动脉造影。严重出血性疾病属于心导管检查及心室造影术的禁忌证。

4. ACDE【解析】经皮二尖瓣球囊成形术成功的标准：①球囊完全充盈，“凹征”消失，或球囊 70%充盈状态，可以在二尖瓣口通过。②患者胸闷等症状明显减轻。③杂音明显减轻或消失。④左心房压下降>1/3 或近正常。⑤二尖瓣口面积增加 25%以上。其中有 3 项便可判定成功。

5. ABD【解析】主动脉内球囊反搏术中，应仔细观察及发现反搏有效的征兆。循环改善的表现：皮肤、面色红润，鼻尖、额部及肢体末端转暖；尿量增多；舒张压及收缩压回升。

6. ABCDE【解析】经皮冠状动脉介入治疗的常见并发症有冠状动脉穿孔和心脏压塞、无复流现象、冠状动脉痉挛或急性闭塞、严重心律失常、对比剂过敏、血管迷走反射。

7. ABCD【解析】选择性冠状动脉造影术的适应证：①顽固性心绞痛，不能明确诊断的胸痛。②冠状动脉畸形或狭窄性病变。③冠状动脉病变外科手术、介入治疗前后。严重心律失常、心力衰竭属于选择性冠状动脉造影术的禁忌证。

8. ABCDE【解析】人工心脏起搏器安置术的相关并发症有局部出血或血肿，导线移位，血胸、气胸或血气胸，心肌穿孔，心脏压塞，导线损伤，感染以及静脉血栓形成。

9. AB【解析】临时心脏起搏器安置术采用经皮股静脉或锁骨下静脉穿刺的方法，在 X 线透视下将起搏导管置入右心室心尖部。

10. ABCDE【解析】心导管检查及心室造影术的用物准备中，常用的药品有利多卡因、肝素、地塞米松、阿托品、地西泮、硝酸甘油、对比剂等。

11. ABCDE【解析】经皮冠状动脉介入治疗是指采用经皮穿刺技术送入球囊导管或其他相关器械，解除冠状动脉狭窄或梗阻，重建冠状动脉血流的技术。主要包括经皮冠状动脉腔内成形术、支架置入术、定向性斑块旋切术（DCA）、斑块旋切吸引术（TEC）、斑块旋磨术及激光血管成形术等。

12. BCD【解析】永久性心脏起搏器置入术的适应证：①病态窦房结综合征伴有阿-斯综合征或类似晕厥发作。②病态窦房结综合征、慢-快综合征，心脏停搏>3 秒，或在快慢交替时产生症状者，或必须使用某些可引起或加重心动过缓的药物并产生症状者。③房室传导阻滞或室内三分支阻滞伴有阿-斯综合征或类似晕厥发作。选项 A、E 属于永久性心脏起搏器置入术的禁忌证。

13. BCDE【解析】房间隔缺损封堵术的禁忌证：①原发孔型房间隔缺损、冠状静脉窦型房间隔缺损、下腔静脉型房间隔缺损。②心内膜炎及出血性疾病。③封堵器安置处有血栓存在，导管插入处有静脉血栓形成。④严重肺动脉高压导致右向左分流。⑤伴有与房间隔缺损无关的严重心肌疾病或瓣膜疾病。选项A属于房间隔缺损封堵术的适应证。

14. ABD【解析】缺氧发作是心导管检查及心室造影术的并发症之一，常为导管通过狭窄的右室流出道堵塞肺血流所致。术中若有缺氧发作，要随时观察患者的神志、血压、脉率、面色、皮疹等变化，发现异常情况立即停止造影术的操作，并加大氧气流量，遵医嘱给予5%碳酸氢钠注射液，改善缺氧。

15. ACDE【解析】主动脉内球囊反搏术的应用指征：①心脏指数<2.2L/(min·m^2)。②平均动脉压<50mmHg。③联合使用两种以上的升压药，而多巴胺剂量>20μg/(kg·min)。④不能停止体外循环或停止循环后心脏收缩无力。⑤左心房压（或肺动脉楔压）>20mmHg，中心静脉压>11mmHg，尿量<0.5ml/(kg·h)。⑥严重的心律失常。⑦周围循环不良。

16. ABC【解析】心导管检查及心室造影术的用物准备中，常用的导管型号有5F、6F、7F。

17. CE【解析】心脏压塞是心内电生理检查和心导管射频消融治疗中的并发症，为严重并发症之一。其产生原因为冠状静脉窦破裂、心脏穿孔。

18. ABC【解析】冠状动脉斑块旋磨术的适应证：①钙化性病变段狭窄，长10~25mm，重度钙化。②开口部不能行球囊扩张的病变。③动脉粥样硬化。选项D、E属于冠状动脉斑块旋磨术的禁忌证。

19. ABCE【解析】参见X型题第8题解析。

20. CD【解析】选择性冠状动脉造影术常规行桡动脉或股动脉穿刺并经鞘管送入导丝，沿导丝送入动脉鞘管。

21. ACD【解析】溶血是动脉导管未闭封堵术术后的并发症，主要与术后残余分流过大或封堵器过多凸入主动脉腔内有关。处理措施是使用激素、止血药、碳酸氢钠等药物治疗，保护肾功能，多数患者可自愈。残余量较大，内科药物控制无效者，可再植入一个或多个封堵器（常用弹簧圈）封堵残余缺口。

22. CD【解析】外周血管腔内成形术及支架置入术的适应证：①各种病因所致的动脉狭窄性病变。②动脉狭窄部位近心段、局限（<10cm）、无钙化。③动脉狭窄远端有缺血症状。血管搭桥术后吻合口狭窄及搭桥血管狭窄是相对适应证。选项C和D属于外周血管腔内成形术及支架置入术的禁忌证。

23. ACDE【解析】经皮冠状动脉腔内成形术的术前护理：①向患者介绍PTCA的目的、方法及注意事项，减轻其疑虑、恐惧心理。术前3天开始口服肠溶阿司匹林300mg+氯吡格雷75mg，1次/天；急诊患者术前口服肠溶阿司匹林300mg+氯吡格雷600mg。②术前训练床上排便，以免术后发生尿潴留。③备腹股沟及会阴部皮肤，做抗生素、碘过敏试验。④行桡动脉穿刺者做Allen试验，判断能否行桡动脉穿刺及插管。⑤完善术前各种检查及知情同意书的签署。

24. AB【解析】心内膜心肌活检术的适应证：①各类心肌疾病的病因诊断。②急、慢性心肌炎的诊断和严重程度判断及疗效监测。③心脏同种异体移植术后观察患者排斥反应的早期征象。④心脏肿瘤的诊断。⑤其他可能引起心肌病变的全身性疾病。选项 C、D、E 属于心内膜心肌活检术的禁忌证。

25. CDE【解析】选择性冠状动脉造影术的并发症有严重心律失常、心绞痛、急性心肌梗死。

26. ABCD【解析】参见 B 型题第 1~2 题解析。

27. ACDE【解析】心内电生理检查和心导管射频消融治疗的并发症有心脏压塞、三度房室传导阻滞、心室颤动和血管并发症，如动脉血栓形成和栓塞。

28. AD【解析】主动脉内球囊反搏术患者的半卧位应<45°，避免屈膝、屈髋引起球囊管打折，所以选项 B 错误。确保 QRS 波幅>0. 5mV，所以选项 C 错误。循环稳定的患者应每 2 小时翻身及拍背 1 次，所以选项 E 错误。选项 A、D 的叙述均是正确的。

先天性心脏病 1

第十七章　先天性心脏病外科治疗患者的护理

先天性心脏病 2

一 A1 型题

1. 不符合体外循环后低心排血量综合征表现的是
   A. 低血压　　B. 末梢循环差
   C. 多尿　　D. 心率快
   E. 多汗
2. 与动脉导管未闭患者心排血量降低无关的是
   A. 心脏畸形　　B. 高血压
   C. 血容量不足　　D. 心律失常
   E. 水、电解质失衡
3. 房间隔缺损的标志是
   A. 生长发育延迟、乏力、心悸　　B. 心前区可闻及粗糙的收缩期杂音
   C. 有肺动脉高压时，可出现发绀　　D. 肺动脉瓣区第二心音亢进并固定性分裂
   E. X 线检查可见心房心室扩大及肺门“舞蹈”
4. 法洛四联症（TOF）包括 4 种解剖畸形，除外
   A. 室间隔缺损　　B. 二尖瓣狭窄
   C. 肺动脉狭窄　　D. 主动脉骑跨
   E. 右心室肥厚
5. 刚入院的房间隔缺损患者，护士在进行身体评估时会发现其
   A. 口唇发绀、双颊红润　　B. 体型瘦小
   C. 心前区收缩期杂音　　D. 智力下降
   E. 口齿不清
6. 与动脉导管未闭所致的发病率无关的因素是
   A. 导管壁平滑肌减少　　B. 肺动脉压力下降
   C. 导管壁平滑肌对氧的敏感性降低　　D. 遗传因素
   E. 血液循环中扩血管性前列腺素增高

7. 动脉导管未闭所致的主要病变为
A. 大动脉错位　　B. 卵圆孔未闭
C. 主动脉骑跨　　D. 肺动脉狭窄
E. 肺动脉与降主动脉之间的胎儿循环未闭合

8. 适用于管型的未闭动脉导管的治疗方法是
A. 外科手术单纯结扎术　　B. 导管前壁加垫结扎术
C. 切断缝合术　　D. 缝合结扎术
E. 贯穿结扎术

9. 房间隔缺损心律失常患者术后应注意保暖，纠正酸碱失衡及电解质紊乱，维持成年人心率（　　）、小儿心率（　　）最为理想
A. 40~60 次/分，100~120 次/分　　B. 40~60 次/分，80~100 次/分
C. 60~100 次/分，100~120 次/分　　D. 60~100 次/分，90~100 次/分
E. 60~100 次/分，120~140 次/分

10. 动脉导管未闭患儿说话声音嘶哑的原因是
A. 扩大的左心房压迫喉返神经　　B. 扩大的右心房压迫喉返神经
C. 扩张的肺动脉压迫喉返神经　　D. 扩张的肺动脉压迫喉上神经
E. 扩张的主动脉压迫喉返神经

11. 最常见的发绀型先天性心脏病是
A. 静脉导管未闭　　B. 室间隔缺损
C. 房间隔缺损　　D. 法洛四联症
E. 二尖瓣狭窄

12. 法洛四联症患儿病理生理改变与临床表现主要取决于
A. 主动脉骑跨与右室肥厚程度　　B. 肺动脉狭窄程度
C. 患儿年龄　　D. 血液黏滞度
E. 病程长短

13. 法洛四联症最突出的特征是
A. 发绀　　B. 喜爱蹲踞
C. 缺氧发作　　D. 生长发育迟缓
E. 智力低下

14. 有关法洛四联症的病理生理改变，叙述不正确的是
A. 出现红细胞增多症　　B. 左心室内压力大于右心室
C. 肺循环血流减少　　D. 心室间血流右向左分流
E. 动脉血氧饱和度下降，出现发绀

15. 法洛四联症患者术前应给予吸氧，氧流量为

A. 2~4L/min
B. 4~6L/min
C. 6~8L/min
D. 8~10L/min
E. 10~12L/min

16. 房间隔缺损患儿如行胸部X线摄片检查，可发现
A. 左心房明显增大
B. 主动脉弓抬高
C. 肺门“舞蹈”征
D. 左心室增大
E. 心脏外形无改变

二 A2 型题

1. 患者，男性，40岁。患动脉导管未闭，在心包纵隔引流管的护理中，若引流量（　　），考虑有活动性出血，及时报告医生，并做好再次开胸止血的准备
A. 持续2小时超过4ml/(kg·h)
B. 持续2小时超过2ml/(kg·h)
C. 间断2小时超过4ml/(kg·h)
D. 间断3小时超过4ml/(kg·h)
E. 以上均不正确

2. 患者，男性，24岁。患原发孔房间隔缺损，其心电图表现正确的是
A. 电轴右偏
B. PR间期延长
C. 电轴不动
D. 不完全或完全性右束支传导阻滞
E. 右心室肥大

3. 患者，女性，36岁。患继发孔房间隔缺损，其心电图表现正确的是
A. 电轴左偏
B. 左室肥大
C. 电轴右偏
D. 一度房室传导阻滞
E. PR间期缩短

4. 患者，男，48岁。室间隔缺损心律失常患者，行手术治疗。心电图检查：P波和QRS波无固定关系，心率50次/分。该患者的治疗措施为
A. 维持体温不变
B. 静脉滴注碳酸氢钠
C. 静脉滴注高渗葡萄糖溶液
D. 静脉注射胰岛素
E. 使用抗生素

三 A3/A4 型题

（1~5题共用题干）

患儿，男，7岁。胸骨左缘第2肋间触及收缩期细震颤，听诊该部位有连续性机械性杂音，确诊为动脉导管未闭，行手术治疗。

1. 为了加强呼吸道管理，术后需要辅助通气

A. 1~2 小时
B. 2~3 小时
C. 3~5 小时
D. 5~7 小时
E. 12 小时

2. 该患儿应采取的手术切口是
A. 左侧前外切口
B. 左侧后外切口
C. 右侧前外切口
D. 右侧后外切口
E. 以上均正确

3. 该患儿应摄入
A. 低蛋白、低维生素、易消化饮食
B. 低蛋白、高维生素、易消化饮食
C. 高蛋白、高维生素、易消化饮食
D. 高蛋白、低维生素、易消化饮食
E. 高蛋白、高维生素、粗纤维饮食

4. 此手术中，最容易损伤的神经是
A. 交感神经
B. 迷走神经
C. 膈神经
D. 喉返神经
E. 肋间神经

5. 患儿无特殊病情变化，（　　）可以复查后上学
A. 10~15 天
B. 1~3 个月
C. 3~6 个月
D. 6~8 个月
E. 8~10 个月

四 B 型题

（1~3 题共用备选答案）
A. 心尖部隆隆样舒张期杂音
B. 胸骨左缘第 3、第 4 肋间 3~4 级全收缩期杂音
C. 胸骨左缘第 2 肋间连续性机械性杂音
D. 主动脉瓣区双期杂音
E. 胸骨左缘第 2 肋间收缩期杂音及固定分裂

1. 房间隔缺损的听诊特点是
2. 室间隔缺损的听诊特点是
3. 典型的动脉导管未闭的杂音是

（4~5 题共用备选答案）
A. 中央型缺损
B. 膜部缺损
C. 漏斗部缺损
D. 肌部缺损

E. 混合型缺损

4. 室间隔缺损根据缺损解剖位置的分类中，（　　）最多见

5. 室间隔缺损根据缺损解剖位置的分类中，（　　）最少见

五 X 型题

1. 房间隔缺损时，左心房血液经缺损向右心房分流，分流量取决于

A. 两心房压力差　　B. 缺损大小

C. 左、右心室充盈阻力大小　　D. 左、右心室的顺应性

E. 左、右心房的顺应性

2. 下列选项中，属于无青紫型心脏病的有

A. 肺动脉狭窄　　B. 主动脉缩窄

C. 法洛四联症　　D. 大动脉转位

E. 房间隔缺损

3. 下列选项中，属于青紫型心脏病的有

A. 肺动脉狭窄　　B. 主动脉缩窄

C. 大动脉转位　　D. 法洛四联症

E. 房间隔缺损

4. 下列选项中，属于潜伏青紫型心脏病的有

A. 动脉导管未闭　　B. 房间隔缺损

C. 室间隔缺损　　D. 法洛四联症

E. 主动脉缩窄

5. 常见典型先天性心脏病，通过（　　）即可做出诊断，并能估计其血流动力学改变情况

A. 症状　　B. 体征

C. 心电图检查　　D. X 线检查

E. 超声心动图检查

6. 动脉导管未闭按形态可分为

A. 管型　　B. 不规则型

C. 漏斗型　　D. 窗型

E. 哑铃型

7. 继发孔缺损根据缺损的解剖位置分为

A. 中央型　　B. 上腔型

C. 下腔型　　D. 周围型

E. 混合型

8. 室间隔缺损根据缺损解剖位置不同，分为

A. 中央型缺损　　B. 膜部缺损
C. 漏斗部缺损　　D. 肌部缺损
E. 混合型缺损

9. 室间隔缺损引起血液自左向右分流，分流量取决于左、右心室的
A. 肺动脉压力　　B. 缺损部位
C. 压力阶差　　D. 缺损大小
E. 肺血管阻力

10. 室间隔缺损的护理诊断包括
A. 生长发育迟缓　　B. 心排血量减少
C. 气体交换障碍　　D. 焦虑
E. 潜在并发症：急性左心衰

11. 室间隔缺损合并肺动脉高压的患者，术后常使用（　　）进行护理
A. 多巴胺　　B. 硝酸甘油
C. 酚妥拉明　　D. 硝苯地平
E. 硝普钠

12. 2 岁以下发绀严重的法洛四联症患儿可采取的治疗方法有
A. 根治术　　B. 上腔静脉与右肺动脉吻合术
C. 左锁骨下动脉与肺动脉吻合术　　D. 主动脉与肺动脉吻合术
E. 左锁骨上动脉与肺静脉吻合术

13. 灌注肺是法洛四联症矫治术后的一种严重并发症，临床主要表现为
A. 急性进行性呼吸困难　　B. 发绀
C. 血痰　　D. 难以纠正的低氧血症
E. 末梢循环差

14. 灌注肺的发生可能与（　　）有关
A. 术前肺血流量减少　　B. 肺动脉发育差
C. 体-肺侧支多　　D. 术后液体输入过多
E. 左心室发育不全

15. 下列属于复杂先天性心脏病的有
A. 大动脉转位　　B. 完全性肺静脉异位引流
C. 完全性房室管畸形　　D. 左心室发育不良综合征
E. 法洛四联症

16. 复杂先天性心脏病的辅助检查有
A. 实验室检查　　B. 胸部 X 线摄片检查
C. 超声心动图检查　　D. 心血管造影检查

E. CT检查

参考答案与解析

一、A1型题

1. C【解析】由于肺血流量减少和左心室发育不全，体外循环后患者可能出现低心排血量综合征，表现为低血压、心率快、少尿、多汗、末梢循环差、四肢湿冷等。

2. B【解析】动脉导管未闭患者会出现低血压，是主动脉血持续流向肺动脉，形成左向右分流所致。

3. D【解析】房间隔缺损查体：胸骨左缘第2肋间闻及2~3级或以上喷射性吹风样收缩期杂音，较粗糙，肺动脉瓣区第二心音亢进并固定分裂是房间隔缺损的标志，三尖瓣区（胸骨下缘左侧）可能闻及因通过三尖瓣的血流增加、三尖瓣相对狭窄产生的隆隆样低调舒张中期杂音。当发生右心衰时，可闻及三尖瓣反流产生的全收缩期吹风样杂音。

4. B【解析】法洛四联症（TOF）是右室漏斗部或圆锥动脉干发育不全引起的一种心脏畸形，主要包括4种解剖畸形，即肺动脉狭窄、室间隔缺损、主动脉骑跨和右心室肥厚。二尖瓣狭窄不在解剖畸形内。

5. B【解析】房间隔缺损患者会出现生长发育迟缓，但智力是正常的。所以，刚入院的房间隔缺损患者，护士在进行身体评估时会发现其体型瘦小。

6. B【解析】动脉导管未闭的发病率与多种因素有关，包括导管壁平滑肌减少、导管壁平滑肌对氧的敏感性降低、血液循环中扩血管性前列腺素增高及遗传因素等。肺动脉压力下降与动脉导管未闭的发病率无关。

7. E【解析】动脉导管位于肺动脉与降主动脉之间，为胎儿循环的主要通道。生后动脉导管闭合，形成动脉导管韧带。导管如未闭合，则主动脉与肺动脉间存在左向右分流。故选项E正确，其余选项为其他先天性心脏病的病理变化。

8. A【解析】外科手术单纯结扎术是一种安全、简易、有效的方法，适用于管型的未闭动脉导管。导管前壁加垫结扎术适用于儿童病例并伴严重肺动脉高压者。切断缝合术比较理想，但操作较复杂，注意出血倾向。

9. C【解析】房间隔缺损心律失常患者应术后72小时内持续心电监护，详细记录心律、心率变化，发现异常及时处理。注意保暖，纠正酸碱失衡及电解质紊乱，维持成年人心率60~100次/分，小儿心率100~120次/分最为理想。

10. C【解析】扩张的肺动脉压迫喉返神经可引起声音嘶哑。

11. D【解析】法洛四联症是一种最常见的发绀型先天性心脏病，占所有先天性心脏病的12%~14%。

12. B【解析】法洛四联症患儿右心室流出道狭窄程度，即肺动脉狭窄程度，是决定患儿病理生理、病情严重和预后的主要因素。

13. A【解析】发绀为法洛四联症最突出的特征，多发生在婴儿时期，口唇及甲床明显，但在生后最初数月因动脉导管未闭而不出现发绀或仅在哭闹和进食中出现。肺动脉狭窄较轻或体肺侧支丰富的患儿发绀并不明显，发绀明显的婴幼儿生长发育受限。

14. B【解析】法洛四联症的病理生理改变取决于肺动脉狭窄的程度。由于肺动脉口狭窄，血液从右心室进入肺循环受阻，引起右心室增厚及右心室压力增高，右心室的静脉血部分射入骑跨的主动脉。所以选项 B 叙述错误。动脉导管未闭时，肺循环血流减少的程度较轻，青紫可不明显。随着动脉导管关闭和漏斗部狭窄逐渐加重，青紫日益明显，出现杵状指(趾)，红细胞代偿性增多。

15. B【解析】法洛四联症患者术前应给予吸氧，氧流量 4~6L/min，每日 2~3 次，每次 20~30 分钟。

16. C【解析】房间隔缺损患儿胸部 X 线摄片检查表现：心脏外形呈现轻、中度扩大，以右心房、右心室增大为主，肺动脉段突出，肺野充血，主动脉心影缩小。可见肺门“舞蹈”征。

二、A2 型题

1. A【解析】动脉导管未闭患者，在心包纵隔引流管的护理中，应间断挤压引流管，观察并记录引流液的性状及量。若引流量持续 2 小时超过 4ml/(kg·h)，考虑有活动性出血，及时报告医生，并做好再次开胸止血的准备。

2~3 B、C【解析】房间隔缺损心电图检查：①原发孔缺损，显示电轴左偏，PR 间期延长，呈一度房室传导阻滞。②继发孔缺损，显示电轴右偏，右室肥大，不完全或完全性右束支传导阻滞。

4. B【解析】题中叙述心电图上 P 波和 QRS 波无固定关系，心率在 60 次/分以下，应考虑为房室传导阻滞，一般经复温、静脉滴注碳酸氢钠后可恢复正常。若处理后无改善可应用异丙肾上腺素静脉滴注。

三、A3/A4 型题

1. A【解析】为了加强呼吸道管理，动脉导管未闭手术后需要辅助通气 1~2 小时，及时清理呼吸道分泌物。

2. B【解析】动脉导管未闭手术采用左侧后外切口，在左侧背部，故患儿术后左臂活动受限。

3. C【解析】动脉导管未闭手术后患儿需要摄入高蛋白、高维生素、易消化的食物，保证充足的营养。

4. D【解析】动脉导管未闭手术中，最容易损伤的神经是喉返神经，引起声音嘶哑。

5. C【解析】动脉导管未闭患儿术后若无特殊病情变化，3~6 个月可以复查后上学，生活要有规律，不要过度疲劳。

四、B 型题

1. E【解析】房间隔缺损的听诊特点是胸骨左缘第 2 肋间收缩期杂音及固定分裂。参见 A1 型题第 3 题解析。

2. B【解析】室间隔缺损在胸骨左缘第 3、第 4 肋间能扪及收缩期震颤，并听到 3~4 级全收缩期杂音；高位漏斗部缺损则震颤和杂音位于第 2 肋间。肺动脉瓣区第二心音亢进。

3. C【解析】动脉导管未闭在胸骨左缘第 2 肋间可触及收缩期细震颤，并可延伸到舒张期，听诊该部位有连续性机械性杂音，向左锁骨下窝传导。

4~5 B、D【解析】根据缺损解剖位置不同，室间隔缺损分为膜部缺损、漏斗部缺损和肌部缺损 3 类，其中以膜部缺损最多见，肌部缺损最少见。

五、X 型题

1. ABC【解析】房间隔缺损时，左心房血液经缺损向右心房分流，分流量取决于两心房压力差、缺损大小以及左、右心室充盈阻力的大小。

2. AB【解析】无青紫型心脏病又称“无分流型心脏病”，是指心脏左、右两侧或动、静脉之间无异常通路或分流，不产生发绀，如肺动脉狭窄和主动脉缩窄等。法洛四联症和大动脉转位属于青紫型心脏病，房间隔缺损属于潜伏青紫型心脏病。

3. CD【解析】青紫型心脏病又称“右向左分流型心脏病”，是指由于某些原因，如右心室流出道狭窄，致使右心压力增高并超过左心，使血流从右向左分流；或因大动脉起源异常，使大量静脉血流入体循环，引起持续性发绀，如法洛四联症和大动脉转位等。肺动脉狭窄和主动脉缩窄属于无青紫型心脏病，房间隔缺损属于潜伏青紫型心脏病。

4. ABC【解析】潜伏青紫型心脏病又称“左向右分流型心脏病”，是指大哭、屏气或任何病理情况导致肺动脉或右心压力增高并超过左心压力，使血液自右向左分流而出现暂时性发绀，如动脉导管未闭、房间隔缺损和室间隔缺损等。法洛四联症属于青紫型心脏病，主动脉缩窄属于无青紫型心脏病。

5. ABCDE【解析】常见典型先天性心脏病，通过症状、体征、心电图，X 线和超声心动图检查即可做出诊断，并能估计其血流动力学改变情况、病变程度及范围，以制订治疗方案。

6. ACDE【解析】动脉导管未闭按形态可分为管型、漏斗型、窗型、哑铃型。

7. ABCE【解析】继发孔缺损位于冠状静脉窦后上方。绝大多数为单孔缺损，少数为多孔缺损，也有筛状缺损。根据缺损的解剖位置分为中央型（卵圆孔型）、上腔型（静脉窦型）、下腔型和混合型。

8. BCD【解析】参见 B 型题第 4~5 题解析。

9. CDE【解析】室间隔缺损引起血液自左向右分流，分流量取决于左、右心室的压力阶差、缺损大小和肺血管阻力。

10. ABCDE【解析】室间隔缺损的护理诊断如下。①生长发育迟缓：与先天性心脏病引起缺氧、疲劳、心功能减退、营养摄入不足有关。②焦虑：与恐惧与陌生环境、心脏疾病、手术和使用呼吸机等仪器有关。③心排血量减少：与心脏疾病、心功能减退、血容量不足、心律失常、水和电解质失衡等有关。④气体交换障碍：与缺氧、手术、麻醉、使用呼吸机、体外循环、术后伤口疼痛等有关。⑤潜在并发症：感染、心律失常、急性左心衰、急性心脏压塞、肾功能不全、脑功能障碍等。

11. AB【解析】室间隔缺损合并肺动脉高压患者术后常使用多巴胺、硝酸甘油等血管活性药物进行护理。

12. CD【解析】对2岁以下发绀严重的法洛四联症患儿可施行左锁骨下动脉与肺动脉吻合术，或主动脉与肺动脉吻合术。

13~14 ABCD、BCD【解析】灌注肺是法洛四联症矫治术后的一种严重并发症，发生的原因可能与肺动脉发育差、体-肺侧支多或术后液体输入过多有关。临床主要表现为急性进行性呼吸困难、发绀、血痰和难以纠正的低氧血症。

15. ABCD【解析】复杂先天性心脏病是指大动脉转位、完全性肺静脉异位引流、肺动脉闭锁（室间隔完整型）、右心室双出口、完全性房室管畸形、单心室、左心室发育不良综合征等心脏畸形复杂的疾病。

16. ABCDE【解析】复杂先天性心脏病的辅助检查：①实验室检查。②胸部X线摄片检查。③超声心动图检查。④心血管造影检查。⑤CT检查。

第十八章　后天性心脏病外科治疗患者的护理

一　A1 型题

1. 无症状或心功能Ⅰ级的二尖瓣狭窄患者的治疗方法为
A. 非手术治疗　　B. 择期手术
C. 二尖瓣置换术　　D. 经皮穿刺球囊导管二尖瓣交界扩张分离术
E. 二尖瓣修复成形术

2. 人工瓣膜置换术后患者最常用的抗凝药是
A. 肝素　　B. 华法林
C. 醋硝香豆素片　　D. 阿司匹林
E. 双嘧达莫

3. 瓣膜广泛受累，腱索粘连，瓣叶活动受到限制的二尖瓣狭窄类型是
A. 管型　　B. 漏斗型
C. 肌肥厚型　　D. 隔膜漏斗型
E. 隔膜型

4. 冠状动脉性心脏病（简称“冠心病”）的危险因素是
A. 体力活动　　B. 高血压
C. 低盐低胆固醇饮食　　D. 无烟酒史
E. 高维生素饮食

5. 二尖瓣狭窄最常见的早期症状是
A. 呼吸困难　　B. 咯血
C. 心绞痛　　D. 晕厥
E. 乏力

6. 二尖瓣关闭不全行人工瓣膜置换术的患者，术后饮食指导包括
A. 多摄入蔬菜、水果，富含维生素的饮食
B. 避免摄入高脂肪、高蛋白饮食
C. 少摄入海鲜

D. 低盐饮食

E. 多摄入蔬菜、水果，避免摄入富含维生素 K 的食物

7. 风湿性心脏病患者尤其应注意的电解质紊乱类型是

A. 等渗性缺水　　B. 高钾血症

C. 低钾血症　　D. 低氯血症

E. 低钙血症

8. 风湿性心脏病患者行二尖瓣置换术后 1 个月，凝血功能检查示血浆凝血酶原时间（PT）为 20 秒，可告知患者

A. 继续服用原剂量抗凝药　　B. 需要增加抗凝药剂量

C. 需要减少抗凝药剂量　　D. 需要立即重新检查凝血功能

E. 使用量适当，不需要继续监测

9. 主动脉瓣狭窄患者晚期肺淤血引起的首发症状是

A. 劳力性呼吸困难　　B. 夜间阵发性呼吸困难

C. 端坐呼吸　　D. 急性肺水肿

E. 晕厥

10. 主动脉瓣关闭不全的临床表现以（　　）为主

A. 血压升高　　B. 心律失常

C. 心肌梗死　　D. 充血性心力衰竭

E. 心绞痛

11. 引起二尖瓣狭窄最常见的原因是

A. 风湿性心脏病　　B. 先天畸形

C. 感染性心内膜炎　　D. 冠心病

E. 上呼吸道感染

12. 风湿性心脏瓣膜疾病最常侵犯的瓣膜是

A. 人工瓣膜　　B. 主动脉瓣

C. 二尖瓣　　D. 三尖瓣

E. 肺动脉瓣

13. 二尖瓣狭窄患者术后，护士在对其进行功能锻炼指导时，正确的是

A. 功能锻炼每天循序渐进，即使出现心悸、气短表现也最好坚持

B. 术后绝对卧床，待心功能完全恢复后再进行锻炼

C. 术后早期进行肢体床上被动、主动运动

D. 术后采取半卧位，抬高、固定下肢，促进静脉回流

E. 术后避免离床运动，防止晕倒

14. 体外循环手术患者术后电解质浓度监测时尤其应注意

A. 血钠浓度
B. 血钾浓度
C. 血钙浓度
D. 血镁浓度
E. 血氯浓度

15. 确定诊断和判定主动脉瓣狭窄程度的重要方法是
A. X线检查
B. 心电图检查
C. 超声心动图检查
D. 心导管检查
E. CT检查

16. 可能增加冠心病复发危险的生活方式是
A. 适当饮酒
B. 无须控制体重
C. 定期锻炼
D. 减少饱和脂肪酸的摄入，增加不饱和脂肪酸的摄入
E. 减少富含嘌呤食物的摄入

17. 人工瓣膜置换术后进行抗凝治疗，治疗效果以国际标准化比值（INR）保持在（　　）为宜
A. 1.0~1.5
B. 1.5~2.0
C. 2.0~2.5
D. 2.5~3.0
E. 3.0~3.5

18. 二尖瓣狭窄患者反复出现劳力性气促、咳嗽，随病程发展，以上症状略有减轻，较可能是
A. 内科治疗已控制病情发展
B. 二尖瓣狭窄程度减轻
C. 病变进入右心衰期
D. 合并主动脉瓣病变
E. 合并二尖瓣关闭不全

19. 主动脉瓣狭窄时心肌耗氧量增加的主要原因是
A. 左心室肥厚
B. 右心室肥厚
C. 心室肌肥厚
D. 心房肌肥厚
E. 静脉充血

20. 主动脉瓣关闭不全行手术治疗时主要采用
A. 瓣叶折叠悬吊术
B. 瓣环环缩术
C. 主动脉瓣置换术
D. 瓣叶修补术
E. 以上均正确

21. 临床上根据心电图表现，将心搏停顿、心室颤动、心-电机械分离统称为心脏停搏，其根本原因为
A. 心脏停止活动
B. 心脏停止供血
C. 心肌细胞发生不可逆性损害
D. 心肌细胞发生可逆性损害

E. 心电图表现相同

22. 主动脉瓣关闭不全时主要引起

A. 右心室压力负荷过重　　B. 左心室压力负荷过重

C. 左心室容量负荷过重　　D. 右心室容量负荷过重

E. 心肌代谢障碍

23. 做心导管及造影等特殊检查时正确的护理措施是

A. 导管拔除后穿刺部位按压止血 60 分钟

B. 导管拔除后穿刺部位沙袋压迫 12 小时

C. 为预防血栓形成需长期口服抗凝药

D. 严密观察穿刺肢体肤色

E. 导管拔除后穿刺部位沙袋压迫 18 小时

24. 急性心肌梗死的正确护理措施是

A. 绝对卧床休息　　B. 予高蛋白、高脂肪饮食

C. 不必减少或停止探视　　D. 出现心前区疼痛可以不处理

E. 每 1 小时翻身 1 次预防压疮

25. 有关主动脉瓣关闭不全的病理生理改变，说法正确的是

A. 心功能失代偿期，左心室排血量增加

B. 心功能代偿期，左心室排血量增加

C. 左心室在收缩期血流充盈过度

D. 右心室逐渐扩张增厚

E. 右心室肌纤维伸长

26. 冠状动脉造影术的护理措施正确的是

A. 进行造影检查前，可不做造影剂过敏试验

B. 左心检查后卧床休息 6~12 小时

C. 术后常规口服抗生素

D. 右心检查后卧床休息 3~6 小时

E. 术后用沙袋压迫穿刺部位，并妥善固定以防出血

27. 主动脉瓣区听诊可闻及响亮、粗糙的收缩期吹风样杂音是（　　）最重要的体征

A. 二尖瓣狭窄　　B. 二尖瓣关闭不全

C. 三尖瓣狭窄　　D. 肺动脉瓣狭窄

E. 主动脉瓣狭窄

28. 体外循环术后患者应维持尿量在

A. 1ml/(kg·h)　　B. 2ml/(kg·h)

C. 2.5ml/(kg·h)　　D. 3ml/(kg·h)

E. 3.5ml/(kg·h)

29. 主动脉瓣关闭不全的主要表现是

A. 心排血量增加
B. 回心血量增加
C. 周围动脉硬化
D. 收缩压升高，舒张压降低
E. 心率加快

二 A2型题

1. 患者，男性，22岁。患主动脉瓣狭窄，术前护士评估时发现其血电解质水平不稳定。护士需要通知医生采取措施的指标是

A. 血钠140mmol/L
B. 血钙2.32mmol/L
C. 血钾3.1mmol/L
D. 血氯101mmol/L
E. 血糖6.6mmol/L

2. 患者，男性，25岁。因风湿性心脏病行二尖瓣置换术，术后服用华法林。其健康教育中最重要的是

A. 定期检查凝血功能
B. 预防感染
C. 每日摄入足量的蛋白质
D. 保持心情愉快
E. 适量运动

3. 患者，男性，25岁。心悸气短，反复咯血。心尖部闻及低调舒张期隆隆样杂音，肺底可闻及舒张期隆隆样杂音及啰音，大量咯血，血压150/90mmHg。诊断应是

A. 风湿性心脏病二尖瓣狭窄并肺水肿
B. 风湿性心脏病二尖瓣关闭不全并肺水肿
C. 风湿性心脏病主动脉瓣关闭不全并肺水肿
D. 高血压并肺水肿
E. 慢性肾炎并肺水肿

4. 患者，男性，50岁。劳累后心悸、乏力2周。查体：心率82次/分，律齐，心尖部闻及全收缩期吹风样杂音且向左腋下传导。应首先考虑为

A. 主动脉瓣狭窄
B. 二尖瓣狭窄
C. 二尖瓣关闭不全
D. 主动脉瓣关闭不全
E. 主动脉狭窄伴主动脉瓣关闭不全

5. 患者，男性，56岁。常有心绞痛、气促发作。心电图检查：电轴左偏和左心室肥大、劳损。入院诊断为主动脉瓣关闭不全。治疗原则正确的是

A. 行经皮穿刺气囊导管扩张分离术
B. 行二尖瓣修复成形术
C. 行二尖瓣置换术
D. 需尽早行主动脉瓣置换术
E. 抗心律失常治疗

三 A3/A4 型题

（1~3 题共用题干）

患者，男性，28 岁。查体时发现心尖部舒张期隆隆样杂音，心界不大。

1. 该患者最可能诊断为

A. 二尖瓣狭窄　　B. 二尖瓣关闭不全

C. 主动脉瓣关闭不全　　D. 主动脉瓣狭窄

E. 二尖瓣狭窄并二尖瓣关闭不全

2. 有助于发现左心房血栓的检查是

A. M 型超声心动图检查　　B. 二维超声检查

C. 经食管超声心动图检查　　D. X 线检查

E. B 超检查

3. 该患者可能出现的并发症中，少见的是

A. 心房颤动　　B. 急性肺水肿

C. 右心衰　　D. 感染性心内膜炎

E. 肺部感染

（4~5 题共用题干）

患者，男性，42 岁。3 年前患细菌性心内膜炎，经治疗痊愈。近日患者常感到心悸、心前区不适，偶有呼吸困难、气促等症状。X 线检查示左心房明显增大，向左下方延伸。主动脉结隆起，升主动脉和弓部增宽，左心室和主动脉搏动幅度增大。

4. 该患者可能诊断为

A. 主动脉瓣狭窄　　B. 主动脉瓣关闭不全

C. 先天性心脏病　　D. 二尖瓣关闭不全

E. 二尖瓣狭窄

5. 近日患者病情加重，出现心绞痛，治疗原则为

A. 行二尖瓣置换术　　B. 行二尖瓣修复成形术

C. 抗心律失常治疗　　D. 需尽早行主动脉瓣置换术

E. 行经皮穿刺气囊导管扩张分离术

四 B 型题

（1~2 题共用备选答案）

A. 左心室扩大　　B. 左心房扩大

C. 右心房扩大　　D. 右心室扩大

E. 左心房、左心室增大

1. 风湿性二尖瓣狭窄患者超声心动图显示

2. 主动脉瓣狭窄患者超声心动图显示

（3~5 题共用备选答案）

A. 心尖部舒张期隆隆样杂音　　B. 胸骨左缘第 3~4 肋间连续性杂音

C. 胸骨左缘第 2 肋间连续性杂音　　D. 主动脉瓣区双期杂音

E. 胸骨左缘第 2 肋间收缩期杂音及固定性第二心音分裂

3. 房间隔缺损的听诊特点是

4. 典型的二尖瓣狭窄的杂音是

5. 典型的动脉导管未闭的杂音是

（6~8 题共用备选答案）

A. 二尖瓣狭窄　　B. 二尖瓣关闭不全

C. 主动脉瓣狭窄　　D. 主动脉瓣关闭不全

E. 先天性心脏病

6. 心电图检查示电轴左偏、二尖瓣型 P 波、左心室肥大和劳损的疾病是

7. X 线检查示主动脉结隆起，升主动脉和弓部增宽的疾病是

8. 瓣叶和腱索增厚、挛缩，瓣膜面积缩小，瓣叶活动受限和二尖瓣瓣环扩大的疾病是

（9~10 题共用备选答案）

A. 动脉瓣狭窄　　B. 缩窄性心包炎

C. 二尖瓣狭窄　　D. 左心房黏液瘤

E. 冠心病

9. 颈静脉怒张、肝大、腹水、心音遥远见于

10. 症状和体征随着体位变化而改变见于

五 X 型题

1. 冠心病患者监测（　　）等数值的变化，可及早发现低心排血量

A. 中心静脉压（CVP）　　B. 心排血量（CO）

C. 心脏指数（CI）　　D. 体循环阻力（SVR）

E. 肺循环阻力（PVR）

2. 主动脉瓣狭窄典型的三联征是

A. 端坐呼吸　　B. 劳力性呼吸困难
C. 晕厥　　D. 夜间阵发性呼吸困难
E. 心绞痛

3. 二尖瓣狭窄的类型包括
A. 肌肥厚型　　B. 隔膜型
C. 管型　　D. 隔膜漏斗型
E. 漏斗型

4. 中、重度二尖瓣狭窄的心电图表现为
A. 电轴左偏　　B. PR 间期延长
C. 电轴右偏　　D. P 波增宽
E. 呈双峰或电压增高

5. 二尖瓣狭窄的二维超声心动图表现，叙述正确的有
A. 二尖瓣瓣叶活动差　　B. 二尖瓣瓣叶增厚和变形
C. 左心室扩大　　D. 二尖瓣口狭窄
E. 左心房、右心室、右心房扩大

6. 冠心病患者的饮食护理不正确的是
A. 多食高维生素的食物　　B. 多食低胆固醇的食物
C. 多食低动物脂肪的食物　　D. 多食高热量的食物
E. 多食低维生素的食物

7. 主动脉瓣关闭不全的病因主要是
A. 风湿热　　B. 老年主动脉瓣变性钙化
C. 感染性心内膜炎　　D. 马方综合征
E. 先天性主动脉瓣畸形

8. 主动脉瓣关闭不全的主要临床表现有
A. 活动时胸痛　　B. 夜间阵发性呼吸困难
C. 活动后呼吸困难　　D. 端坐呼吸
E. 活动时晕厥

9. 急性心肌梗死早期出现异常改变的指标有
A. 肌酸激酶的活性　　B. 肌酸激酶同工酶的质量
C. 肌红蛋白　　D. 肌钙蛋白
E. 以上均不正确

10. 心肌缺血发生心绞痛时心电图以 R 波为主的导联中可见
A. ST 段抬高　　B. T 波低平
C. 倒置的心内膜下心肌缺血性改变　　D. 室性心律失常

E. 传导阻滞

11. 主动脉瓣关闭不全行左心导管检查可以测定

A. 左心室舒张末容积　　B. 左心室收缩末容积

C. 左心室射血分数　　D. 左心室舒张末压

E. 左心室厚度

六 案例分析题

（1~2 题共用题干）

患者，女性，52 岁。活动后心悸、气短 15 年。诊断为风湿性心脏病、二尖瓣狭窄。该患者在全麻低温体外循环下行二尖瓣置换术。

1. 体外循环手术后的护理评估包括

A. 麻醉方式、术中转流、阻断循环时间及手术过程中各系统器官功能状况

B. 全麻是否清醒，清醒后躁动的原因，对疼痛的耐受程度

C. 心脏、呼吸功能监测

D. 血液供应与微循环情况

E. 伤口与各种引流情况

2. 体外循环手术后体温监测叙述不正确的是

A. 术后体温低于 36℃时应保暖复温

B. 体温逐渐回升至常温时，及时撤除保暖措施并防止体温反跳

C. 若体温升至 37℃以上，可能是致热原或多肽物质引起的反应

D. 若术后体温升至 37.5℃，应立即采取降温措施

E. 若术后体温达 38℃以上，应通知医生给予药物降温

参考答案与解析

一、A1 型题

1. A【解析】非手术治疗适用于无症状或心功能Ⅰ级的二尖瓣狭窄患者，所以选项 A 符合题意。心功能Ⅱ级以上且瓣膜病变明显者，需择期手术。经皮穿刺球囊导管二尖瓣交界扩张分离术适用于单纯隔膜型和隔膜增厚型二尖瓣狭窄，瓣叶活动好、无钙化，无房颤及左心房内无血栓者。二尖瓣修复成形术只适用于瓣膜弹性好、无明显的钙化、瓣下结构无障碍、左心房内无血栓的患者。漏斗型者瓣膜重度纤维化、硬化、挛缩或钙化，病变严重，已无法成形修复，需切除瓣膜，行二尖瓣置换术。

2. B【解析】华法林是目前瓣膜病患者最常用的抗凝药，在人工瓣膜置换术后及具备抗凝指征的持续性房颤患者中，保证抗凝指标稳定是治疗的重中之重。行人工瓣膜置换术的患者，术后24~48小时即给予华法林抗凝治疗。

3. D【解析】二尖瓣狭窄的分类如下。①隔膜型：纤维增厚和粘连主要位于瓣膜交界和边缘，瓣叶活动限制少。②隔膜漏斗型：瓣膜广泛受累，腱索粘连，瓣叶活动受到限制。③漏斗型：瓣膜明显纤维化、增厚、钙化，腱索、乳头肌融合和痉挛，瓣膜活动严重受限，呈漏斗状。

4. B【解析】冠状动脉性心脏病（简称"冠心病"）公认的主要危险因素有高脂血症、高血压、吸烟与糖尿病等。

5. A【解析】二尖瓣狭窄左心房内血液淤积，最终导致肺淤血，所以二尖瓣狭窄最常见的早期症状是呼吸困难。

6. E【解析】人工瓣膜置换术后患者需终生抗凝治疗，避免维生素K的摄入。患者应摄入高蛋白、丰富纤维素、低脂肪的均衡饮食，少食多餐，避免过量进食加重心脏负担。

7. C【解析】风湿性心脏病患者人工瓣膜置换术后应注意低钾血症，原因如下：为减少血液破坏，降低血液黏滞度，改善微循环，体外循环常采用各种溶液进行血液稀释性灌注，因此，患者机体内含水量增加，钾含量相对不足，造成稀释性低钾；红细胞含钾量的增减与人体温度升降呈负相关，人工瓣膜置换术多采用中度低温麻醉，体温的降低使钾跨膜内移的量加大；术中体外循环管道对血细胞的损伤致细胞内钾大量逸出细胞外随尿排出；利尿药的使用使尿排钾增加；胃肠道淤血引起钾吸收差，钾摄入量不足等。

8. A【解析】抗凝治疗合理表现为维持血浆凝血酶原时间（PT）在18~24秒（正常12~14秒），凝血酶原活动度（PTA）在35%左右，国际标准化比值（INR）在2.0左右。题中PT为20秒，在合理的抗凝治疗范围内，所以应继续服用原剂量抗凝药，不需要调整药量。

9. A【解析】劳力性呼吸困难、心绞痛、晕厥为主动脉瓣狭窄典型的三联征。劳力性呼吸困难为晚期肺淤血引起的首发症状，病情进一步发展，可发生夜间阵发性呼吸困难、端坐呼吸，甚至急性肺水肿。

10. D【解析】主动脉瓣关闭不全的临床表现以充血性心力衰竭为主，可以表现为活动后呼吸困难、端坐呼吸或夜间阵发性呼吸困难。部分患者还可表现有心肌缺血的症状及活动时胸痛、晕厥。

11. A【解析】风湿性心脏病是引起二尖瓣狭窄的最常见原因。

12. C【解析】在风湿性心脏瓣膜疾病中，最常受侵犯的瓣膜是二尖瓣，其次为主动脉瓣，三尖瓣少见，肺动脉瓣则极为罕见。

13. C【解析】二尖瓣狭窄患者术后一般休息3~6个月，避免劳累，保持良好的生活习惯。根据心功能恢复情况，进行适当的户内、外活动，并逐渐增加活动量，以不引起胸闷、气短为宜，避免重体力劳动和剧烈运动。术后应早期床上运动，但要循序渐进，不能引起其他不适。

14. B【解析】体外循环手术患者术后常见的电解质失常是低血钾，以在术前长时间服用强心利尿药而转流过程中尿量又多的患者更多见，因此，在术后电解质浓度的监测中尤其应注意血钾浓度。

15. C【解析】超声心动图检查是确定诊断和判定主动脉瓣狭窄程度的重要方法。

16. B【解析】肥胖会增加冠心病发病风险，要积极控制体重。

17. C【解析】行人工瓣膜置换术的患者，术后24~48小时即给予华法林抗凝治疗，抗凝治疗效果以国际标准化比值保持在2.0~2.5为宜。

18. C【解析】二尖瓣狭窄早期，患者极易发生急性肺水肿，但至晚期，因为毛细血管和肺泡之间的组织增厚，毛细血管渗液不容易进入肺泡内，则肺水肿的发生率减少。但由于肺小动脉阻力和肺动脉压力均增高，加重了右心室排血负担，致右心室逐渐肥厚、扩大，最终导致右心衰。

19. A【解析】主动脉瓣狭窄引起左心室肥厚，使心肌耗氧量增加。

20. C【解析】主动脉瓣关闭不全的手术治疗主要为主动脉瓣置换术。若患者出现心绞痛、左心衰或心脏逐渐扩大等临床征象时，可在数年内死亡，应尽早施行主动脉瓣置换术。

21. B【解析】心搏停顿、心室颤动、心-电机械分离均表现为心脏停止供血，除非开胸后直接观察或做心电图检查，否则在临床上无法鉴别，初期处理措施基本相同，故统称为心脏停搏。

22. C【解析】因主动脉瓣关闭不全，血液自主动脉反流入左心室，左心室接受来自左心房和主动脉的血液而过度充盈，容量负荷过重，致肌纤维伸长、收缩力增强，并逐渐扩大和肥厚。在心功能代偿期，左心室排血量可高于正常；当功能失代偿时，心排血量减低。而当心脏明显增大，心脏收缩功能减退，就会出现左心室功能进行性衰竭，导致左心室收缩期血流量降低。

23. D【解析】做心导管及造影等特殊检查时，导管拔除后穿刺部位按压止血15~30分钟，所以选项A叙述错误。导管拔除后穿刺部位沙袋压迫24小时，所以选项B和E叙述错误。术后无须服抗凝药，所以选项C叙述错误。术后应密切观察穿刺肢体肤色预防血栓形成，所以选项D叙述正确。

24. A【解析】急性心肌梗死患者要绝对卧床休息，尽量避免搬运，限制探视，预防便秘。给予患者低脂、低胆固醇、清淡易消化饮食，少食多餐。出现心前区疼痛应立即告知医生处理。卧床期间，协助患者翻身，每2~4小时翻身1次，以平卧、半卧、侧卧交替。

25. B【解析】参见A1型题第22题解析。

26. E【解析】进行冠状动脉造影检查前，一定要做造影剂过敏试验，所以选项A错误。术后常规静脉滴注抗生素，而不是口服，所以选项C错误。右心检查后卧床休息6~12小时，左心检查后卧床休息12~24小时，所以选项B和D错误。术后用沙袋压迫穿刺部位，并妥善固定以防出血，所以选项E正确。

27. E【解析】主动脉瓣区听诊可闻及响亮、粗糙的收缩期吹风样杂音是主动脉瓣狭窄最重要的体征，可向颈部传导。

28. A【解析】体外循环术后的尿量需要适当控制，以免容量过多引起心脏负荷过重，导致心力衰竭。一般来说，体外循环术后，患者的正常尿量应维持在1ml/(kg·h)。

29. D【解析】主动脉瓣关闭不全引起动脉舒张压下降，收缩压升高，冠状动脉灌注量随之降低。左心室高度肥厚时耗氧量增加，可引起心肌供血不足。

二、A2型题

1. C【解析】血钾的正常值是3.5~5.5mmol/L。如果患者血钾为3.1mmol/L，代表患者发生低钾血症，需要通知医生采取措施进行治疗。

2. A【解析】二尖瓣置换术后服用华法林，健康教育中最重要的是定期检查凝血功能。术后住院期间，每天都要监测PT和INR值，据此调整华法林的剂量。术后3个月至半年内需要频繁地监测凝血功能。

3. A【解析】患者诊断应是风湿性心脏病二尖瓣狭窄并肺水肿。二尖瓣狭窄听诊时心尖部闻及舒张期隆隆样杂音；肺底闻及啰音、大量咯血，可诊断为肺水肿。

4. C【解析】患者可首先考虑为二尖瓣关闭不全。二尖瓣关闭不全时首见活动能力差、虚弱无力和心悸，后期患者会出现一定程度的活动后呼吸困难。心尖部可闻及响亮、粗糙的收缩期吹风样杂音并向左腋下传导。

5. D【解析】参见A1型题第20题解析。

三、A3/A4型题

1. A【解析】该患者最可能诊断为二尖瓣狭窄。二尖瓣狭窄听诊时心尖部闻及舒张期隆隆样杂音。

2. C【解析】经食管超声心动图检查可作为筛查左心房血栓的重要手段，有助于早期发现左心房血栓，早期抗栓治疗。

3. D【解析】二尖瓣狭窄可能导致的并发症有心房颤动、急性肺水肿、血栓栓塞、右心衰、感染性心内膜炎、肺部感染。其中，心房颤动是二尖瓣狭窄最常见的心律失常，也是相对早期的常见并发症；感染性心内膜炎相对少见。

4. B【解析】该患者可能诊断为主动脉瓣关闭不全。细菌性心内膜炎是引起主动脉瓣关闭不全的病因，表现为心悸、心前区不适，偶有呼吸困难、气促等症状。X线检查示主动脉结隆起，升主动脉和弓部增宽，左心室和主动脉搏动幅度增大。

5. D【解析】参见A1型题第20题解析。

四、B型题

1. B【解析】风湿性二尖瓣狭窄患者超声心动图显示左心房扩大，伴有左心房附壁血栓者，多在左心耳或左心房顶部及侧壁观察到血栓。

2. A【解析】主动脉瓣狭窄患者超声心动图显示早期左心室壁可呈向心性肥厚，晚期左心室可扩大。

3. E【解析】房间隔缺损时在胸骨左缘第 2 肋间可闻及 2~3 级或以上喷射性吹风样收缩期杂音，较粗糙，肺动脉瓣区第二心音亢进并固定分裂是房间隔缺损的标志。

4. A【解析】二尖瓣狭窄听诊时心尖部可闻及舒张期隆隆样杂音。

5. C【解析】动脉导管未闭在胸骨左缘第 2 肋间可触及收缩期细震颤，并可延伸到舒张期，听诊该部位有连续性机械性杂音，向左锁骨下窝传导。

6. B【解析】二尖瓣关闭不全患者心电图检查：轻者心电图可正常，较重者则出现电轴左偏、二尖瓣型 P 波、左心室肥大和劳损。

7. D【解析】主动脉瓣关闭不全 X 线表现参见 A3/A4 型题第 4 题解析。

8. B【解析】二尖瓣关闭不全患者主要的病理改变是瓣叶和腱索增厚、挛缩、瓣膜面积缩小，瓣叶活动受限和二尖瓣瓣环扩大。

9. B【解析】缩窄性心包炎患者常有急性心包炎、心包积液等病史，查体可见颈静脉怒张、肝大、腹水、下肢水肿、心音遥远等。

10. D【解析】左房黏液瘤的临床表现复杂，且症状的发作、消失及体征的变化等，多与体位改变密切相关，故临床较难确诊。

五、X 型题

1. BCDE【解析】在冠心病患者的护理中，要监测心排血量（CO）、心脏指数（CI）、体循环阻力（SVR）和肺循环阻力（PVR）等数值的变化，及早发现低心排血量，及时报告医生处理。

2. BCE【解析】参见 A1 型题第 9 题解析。

3. BDE【解析】参见 A1 型题第 3 题解析。

4. CDE【解析】轻度二尖瓣狭窄者心电图正常；而中、重度二尖瓣狭窄者表现为电轴右偏、P 波增宽、呈双峰或电压增高；肺动脉高压者可出现右束支传导阻滞或右心室肥大；病程长者常显示心房颤动。

5. ABDE【解析】二尖瓣狭窄的二维超声心动图表现：二尖瓣瓣叶活动差、增厚和变形，二尖瓣口狭窄，左心房、右心室、右心房扩大，而左心室正常。

6. DE【解析】冠心病患者应选择维生素丰富、低动物脂肪、低胆固醇、低热量的清淡饮食，禁止暴饮暴食、饱餐和餐后剧烈运动。

7. AB【解析】主动脉瓣关闭不全的病因主要是风湿热和老年主动脉瓣变性钙化。此外，梅毒、感染性心内膜炎、马方综合征、先天性主动脉瓣畸形、主动脉夹层等也可引起主动脉瓣关闭不全。

8. BCD【解析】参见 A1 型题第 10 题解析。

9. ABCD【解析】急性心肌梗死早期肌酸激酶及其同工酶的活性或质量、肌红蛋白、肌钙蛋白均出现异常改变。

10. BCDE【解析】心肌缺血发生心绞痛时心电图以 R 波为主的导联中可见 ST 段压低、T 波低平或倒置的心内膜下心肌缺血性改变，以及室性心律失常或传导阻滞。

11. ABCDE【解析】主动脉瓣关闭不全行左心导管检查可以测定左心室舒张末容积、左心室收缩末容积、左心室射血分数、左心室舒张末压及左心室厚度。

六、案例分析题

1. BCDE【解析】评估麻醉方式、术中转流、阻断循环时间及手术过程中各系统器官功能的状况属于术中护理评估，其余选项皆属于术后护理评估。

2. ACDE【解析】体外循环手术后体温低于 35℃时应保暖复温，所以选项 A 错误。体温逐渐回升至常温时，及时撤除保暖措施并防止体温反跳，所以选项 B 正确。若体温升至 39℃以上，可能是致热原或多肽物质引起的反应，所以选项 C 错误。高热使心率加快，心肌耗氧量增加。若术后体温升至 38℃，应立即采取降温措施，如使用冰枕、冷敷或乙醇擦浴，所以选项 D 错误。若高达 39℃以上，应通知医生予以药物降温，如给予阿司匹林加冰盐水保留灌肠，所以选项 E 错误。

第十九章 腹部损伤患者的护理

一、A1 型题

1. 空腔脏器中最容易损伤的是

A. 胃　B. 膀胱

C. 直肠　D. 结肠

E. 小肠

2. 腹腔穿刺抽出凝固的血液提示

A. 腹膜后血肿　B. 出血性胰腺炎

C. 肝、脾破裂　D. 腹腔内积血

E. 抽出为血管内血液

3. 空腔脏器按易损伤程度排序依次是

A. 小肠、胃、结肠、膀胱　B. 小肠、膀胱、胃、结肠

C. 小肠、结肠、胃、膀胱　D. 小肠、结肠、膀胱、胃

E. 胃、小肠、结肠、膀胱

4. 关于腹部损伤的叙述不正确的是

A. 可为闭合性

B. 可为开放性

C. 如有少量肠管脱出，急救现场立即回纳入腹腔

D. 实质脏器损伤主要引起出血

E. 空腔脏器损伤主要引起感染

5. 腹部损伤中的贯通伤是指

A. 体表无伤口的损伤　B. 有腹膜破损的损伤

C. 无腹膜破损的损伤　D. 投射物有入口无出口的损伤

E. 投射物有入口和出口的损伤

6. 诊断腹腔内实质脏器损伤的主要依据是

A. 腹肌紧张　B. 膈下游离气体

C. 板状腹　D. 腹腔穿刺抽出浑浊液体

E. 腹腔穿刺抽出不凝血

7. 腹腔内实质脏器按易损伤程度排序依次为
A. 脾、肝、肾、胰腺
B. 肾、肝、脾、胰腺
C. 脾、肾、肝、胰腺
D. 肝、肾、脾、胰腺
E. 肝、脾、肾、胰腺

8. 腹腔内实质器官破裂伴有失血性休克患者的处理原则是
A. 补充液体
B. 抗休克的同时进行手术
C. 待休克纠正后再手术
D. 应用血管活性药
E. 镇静、镇痛

9. 区别空腔脏器与实质脏器损伤的主要诊断依据是
A. 外伤史
B. 腹痛的轻重和范围
C. 腹腔穿刺抽出物
D. 有无腹膜刺激征
E. 有无移动性浊音

10. 判断胃肠道破裂最有价值的发现是
A. 腹膜刺激征
B. 气腹
C. 心率增快
D. 呕血
E. 腹胀

11. 腹腔内实质脏器破裂最主要的临床表现是
A. 肠麻痹
B. 胃肠道症状
C. 全身感染症状
D. 腹膜刺激征
E. 内出血征象

12. 最常发生损伤的腹腔内实质脏器是
A. 肾
B. 肝
C. 脾
D. 肠系膜
E. 小肠

13. 上腹部手术的备皮范围是
A. 自乳头至耻骨联合平面，两侧到腋后线
B. 上起肋弓缘，下至耻骨联合
C. 上起剑突，下至会阴部
D. 上起剑突，下至大腿上 1/3
E. 自乳头至脐部，两侧到腋后线

14. 肝破裂大出血的主要处理措施是
A. 应用止血药
B. 输血
C. 补液
D. 急诊手术
E. 吸氧

15. 实质脏器破裂腹腔内不凝血的主要原因是
A. 血液被腹膜渗液稀释
B. 凝血因子生成障碍
C. 凝血酶原降低
D. 出血量大
E. 腹膜的脱纤维作用

16. 对疑有腹腔内脏器损伤的患者进行护理时，不正确的做法是
A. 尽量少搬动患者
B. 注射镇痛药
C. 安置半卧位
D. 禁食，输液
E. 注射广谱抗生素

17. 空腔脏器破裂的主要临床表现是
A. 创伤性休克
B. 急性腹膜炎
C. 急性肠梗阻
D. 急性内出血
E. 膈下游离气体

18. 肝、脾破裂首选的辅助检查是
A. 腹部B超检查
B. 腹部CT检查
C. 淀粉酶测定
D. 腹部立位X线检查
E. 腹部MRI检查

19. 对严重腹部损伤，首要的急救措施是
A. 吸氧
B. 防治休克
C. 禁食，输液
D. 使用吗啡类镇痛药
E. 物理降温

20. 疑有空腔脏器损伤时，首选的影像学检查方法是
A. B超检查
B. CT检查
C. X线检查
D. 介入检查
E. MRI检查

21. 腹部闭合性损伤合并失血性休克时的处理原则是
A. 给予止血药
B. 快速补充液体
C. 治疗休克的同时手术探查止血
D. 输新鲜血
E. 应用抗生素控制感染

22. 腹部损伤合并（　　）时应优先处理
A. 窒息
B. 出血
C. 休克
D. 气胸
E. 昏迷

23. 下列哪种脏器损伤的临床表现为弥漫性腹膜炎
A. 脾
B. 肝

C. 肾　　D. 胃

E. 胰

二 A2 型题

1. 患者，女性，52 岁。因车祸致腹部开放性损伤，伴少量肠管脱出。正确的紧急处理措施是

A. 敞开伤口，急诊手术　　B. 用消毒棉垫加压包扎

C. 迅速将肠管还纳入腹腔　　D. 用凡士林纱布覆盖，腹带加压包扎

E. 用消毒碗覆盖脱出物，初步包扎伤口后迅速转送手术室

2. 患者，男性，47 岁。从高处坠落后导致腹部闭合性损伤，疑有小肠破裂。提示患者病情恶化需要手术的表现是

A. 肠道出血停止　　B. 全身情况无恶化趋势

C. 腹痛和腹膜刺激征范围扩大　　D. 肠鸣音正常，无减弱或消失

E. 经积极抗休克治疗情况好转

3. 患者，男性，30 岁。2 天前被汽车撞伤左上腹，当时左上腹有胀痛和局部压痛，暂留院观察。今晨上厕所时突然晕倒。查体：面色苍白，出冷汗，血压下降，脉搏细速，无明显腹膜刺激征。首先考虑

A. 脾破裂　　B. 肝破裂

C. 胰腺破裂　　D. 左肾破裂

E. 肠系膜血管破裂

4. 患者，男性，40 岁。肠扭转致广泛小肠坏死、休克，行坏死肠切除后休克好转。对该患者进行监护，以下哪项是不必要的

A. 精神状态　　B. 皮色、皮温

C. 血压、脉搏、尿量　　D. 心电监护

E. 脑电监护

5. 患者，男性，41 岁。左下胸部被撞伤，X 线检查可见左第 9、第 10 肋骨骨折，3 天后突发休克。最可能的原因是

A. 气胸　　B. 脾破裂

C. 肝破裂　　D. 胃破裂

E. 结肠破裂

6. 患者，男性，25 岁。因腹部外伤疼痛难忍，伴恶心、呕吐。提示有腹腔内脏器损伤的主要体征是

A. 腹式呼吸减弱　　B. 腹膜刺激征

C. 移动性浊音可疑　　D. 肠鸣音减弱

E. 肝浊音界缩小

7. 患者，男性，44 岁。左下胸受挤压，左第 8、第 9、第 10 后肋骨折，脾破裂。查体：面色苍白、四肢湿冷，脉搏 120 次/分，血压 80/60mmHg。下列治疗原则中正确的是

A. 一旦确诊，立即手术
B. 大量快速输液，待血压正常后及早手术
C. 积极抗休克，同时迅速手术
D. 积极抗休克，如病情无好转再手术
E. 积极抗休克，不手术

8. 患者，男性，20 岁。因车祸撞伤右上腹部，表现为腹腔内出血，伴有明显的腹膜刺激征。应首先考虑的是

A. 脾破裂
B. 肝破裂
C. 胆囊破裂
D. 胃破裂
E. 肾破裂

9. 患者，男性，35 岁。从高处跌下，局部腹壁瘀斑，阵发性腹痛。需手术探查的指征，叙述不正确的是

A. 腹痛进行性加重
B. 腹部透视发现胃扩张
C. 全腹胀、肠鸣音消失
D. X 线检查示膈下游离气体
E. 血压明显下降

10. 患者，女性，24 岁。以腹部闭合性损伤收入院。腹腔穿刺未能确诊何脏器损伤的原因不包括

A. 消化液漏出量少
B. 空腔脏器穿孔较小
C. 实质脏器被膜下破裂
D. 穿刺针太粗
E. 实质脏器破裂出血量少

三 A3/A4 型题

（1~3 题共用题干）

患者，男性，25 岁。因车祸撞伤腹部，患者诉腹痛难忍，伴恶心、呕吐。腹部 X 线平片表现为膈下新月形阴影，拟诊为胃肠道外伤性穿孔。

1. 下列对诊断胃肠道穿孔最有意义的表现是

A. 腹膜刺激征
B. 肠鸣音消失
C. 腹腔穿刺抽出浑浊液体
D. 白细胞计数增多
E. 感染中毒症状

2. 以下对该患者的处理措施中，不正确的是

A. 禁食，输液
B. 胃肠减压
C. 应用大剂量抗生素
D. 给予吗啡镇痛
E. 尽快术前准备

3. 可减少腹腔毒素吸收的体位是
   A. 平卧位　　B. 侧卧位
   C. 俯卧位　　D. 半卧位
   E. 头低足高位

（4～6 题共用题干）

患者，男性，20 岁。于 3 小时前被自行车撞伤右侧腹部，因腹部剧烈疼痛来院就诊。查体：脉搏 120 次/分、血压 80/40mmHg。全腹压痛，反跳痛，以左上腹为重，移动性浊音阳性，肠鸣音消失。

4. 对患者的疾病进行确诊最有价值的检查是
   A. 心电图　　B. 诊断性腹腔穿刺
   C. 静脉肾盂造影　　D. 胸部 X 线摄片
   E. 肌酐、尿素氮测定
5. 根据病史、体格检查及腹腔穿刺抽出不凝血拟诊为
   A. 脾破裂　　B. 肝破裂
   C. 小肠破裂　　D. 肠系膜血肿
   E. 结肠破裂
6. 首先考虑采取的措施是
   A. 静脉输注血管收缩药　　B. 胸腔穿刺减压
   C. 剖腹探查　　D. 大剂量应用抗生素
   E. 静脉滴注利尿药，改善肾功能

（7～10 题共用题干）

患者，男性，70 岁。有长期便秘史，突发左下腹绞痛伴明显腹胀 2 天，未呕吐，排少量黏液便 1 次，未排气，2 年前曾有类似发作。查体：全腹高度膨隆，左下腹可见巨大肠型，有轻度压痛、反跳痛，肠鸣音亢进。

7. 该患者的诊断可能为
   A. 直肠癌　　B. 乙状结肠癌
   C. 麻痹性肠梗阻　　D. 乙状结肠扭转
   E. 小肠扭转
8. 为明确诊断，该患者还应做的检查是
   A. 腹部 B 超　　B. 腹部立位 X 线平片
   C. 结肠镜检查　　D. 直肠指诊
   E. 腹部 CT

9. 对于该患者，最主要的处理措施是

A. 禁食　　B. 胃肠减压
C. 应用抗生素　　D. 补液
E. 立即手术治疗

10. 在护理该患者时，最重要的观察内容是

A. 腹痛　　B. 腹胀
C. 肠绞窄征象　　D. 呕吐
E. 排便

（11～16题共用题干）

患者，女性，52岁。因腹部刀刺伤行剖腹探查术，术中见脾及回肠、结肠数处刀刺伤口，边缘整齐。

11. 术中处理数处刀刺伤的顺序应是

A. 脾→回肠→结肠　　B. 回肠→脾→结肠
C. 结肠→回肠→脾　　D. 脾→结肠→回肠
E. 没有特定次序，找到一处伤口处理一处

12. 术后18小时见患者腹腔引流管流出少量粪渣，此时应考虑患者出现了

A. 肠粘连　　B. 肠瘘
C. 吻合口狭窄　　D. 术中冲洗不彻底
E. 肠坏死

13. 查体：患者体温37.9℃，血压100/75mmHg，全腹尚软。除切口部位外无明显压痛、反跳痛，移动性浊音阴性，肠鸣音尚未恢复。患者的处理应首选

A. 手术补瘘　　B. 加强腹腔灌洗及负压吸引引流
C. 手术扩张狭窄的吻合口　　D. 油纱布填塞切口
E. 手术切除坏死肠段

14. 此时患者应采取的体位是

A. 半卧位　　B. 平卧位
C. 中凹卧位　　D. 头低足高位
E. 俯卧位

15. 患者肠道修补术后第1天的营养补充主要依靠

A. 无渣饮食　　B. 管饲肠内营养剂
C. 鼻饲流质饮食　　D. 肠外营养和肠内营养
E. 全胃肠外营养

16. 患者出院后1个月出现腹痛、腹胀、呕吐胃内容物及胆汁，考虑该患者发生了

A. 肠梗阻　　B. 肠瘘
C. 吻合口狭窄　　D. 肠痉挛
E. 肠坏死

（17~19 题共用题干）

患者，女性，33 岁。腹部被车撞伤 6 小时，腹痛，面色苍白，四肢厥冷。查体：血压 70/50mmHg，脉率 142 次/分，全腹轻度压痛、反跳痛，伴肌紧张，腹部 X 线检查无异常发现。腹腔穿刺抽出不凝血液。

17. 首先考虑该患者为
A. 肝脾破裂　　B. 胃穿孔
C. 腹膜后血肿　　D. 肠破裂
E. 严重的腹壁软组织挫伤

18. 以下护理措施不正确的是
A. 观察生命体征变化　　B. 避免活动
C. 注意腹部症状、体征变化　　D. 输液、给氧
E. 给予清淡流质饮食

19. 该患者腹腔穿刺抽出不凝血液的原因是
A. 腹膜有脱纤维作用　　B. 误穿入血管
C. 凝血因子消耗过多　　D. 凝血功能障碍
E. 大量出血

四 B 型题

（1~2 题共用备选答案）
A. 直肠镜检查可直视低位直肠及肛管破裂
B. 可有胸腔积液
C. X 线检查可出现膈下游离气体
D. 可伴有失血性休克症状
E. 可出现严重的全身中毒症状

1. 结肠损伤
2. 直肠损伤

（3~4 题共用备选答案）
A. 肝　　B. 脾
C. 胰　　D. 小肠

E. 肾
3. 哪一种脏器损伤的临床表现主要为腹膜炎
4. 腹腔中最容易损伤的脏器是

（5~8 题共用备选答案）
A. 腹腔穿刺抽出不凝血液
B. 腹腔穿刺抽出血液很快凝固
C. 腹腔穿刺抽出含有食物残渣的液体
D. 腹腔穿刺抽出血性液或脓血性液
E. 腹腔穿刺抽出血性含淀粉增多的液体
5. 肝破裂时
6. 急性出血性肠炎时
7. 脾破裂时
8. 胃溃疡穿孔时

（9~10 题共用备选答案）
A. 可伴失血性休克症状
B. 可有呕血、黑便
C. 可有腹膜后积气
D. 早期症状轻，常只有局限性腹膜炎
E. 可出现膈下游离气体
9. 胃破裂
10. 脾破裂

五 X 型题

1. 腹部闭合性损伤诊断未明确时的处理原则是
A. 禁食、禁水
B. 禁灌肠
C. 禁止腹部热敷
D. 严密观察病情
E. 鼓励患者活动
2. 腹部闭合性损伤时，能够提示患者可能有内脏损伤的表现有
A. 呕血、便血
B. 腹膜刺激征
C. 移动性浊音阳性
D. 体温升高
E. 早期出现休克
3. 肝、脾、肾、胰较其他腹腔脏器更容易受损的原因包括
A. 血供丰富
B. 组织结构脆弱
C. 解剖位置较深
D. 位置比较固定

E. 为实质性脏器

六 案例分析题

（1~6 题共用题干）

患者，男性，29 岁，汽车司机。3 小时前因两车相撞，上腹部被方向盘撞伤，出现腹部剧烈疼痛被救护车送入院。

1. 急诊最应先进行的检查有
   A. 血常规　　B. 血清钾、钠、氯
   C. 腹部查体　　D. 血清淀粉酶
   E. 腹部 X 线平片
2. 腹部闭合性损伤的常见原因有
   A. 坠落　　B. 打击
   C. 弹片投射　　D. 撞击
   E. 冲击
3. 诊断性腹腔穿刺可选择的穿刺点有
   A. 脐和左髂前上棘连线的中、外 1/3 交界处
   B. 脐和髂前上棘连线的中、下 1/3 交界处
   C. 脐和右髂前上棘连线的下、外 1/3 交界处
   D. 侧卧位取脐水平线与腋前线相交点
   E. 侧卧位取脐水平线与腋中线相交点
4. 腹部闭合性损伤诊断明确之前，观察期间需特别注意
   A. 血压、脉搏、呼吸的变化　　B. 不随意搬动患者
   C. 腹部体征变化　　D. 给予镇痛药，减轻疼痛
   E. 血常规变化
5. 维持腹部损伤患者体液平衡的护理措施包括
   A. 扩充血容量　　B. 记录出入量
   C. 定时监测中心静脉压　　D. 观察脱水症状有无改善
   E. 休克患者头和躯干分别抬高 15°~20°，下肢抬高 20°~30°
6. 查体：右上腹壁见挤压伤痕，板状腹，未扪及包块，全腹压痛、反跳痛明显，移动性浊音阳性，肠鸣音减弱。该患者可初步诊断的疾病有
   A. 肝破裂　　B. 脾破裂
   C. 胃破裂　　D. 弥漫性腹膜炎
   E. 十二指肠破裂

参考答案与解析

一、A1 型题

1. E【解析】空腔脏器按易损伤程度排序依次是小肠、胃、结肠、膀胱等，直肠因位置较深而损伤的发生率较低。

2. E【解析】腹膜具有脱纤维作用，可以使血液不凝固，如果抽出血液迅速凝固，多是误入血管所致。

3. A【解析】参见 A1 型题第 1 题解析。

4. C【解析】腹部损伤是指各种原因所致的腹壁和/或腹腔内器官损伤。根据腹部有无伤口和损伤的脏器不同，可分为腹部开放性损伤和腹部闭合性损伤；根据损伤的腹内器官性质分类，可分为实质脏器损伤和空腔脏器损伤。腹腔实质脏器或大血管损伤时，可因大出血而死亡；空腔脏器受损破裂时，常并发严重的腹腔感染而威胁生命。在急救现场如有少量肠管脱出，应用消毒碗覆盖保护包扎。

5. E【解析】腹部损伤中的贯通伤是指投射物击中人体后，造成一个入口和一个出口的损伤。

6. E【解析】诊断腹腔内实质脏器损伤的主要依据是腹腔穿刺抽出不凝血。腹腔内实质脏器损伤会导致腹内大出血，因腹膜的脱纤维作用而不凝。

7. C【解析】在实质脏器中，肝、脾、肾、胰等位置比较固定，组织结构脆弱、血供丰富，受到暴力打击后，比其他内脏器官更容易破裂，按易损伤程度排序依次为脾、肾、肝和胰腺。

8. B【解析】腹腔内实质器官破裂伴有失血性休克患者的处理原则是抗休克的同时手术探查止血。

9. C【解析】区别空腔脏器与实质脏器损伤的主要诊断依据是腹腔穿刺抽出物。若抽出物为不凝血，提示为实质脏器损伤所致的内出血，因腹膜的脱纤维作用而使血液不凝；若抽出物为漏出的消化液，内含胃液、胰液及胆汁，则提示为空腔脏器损伤。

10. B【解析】判断胃肠道破裂最有价值的发现是有气腹。胃肠道破裂时，可有气腹表现，肝浊音界缩小或消失；X 线立位透视可见膈下游离气体；腹腔穿刺抽出浑浊液体或食物残渣可确诊。

11. E【解析】选项 A、B、C、D 是腹腔内空腔脏器损伤时弥漫性腹膜炎的表现，故不正确；肝、脾、胰、肾等实质脏器富含血管，受到创伤时主要表现为内出血，所以选项 E 正确。

12. C【解析】参见 A1 型题第 7 题解析。

13. A【解析】上腹部手术的备皮范围：上平乳头连线，下至耻骨联合，两侧到腋后线，剃净阴毛，清洁脐孔。

14. D【解析】肝破裂失血量超过全身血容量的40%，即为肝破裂大出血，应立即手术治疗，同时予以对症支持等综合性治疗。

15. E【解析】参见A1型题第6题解析。

16. B【解析】对疑有腹腔内脏器损伤的患者应做到“四禁”，即禁食禁饮、禁忌灌肠、禁用泻药、诊断尚未明确时禁用吗啡等镇痛药，以免掩盖症状，影响诊断，但可以注射广谱抗生素。尽量少搬动患者，安置半卧位。

17. B【解析】空腔脏器破裂后，胃肠道内容物流入腹腔，刺激腹膜引起急性腹膜炎表现。

18. A【解析】肝、脾破裂最首选的辅助检查是B超检查。B超作为一种无创性检查，最大的特点是可将实质性、液性及气性组织区分开来，对于肝、脾破裂导致内出血的患者，可准确进行定位和定性检查，简单、方便、快捷。

19. B【解析】严重腹部损伤患者一般伴有大出血，导致失血性休克，此外肠道细菌侵入腹腔，造成弥漫性腹膜炎，导致感染性休克，故首要的措施是防治休克。

20. C【解析】疑有空腔脏器损伤时，首选的影像学检查方法是X线检查。空腔脏器破裂最简单、最有意义的检查方法是X线立位腹部平片。立位腹部平片中发现膈下新月形阴影，可作为胃肠道破裂的证据。

21. C【解析】腹部闭合性损伤常合并失血性休克，由于休克的原因是实质脏器破裂出血或大血管损伤，因此必须一边抗休克治疗，一边准备手术探查止血。如不经术前补液，直接手术治疗，手术风险很大；如只行补液、输血、止血等保守治疗，许多患者出血并不能自止，从而失去抢救机会。有些患者出血量大、病情凶险，只有手术治疗才能彻底止血，使休克纠正。

22. A【解析】腹部损伤时，如果发生窒息会威胁生命，所以应优先进行处理。

23. D【解析】肠、胃、胆囊、膀胱等破裂时主要表现为弥漫性腹膜炎，患者出现持续性剧烈腹痛，伴恶心、呕吐，稍后出现体温升高、脉速、呼吸急促等全身性感染的表现，严重者可发生感染性休克。

二、A2型题

1. E【解析】因车祸致腹部开放性损伤，有内脏脱出者，一般不可还纳入腹腔以免污染，可用消毒或清洁碗盖住脱出的内脏，防止受压，初步包扎伤口后迅速转送手术室。

2. C【解析】小肠破裂后，可在早期即产生明显的腹膜炎。腹痛和腹膜刺激征范围扩大提示患者病情恶化需要手术。

3. A【解析】脾是腹部脏器中最容易受损伤的器官，已有病理改变的脾更易受损破裂。根据破裂部位及范围，脾破裂可分为中央型脾破裂（在脾实质深部）、被膜下脾破裂（在脾实质周边部）和真性脾破裂（破损累及被膜）。前二者因被膜完整，出血量受到限制，可形成血肿，临床因无明显内出血征象而不易被发现。有些血肿可自行吸收；但有些血肿，尤其是被膜下血肿在某些微弱外力的作用下，可突然转为真性脾破裂，导致严重后果。肝破裂的致伤因素、病理类型和临床表现都与脾破裂极为相似，右肝破裂多于左肝。本题中患者是左上腹受到撞击，很可能是出现了脾破裂。

4. E【解析】患者没有出现明显的神经系统症状，不需要做脑电监护。

5. B【解析】左下胸部外伤，导致左第 9、第 10 肋骨骨折，出现休克，要警惕脾破裂的可能。

6. B【解析】提示有腹腔内脏器损伤的主要体征是腹膜刺激征。腹腔内脏器损伤包括实质脏器损伤和空腔脏器损伤。实质脏器损伤的腹膜刺激征相对空腔脏器损伤为轻，但有肝、胰破裂时可出现明显的腹膜刺激征。空腔脏器损伤有典型的腹膜刺激征（如压痛、反跳痛、腹肌紧张），其程度与空腔脏器内容物有关，通常胃液、胆汁、胰液刺激性最强，肠液次之。

7. C【解析】患者因为脾破裂发生严重休克，治疗原则为积极抗休克，同时迅速手术。

8. B【解析】患者因车祸撞伤右上腹部，根据解剖部位及腹腔内出血、伴有明显的腹膜刺激征等临床表现，可以判断患者发生了肝破裂。肝破裂后有出血，因胆汁进入腹腔，腹痛和腹膜刺激征明显。胆囊位于右上腹部，破裂后也可导致明显的腹膜刺激征，但在闭合性损伤中，腹腔脏器按易损伤程度排序依次为脾、肾、小肠、肝、肠系膜等，且胆囊破裂无内出血表现，所以，肝破裂的可能性比胆囊大。

9. B【解析】对确认腹腔内脏器损伤者，或非手术治疗者在观察期间出现以下情况时，应终止观察，及时进行手术探查：①腹痛和腹膜刺激征有进行性加重或范围扩大者。②肠鸣音逐渐减弱、消失或腹胀明显者。③全身情况有恶化趋势，出现口渴、烦躁、脉率增快，或体温上升及白细胞计数增多者。④红细胞计数进行性下降者。⑤血压由稳定转为不稳定甚至下降者。⑥胃肠道出血不易控制者。⑦膈下有游离气体，或腹腔穿刺吸出不凝固血液或胃肠道内容物。⑧经积极抗休克治疗情况不见好转反而继续恶化者。

10. D【解析】腹腔穿刺门为诊断性穿刺时，穿刺针头不宜过细，否则易得假阳性结果，故穿刺针头太粗不是导致不能确诊何种脏器损伤的原因。

三、A3/A4 型题

1. C【解析】对于腹部损伤的患者，诊断性腹腔穿刺是诊断准确率较高的辅助检查手段。正常情况下腹腔内仅有少量液体起润滑作用。当发生胃肠道穿孔时，胃肠道内容物进入腹腔，腹腔穿刺可抽出浑浊液体。

2. D【解析】对于疑有腹腔内脏器损伤的患者，诊断尚未明确时不能应用镇痛药，以免掩盖症状，影响诊断。

3. D【解析】采取半卧位可使炎性渗出物积聚于盆腔，减少腹腔毒素的吸收。

4~5 B、B【解析】对患者的疾病进行确诊最有价值的检查是诊断性腹腔穿刺。诊断性腹腔穿刺的准确率为80%~90%。根据右侧腹部撞伤，且有腹膜刺激征、腹痛及腹腔穿刺抽出不凝血，可拟诊为肝破裂。对多数肝破裂，腹腔穿刺可抽出不凝血。

6. C【解析】患者肝破裂，左上腹移动性浊音阳性说明有腹水，首先考虑采取的措施是剖腹探查，寻找病因。

7~8 D、B【解析】该患者为老年男性，有长期便秘史，突发左下腹绞痛伴明显腹胀，查体：全腹高度膨隆，左下腹可见巨大肠型，有轻度压痛、反跳痛，肠鸣音亢进，诊断为乙状结肠扭转可能性大。为明确诊断，还应做腹部立位X线平片检查，可见马蹄状巨大的双腔充气肠袢。

9~10 E、C【解析】患者考虑为乙状结肠扭转，极易发生绞窄性肠梗阻，应立即手术治疗。在护理该患者时，最重要的观察内容是肠绞窄征象。

11. D【解析】腹腔脏器损伤的处理原则是先处理实质脏器损伤，后处理空腔脏器损伤，空腔脏器损伤中优先处理污染严重者。

12. B【解析】因腹腔引流出少量粪渣发生在术后18小时，此时间段发生肠粘连及吻合口狭窄的可能性不大，因此首先考虑肠瘘。

13. B【解析】该患者生命体征尚平稳、未见腹膜炎体征，且腹腔引流管仅见少量粪渣流出，示瘘口小，漏出液已局限，腹腔引流尚通畅，因此处理方法应首选非手术治疗，加强腹腔灌洗及负压吸引引流，确保充分引流是关键。

14. A【解析】患者生命体征平稳，应予半卧位，以利于呼吸、减少毒素吸收，且有利于漏出物积聚于盆腔和引流。

15. E【解析】患者处于肠道修补术后第1天，且存在肠瘘，应行全胃肠外营养。

16. A【解析】患者出院后1个月，出现腹痛、腹胀、呕吐胃内容物及胆汁，符合肠梗阻的临床表现，应首先考虑患者发生了肠梗阻。

17. A【解析】患者腹部撞伤，出现腹痛，面色苍白，四肢厥冷，血压下降，腹膜刺激征阳性，腹腔穿刺抽出不凝血液，可诊断为肝脾破裂。

18. E【解析】因腹部损伤患者可能有胃肠道穿孔或肠麻痹，故诊断未明确时应绝对禁食、禁水和禁灌肠，以防止肠内容物漏出增加而加重腹痛和病情。所以给予患者清淡流质饮食的做法是错误的。

19. A【解析】该患者腹腔穿刺抽出不凝血液是因为腹膜具有脱纤维作用。

四、B型题

1. C【解析】结肠损伤X线检查可见膈下游离气体，或腹膜后气肿。

2. A【解析】直肠损伤时直肠镜检查可直视低位直肠及肛管破裂。

3. D【解析】小肠损伤的临床表现主要为腹膜炎。小肠破裂后，可在早期即产生明显的腹膜炎，诊断多不困难；只有少数患者有气腹。

4. B【解析】脾实质脆弱，血供丰富，稍受外力极易破裂。

5~8 A、D、A、C【解析】对多数肝破裂，腹腔穿刺可抽出不凝血液；急性出血性肠炎腹腔穿刺有血性液或脓血性液；脾破裂腹腔穿刺可抽出不凝血液；胃穿孔常见于胃溃疡患者，胃穿孔后，胃内容物进入腹腔，为消化液、食物残渣等，所以腹腔穿刺可抽出含有食物残渣的液体。

9. E【解析】胃损伤时，若损伤未波及胃壁全层或为单纯性后壁损伤，其症状和体征不典型。若全层破裂，可立即出现剧烈腹痛及腹膜刺激征，肝浊音界消失，膈下有游离气体，胃管引流出血性物。

10. A【解析】脾破裂主要分为真性脾破裂、中央型脾破裂、被膜下脾破裂和延迟性破裂。真性脾破裂伴有出血，出血严重会发生失血性休克。中央型脾破裂主要表现为左上腹疼痛，脾脏会发生血肿、继发感染等，如果不注意，在外力的撞击下可转变成真性脾破裂。被膜下脾破裂早期没有出血，严重时可诱发真性脾破裂。延迟性破裂早期没有任何症状或仅有左上腹隐痛，伴随被膜下血肿。脾破裂核心的临床表现是失血，严重的伴有血管损伤、脾门撕裂，如果不及时就诊，可能会发生生命危险。

五、X 型题

1. ABCD【解析】因腹部损伤患者可能有胃肠道穿孔或肠麻痹，故诊断未明确时应严密观察病情，绝对禁食、禁水和禁灌肠，以防止肠内容物漏出增加而加重腹痛和病情，同时禁止腹部热敷，防止出血加剧及炎症扩散、蔓延而发生休克或加重休克，所以选项 A、B、C、D 叙述正确。腹部闭合性损伤期间应绝对卧床休息，禁止随意搬动伤员，以免加重腹痛，所以选项 E 叙述错误。

2. ABCE【解析】有以下情况之一者，应考虑有腹内脏器损伤：①早期出现休克征象者（尤其是出血性休克）。②有持续性剧烈腹痛、恶心、呕吐和腹胀等症状者。③明显的腹膜刺激征者。④有移动性浊音、肝浊音界消失和肠鸣音减弱或消失等表现者。⑤有呕血、尿血或便血者。⑥直肠指诊在直肠前壁有触痛、波动感或指套有血迹者。⑦受伤当时临床症状不明显，但以后逐渐加重者。

3. ABD【解析】参见 A1 型题第 7 题解析。

六、案例分析题

1. ACDE【解析】腹部损伤急诊应首先进行腹部常规体格检查，此外，还需采取如下适合的辅助检查手段。①实验室检查：血常规、尿常规及血清淀粉酶检查。②B 超检查。③X 线检查：常用胸部 X 线片及腹部 X 线平片。④CT 和 MRI 检查。⑤诊断性腹腔穿刺和腹腔灌洗术。⑥诊断性腹腔镜检查等。

2. ABDE【解析】导致腹部闭合性损伤的常见原因有撞击、打击、坠落、挤压、冲击等钝性暴力。弹片投射属于导致腹部开放性损伤的原因。

3. ADE【解析】诊断性腹腔穿刺部位如下。①脐与耻骨联合上缘连线的中点上方1cm，偏左或右1~2cm，此处无重要器官，穿刺较安全且容易愈合。②左下腹部穿刺点：脐与左髂前上棘连线的中、外1/3交界处，此处可避免损伤腹壁下动脉、肠管。③侧卧位穿刺点：脐平面与腋前线或腋中线交点处，此处穿刺多适用于腹膜腔内少量积液的诊断性穿刺。

4. ABCE【解析】腹部闭合性损伤诊断明确之前，在观察期间需特别注意血压、脉搏、呼吸的变化，腹部体征的变化及血常规变化；绝对卧床休息，禁止随意搬动伤员，以免加重腹痛；不能应用镇痛药，以免掩盖症状，影响诊断。

5. ABCD【解析】维持腹部损伤患者体液平衡的护理措施：①扩充血容量。②记录出入量。③定时监测中心静脉压，并结合血压的变化，调整输液的种类、速度和量。④观察脱水症状有无改善，观察并记录患者的神志，皮肤黏膜的弹性及颜色，尿量、尿比重及颜色。⑤消除病因，及时做好急症手术前准备。⑥采取合适体位，休克患者头和躯干分别抬高20°~30°，下肢抬高15°~20°，可增加回心血量及改善脑血流量。

6. ACDE【解析】患者右上腹壁有挤压伤痕，可怀疑为肝破裂，排除脾破裂。胃破裂、十二指肠破裂和弥漫性腹膜炎均有腹部刺激征。

消化性溃疡患者的护理 1

直肠肛管疾病患者的护理-肛裂

第二十章 胃肠疾病患者的护理

消化性溃疡患者的护理 2

一 A1 型题

1. 肠瘘的非手术治疗措施不包括
   A. 纠正水、电解质及酸碱平衡紊乱　B. 营养支持
   C. 充分负压引流　D. 堵塞瘘管
   E. 早期腹腔引流
2. 下列属于胃、空肠造瘘术并发症的是
   A. 造瘘口出血　B. 缺血性坏死
   C. 肠管回缩　D. 造瘘口狭窄
   E. 肠管脱垂
3. 单纯性机械性肠梗阻的临床特点是
   A. 阵发性腹痛伴肠鸣音亢进　B. 持续性绞痛，频繁呕吐
   C. 持续性剧痛，腹胀不对称　D. 持续性胀痛，肠鸣音消失
   E. 腹胀明显，肛门停止排气
4. 直肠癌手术前准备，下列处理不正确的是
   A. 术前 2~3 天进流质饮食　B. 术前 3 天服用肠道吸收抗生素
   C. 应用维生素 K　D. 清洁灌肠
   E. 口服番泻叶
5. 十二指肠溃疡的腹痛具有（　　）的特点
   A. 节律性发作　B. 周期性发作
   C. 慢性发作　D. 持续性发作
   E. 进行性发作
6. 胃大部切除术后，若有输入段吻合口完全梗阻，常呕吐
   A. 食物和胆汁　B. 食物，无胆汁
   C. 粪臭性呕吐物　D. 血性呕吐物
   E. 胆汁，无食物
7. 机械性肠梗阻时肠鸣音的特征表现是
   A. 亢进　B. 正常

C. 金属高调音　　D. 减弱
E. 消失

8. 胃、十二指肠溃疡患者出现呕血、黑便，提示患者可能发生的常见并发症是
A. 急性穿孔　　B. 幽门梗阻
C. 溃疡出血　　D. 肠壁破裂
E. 癌变

9. 腹膜炎引起的肠梗阻属于
A. 绞窄性机械性肠梗阻　　B. 单纯性机械性肠梗阻
C. 麻痹性肠梗阻　　D. 血运性肠梗阻
E. 痉挛性肠梗阻

10. 关于肠扭转引起的肠梗阻，以下说法正确的是
A. 可见全腹胀　　B. 常在腹中部扪及条索状团块
C. 腹膜刺激征轻微　　D. 不均匀腹胀
E. 全腹呈鼓音

11. 胃的静脉汇入处为
A. 上腔静脉　　B. 下腔静脉
C. 肝静脉　　D. 门静脉
E. 腹壁静脉丛

12. 下列表现中有助于绞窄性肠梗阻的诊断的是
A. 腹部阵发性绞痛　　B. 呕吐出现早而频繁
C. 全腹胀　　D. 肠鸣音亢进
E. 腹腔穿刺抽出血性液体

13. 瘢痕性幽门梗阻的典型症状是
A. 恶心、嗳气、食欲缺乏　　B. 经常呕吐
C. 上腹部疼痛　　D. 代谢性酸中毒体征
E. 上腹部闷胀感

14. 直肠癌的术后饮食护理措施中，不正确的是
A. 2 周左右进普食　　B. 肛门排气或结肠造口开放后进流质饮食
C. 2 周左右进半流质饮食　　D. 禁食、静脉补液
E. 选择易消化的少渣饮食

15. 对于胃、十二指肠溃疡并发出血的患者，应采取的措施是
A. 取半卧位　　B. 进少渣饮食
C. 输血　　D. 术前按急性腹膜炎处理
E. 术前每晚用温盐水洗胃

16. 肠梗阻时，胃肠减压引流的液体为血性时，首先考虑
A. 肝破裂
B. 并发胆道出血
C. 胃肠减压管刺破胃黏膜
D. 绞窄性肠梗阻
E. 凝血功能障碍

17. 以下关于结肠造口的护理措施，不正确的是
A. 结肠造口待肠蠕动恢复后开放
B. 便秘患者术后1周后，应锻炼定时排便
C. 便秘患者常用液状石蜡或肥皂水灌肠
D. 为预防造口狭窄，术后立即用手指扩张造口
E. 应彻底清洗造口周围皮肤，并在造口周围皮肤处涂以皮肤保护剂

18. 急性出血性坏死性肠炎时大便性状为
A. 暗红色果酱样脓血便
B. 米泔水样便
C. 柏油样便
D. 黏液性脓性鲜血便
E. 洗肉水样血便

19. 胃癌的主要转移途径是
A. 直接蔓延
B. 淋巴转移
C. 血行转移
D. 腹腔种植
E. 胃内转移

20. 下列胃肠减压护理不正确的是
A. 患者应禁食
B. 胃管堵塞禁止冲洗
C. 保持减压管通畅
D. 注意口腔护理
E. 记录吸出液的性质及量

21. 下列不属于肠梗阻的基础治疗的是
A. 禁食
B. 胃肠减压
C. 灌肠
D. 防治感染和中毒
E. 补液，纠正水、电解质及酸碱失衡

22. 患急性出血性肠炎时，有明显血便与腹胀，饮食方面应注意
A. 禁食
B. 禁食并胃肠减压
C. 进流质饮食
D. 先观察病情，必要时禁食
E. 立即请外科会诊，再做决定

23. 对于肠梗阻患者，以下观察判断不正确的是
A. 呕吐早、频繁，吐出物是胆汁样物疑为高位肠梗阻
B. 呕吐少、可吐出粪臭样物说明是低位梗阻
C. 呕吐迟、以腹胀为主说明是结肠梗阻

D. 呕吐物呈咖啡样或血性说明是绞窄性肠梗阻
E. 呕吐呈反射性，吐出物为食物或胃液说明是麻痹性肠梗阻

24. 关于低位肠梗阻患者的全身病理生理变化，以下说法正确的是
A. 体液主要丢失在体外
B. 以代谢性碱中毒为主
C. 以氯离子丢失为主
D. 可引起严重的代谢性酸中毒
E. 不影响肺的气体交换

25. 胃壁的淋巴液最后汇入
A. 胸导管
B. 腋窝淋巴管
C. 锁骨下淋巴结
D. 腹腔淋巴丛
E. 毛细淋巴管

26. 高位小肠梗阻除腹痛外最主要的表现是
A. 腹胀明显
B. 呕吐频繁
C. 叩诊呈鼓音
D. 停止排便、排气
E. 腹部包块

27. 下列属于胃大部切除术后患者远期并发症的是
A. 术后出血
B. 十二指肠残端破裂
C. 胃肠吻合口破裂
D. 倾倒综合征
E. 胆汁反流性胃炎

28. 单纯性肠梗阻与绞窄性肠梗阻的主要区别是
A. 梗阻的病因
B. 梗阻的时间
C. 梗阻的严重程度
D. 肠管有无血运障碍
E. 有无并发症

29. 有胃、十二指肠溃疡病史的患者出现急性弥漫性腹膜炎表现，提示患者可能发生
A. 急性穿孔
B. 幽门梗阻
C. 溃疡出血
D. 肠壁破裂
E. 癌变

30. 肠梗阻的病理生理变化不包括
A. 肠管血运障碍
B. 肠腔积气、积液
C. 呼吸性碱中毒
D. 代谢性酸中毒
E. 感染、休克

31. 肠梗阻患者的共同临床特征是
A. 腹部阵发性绞痛、排黏液血便、肠型、恶心
B. 腹痛、呕吐、肠鸣音亢进、腹胀
C. 腹痛、腹胀、呕吐、停止排便排气

D. 腹胀、恶心、呕吐、肠型、停止排便排气
E. 腹部胀痛、肠鸣音消失、肌紧张、溢出性呕吐

32. 上消化道出血可表现为呕血或黑便，主要取决于
A. 出血的部位
B. 出血的量和速度
C. 病变的性质
D. 凝血功能
E. 胃肠蠕动情况

33. 关于早期倾倒综合征的认识正确的是
A. 可出现休克、出血
B. 表现为进甜食后上腹不适、心悸、恶心等
C. 为胃肠吻合口过小引起
D. 长期不愈者，可将毕Ⅰ式手术改成毕Ⅱ式
E. 预防措施主要是调节饮食结构，应少食多餐，避免食用过甜、过咸食物

34. 下列哪项并发症是胃大部切除术后患者死亡的主要原因
A. 出血
B. 十二指肠残端破裂
C. 胃肠吻合口破裂
D. 倾倒综合征
E. 胆汁反流性胃炎

35. 下列关于术后患者的饮食处理，错误的是
A. 非腹部局麻下的手术，术后即可进食
B. 胃肠道手术后，一般禁食 72~96 小时
C. 非腹部全麻下的手术，患者清醒、无呕吐时可进食
D. 胃肠道手术后，肠道功能恢复，肛门排气后，开始进流质饮食
E. 腹部手术需禁食时间较长者，应给予胃肠外营养

36. 特征表现为大量的黏液湖中漂浮着恶性上皮细胞，常呈外生性生长的结直肠癌是
A. 腺癌
B. 黏液腺癌
C. 印戒细胞癌
D. 小细胞癌
E. 髓样癌

37. 对肠梗阻患者的术前护理正确的是
A. 给予流质饮食，促进肠蠕动
B. 给予镇痛药，缓解腹痛症状
C. 给予缓泻药，以解除梗阻
D. 禁食、胃肠减压
E. 给予腹部热敷缓解腹痛

38. 急性出血性肠炎的病变主要在
A. 空肠和回肠
B. 直肠和乙状结肠
C. 全部小肠
D. 横结肠和降结肠
E. 食管与小肠

39. 发生单纯性机械性肠梗阻时，典型的局部病理生理变化是
A. 梗阻以上肠段蠕动减弱或消失
B. 低位肠梗阻的肠腔扩张多不明显

C. 肠管内积气多源于细菌分解　　D. 不存在肠管血运障碍
E. 梗阻以上肠腔扩张、梗阻以下肠管瘪陷

40. 结、直肠癌的主要转移途径是
A. 直接蔓延　　B. 淋巴转移
C. 血行转移　　D. 腹腔种植
E. 肠内转移

41. 关于胃癌，下列叙述不正确的是
A. 占我国消化道肿瘤发病率的第一位
B. 发病年龄以 40~60 岁多见
C. 发生部位多在胃窦，其次是胃小弯
D. 胃大弯和前壁一般不发生胃癌
E. 贲门区的胃癌比胃大弯更常见

42. 关于结肠癌的叙述，下列哪项是错误的
A. 结肠癌大多数为腺癌　　B. 右半结肠癌临床常出现贫血
C. 左半结肠癌临床常出现梗阻　　D. 结肠癌以血行转移为主
E. 结肠癌中以乙状结肠发病率最高

43. 会抑制胃酸分泌的因素是
A. 副交感神经兴奋　　B. 碱性食物
C. 低渗液　　D. 饱食
E. 脂肪

44. 溃疡的主要病因是
A. 幽门螺杆菌感染　　B. 过度疲劳引起胃瘫
C. 遗传因素　　D. 长期服用制酸类药物
E. 酗酒

45. 消化性溃疡患者进餐应有规律，主食应以（　　）为主
A. 流质饮食（如牛奶）　　B. 半流质饮食（如稀饭）
C. 面食　　D. 普通饮食不忌口
E. 杂粮

46. 急性出血性肠炎的休克属于
A. 感染性休克　　B. 失血性休克
C. 低血容量性休克　　D. 过敏性休克
E. 中毒性休克

47. 肠梗阻生命体征稳定者可取（　　），可使膈肌下降，减轻腹胀对呼吸系统的影响
A. 平卧位　　B. 侧卧位

C. 端坐位
D. 半卧位
E. 头低卧位

48. 结肠癌最早出现的症状是
A. 腹痛
B. 腹部肿块
C. 排便习惯与粪便性状的改变
D. 肠梗阻症状
E. 贫血、消瘦、乏力、低热

49. 十二指肠溃疡疼痛的特点是
A. 餐后即痛，持续2小时后缓解
B. 餐后1小时开始，持续2小时后缓解
C. 餐后2小时开始，持续2小时后缓解
D. 餐后3~4小时开始，进餐后缓解
E. 无规律性

50. 回结肠造口狭窄的原因是
A. 粪便和分泌物等对浆膜的刺激
B. 造口过小压迫肠系膜血管
C. 结肠游离不充分或外置结肠有张力
D. 造口外切口过大
E. 在腹壁固定造口时缝线穿过结肠全层或缝扎过紧

51. 结肠癌手术切除的范围应为包括肿瘤在内的足够长的两端肠段，一般要求距肿瘤边缘
A. 2cm
B. 3cm
C. 5cm
D. 8cm
E. 10cm

52. 下列关于胃、十二指肠溃疡手术患者术前护理的叙述，错误的是
A. 做好心理护理，消除患者紧张情绪
B. 等待手术期间继续内科药物治疗
C. 改善营养状况，必要时静脉补充营养
D. 术前置胃管以吸净胃内容物
E. 入院后即开始少渣饮食

53. 按肠道连续性是否存在，肠瘘可分为
A. 肠外瘘和肠内瘘
B. 侧瘘和端瘘
C. 高位瘘和低位瘘
D. 高流量瘘和低流量瘘
E. 单个瘘和多发瘘

54. 绞窄性肠梗阻的表现不包括
A. 持续性剧烈腹痛
B. 早期出现休克
C. 腹膜刺激征
D. 肠鸣音活跃
E. 腹腔穿刺抽出血性液

55. 急性出血性肠炎的临床表现不包括
A. 腹痛、呕吐、便血　　B. 腹胀明显
C. 有全身中毒症状　　D. 可有腹膜炎体征
E. 肠鸣音一般增强，移动性浊音阳性

56. 肿块型胃癌在 X 线气钡双重造影中表现为
A. 胃壁内龛影　　B. 胃壁僵硬
C. 凸向腔内的充盈缺损　　D. 蠕动波消失
E. 黏膜集中、中断、紊乱和局部蠕动波不能通过

57. 在组织病理学上，胃癌 90%以上是
A. 腺癌　　B. 腺鳞癌
C. 类癌　　D. 小细胞癌
E. 未分化癌

58. 胃、十二指肠溃疡急性穿孔患者的护理中，不正确的是
A. 禁食、禁饮、胃肠减压　　B. 取平卧位
C. 预防休克的发生　　D. 输液营养支持及抗感染治疗
E. 严密观察腹痛、腹膜刺激征、肠鸣音的变化

59. 急性出血性肠炎患者禁食后，试行进食的指征是
A. 腹痛、呕吐、腹泻停止　　B. 中毒症状明显改善
C. 中毒性休克已纠正　　D. 腹痛、腹胀消失，连续 3 天粪便隐血转阴
E. 肉眼血便消失，腹胀基本好转，腹痛减轻

60. 下列哪一种肠梗阻患者需立即做好急诊手术术前准备
A. 粘连性肠梗阻　　B. 肠套叠
C. 麻痹性肠梗阻　　D. 肠扭转
E. 蛔虫性肠梗阻

61. 肠梗阻患者可出现以下全身性病理改变，除外
A. 水、电解质失衡　　B. 酸碱失衡
C. 急性中毒性肠扩张　　D. 感染和中毒
E. 休克及多器官功能障碍

62. 蛔虫性肠梗阻的梗阻部位多在
A. 十二指肠　　B. 空肠下段
C. 空肠上段　　D. 回肠
E. 结肠

63. 对疑有肠梗阻的患者禁忌做哪项检查
A. 腹部 X 线透视或摄片　　B. 肛门直肠指检

C. 钡剂灌肠造影
D. 钡剂口服造影
E. 血气分析

64. 胃溃疡多发生于胃小弯，以（　　）多见
A. 胃角
B. 胃窦部
C. 胃体
D. 胃大弯
E. 胃底

65. 如果胃大部切除术后患者进流质饮食过快，会发生的并发症是
A. 术后出血
B. 十二指肠残端破裂
C. 胃肠吻合口破裂
D. 倾倒综合征
E. 胆汁反流性胃炎

66. 小肠肿瘤中最常见的是
A. 恶性淋巴瘤
B. 平滑肌瘤
C. 平滑肌肉瘤
D. 小肠腺瘤
E. 纤维瘤

67. 结肠癌血行播散最常见的器官是
A. 肝
B. 肺
C. 骨
D. 脑
E. 膀胱

68. 诊断早期胃癌的有效方法是
A. X线钡餐检查
B. 腹部超声检查
C. 纤维胃镜检查
D. 螺旋CT与正电子发射体层成像检查
E. 实验室检查

69. 切除瘘管邻近已有病理改变的肠袢后最常采用的手术方法为
A. 早期腹腔引流术
B. 肠瘘局部楔形切除缝合术
C. 肠段部分吻合术
D. 肠瘘旷置术
E. 瘘口造口术

70. 急性出血性肠炎患者有明显腹膜刺激征，考虑肠坏死穿孔时应采取的治疗为
A. 立即手术
B. 输血
C. 只做胃肠减压
D. 大量激素治疗
E. 抗菌药治疗

71. 瘢痕性幽门梗阻患者的术前护理措施中，可减轻胃黏膜水肿和炎症，有利于术后吻合口愈合的是
A. 留置胃管者术前数日每晚用温生理盐水洗胃
B. 纠正缺水
C. 纠正碱中毒

D. 术前给予流质饮食　E. 术前晚灌肠

72. 胃、十二指肠溃疡术后患者进食的指征是
A. 麻醉清醒后，血压平稳　B. 病情好转，患者食欲增加
C. 手术切口愈合拆线后　D. 术后 3 天
E. 肠蠕动恢复，肛门排气

73. 小肠腺癌最多见的部位是
A. 十二指肠　B. 空肠上段
C. 空肠下段　D. 回肠上段
E. 回肠末端

74. 胃迷走神经切断术，按迷走神经切断部位的不同分为
A. 迷走神经干切断术　B. 选择性迷走神经切断术
C. 超选择性迷走神经切断术　D. 保留交感神经的壁细胞迷走神经切断术
E. 以上全部

75. 急性出血性肠炎的诊断不正确的是
A. 粪便检查镜下可见大量红细胞
B. 粪便隐血检查强阳性
C. 外周血白细胞计数及中性粒细胞计数增多
D. 必要时可做钡餐或钡剂灌肠检查
E. X 线检查可见肠壁内有积气

76. 持续胃肠减压时间较长时，应加强的护理是
A. 预防压疮发生　B. 注意口腔卫生
C. 及时更换收集瓶　D. 记录吸出液的量和性质
E. 保持引流通畅

77. 按（　　），肠瘘可分为肠外瘘和肠内瘘
A. 肠道连续性是否存在　B. 瘘管所在的部位
C. 肠瘘的日排出量　D. 肠瘘的发生原因
E. 肠腔是否与体表相通

78. 胃、十二指肠溃疡合并出血患者的护理中，不正确的是
A. 观察呕血及黑便的情况并做好记录　B. 定时监测生命体征、中心静脉压
C. 取半卧位　D. 情绪紧张者可给予镇静药
E. 观察患者有无口渴、四肢发冷、尿少等循环血量不足的表现

79. 绞窄性肠梗阻的表现不包括
A. 持续性剧烈腹痛　B. 呕吐物呈咖啡样或血性
C. 不均匀腹胀　D. 粪便为血性便或果酱便

E. 不固定压痛和腹膜刺激征

80. 胃溃疡手术治疗的首选术式是
A. 保留交感神经的壁细胞迷走神经切断术
B. 高选择性迷走神经切断术
C. 选择性迷走神经切断术
D. 胃大部切除术
E. 迷走神经干切断术

81. 胃大部切除术后5~7天常见的并发症是
A. 胃出血
B. 十二指肠残端破裂
C. 吻合口梗阻
D. 早期倾倒综合征
E. 胃肠吻合口瘘

82. 直肠癌根治术能否保留肛门取决于
A. 肿瘤大小
B. 左半结肠长短
C. 肿瘤有无远处转移
D. 肿瘤距肛门的距离
E. 肿瘤是否已侵犯肠管周围

83. 为胃、空肠造瘘患者灌注食物，开始时应注意
A. 浓度低、剂量小、速度慢
B. 浓度高、剂量大、速度慢
C. 浓度高、剂量小、速度快
D. 浓度低、剂量小、速度快
E. 浓度高、剂量大、速度快

84. 消化性溃疡最常见的并发症是
A. 穿孔
B. 癌变
C. 幽门梗阻
D. 出血
E. 电解质紊乱

85. 引起急性出血性肠炎的细菌是
A. 肠出血性大肠埃希菌
B. 产肠毒素大肠埃希菌
C. 肠侵袭性大肠埃希菌
D. 铜绿假单胞菌
E. C型厌气性 Welch 梭状芽孢杆菌

86. 决定直肠癌手术方式的依据是
A. 直接浸润情况
B. 血行转移情况
C. 肿瘤大小
D. 淋巴转移途径
E. 种植转移情况

87. 肠套叠患者粪便的特征是
A. 脓血便
B. 果酱样黏液血便
C. 黏液脓血便
D. 血粪混合物

E. 血便

88. 应考虑为空肠梗阻的腹部X线检查表现是

A. 多个阶梯状排列的气液平面

B. 上段肠腔扩张

C. 膈下游离气体

D. 孤立、胀大的肠袢且位置较固定

E. 胀气肠袢呈“鱼肋骨刺”样改变

89. 胃溃疡的临床表现，错误的是

A. 腹痛多于进餐后开始

B. 进食后疼痛缓解

C. 服用抗酸药疗效不明显

D. 经抗酸治疗后常容易复发

E. 腹痛的节律性不如十二指肠溃疡明显

二 A2型题

1. 患者，女性，40岁。因急性肠梗阻频繁呕吐，出现口渴、尿少、脱水征、血压偏低。进行液体疗法时应首先静脉滴注的液体是

A. 5%葡萄糖溶液

B. 右旋糖酐

C. 平衡盐溶液

D. 复方氯化钠溶液

E. 3%氯化钠溶液

2. 患者，男性，52岁。因绞窄性肠梗阻行回肠部分切除术，术后4天患者出现腹痛，以脐周最为明显，腹腔引流管间断引出血性液每天约200ml。查体：体温38.5℃，呼吸22次/分，脉搏95次/分，血压135/76mmHg。腹胀，脐周中度压痛，未扪及肿块，肠鸣音弱。血常规：白细胞计数13.5×10^9/L，中性粒细胞比例0.83。关于该患者的护理，以下错误的是

A. 取低半坐卧位

B. 予全胃肠外营养

C. 充分负压引流

D. 若引流管堵塞，应高压冲洗

E. 如行灌洗，应用等渗盐溶液

3. 患者，男性，50岁。行毕Ⅱ式胃大部切除术后第5天，进半流质饮食后呕吐，呕吐物为食物和胆汁，不能进食。首先考虑患者出现

A. 吻合口梗阻

B. 倾倒综合征

C. 输出段梗阻

D. 输入段完全性梗阻

E. 输入段不完全性梗阻

4. 患者，女性，57岁。4个月来经常便秘，2天前出现腹部持续疼痛，阵发性加剧，呕吐2次，均含胆汁性胃内容物，约500ml，过去无类似发作史。查体：腹部膨隆，血压130/90mmHg，体温38℃，右下腹轻微压痛，腹软，未扪及肿块，肠鸣音亢进，白细胞计数9×10^9/L。该患者腹部X线检查最可能出现的影像学变化是

A. 多个阶梯状排列的气液平面

B. 口服造影剂后可见充盈缺损

C. 膈下游离气体

D. 孤立、胀大的肠袢且位置较固定

E. “马蹄”状充气肠袢

5. 患者，女性，56岁。进行性消瘦、贫血、乏力。右下腹扪及包块，粪便隐血试验阳性。最可能的诊断是

A. 结肠息肉
B. 降结肠癌
C. 慢性细菌性痢疾
D. 升结肠癌
E. 溃疡性结肠炎

6. 患者，女性，48岁。胃大部切除术后2个月，体重减轻，出现上腹或胸骨后烧灼痛、呕吐苦涩的胆汁样液。应考虑为

A. 晚期倾倒综合征
B. 胆汁反流性胃炎
C. 早期倾倒综合征
D. 术后梗阻
E. 十二指肠残端破裂

7. 患者，女性，58岁，体重52kg。因肠梗阻入院，呕吐多次，目前生命体征平稳，尚无明显缺水征象。以下护理诊断比较确切的是

A. 组织灌流量改变
B. 营养失调：低于机体需要量
C. 心排血量减少
D. 有体液不足的危险
E. 慢性疼痛

8. 患者，男性，43岁。因患胃癌入院。接受化疗以后，发生口腔黏膜溃烂。为预防念珠菌感染，提供的漱口水应是

A. 1.5%过氧化氢溶液
B. 凉开水
C. 制霉菌素液
D. 生理盐水
E. 麦冬、金银花泡液

9. 患者，男性，42岁。患胃癌，胃镜检查可见胃小弯直径约1cm癌性溃疡，无出血，CT检查无腹腔淋巴结转移。左锁骨上淋巴结未扪到。治疗宜采用

A. 根治性手术
B. 姑息性手术
C. 钴-60治疗
D. 联合化疗
E. 中药调理

10. 患者，男性，58岁。患结肠癌，拟行左结肠癌根治术。术前（　　）开始服用肠道抑菌药

A. 1天
B. 2天
C. 3天
D. 4天
E. 5天

11. 患者，男性，56岁。近3个月来排便次数增多，每天3~4次，排黏液脓血便，有里急后重感。首选的检查方法是

A. 腹部B超检查
B. X线钡剂灌肠检查

C. 直肠指诊　　D. 纤维结肠镜检查

E. 血清癌胚抗原检测

12. 患者，女性，38 岁。十二指肠溃疡病史 16 年，经多次内科治疗，久治不愈，拟行手术治疗。该患者不宜选择的手术方式是

A. 高选择性迷走神经切断术　　B. 选择性迷走神经切断术

C. 迷走神经干切断术　　D. 毕Ⅰ式胃大部切除术

E. 毕Ⅱ式胃大部切除术

13. 患者，男性，45 岁。因突发中上腹剧痛 12 小时来院急诊。查体：板状腹，腹部立位 X 线平片示膈下有游离气体，生命体征尚平稳。既往有消化性溃疡病史和不规则服药史。对该患者目前首先应采取的必要措施为

A. 高浓度吸氧　　B. 使用镇痛药

C. 禁食并胃肠减压　　D. 立即输血

E. 立即使用抗生素

14. 患者，女性，54 岁。既往无消化性溃疡病史，全身大面积烧伤 2 天，3 小时前突然出现呕血、黑便。针对该患者首选的检查方法是

A. X 线钡餐检查　　B. 选择性血管造影

C. 纤维胃镜检查　　D. CT 检查

E. 腹部 X 线透视

15. 患者，女性，45 岁。行毕Ⅱ式胃大部切除术后第 5 天，突发右上腹剧痛，伴有腹膜刺激征。应考虑为

A. 早期倾倒综合征　　B. 吻合口瘘

C. 上消化道出血　　D. 低血糖综合征

E. 十二指肠残端破裂

16. 患者，男性，40 岁。肠穿孔修补术后 2 天，肛门尚未排气，腹胀明显。下列护理措施最重要的是

A. 针刺穴位　　B. 禁食

C. 取半卧位　　D. 胃肠减压

E. 肛管排气

17. 患者，女性，43 岁。行毕Ⅱ式胃大部切除术后，突然发生上腹部剧痛，频繁呕吐，呕吐物量少，不含胆汁。应考虑为

A. 吻合口梗阻　　B. 输出段梗阻

C. 输入段完全性梗阻　　D. 十二指肠残端破裂

E. 倾倒综合征

18. 患者，女性，44 岁。胃、十二指肠溃疡病史 4 年。胃、十二指肠溃疡确诊的首选方法是

A. X 线钡餐检查
B. 内镜检查
C. 胃酸测定
D. B 超检查
E. 实验室检查

19. 患者，男性，51 岁。消化性溃疡术后，每当进食后 10~20 分钟出现上腹胀痛、心悸、出汗、头晕、恶心、呕吐，平卧数分钟后即可缓解。患者发生了
A. 吻合口梗阻
B. 输入段肠袢梗阻
C. 输出段肠袢梗阻
D. 吻合口出血
E. 早期倾倒综合征

20. 患者，男性，40 岁。胃不适、嗳气、消化不良 3 个月。经检查确诊为早期胃癌。首选的治疗方案是
A. 根治术
B. 姑息手术
C. 根治术加化疗
D. 化疗
E. 放疗

21. 患者，女性，39 岁。行毕Ⅱ式胃大部切除术后第 1 天，护士查房时见胃管内吸出咖啡色胃液约 280ml。正确的处理是
A. 继续观察，无须特殊处理
B. 输血
C. 应用止血药
D. 胃管内灌注冷盐水
E. 马上做好手术止血的准备

22. 患者，男性，40 岁。近 1 个月粪便中有黏液或脓血，每天大便 5~6 次，肛门有坠胀感。该患者需要进行的检查为
A. 粪便常规及培养
B. 直肠指检
C. 纤维结肠镜检查
D. 超声检查
E. X 线钡剂灌肠检查

23. 患者，女性，46 岁。胃溃疡病史 5 年，今日早餐后感上腹部疼痛。患者应慎用或禁用的镇痛方法是
A. 使用麻醉性镇痛药
B. 使用解热镇痛药
C. 腹部热敷
D. 针灸
E. 按摩

24. 患者，女性，50 岁。胃癌术后化疗，出现恶心、呕吐、消瘦、食欲缺乏。实验室检查：Hb 98g/L，血清总蛋白 53g/L。护理诊断是
A. 呕吐
B. 恶心
C. 低蛋白血症
D. 食欲缺乏
E. 营养失调：低于机体需要量

25. 患者，男性，40 岁。行胃大部切除术后第 6 天，当班护士观察到患者体温上升至

38.5℃，诉切口疼痛。该护士首先考虑患者为

A. 外科热　　B. 切口裂开

C. 盆腔脓肿　　D. 吻合口瘘

E. 切口感染

26. 患者，男性，54岁。因急性出血性肠炎住院。肠管表现为充血和浆膜下出血，无坏死穿孔，也无大量消化道出血。其可采取的处理措施是

A. 切除坏死肠段，行双腔造瘘　　B. 行Ⅰ期切除吻合术

C. 仅给予普鲁卡因肠系膜封闭即可　　D. 行Ⅰ期吻合术后远端导管造瘘

E. 禁食、胃肠减压

27. 患者，男性，32岁。与朋友聚餐后突发急性腹痛，呈持续性隐痛伴阵发性加剧，后出现恶心、呕吐，呕吐物为胆汁或呈咖啡样、血水样。查体：腹部膨隆显著，压痛明显，有反跳痛。下列护理措施中不正确的是

A. 观察腹痛和腹胀的进展情况　　B. 禁食、胃肠减压

C. 尽早进食　　D. 补充血容量

E. 尽早给予胃肠外营养

三 A3/A4型题

（1~4题共用题干）

患者，女性，65岁。腹胀痛、腹泻、便秘交替月余伴里急后重感，无鲜血便。查体：腹平软，未触及包块，左锁骨上淋巴结、腹股沟淋巴结未触及。

1. 该患者可能诊断为

A. 直肠癌　　B. 乙状结肠癌

C. 降结肠癌　　D. 升结肠癌

E. 盲肠癌

2. 自1957年应用于临床，现为直肠癌标准化疗基础药物的是

A. 氟尿嘧啶　　B. 奥沙利铂

C. 亚叶酸钙　　D. 伊立替康

E. 环磷酰胺

3. 进一步检查应首先采用

A. 直肠镜检　　B. 粪便常规加涂片

C. 腹部X线平片　　D. 腹部B超

E. X线钡剂灌肠检查

4. 此患者主要应采取

A. 化疗　　B. 根治性切除术

C. 肠造瘘术　　D. 免疫治疗
E. 放疗

（5~7 题共用题干）

患者，男性，40 岁。多年胃、十二指肠溃疡病史，近半个月来进食后突然腹痛剧烈，刀割样痛，血压 100/70mmHg，脉搏 100 次/分，全腹压痛，反跳痛，肌紧张。初步诊断为胃、十二指肠溃疡穿孔腹膜炎。

5. 下列有助于该病诊断的检查是
A. 腹腔穿刺检查　　B. 血白细胞检查
C. 血红细胞检查　　D. 黄疸指数检查
E. 血胆红素检查

6. 该病确诊后正确的处理原则是
A. 抗生素治疗　　B. 输液治疗
C. 镇痛治疗　　D. 手术治疗
E. 针灸治疗

7. 术后胃肠减压，拔胃管的时机是
A. 疼痛消失　　B. 腹胀减轻
C. 已拆线　　D. 肛门排气
E. 患者要求

（8~10 题共用题干）

患者，女性，71 岁。胃溃疡病史 10 年，最近 2 个月腹胀，食欲缺乏，体重下降 3kg，粪便隐血试验持续阳性，应用抗酸药治疗效果较差。

8. 该患者最可能的诊断是
A. 胃溃疡恶变　　B. 穿透性胃溃疡
C. 复合溃疡　　D. 顽固性溃疡
E. 胃后溃疡

9. 有关患者选用的辅助检查方法的叙述，不正确的是
A. 内镜检查是确诊胃溃疡的首选方法
B. 有溃疡出血者可在胃镜下止血治疗
C. X 线钡餐检查可在胃溃疡部位显示一周围光滑、整齐的龛影或见十二指肠壶腹部变形
D. 上消化道大出血时可以进行钡餐检查
E. 胃酸测定前必须停用抗酸药

10. 该患者首选的治疗方法是

A. 输血、输液等支持治疗　　B. 手术治疗
C. 免疫治疗　　D. 中医中药治疗
E. 化疗、放疗

（11~15 题共用题干）

患者，男性，60 岁。因胃溃疡合并多次大出血，拟行胃大部切除术。

11. 该患者术前正确的护理措施是
A. 禁食 24 小时　　B. 术前日置胃管行胃肠减压
C. 术前晚清洁灌肠　　D. 术前用阿托品，以减少分泌物
E. 术前晚温盐水洗胃

12. 该患者术后第一个 24 小时，必须警惕的并发症是
A. 下肢深静脉血栓　　B. 肺不张
C. 出血　　D. 急性胃扩张
E. 切口感染

13. 该患者术后 5 天出现黑便，最可能的原因是
A. 术中止血不确切　　B. 吻合口缝线感染
C. 吻合口部分黏膜坏死脱落　　D. 应激性溃疡
E. 术后胃内残余血

14. 患者术后 10 天已进流质饮食，突然出现呕吐，禁食后症状好转。X 线钡餐检查见吻合口延及输出段有较长狭窄，形似漏斗和一细线形的漏斗尾，该患者可选择的治疗措施不包括
A. 胃肠减压　　B. 输液，纠正水、电解质及酸碱失衡
C. 胃内局部应用高渗盐溶液　　D. 输血
E. 立即手术

15. 该患者术后可能出现的营养性并发症不包括
A. 体重减轻　　B. 缺血性贫血
C. 腹泻　　D. 骨质疏松
E. 低血糖综合征

（16~18 题共用题干）

患者，男性，63 岁。表现为排便次数增加、腹泻、便秘，粪中带血、脓或黏液。查体：轻度贫血，剑突下偏左扪及 3cm×5cm 肿块。

16. 该患者最可能诊断为
A. 肠套叠　　B. 粘连性肠梗阻

C. 肠结核　　D. 溃疡性结肠炎

E. 结肠癌

17. 该患者的治疗方法为

A. 升结肠、降结肠吻合术　　B. 盲肠造瘘术

C. 结肠根治性手术　　D. 药物灌肠治疗

E. 抗结核治疗

18. 结肠造口的患者在造口开放后采取的体位为

A. 平卧位　　B. 半卧位

C. 左侧卧位　　D. 右侧卧位

E. 仰卧位

（19~20题共用题干）

患者，男性，48岁。与朋友聚餐后出现腹中部阵发性绞痛，并有腹胀、呕吐、肛门停止排气。2年前曾行阑尾切除术。诊断为机械性肠梗阻。

19. 与上述诊断相符的体征是

A. 全腹压痛、反跳痛　　B. 腹式呼吸消失

C. 移动性浊音阳性　　D. 肠鸣音亢进

E. 不对称性腹胀

20. 经非手术治疗后，肠梗阻解除的主要标志是

A. 呕吐减少　　B. 肛门排便、排气

C. 腹胀减轻　　D. 肠鸣音减弱

E. 腹痛减轻

（21~22题共用题干）

患者，女性，65岁。半年来乏力，贫血，大便次数增多，有少量便血，继而有里急后重感，黏液血便，拟诊为直肠癌。

21. 为确诊应进行的检查是

A. 直肠指检　　B. 内镜检查

C. X线钡剂灌肠检查　　D. 内镜并活组织检查

E. 癌胚抗原检查

22. 拟行手术治疗，以下术前准备中不正确的是

A. 术前2~3天进流质饮食　　B. 术前2~3天口服缓泻药

C. 术前3~4天每晚清洁灌肠　　D. 术前3天口服肠道抗生素

E. 必要时做阴道冲洗

（23~26 题共用题干）

患者，男性，40 岁。1 小时前午餐后打篮球时出现腹部剧烈疼痛，呈持续性，伴腹胀，呕吐宿食，含少量血性液体，口渴，烦躁不安，中腹部可扪及压痛包块，移动性浊音阳性，肠鸣音减弱。血常规：WBC 13.4×10^9/L。发病以来未排便排气。

23. 根据病情，应考虑为
    A. 急性单纯水肿性胰腺炎
    B. 输尿管结石
    C. 胆囊结石
    D. 肠结核
    E. 肠扭转
24. 最合适的处理是
    A. 禁食、胃肠减压
    B. 口服液体石蜡
    C. 低压灌肠
    D. 手术探查
    E. 抗休克
25. 该患者目前主要的护理诊断为
    A. 排便困难
    B. 体液不足
    C. 皮肤完整性受损
    D. 个人应对无效
    E. 活动无耐力
26. 肠梗阻患者围手术期的常见并发症不包括
    A. 吸入性肺炎
    B. 腹腔感染
    C. 肠瘘
    D. 肠粘连
    E. 倾倒综合征

四 B 型题

（1~3 题共用备选答案）

A. 嵌顿性股疝
B. 急性弥漫性腹膜炎
C. 乙状结肠扭转
D. 肠套叠
E. 肠功能紊乱

1. 属于麻痹性动力性肠梗阻的是
2. 属于痉挛性动力性肠梗阻的是
3. 属于血运性肠梗阻且易发于婴儿的是

（4~6 题共用备选答案）

A. 吻合口梗阻
B. 吻合口出血
C. 十二指肠残端破裂
D. 早期倾倒综合征
E. 空肠输出段梗阻

4. 呕吐物不含胆汁的是
5. 胃大部切除术后，进食后 20 分钟出现乏力、心悸、出汗，平卧后缓解的是
6. 胃大部切除术后 3 天，出现上腹痛、高热和腹肌紧张的是

（7~9 题共用备选答案）

A. 胃大部切除术　　B. 高选择性迷走神经切断术
C. 胃大部切除加淋巴结清扫术　　D. 胃空肠吻合术
E. 全胃切除术

7. 十二指肠溃疡合并大出血可采用
8. 胃窦癌可采用
9. 晚期胃癌合并幽门梗阻可采用

（10~12 题共用备选答案）

A. 胃小弯或十二指肠后壁　　B. 胃大弯
C. 胃小弯　　D. 幽门附近，胃和十二指肠前壁
E. 胃窦部

10. 胃癌的好发部位是
11. 消化性溃疡急性穿孔的好发部位是
12. 消化性溃疡出血的好发部位是

（13~17 题共用备选答案）

A. 单纯性机械性肠梗阻　　B. 绞窄性肠梗阻
C. 麻痹性肠梗阻　　D. 痉挛性肠梗阻
E. 血运性肠梗阻

13. 细菌感染及麻醉药引起的肠梗阻多属于
14. 慢性铅中毒引起的肠梗阻多属于
15. 单纯肠系膜血管栓塞引起的肠梗阻属于
16. 早期蛔虫性肠梗阻属于
17. 急性肠扭转容易发展为

（18~21 题共用备选答案）

A. 黄色、浑浊、含胆汁、无臭味液体
B. 不凝血
C. 稀脓性液体，略带臭味

D. 血性脓液，臭味明显

E. 血性液体，胰淀粉酶含量高

18. 胃十二指肠穿孔的腹腔穿刺液为
19. 实质脏器破裂的腹腔穿刺液为
20. 绞窄性肠梗阻的腹腔穿刺液为
21. 急性阑尾炎穿孔的腹腔穿刺液为

（22~24 题共用备选答案）

A. 充分准备后行胃大部切除术　　B. 应用抗生素治疗

C. 立即手术，去除病因　　D. 非手术治疗与观察

E. 腹部热敷

22. 单纯性粘连性肠梗阻可采用
23. 绞窄性肠梗阻应采用
24. 幽门瘢痕性梗阻应采用

五 X 型题

1. 麻痹性肠梗阻常见于

A. 急性弥漫性腹膜炎　　B. 低钾血症

C. 细菌感染　　D. 尿毒症

E. 慢性铅中毒

2. 引流结肠的淋巴结分为

A. 结肠上淋巴结　　B. 结肠下淋巴结

C. 结肠旁淋巴结　　D. 中间淋巴结

E. 中央淋巴结

3. 胃癌常用的口服化疗药有

A. 氟尿嘧啶　　B. 丝裂霉素

C. 替加氟　　D. 尿嘧啶替加氟片

E. 去氧氟尿苷胶囊

4. 胃癌早期可出现的临床表现为

A. 上腹不适　　B. 嗳气、反酸

C. 食欲缺乏　　D. 上消化道大出血

E. 轻度贫血

5. 溃疡型胃癌在 X 线气钡双重造影中表现为

A. 胃壁内龛影　　B. 胃壁僵硬

C. 凸向腔内的充盈缺损
D. 蠕动波消失
E. 黏膜集中、中断、紊乱和局部蠕动波不能通过

6. 胃癌术后麻醉清醒后，若血压稳定取低半卧位的作用是
A. 有利于呼吸和循环
B. 减少切口缝合处张力
C. 减轻疼痛与不适
D. 便于引流
E. 方便观察病情

7. 胃、十二指肠溃疡的护理诊断包括
A. 急性疼痛
B. 营养失调
C. 有体液不足的危险
D. 恐惧
E. 皮肤完整性受损

8. 结、直肠癌可向3个方向浸润扩散，即
A. 肠壁表层
B. 肠壁深层
C. 环状浸润
D. 沿纵轴浸润
E. 扩散浸润

9. 痉挛性肠梗阻常见于
A. 细菌感染
B. 应用麻醉药
C. 低钾血症
D. 尿毒症
E. 肠功能紊乱

10. 结、直肠癌发生的有关因素有
A. 高蛋白饮食
B. 进食粗纤维食物较多
C. 患有溃疡性结肠炎
D. 腺瘤
E. 患有日本血吸虫病

11. 左半结肠切除术适用于哪些部位的癌肿
A. 结肠脾曲
B. 降结肠
C. 部分乙状结肠
D. 横结肠
E. 盲肠

12. 胃癌常用的静脉化疗药有
A. 顺铂
B. 多柔比星
C. 尿嘧啶替加氟片
D. 依托泊苷
E. 亚叶酸钙

13. 肠瘘的护理诊断包括
A. 体液不足
B. 体温过高
C. 皮肤完整性受损
D. 自我形象紊乱
E. 焦虑

14. 结、直肠癌手术术前应做好相关检查工作，包括
A. 影像学检查　　B. 心电图检查
C. 尿便检查　　D. 胸部 X 线检查
E. 血液检查

15. 肠梗阻发生后非手术治疗的护理措施包括
A. 禁食　　B. 胃肠减压
C. 取平卧位　　D. 观察有无肠绞窄征象
E. 及时清理呕吐物

16. 浸润型胃癌在 X 线气钡双重造影中表现为
A. 凸向腔内的充盈缺损　　B. 胃壁僵硬
C. 胃壁内龛影　　D. 蠕动波消失
E. 黏膜集中、中断、紊乱和局部蠕动波不能通过

17. 胃、十二指肠溃疡急性大出血的护理措施包括
A. 禁食　　B. 监测生命体征
C. 输液、输血　　D. 用三腔管压迫止血
E. 使用止血药

18. 可促进胃酸分泌的因素有
A. 迷走神经　　B. 组胺
C. 促胃液素　　D. 高血糖
E. 咖啡因

19. 胃、十二指肠溃疡胃肠减压的护理要点有
A. 引流液暗红色或血性且>200ml/h 时继续引流
B. 保持胃管负压装置引流通畅
C. 使用胃肠减压时可给患者饮水
D. 胃管妥善固定，防止折叠、扭曲、受压
E. 严密观察引流液的色、质、量，并正确记录

20. 右半结肠切除术切除哪些部位的癌肿
A. 盲肠　　B. 升结肠
C. 结肠肝曲部　　D. 左半结肠
E. 乙状结肠

21. 十二指肠溃疡合并幽门瘢痕性梗阻常引起
A. 代谢性酸中毒　　B. 代谢性碱中毒
C. 脱水　　D. 营养不良
E. 高血钾

22. 胃癌的晚期临床特征是
A. 局部肿块
B. 锁骨上淋巴结肿大
C. 腹水
D. 恶病质
E. 嗳气、反酸

23. 胃大部切除术后24小时内应特别注意
A. 体温情况
B. 出血情况
C. 腹痛情况
D. 切口情况
E. 呼吸道分泌物情况

24. 结、直肠癌的组织病理学分型包括
A. 腺癌
B. 黏液腺癌
C. 印戒细胞癌
D. 小细胞癌
E. 髓样癌

25. 常用的胃癌化疗给药途径有
A. 口服给药
B. 静脉给药
C. 腹腔给药
D. 动脉插管区域灌注给药
E. 直肠给药

六 案例分析题

（1~4题共用题干）

患者，男性，35岁。因胃溃疡穿孔，在全麻下行毕Ⅰ式胃大部切除、腹腔引流术。术后返回病室，患者已清醒，生命体征稳定，切口敷料干燥，胃肠减压吸出暗红色血性液体50ml。

1. 关于该患者术后的活动和休息，叙述正确的是
A. 卧床期间每2小时翻身1次
B. 术后第1天可坐起进行轻微活动
C. 术后即可协助患者下床或床边活动
D. 术后第3天可在病室内活动
E. 根据患者对活动的耐受程度调节活动量

2. 关于该患者术后的饮食护理，叙述正确的是
A. 置胃管期间应禁食
B. 2周后可进软食
C. 食物以温、软、易消化、一次吃饱为宜
D. 忌过热、过冷、辛辣、刺激性的食物
E. 待肠蠕动恢复，拔除胃管后可给少量饮水或米汤

3. 该患者术后拔除胃管的指征是
A. 胃液量减少
B. 生命体征平稳

C. 肠蠕动恢复　　D. 肛门排气排便

E. 有饥饿感

4. 该患者术后容易发生的并发症是

A. 胃肠吻合口出血　　B. 十二指肠残端瘘

C. 输入段肠袢梗阻　　D. 输出段肠袢梗阻

E. 倾倒综合征

（5~11 题共用题干）

患者，女性，22 岁。因腹痛、腹胀、呕吐、肛门停止排气 3 天到医院就诊。查体：体温 36.8℃，脉搏 80 次/分，呼吸 20 次/分，血压 96/60mmHg，营养状况差，皮肤、黏膜干燥，眼窝凹陷，中等程度腹胀，无固定压痛点，肠鸣音亢进，可闻气过水声，移动性浊音阴性。实验室检查：血红蛋白 90g/L，红细胞 3.5×10^{12}/L。X 线检查见小肠有阶梯状液平面。询问病史 1 个月前曾因肠梗阻在外院行肠粘连松解术。

5. 该患者初步诊断可考虑为

A. 粘连性肠梗阻　　B. 坏死性肠炎

C. 高位性肠梗阻　　D. 胃炎

E. 绞窄性肠梗阻

6. 根据肠梗阻发生的基本原因，可将肠梗阻分为

A. 机械性肠梗阻　　B. 单纯性肠梗阻

C. 动力性肠梗阻　　D. 血运性肠梗阻

E. 绞窄性肠梗阻

7. 肠梗阻发生后肠管局部会出现的病理生理变化有

A. 梗阻以上肠管蠕动增强　　B. 肠管蠕动减弱

C. 肠腔积气、积液　　D. 肠壁充血

E. 肠壁水肿

8. 治疗过程中，患者出现持续性阵发性加剧的绞痛，可考虑为

A. 麻痹性肠梗阻　　B. 绞窄性肠梗阻

C. 机械性肠梗阻伴感染　　D. 痉挛性肠梗阻

E. 血运性肠梗阻

9. 绞窄性肠梗阻的临床特征有

A. 持续性剧烈疼痛　　B. 肠鸣音亢进

C. 呕吐出现早　　D. 早期出现休克

E. 没有腹膜刺激征

10. 粘连性肠梗阻非手术治疗时，正确的护理措施有

A. 禁食
B. 进流质饮食
C. 胃肠减压
D. 纠正水、电解质紊乱和酸碱失衡
E. 应用吗啡类镇痛药

11. 粘连性肠梗阻非手术治疗时，肠梗阻解除的标志有
A. 腹痛减轻
B. 呕吐减轻
C. 脉率增快
D. 腹胀消失
E. 肛门有排气和排便

（12~16 题共用题干）

患者，女性，40 岁。十二指肠溃疡病史 2 年，3 天前出现恶心、呕吐、腹胀，不伴腹泻，呕吐量较大，呕吐物为隔日宿食，不含胆汁，呕吐后腹胀减轻。曾肌内注射山莨菪碱，效果不明显。查体：腹部膨隆，有胃蠕动波，叩诊上腹可闻及振水音，无移动性浊音，肠鸣音 3 次/分。

12. 该患者最可能诊断为
A. 急性肠梗阻
B. 活动性溃疡所致的幽门痉挛
C. 十二指肠溃疡幽门瘢痕性梗阻
D. 胃癌致幽门梗阻
E. 胃癌致贲门梗阻

13. 该患者血生化检查最可能的结果是
A. 钾离子 3.8mmol/L，氯离子 95mmol/L，二氧化碳结合率 22mmol/L
B. 钾离子 4.0mmol/L，氯离子 115mmol/L，二氧化碳结合率 17mmol/L
C. 钾离子 5.0mmol/L，氯离子 100mmol/L，二氧化碳结合率 33mmol/L
D. 钾离子 3.2mmol/L，氯离子 85mmol/L，二氧化碳结合率 17mmol/L
E. 钾离子 3.0mmol/L，氯离子 89mmol/L，二氧化碳结合率 33mmol/L

14. 该患者住院检查后决定手术治疗。所采取的术前护理措施包括
A. 胃肠减压
B. 纠正营养失调和代谢失衡
C. 用温生理盐水洗胃 2~3 天
D. 用冷生理盐水洗胃 2~3 天
E. 用温蒸馏水洗胃 2~3 天

15. 该患者的术后护理措施不正确的有
A. 禁食、禁饮 1 周
B. 持续胃肠减压 24 小时
C. 绝对卧床休息，避免早期活动
D. 血压平稳后宜低半卧位
E. 术后 3 天给予少量米汤或饮水

16. 该患者术后第 1 个 24 小时内需重点观察的并发症是
A. 出血
B. 吻合口瘘
C. 十二指肠残端破裂
D. 吻合口破裂

E. 早期倾倒综合征

（17~23 题共用题干）

患者，男性，58 岁。进行性贫血、消瘦、乏力半年，有时右腹有隐痛，无腹泻。查体：贫血貌，右中腹可触及肿块，肠鸣音活跃。

17. 在采集病史时，要重点询问的内容是

A. 有无恶心、呕吐　　B. 有无排便习惯改变及粪便带血

C. 有无胆囊炎病史　　D. 有无家族史

E. 有无转移性右下腹痛

18. 考虑该患者的诊断可能为

A. 胆囊肿瘤　　B. 结肠癌

C. 阑尾周围脓肿　　D. 克罗恩病

E. 溃疡性结肠炎

19. 为明确诊断，应进行的重要检查是

A. 纤维结肠镜检查　　B. 乙状结肠镜检查

C. CT 检查　　D. B 超检查

E. X 线钡剂灌肠检查

20. 该患者术前准备中最重要的护理措施是

A. 给予高蛋白、高热量、高维生素饮食　　B. 静脉补液

C. 应用抗生素　　D. 肠道准备

E. 心理护理

21. 结肠癌的根治性手术中，常用的手术包括

A. 左半结肠切除术　　B. 右半结肠切除术

C. 横结肠切除术　　D. 乙状结肠切除术

E. 经腹结肠癌切除术

22. 该患者手术后应采取的体位是

A. 去枕平卧位，头偏向一侧　　B. 俯卧位，头偏向一侧

C. 屈膝位，头偏向一侧　　D. 头低足高位，头偏向一侧

E. 半坐卧位，头偏向一侧

23. 该患者术后的复查时间为

A. 1 年之内 1 个月复查 1 次　　B. 2~5 年每半年复查 1 次

C. 2 年之内 3 个月复查 1 次　　D. 2 年之内半年复查 1 次

E. 2~5 年每 3 个月复查 1 次

（24~27题共用题干）

患者，男性，45岁。暴饮暴食后出现上腹阵发性疼痛，并伴腹胀，恶心、呕吐，呕吐物为宿食，停止肛门排气。患者半年前曾行阑尾切除术。查体：腹胀，见肠型；腹软，轻度压痛，肠鸣音亢进。

24. 下列检查最有意义的是

A. 腹部CT检查
B. 腹腔穿刺检查
C. X线钡剂灌肠检查
D. 腹部X线平片
E. 纤维结肠镜检查

25. 该患者出现肠梗阻，最可能的原因为

A. 肠粘连
B. 肿瘤
C. 粪块堵塞
D. 肠扭转
E. 肠麻痹

26. 目前该患者发生的肠梗阻类型可能是

A. 急性肠梗阻
B. 完全性肠梗阻
C. 绞窄性肠梗阻
D. 单纯性肠梗阻
E. 机械性肠梗阻

27. 下列护理措施中，正确的有

A. 取半卧位
B. 胃肠减压
C. 禁饮食
D. 可给予吗啡镇痛
E. 防治感染和中毒

（28~33题共用题干）

患者，男性，70岁。间断性便秘15年，时有腹部胀痛，便后缓解。1天前用力排便时突发腹部剧痛、腹胀，恶心，未呕吐，停止排便、排气。查体：脉搏112次/分，血压80/60mmHg。全腹膨隆，以左侧为明显；全腹压痛，以左下腹为重，伴肌紧张，反跳痛，移动性浊音阳性，肠鸣音消失。

28. 对该患者应首先考虑为

A. 急性胰腺炎
B. 粪块堵塞引起肠梗阻
C. 空腔脏器破裂
D. 乙状结肠扭转
E. 肠套叠

29. 患者肠梗阻类型可能属于

A. 急性肠梗阻
B. 动力性肠梗阻
C. 低位肠梗阻
D. 绞窄性肠梗阻
E. 不完全性肠梗阻

30. 此时患者的水、电解质、酸碱代谢改变主要是

A. 低氯低钠性碱中毒　　B. 低氯低钾性碱中毒

C. 低钠低钾性酸中毒　　D. 低钠高钾性酸中毒

E. 高钠高钾性酸中毒

31. 患者的腹部立位X线片见马蹄状巨大双腔充气肠袢，为进一步明确诊断，最合适的检查是

A. 腹部B超检查　　B. 口服钡剂透视

C. 腹腔穿刺检查　　D. 选择性肠系膜血管造影

E. X线钡剂灌肠

32. 最适宜的处理方案是

A. 控制感染后手术治疗

B. 抗休克与抗感染并进，待病情好转后行手术治疗

C. 无须特殊处理，直接急诊手术

D. 抗休克、抗感染的同时行急诊手术治疗

E. 积极抗休克，待休克好转后再行手术治疗

33. 术中见乙状结肠顺时针扭转60°，肠管已发黑，行乙状结肠切除后，在左下腹部行暂时性造口，此时对患者的护理措施正确的有

A. 术后第2天开始扩张造口，以防造口狭窄

B. 用氧化锌软膏保护造口周围皮肤

C. 肠蠕动恢复后可逐渐恢复饮食

D. 生命体征平稳后予以半坐卧位

E. 造口袋内容物超过1/3应更换

（34~39题共用题干）

患者，男性，53岁。腹痛、腹胀，呕吐胃内容物及胆汁3小时。近4个月来时有腹胀，大便带黏液，大便次数增多，每日2~3次，无排便不尽及里急后重感。发病以来，患者体重减轻5kg，睡眠欠佳。查体：体温36℃，脉搏90次/分，血压115/70mmHg；腹膨隆，未见肠型，腹软，右下腹可触及一斜行肿块，质韧、压痛，腹部X线透视见一气液平面。血常规：WBC 9×10^9/L，中性粒细胞0.75。

34. 根据该患者的症状，初步考虑为

A. 幽门梗阻　　B. 胆道梗阻

C. 急性胃肠炎　　D. 肠梗阻

E. 急性胰腺炎

35. 该患者的症状最可能是以下何种原因引起

A. 阑尾周围脓肿　　B. 结肠结核
C. 结肠肿瘤　　D. 回盲部肠套叠
E. 肠扭转

36. 该患者目前存在的护理诊断，正确的有
A. 体液不足　　B. 疼痛
C. 自我形象紊乱　　D. 营养失调：低于机体需要量
E. 睡眠型态紊乱

37. 针对该患者的处理原则是
A. 口服液体石蜡通便　　B. 低压灌肠
C. 紧急手术解除梗阻　　D. 抗结核治疗
E. 解痉镇痛

38. 针对该患者的术前准备，正确的有
A. 生命体征平稳可取半坐卧位　　B. 合理输液并记录出入量
C. 从胃管注入等渗平衡溶液清洁肠道　　D. 胃肠减压
E. 禁食

39. 若在术后 8 天拔除腹腔引流管，2 天后患者出现腹部持续性疼痛，体温升高达 39℃，肠鸣音减弱。应考虑患者并发了
A. 肠麻痹　　B. 肠痉挛
C. 吻合口瘘　　D. 粘连性肠梗阻
E. 肿瘤破裂

参考答案与解析

一、A1 型题

1. E【解析】肠瘘的非手术治疗措施有控制感染，纠正水、电解质及酸碱平衡紊乱，营养支持，药物治疗，充分负压引流，堵塞瘘管。早期腹腔引流属于手术治疗措施。

2. A【解析】胃、空肠造瘘术的并发症有造瘘口出血、造瘘口渗漏、切口皮肤感染、造瘘管滑脱。

3. A【解析】单纯性机械性肠梗阻只有肠内容物通过受阻，而无肠管血运障碍，多表现为阵发性绞痛，如腹痛发展为剧烈持续性腹痛，应警惕绞窄性肠梗阻的可能；肠鸣音亢进，有气过水声或金属音，故选项 A 叙述正确。选项 B 是肠扭转致闭袢性肠梗阻的表现，选项 C 是绞窄性肠梗阻的表现，选项 D 是麻痹性肠梗阻的表现，选项 E 是完全性肠梗阻的表现。

4. B【解析】直肠癌手术前 2～3 天进流质饮食，有肠梗阻症状者应禁食、补液。术前

2~3天服用腹泻药，术前3天口服肠道抗生素，必要时做阴道冲洗。如果在术前大便尚未排净，应进行清洁灌肠。术前3天口服肠道不吸收抗生素主要是为了清洁肠道和减少肠道细菌。补充维生素K也是必需的术前准备。

5. B【解析】十二指肠溃疡的腹痛具有周期性发作的特点，秋冬季或冬春季好发。

6. B【解析】输入段吻合口完全梗阻常为吻合口过小或水肿引起，患者表现为进食后上腹饱胀，呕吐，呕吐物为食物。由于输入段吻合口完全梗阻，胆汁不能进入胃内，故呕吐物中不含胆汁。

7. C【解析】机械性肠梗阻的肠鸣音是高调金属样声音，这是有别于其他重疾病的特征性表现。麻痹性肠梗阻或绞窄性肠梗阻后期腹膜炎时肠鸣音减弱或消失。

8. C【解析】出血是消化性溃疡最常见的并发症，十二指肠溃疡比胃溃疡易发生，可表现为呕血与黑便。

9. C【解析】腹膜炎时腹腔内毒素会刺激肠壁肌肉，使肠管失去蠕动能力，导致肠麻痹，出现麻痹性肠梗阻。

10. D【解析】肠扭转是一段肠袢沿其系膜长轴旋转而造成的闭袢性肠梗阻，同时肠系膜血管受压，易发展为绞窄性肠梗阻，可见不均匀腹胀。机械性肠梗阻时腹部膨隆，见肠蠕动波、肠型；麻痹性肠梗阻者见均匀性腹胀。

11. D【解析】胃的静脉与各同名动脉伴行，均汇入门静脉系统。

12. E【解析】绞窄性肠梗阻不仅有肠内容物通过受阻，还发生肠管血运障碍，导致肠壁出血、坏死、穿孔等，故腹腔穿刺抽出血性液体有助于绞窄性肠梗阻的诊断，所以选项E叙述正确。腹部阵发性绞痛是机械性肠梗阻的特征，绞痛持续性阵发性加剧提示绞窄性肠梗阻或机械性肠梗阻伴感染，所以选项A不符合题意。高位梗阻时呕吐早、频繁，吐出物是胆汁样物，而绞窄性肠梗阻时呕吐物呈咖啡样或血性，所以选项B不符合题意。低位梗阻及麻痹性肠梗阻时腹胀显著，遍及全腹，而绞窄性肠梗阻表现为不均匀腹胀，所以选项C不符合题意。机械性肠梗阻时肠鸣音亢进，麻痹性肠梗阻或绞窄性肠梗阻后期腹膜炎时肠鸣音减弱或消失，所以选项D不符合题意。

13. B【解析】瘢痕性幽门梗阻时进食物不能顺利排空，患者可出现顽固性呕吐，经常呕吐，且呕吐物量大、有宿食。

14. C【解析】直肠癌患者术后应禁食、静脉补液，至肛门排气或结肠造口开放后进流质，1周后改为半流质饮食，2周左右方可进普食，且选择易消化的少渣饮食。

15. C【解析】胃、十二指肠溃疡合并出血患者的护理：观察呕血及黑便的情况并做好记录；定时监测生命体征、中心静脉压；观察患者有无口渴、四肢发冷、尿少等循环血量不足的表现；取平卧位，情绪紧张者可给予镇静药；输液、输血补充血容量，按时应用止血药。若出血不止并加重，应做好急诊手术的准备。

16. D【解析】胃肠减压可清除肠腔内积气、积液，有效缓解腹胀、腹痛。胃肠减压期间应观察和记录引流液的颜色、性状和量，若发现有血性引流液，应考虑有绞窄性肠梗阻的可能。胃肠减压管刺破胃黏膜可以导致胃肠减压的液体为血性，但很轻微，为微淡血色。

17. D【解析】结肠造口一般于术后2~3天待肠蠕动恢复后开放。造口开放后连接人工肛门袋，早期粪便稀薄，不断流出，对腹壁皮肤刺激大，极易引起皮肤糜烂，应彻底清洗造口周围皮肤，并在造口周围皮肤处涂以皮肤保护药。为预防造口狭窄，术后1周开始用手指扩张造口，每周2次，每次5~10分钟，持续3个月。便秘患者术后1周后，应锻炼定时排便。进食后3~4天未排便或因粪块堵塞发生便秘，可插入导尿管，一般不超过10cm，常用液状石蜡或肥皂水灌肠，但注意压力不能过大，以防肠道穿孔。

18. E【解析】急性出血性坏死性肠炎可排出洗肉水样便，并有特殊的腥臭味。

19. B【解析】淋巴转移是胃癌的主要转移途径。胃癌淋巴转移通常循序进行，但也可发生跳跃转移，即第一站淋巴结无转移而第二站有转移。

20. B【解析】进行胃肠减压前应了解患者有无上消化道出血史、严重的食管静脉曲张、食管梗阻、鼻腔出血，以防发生损伤。护理措施：①胃肠减压期间，患者应停止进食和口服药物。②随时保持胃管的通畅和持续有效的负压，经常挤压胃管，勿使管腔堵塞。胃管不通畅时，可用少量生理盐水低压冲洗并及时回抽，避免胃扩张增加吻合口张力而并发吻合口瘘。③检查引流液的色泽、性质和引流量，并正确记录。④做好口腔护理，防止口腔炎、腮腺炎。

21. C【解析】肠梗阻的基础治疗：禁食、胃肠减压，纠正水、电解质及酸碱平衡失调，防治感染和中毒，酌情应用解痉药、镇痛药，但禁止灌肠、使用泻药及热敷等。

22. B【解析】早期严格禁食是治疗急性出血性肠炎的要点，禁食时间长短根据症状轻重决定，过早进食有复发的可能，禁食过久易引起营养不良并延长治愈时间。一般认为，腹痛、腹胀消失，连续3天粪便隐血转阴是试行进食的指征。中度或重度腹胀者，在禁食同时需行胃肠减压，要保持胃肠减压管通畅，准确记录引流物的性质、颜色及量，以供补液参考。

23. E【解析】梗阻早期，呕吐呈反射性，吐出物为食物或胃液。此后，呕吐情况随梗阻部位高低而有所不同，高位梗阻呕吐早、频繁，吐出物是胆汁样物；低位梗阻呕吐少，可吐出粪臭样物。结肠梗阻呕吐迟，以腹胀为主。绞窄性肠梗阻时呕吐物呈咖啡样或血性。呕吐呈反射性，吐出物为食物或胃液说明是梗阻早期的症状。

24. D【解析】低位肠梗阻患者的体液主要丢失在肠腔及腹腔；丢失的电解质以钠离子、钾离子为主；因丢失大量的碱性消化液加之组织灌注不良，酸性代谢产物剧增，可引起严重的代谢性酸中毒；肠内细菌及毒素的吸收可致感染性休克；肠腔的膨胀可使膈肌抬高，影响肺内气体交换。

25. A【解析】胃壁的淋巴液最后汇入胸导管。

26. B【解析】高位小肠梗阻由于梗阻部位较高，呕吐出现早且频繁，呕吐物主要为胃及十二指肠内容物。低位肠梗阻时呕吐迟而少，呕吐物为粪样。

27. E【解析】胆汁反流性胃炎又称碱性反流性胃炎，多在胃切除术后，由于幽门括约肌被切除后缺失关闭作用，或迷走神经切断后，碱性胆汁、胰液、肠液反流入胃中，破坏胃黏膜屏障，导致胃黏膜充血、水肿、糜烂等改变。临床上发生在手术后数月至数年，属于胃大部切除术后患者的远期并发症。表现为上腹或胸骨后烧灼痛、呕吐苦涩的胆汁样液，并伴有体重减轻。

28. D【解析】单纯性肠梗阻只有肠内容物通过受阻，无肠管血运障碍。绞窄性肠梗阻不仅有肠内容物通过受阻，同时发生了肠管血运障碍。所以，单纯性肠梗阻与绞窄性肠梗阻的主要区别是肠管有无血运障碍。

29. A【解析】有胃、十二指肠溃疡病史的患者出现急性弥漫性腹膜炎表现，提示患者可能发生急性穿孔。急性穿孔常发生于十二指肠溃疡，主要表现为腹部剧痛和急性腹膜炎的体征。

30. C【解析】肠管血运障碍，肠腔积气、积液，代谢性酸中毒，感染、休克均是肠梗阻的病理生理变化。高位肠梗阻时由于早期频繁呕吐、不能进食，更易出现脱水；加之酸性胃液及大量氯离子丢失产生代谢性碱中毒。低位肠梗阻时，因丢失大量的碱性消化液加之组织灌注不良，酸性代谢产物剧增，可引起严重的代谢性酸中毒。所以选项 C 不属于肠梗阻的病理生理变化。

31. C【解析】肠梗阻由于发生的部位、原因、程度和进展的速度不同，可有不同的临床表现，但腹痛、呕吐、腹胀、停止排便排气为四大共同症状。

32. B【解析】呕血与黑便是上消化道出血的特征性表现，主要由出血的速度和出血量决定。

33. E【解析】早期倾倒综合征多发生在术后 7~14 天，患者进食后半小时内，与高渗性食物快速进入肠道，引起肠道内分泌细胞大量分泌肠源性血管活性物质有关，加上渗透作用使细胞外液大量移入肠腔，患者出现心悸、脉速、出汗、无力、面色苍白等一过性血容量不足的表现，并有恶心、呕吐、腹部绞痛、肠鸣音亢进、腹泻等消化道症状。预防措施主要是调节饮食结构，应少食多餐，避免食用过甜、过咸食物。进食后平卧 20~30 分钟，可有效预防倾倒综合征的发生。

34. B【解析】十二指肠残端破裂是毕Ⅱ式胃大部切除术后近期的严重并发症，是胃大部切除术后患者死亡的主要原因，发生后需立即手术治疗。

35. B【解析】①非腹部手术：局麻手术者不限制饮食；蛛网膜下隙麻醉和硬膜外麻醉在术后 3~6 小时可进食；全麻者应待清醒，恶心、呕吐反应消失后进食。所以选项 A 和 C 叙述正确。②腹部手术：尤其是胃肠道手术后，一般禁食 24~48 小时；第 3~4 天肠道功能恢复，肛门排气后，开始进流质饮食；第 5~6 天开始进半流质饮食；第 7~9 天逐渐恢复普通饮食。禁食期间，应静脉输注供给水、电解质和营养，如禁食时间较长，需通过静脉提供营养。所以，选项 B 叙述错误，选项 D 和 E 叙述正确。

36. B【解析】>50%的肿瘤组织由黏液组织构成时可诊断为黏液腺癌，占结肠、直肠腺癌的 10%~15%。这种肿瘤的特征是在大量的黏液湖中漂浮着恶性上皮细胞，常呈外生性生长，就诊时临床分期一般已较晚，具有较广泛的结肠、直肠周围扩散，淋巴结受累常见，预后较差。

37. D【解析】肠梗阻患者术前需禁食，持续胃肠减压。若梗阻缓解，如患者排气、排便，腹痛、腹胀消失后可进流质饮食，忌食产气的甜食和牛奶等。若无肠绞窄或肠麻痹，可应用阿托品类抗胆碱药解除胃肠道平滑肌痉挛，使腹痛得以缓解，但不可随意应用吗啡类镇痛药，以免掩盖病情。不能使用缓泻药和给予腹部热敷，以免加重病情。

38. A【解析】急性出血性肠炎的病变主要在空肠和回肠，有时可累及结肠。肠道病变范围可局限，亦可呈多发性，主要为坏死性炎性病变。

39. E【解析】单纯性机械性肠梗阻的局部病理生理变化：梗阻以上肠段蠕动增强，以克服阻力，推动肠内容物通过梗阻肠管；梗阻以上肠腔由于大量积气、积液而膨胀。肠腔气体中 70%是咽下的空气，剩余 30%由血液弥散至肠腔内，及肠道内容物经细菌分解或发酵产生。梗阻部位越低，时间越长，肠腔积气、积液引起的肠膨胀越明显。同时，梗阻以下肠管则空虚、瘪陷或仅存少量粪便，膨胀和瘪陷交界处即为梗阻的发生部位。

40. B【解析】结、直肠癌的转移途径有直接蔓延、淋巴转移、血行转移和种植。其中，淋巴转移为主要转移途径。

41. D【解析】胃癌在我国消化道肿瘤中发病率和死亡率为第一位，发病年龄多见于 40~60 岁，可发生于胃的各个部位，最多在胃窦，其次是胃小弯、贲门。贲门区的胃癌比胃大弯更常见。

42. D【解析】结肠癌大多数为腺癌。结肠癌中以乙状结肠发病率最高。右半结肠癌的临床表现为贫血、全身症状和腹部肿块。左半结肠癌的临床表现主要为急性、慢性肠梗阻。结肠癌主要经淋巴转移，对放疗不敏感。

43. E【解析】脂肪抑制胃酸分泌，当其进入十二指肠时，会分泌肠抑胃激素，抑制胃酸分泌及延缓胃排空。

44. A【解析】胃、十二指肠溃疡是多因素综合作用的结果，其中最为重要的是胃酸分泌异常、幽门螺杆菌（HP）感染和黏膜防御机制的破坏。

45. C【解析】消化性溃疡患者应选择营养丰富、易于消化的食物，面食较柔软、易消化且含碱，能有效中和胃酸，因此主食以面食为主。不习惯面食者，方以软米饭或稀饭代替。消化性溃疡患者应避免食用粗糙、过冷、过热和刺激性食物，还要注意摄入的热量和维生素满足机体的需要。

46. E【解析】急性出血性肠炎的临床分型为胃肠炎型、中毒性休克、腹膜炎型、肠梗阻型和肠出血型。急性出血性肠炎的休克属于中毒性休克，患者出现高热、寒战、神志淡漠、嗜睡、谵语等表现，常在发病 1~5 天内发生。

47. D【解析】肠梗阻患者术前生命体征稳定可取半卧位，可使膈肌下降，减轻腹胀对呼吸系统的影响。

48. C【解析】排便习惯与粪便性状的改变常为结肠癌最早出现的症状，多表现为排便次数增加、腹泻、便秘，粪中带血、脓或黏液。结肠癌的症状还有腹痛、腹部肿块、肠梗阻症状和全身症状，患者可出现贫血、消瘦、乏力、低热等。

49. D【解析】十二指肠溃疡主要表现为餐后延迟痛（餐后 3~4 小时）、饥饿痛或夜间痛，服用抗酸药或进食能使疼痛缓解或停止。疼痛多表现为上腹部或剑突下烧灼痛或钝痛。腹痛有规律性，具有周期性发作的特点，秋冬季或冬春季好发。十二指肠溃疡每次发作时，症状持续数周后缓解，间歇 1~2 个月再发。

50. A【解析】回结肠造口狭窄大部分是局部缺血引起的，其他原因尚有局部感染和皮肤开口太小，以及外露的结肠浆膜受粪便等刺激发生浆膜炎，肉芽组织增生，继之发生瘢痕收缩，形成环状狭窄。

51. E【解析】结肠癌手术切除的范围应为包括肿瘤在内的足够长的两端肠段，一般要求距肿瘤边缘 10cm。低位直肠癌的下切缘距肿瘤 2cm 即可。

52. E【解析】胃、十二指肠溃疡的术前护理措施如下。①心理护理：做好心理护理，消除患者紧张情绪。②饮食和营养：指导患者少量多餐，宜半流质饮食或软食，给予高热量、高蛋白、富含维生素、易消化饮食，避免冷热及刺激性食物。③用药护理：按时应用减少胃酸分泌、解痉及抗酸的药物，并观察疗效。④改善营养状况，必要时静脉补充营养。⑤术前置胃管以吸净胃内容物。

53. B【解析】按肠道连续性是否存在，肠瘘可分为侧瘘和端瘘。肠外瘘和肠内瘘是按肠腔是否与体表相通进行划分的。高位瘘和低位瘘是按瘘管所在的部位进行划分的。高流量瘘和低流量瘘是按肠瘘的日排出量进行划分的。单个瘘和多发瘘是按肠瘘瘘口的多少进行划分的。

54. D【解析】绞窄性肠梗阻的临床表现为突然出现持续性、阵发性加剧的腹部绞痛；持续性呕吐，呕吐物呈咖啡样或血性；不均匀腹胀；粪便为血性便或果酱便。发病初期即可出现明显脱水、烦躁、口渴、面色苍白、口周发绀、脉速、血压正常或升高，为休克前期表现。查体：固定压痛和腹膜刺激征，可扪及痛性包块；腹腔内有渗液，移动性浊音阳性，腹腔穿刺可抽出血性液。选项 D 不是绞窄性肠梗阻的表现，而是机械性肠梗阻的表现。

55. E【解析】急性出血性肠炎的临床表现包括腹痛、呕吐、便血，有全身中毒症状，腹部体征表现为腹胀显著，压痛明显，可有反跳痛。肠鸣音一般减弱，有腹水时可叩出移动性浊音。

56. C【解析】X 线气钡双重造影可发现较小而表浅的病变，肿块型胃癌表现为凸向腔内的充盈缺损；溃疡型胃癌主要显示胃壁内龛影，黏膜集中、中断、紊乱和局部蠕动波不能通过；浸润型胃癌可见胃壁僵硬、蠕动波消失。

57. A【解析】在组织病理学上，胃癌90%以上是腺癌，其中又可以细分为乳头状腺癌、管状腺癌、低分化腺癌、黏液腺癌、印戒细胞癌。少见类型包括腺鳞癌、类癌、小细胞癌、未分化癌等。

58. B【解析】胃、十二指肠溃疡急性穿孔患者的护理：禁食、禁饮、胃肠减压；严密观察病情包括生命体征、腹痛、腹膜刺激征、肠鸣音的变化；输液营养支持及抗感染治疗，预防休克的发生，并做好急诊手术准备。胃、十二指肠溃疡急性穿孔术前要采取左侧卧位，以减少胃肠内容物渗入腹膜腔。

59. D【解析】参见A1型题第22题解析。

60. D【解析】非手术治疗不能缓解的肠梗阻或绞窄性肠梗阻患者应立即手术治疗。手术原则是在最短时间内，应用最简单的方法解除梗阻或恢复肠腔通畅。选项中只有选项D“肠扭转”属于绞窄性肠梗阻，它是一段肠袢沿其系膜长轴旋转而造成的闭袢性肠梗阻，同时系膜血管受压，伴有肠管血运障碍，如不及时手术，可发生肠坏死。所以，选项D叙述正确。肠套叠首先选择手法复位，手法复位失败再考虑手术治疗。

61. C【解析】肠梗阻患者的全身性病理改变包括水、电解质、酸碱失衡，感染和中毒，休克及多器官功能障碍，不包括急性中毒性肠扩张。

62. D【解析】因为蛔虫喜欢弱碱性环境，而回肠上段正好是弱碱性环境，所以蛔虫一般寄生于人体的回肠上段之中。儿童腹部受凉、高热、食刺激性食物、驱虫不当等因素的影响，可使蛔虫骚动不安，聚结成团，引起梗阻。儿童肠腔狭窄也是造成梗阻的主要因素。

63. D【解析】各种原因致肠梗阻时禁止做钡剂口服造影，因为钡剂不仅加重梗阻，而且会引起梗阻部位以上胃肠道扩张。一般肠梗阻可通过腹部X线透视发现肠胀气明显、上段扩张，以及有较多液平面而确诊。

64. A【解析】胃溃疡多发生于胃小弯，以胃角多见，胃窦部与胃体也可见，胃大弯、胃底少见。

65. D【解析】参见A1型题第33题。

66. A【解析】小肠肿瘤大部分是恶性肿瘤，其中以恶性淋巴瘤最常见。

67. A【解析】结肠癌血行播散时，癌肿侵犯静脉后沿门静脉最常转移至肝，也可转移至肺、骨和脑等。

68. C【解析】纤维胃镜检查是诊断早期胃癌的有效方法，可直接观察病变的部位和范围，并可直接取病变组织做病理学检查。

69. C【解析】切除瘘管邻近已有病理改变的肠袢后行肠段部分吻合术最常用，效果好，可根治肠瘘，适用于空肠、回肠和结肠的肠外瘘。

70. A【解析】急性出血性肠炎的手术指征：①经非手术治疗，全身中毒症状不见好转且有休克倾向，局部体征加重者。②有明显腹膜刺激征考虑肠坏死穿孔者。③有肠梗阻表现经非手术治疗不见好转者。④反复肠道大出血非手术治疗无法控制者。

71. A【解析】瘢痕性幽门梗阻患者术前禁食，如为不完全性梗阻可给予少量流质饮食。术前3天禁食、补液，留置胃管者可用300~500ml温生理盐水洗胃，以减轻胃黏膜水肿和炎症，有利于术后吻合口愈合。

72. E【解析】胃、十二指肠溃疡术后，置胃管期间应禁食，待肠蠕动恢复，肛门排气，拔除胃管后可给予少量饮水或米汤。

73. A【解析】小肠腺癌是来自小肠黏膜的恶性肿瘤，多位于十二指肠乳头部周围，其次为空肠和回肠。

74. E【解析】胃迷走神经切断术按迷走神经切断部位的不同分为以下4类：迷走神经干切断术、选择性迷走神经切断术、超选择性迷走神经切断术及保留交感神经的壁细胞迷走神经切断术。

75. D【解析】急性出血性肠炎的实验室检查结果如下。①血常规：白细胞计数增多，可达（12~20）$\times 10^9/L$，中性粒细胞计数增多伴核左移，甚至出现中毒颗粒。②粪便检查：镜下可见大量红细胞，有血便或隐血强阳性，可有少量或中等量脓细胞。X线检查动态观察可发现肠壁积气、门静脉积气及向肝内呈树枝状影像，以及腹水或积气征象等。因急性出血性肠炎有肠穿孔危险，故禁做钡餐及钡剂灌肠检查。

76. B【解析】患者胃肠减压的同时需要禁食，对长期禁食胃肠减压者应注意加强口腔护理。

77. E【解析】肠瘘的分类参见A1型题第53题解析。按肠瘘的发生原因，肠瘘还可分为先天性、病理性、创伤性。

78. C【解析】参见A1型题第15题解析。

79. E【解析】参见A1型题第54题解析。

80. D【解析】胃溃疡手术治疗方法有胃大部切除术和胃迷走神经切断术，其中，胃大部切除术是首选术式。

81. E【解析】胃肠吻合口破裂或瘘发生在术后5~7天。胃出血出现在手术后24小时内。十二指肠残端破裂发生在术后3~6天。术后吻合口梗阻一般在进食后可出现临床症状。早期倾倒综合征多发生在术后7~14天。

82. D【解析】肠道肿瘤根治术要求切除肿瘤和上下各一段肠管及其系膜淋巴结，因此，直肠癌根治术是否能保留肛门取决于肿瘤距肛门的距离，而非病理类型和左半结肠的长度。即使局部有浸润或远处有转移而无法行根治术的直肠癌，也要视肿瘤距肛门的距离，决定采取保留或切除肛门，或单纯造瘘等姑息性手术。

83. A【解析】为胃、空肠造瘘患者灌注食物，开始时应注意浓度低、剂量小、速度慢。

84. D【解析】穿孔、癌变、幽门梗阻、出血都是消化性溃疡的并发症，但最常见的是出血。电解质紊乱是一种病理现象，不属于并发症。

85. E【解析】C型厌气性Welch梭状芽孢杆菌能产生一种蛋白质外毒素，称为β毒素，现认为与急性出血性肠炎的发病有关。

86. D【解析】淋巴转移途径是决定直肠癌手术方式的依据。

87. B【解析】肠套叠患者粪便的特征是黏液血便或果酱便。

88. E【解析】在梗阻4~6小时或以后，腹部X线立位平片可见到梗阻近段多个液平面及气胀肠袢，梗阻远段肠内无气体。空肠梗阻时，X线平片示“鱼肋骨刺”样改变；结肠梗阻时，X线平片示结肠袋；麻痹性梗阻时，X线检查示小肠、结肠均扩张。腹部X线平片示结肠和直肠内均含气体，提示不完全性肠梗阻或完全性肠梗阻早期。

89. B【解析】胃溃疡的腹痛多于进餐后0.5~1.0小时开始，持续1~2小时后消失。进食后疼痛不能缓解，有时反而加重，服用抗酸药疗效不明显。腹痛的节律性不如十二指肠溃疡明显。胃溃疡经抗酸治疗后常容易复发。除易发生大出血、急性穿孔等严重并发症外，约有5%胃溃疡可发生恶变。

二、A2型题

1. C【解析】此患者为等渗性脱水，应给予等渗盐溶液静脉滴注，通常首选平衡盐溶液。

2. D【解析】引流管堵塞时不可高压冲洗，应顺时针转动外套管，无效时更换引流管。

3. C【解析】输出段梗阻见于毕Ⅱ式胃大部切除术后，多为粘连、大网膜炎性肿块压迫等所致，表现为上腹饱胀，呕吐食物和胆汁，所以选项C正确。吻合口梗阻主要表现为进食后上腹胀痛、呕吐，呕吐物为食物，不含胆汁，所以选项A错误。倾倒综合征患者以循环系统症状和胃肠道症状为主要表现，表现为进食后上腹饱胀不适、心悸、出汗、头晕、呕吐及肠鸣、腹泻等，所以选项B错误。输入段完全性梗阻典型症状是患者突然发生上腹部剧痛，频繁呕吐、量少，不含胆汁。输入段不完全性梗阻临床表现为进食后15~30分钟上腹突然胀痛或绞痛，并喷射状呕吐大量不含食物的胆汁液体，呕吐后症状消失，所以选项D和E错误。

4. A【解析】根据症状及查体结果，可考虑患者发生单纯性肠梗阻。单纯性肠梗阻患者腹部X线检查最可能出现的影像学变化是肠袢内可见多个气液平面，呈典型的阶梯状。

5. D【解析】右侧结肠癌，如升结肠癌以全身症状、贫血、腹部肿块为主要表现；左侧结肠癌，如降结肠癌以便秘、腹痛、便血、肠梗阻为主要表现。

6. B【解析】参见A1型题第27题解析。

7. D【解析】患者因肠梗阻入院，呕吐多次，护理诊断为有体液不足的危险。

8. C【解析】制霉菌素临床用于念珠菌属引起的消化道、口腔、阴道、皮肤等感染。为预防念珠菌感染，提供的漱口水应是制霉菌素液。

9. A【解析】早期发现、早期诊断和早期治疗是提高胃癌疗效的关键。外科手术是治疗胃癌的主要手段，也是目前能治愈胃癌的唯一方法。早期胃癌由于病变局限，较少淋巴结转移，可行内镜下胃黏膜切除术、腹腔镜或开腹胃部分切除术等根治性手术。

10. C【解析】肠道手术前肠道准备时，一般术前 3 天口服肠道抑菌药，以减少肠道内细菌数量，预防切口感染。

11. C【解析】直肠指诊是诊断直肠、肛管疾病最简单、有效的检查，尤其是直肠癌。

12. D【解析】当十二指肠溃疡伴有炎症、瘢痕及粘连时，采用毕Ⅰ式胃大部切除术常有困难，有时为了避免胃十二指肠吻合口的张力过大，切除胃的范围不够，容易引起溃疡复发。该患者有十二指肠溃疡病史，且经多次内科治疗，久治不愈，不宜选择毕Ⅰ式胃大部切除术。毕Ⅱ式胃大部切除术适用于各种情况的胃、十二指肠溃疡，特别用于十二指肠溃疡。

13. C【解析】患者原有消化性溃疡病史，未曾接受正规治疗；就诊时有消化道穿孔的典型症状和体征，即中上腹剧痛和板状腹；腹部立位 X 线平片示膈下有游离气体，故可考虑为消化道穿孔。在拟行急诊剖腹探查前，首选的治疗措施是禁食和胃肠减压，以便及早抽吸出胃内残存物，减少胃肠内积气、积液，减少消化液和胃内容物自穿孔部位继续漏入腹膜腔，从而减轻腹胀和腹痛。

14. C【解析】该患者在大面积烧伤后出现应激性溃疡，即急性胃炎，是一种急性胃黏膜病变，多伴有出血症状。发生应激性溃疡时，纤维胃镜检查有特殊重要性，除了明确诊断外，还可通过电凝、激光及局部用药等方法进行胃镜下止血。

15. E【解析】十二指肠残端破裂发生在术后 3~6 天，表现为右上腹突发剧痛和局部明显压痛、肌紧张症状。早期倾倒综合征多发生在术后 7~14 天。胃肠吻合口破裂或瘘发生在术后 5~7 天。出血发生在手术后 24 小时内。低血糖综合征不是毕Ⅱ式胃大部切除术并发症。

16. D【解析】肠穿孔修补术后 2 天，肛门尚未排气，腹胀明显。护理措施最重要的是胃肠减压，因为胃肠减压能缓解腹胀症状。

17. C【解析】输入段完全性梗阻的典型症状是患者突然发生上腹部剧痛，频繁呕吐，呕吐物量少，不含胆汁。吻合口梗阻主要表现为进食后上腹胀痛、呕吐，呕吐物为食物，不含胆汁。输出段梗阻见于毕Ⅱ式胃大部切除术后，多为粘连、大网膜炎性肿块压迫等所致，表现为上腹饱胀，呕吐食物和胆汁。十二指肠残端破裂发生在术后 3~6 天，表现为右上腹突发剧痛和局部明显压痛、肌紧张症状。倾倒综合征患者以循环系统症状和胃肠道症状为主要表现，表现为进食后上腹饱胀不适、心悸、出汗、头晕、呕吐、肠鸣及腹泻等。

18. B【解析】内镜检查是确诊胃、十二指肠溃疡的首选方法，可明确溃疡的部位，在直视下取活组织做幽门螺杆菌检测及病理学检查，若有溃疡出血者可在胃镜下止血治疗。

19. E【解析】参见 A1 型题第 33 题。

20. C【解析】早期发现、早期诊断和早期治疗是提高胃癌疗效的关键。手术是首选的方法，可辅以化疗、放疗及免疫治疗等。

21. A【解析】手术后 24 小时内从胃管内流出少量暗红色或咖啡色胃液，属于术后正常现象，只需要继续观察，无须特殊处理。

22. B【解析】直肠指检简单易行，不需要任何设备，比较准确可靠，是诊断直肠癌的最主要的方法。

23. B【解析】患者有胃溃疡病史，应慎用或禁用解热镇痛类药物，因为此类药物可直接作用于胃肠黏膜上皮细胞，使黏膜充血、糜烂，并影响凝血机制，致使胃肠出血形成溃疡。

24. E【解析】患者胃癌术后化疗，出现恶心、呕吐、消瘦、食欲缺乏，Hb 98.0g/L，血清总蛋白53g/L，护理诊断是营养失调：低于机体需要量。与长期食欲缺乏、消化吸收不良及癌肿导致的消耗增加有关。

25. E【解析】切口感染是胃大部切除术后最常见的并发症。表现为术后3~5天体温升高，切口疼痛且局部有红肿、压痛或波动感。应给予抗生素、物理治疗等，如已化脓应拆线引流。

26. C【解析】急性出血性肠炎的处理：①如肠管表现为充血和浆膜下出血，无坏死穿孔，也无大量消化道出血，仅给予普鲁卡因肠系膜封闭即可。②有肠穿孔或不可控制的消化道出血，病变部分可行Ⅰ期切除吻合术。③病变广泛，远端肠管无坏死，可切除坏死肠段，行双腔造瘘，待恢复后再行Ⅱ期吻合术；也可行Ⅰ期吻合术后远端导管造瘘，待肠功能恢复后再将导管拔除。

27. C【解析】根据突发急性腹痛，呈持续性隐痛伴阵发性加剧，后出现恶心、呕吐，呕吐物为胆汁或呈咖啡样、血水样，腹膨隆显著，压痛明显，有反跳痛，可诊断患者为急性出血性肠炎。护理措施：观察腹痛和腹胀的进展情况，禁食、胃肠减压，补充血容量，尽早给予胃肠外营养。具体参见A1型题第22题解析。

三、A3/A4型题

1. A【解析】患者可能诊断为直肠癌。直肠癌有直肠刺激症状，表现为排便不适、排便不尽感、便前肛门下坠感、便意频繁、腹泻、里急后重。晚期有下腹痛。

2. A【解析】氟尿嘧啶自1957年应用于临床，现为结肠癌、直肠癌标准化疗的基础药物。

3. A【解析】进一步检查应首先采用直肠镜检。直肠镜检可发现直肠病变的部位与程度，同时可在直视下取活组织做病理检查，是诊断直肠内病变最有效且可靠的检查方法。

4. B【解析】直肠癌的治疗与分期情况有关，早期以手术治疗为主，中晚期配合化疗巩固、控制。该患者处于直肠癌早期，主要的治疗应采取根治性切除术。

5. A【解析】胃、十二指肠溃疡穿孔腹膜炎时行腹腔穿刺价值很大。若穿刺液为全血则提示内脏破裂出血；血性液体见于溃疡穿孔、出血坏死性胰腺炎、肠系膜梗阻或血栓形成、晚期癌肿等；粪臭性脓液见于肠穿孔、阑尾穿孔和腹腔脓肿等。

6. D【解析】胃、十二指肠溃疡穿孔腹膜炎确诊后的处理原则是手术治疗，包括单纯穿孔缝合术和彻底性溃疡切除手术。

7. D【解析】术后胃肠减压，待胃管放置 3~4 天后，胃液量减少，肛门排气排便、肠蠕动恢复可考虑拔除胃管。

8. A【解析】该患者胃溃疡病史 10 年，而胃溃疡为胃癌发病危险性增高的因素。结合患者出现腹胀、食欲缺乏、体重下降、粪便隐血试验阳性等与胃癌相符的表现，并且服用抗酸药效果较差，可初步判断为胃溃疡恶变。

9. D【解析】胃、十二指肠溃疡的辅助检查如下。①内镜检查：是确诊胃、十二指肠溃疡的首选方法，若有溃疡出血者可在胃镜下止血治疗。②X 线钡餐检查：可在胃、十二指肠溃疡部位显示一周围光滑、整齐的龛影或见十二指肠壶腹部变形。上消化道大出血时不宜行钡餐检查。③胃酸测定：测定前必须停用抗酸药。

10. B【解析】胃溃疡疑有恶变者首选的治疗方法是手术治疗。

11. D【解析】胃溃疡合并多次大出血，拟行胃大部切除术，术前用阿托品，主要目的是抑制呼吸道腺体的分泌，减少唾液分泌，保持口腔干燥，以防误吸。

12. C【解析】患者手术后第一个 24 小时，必须警惕的并发症是出血。

13. C【解析】该患者手术后黑便提示消化道出血。消化道出血是胃大部切除术后早期的并发症。发生在术后 24 小时内的出血，多属于术中止血不确切；术后 4~6 天发生的出血多为吻合口黏膜坏死脱落所致；术后 10~20 天发生的出血多为吻合口缝线处感染，黏膜下脓肿腐蚀血管所致。

14. E【解析】患者已进食流质饮食，突然呕吐，禁食可缓解，X 线钡餐检查见吻合口延及输出段有较长狭窄，形似漏斗和一细线形的漏斗尾，诊断应考虑为胃大部切除术后的吻合口梗阻。吻合口梗阻治疗方法包括禁食，胃肠减压，纠正水、电解质紊乱及酸碱失衡，营养代谢支持，适当输入血浆，胃内局部应用高渗盐溶液。如证实为吻合口过小需要再次手术扩大吻合口。该患者可选择的治疗措施不包括选项 E。

15. E【解析】胃大部切除术后的营养性并发症包括体重减轻、缺血性贫血、腹泻与脂肪泻、骨病（如隐性骨质软化、骨质疏松）。低血糖综合征不属于其营养性并发症。低血糖综合征通常是胃大部切除术后和胃肠吻合术后胃失去了正常生理功能，胃内食糜较快进入十二指肠或空肠引起，此患者因有部分梗阻情况，故不可能发生低血糖综合征。

16. E【解析】参见 A1 型题第 48 题解析。

17. C【解析】手术切除是大肠癌的主要治疗方法，同时配合化疗、放疗等综合治疗可在一定程度上提高疗效。因此，该患者需要通过结肠癌根治术进行治疗。

18. C【解析】结肠造口的患者在造口开放后采取的体位为左侧卧位，以利于造口排泄物流出，避免污染腹部伤口。

19. D【解析】机械性肠梗阻时腹胀，见肠蠕动波、肠型，麻痹性肠梗阻者见均匀性腹胀，肠扭转时有不均匀腹胀；单纯性肠梗阻者有轻度压痛；绞窄性肠梗阻者有固定压痛和腹膜刺激征，可扪及痛性包块，腹腔内有渗液，移动性浊音阳性。机械性肠梗阻时肠鸣音亢进，有气过水声或金属音，麻痹性肠梗阻或绞窄性肠梗阻后期腹膜炎时肠鸣音减弱或消失。

20. B【解析】肠梗阻非手术治疗期间梗阻解除的标志是肛门排便、排气，提示肠管恢复通畅，肠内容物可通过肠管排出。

21. D【解析】直肠指检是诊断直肠癌最重要的检查方法。80% 的患者可用手指触及肿瘤，如触及肿块，应注意肿块的部位、形态、大小、范围及指套上有无黏液、脓血等，但这不是确诊检查。对所有粪便隐血试验阳性找不到原因而指检触及肿块的患者，均应做直肠镜或乙状结肠镜检查，并可取肿瘤组织做病理检查以确诊。

22. C【解析】参见 A1 型题第 4 题解析。

23. E【解析】患者有剧烈活动的诱因，出现肠梗阻的典型症状和体征，而且有休克表现，因此怀疑小肠扭转引起绞窄性肠梗阻。

24. D【解析】患者怀疑系小肠扭转引起的绞窄性肠梗阻，应该紧急手术探查。

25. B【解析】患者有呕吐史，而且出现口渴、烦躁不安等血容量不足的症状，腹部叩诊有移动性浊音，因此体液不足是目前最主要的护理诊断。

26. E【解析】吸入性肺炎、腹腔感染、肠瘘和肠粘连均是肠梗阻患者围手术期的常见并发症，倾倒综合征是胃大部切除术后的常见并发症。

四、B 型题

1~2 B、E【解析】动力性肠梗阻是神经抑制或毒素刺激引起的肠壁肌肉运动障碍，但无器质性肠腔狭窄，可分为麻痹性肠梗阻和痉挛性肠梗阻两类。前者常见于急性弥漫性腹膜炎、低钾血症、细菌感染及某些手术后等；后者少见，可继发于尿毒症、慢性铅中毒、肠功能紊乱等。

3. D【解析】血运性肠梗阻，如肠套叠，为肠系膜血栓或栓塞形成，使肠管血运障碍，肠失去蠕动能力所致，肠腔虽无阻塞，但肠内容物停止运行，可迅速继发为肠坏死，易发于婴儿。

4. A【解析】吻合口梗阻主要表现为进食后上腹胀痛、呕吐，呕吐物为食物，不含胆汁。

5. D【解析】参见 A1 型题第 33 题解析。

6. C【解析】参见 A2 型题第 15 题解析。

7. A【解析】十二指肠溃疡合并大出血时，国内普遍采用包括溃疡在内的胃大部切除术，可切除溃疡，制止出血。在切除溃疡有困难时应予旷置，但要贯穿结扎溃疡底出血动脉或其主干。在患者病情危重不允许做胃大部切除时，可采取单纯贯穿结扎止血法。

8. C【解析】胃窦癌可行胃大部切除，但廓清淋巴结需包括第 1、7、8、9、12 组，整个清扫面应至大、小网膜外。

9. D【解析】晚期胃癌合并幽门梗阻仅做胃空肠吻合术，解决梗阻即可，因为晚期肿瘤患者不能耐受胃癌根治。

10~12 E、D、A【解析】胃癌好发部位依次为胃窦、胃角、胃体和贲门。消化性溃疡急性穿孔多位于幽门附近，胃和十二指肠前壁；其中，胃溃疡出血好发于胃小弯，十二指肠溃疡出血好发于十二指肠球部后壁；十二指肠前壁附近无大血管，因此此处溃疡常无大出血。

13~14 C、D【解析】参见B型第1~2题解析。

15. E【解析】参见B型题第3题解析。

16. A【解析】蛔虫梗阻致使肠内容物不能通过，为机械性肠梗阻。早期梗阻无血运障碍，为单纯性肠梗阻。因此，早期蛔虫性肠梗阻属于单纯性机械性肠梗阻。

17. B【解析】参见A1型题第10题解析。

18~20 A、B、D【解析】B超引导下腹腔穿刺抽液或腹腔灌洗有助于判断急性腹膜炎的病因，如结核性腹膜炎为草绿色透明腹水；胃十二指肠急性穿孔为黄色、浑浊、含胆汁、无臭味的抽出液；急性重症胰腺炎时抽出液为血性，胰淀粉酶含量高；绞窄性肠梗阻时抽出液为血性，臭味重；如抽出液为不凝血，应怀疑实质脏器破裂，有腹腔内出血。

21. C【解析】急性阑尾炎穿孔的腹腔穿刺抽出液为稀脓性，略带臭味。

22. D【解析】非手术治疗适用于单纯性粘连性肠梗阻、麻痹性或痉挛性肠梗阻、蛔虫或粪块堵塞引起的肠梗阻、肠结核等炎症引起的不完全性肠梗阻等。

23. C【解析】参见A1型题第60题解析。

24. A【解析】幽门瘢痕性梗阻患者应充分准备后行胃大部切除术，术前除每天静脉补充等渗盐溶液和氯化钾溶液外，术前3天每晚必须用300~500ml温等渗盐溶液洗胃，以减轻胃壁水肿和炎症，有利于术后吻合口愈合。

五、X型题

1. ABC【解析】参见B型题第1~2题解析。

2. ACDE【解析】引流结肠的淋巴结分为4组：结肠上淋巴结、结肠旁淋巴结、中间淋巴结、中央淋巴结。

3. CDE【解析】胃癌常用的口服化疗药有替加氟、尿嘧啶替加氟片、去氧氟尿苷胶囊等。氟尿嘧啶和丝裂霉素属于常用的静脉化疗药。

4. ABCE【解析】胃癌早期仅有一些不明确的上消化道表现，如上腹隐痛不适、嗳气、反酸、食欲缺乏、轻度贫血等。随着病情进展，上腹疼痛、食欲缺乏、消瘦等症状渐加重。靠近幽门或贲门的癌灶增长到一定程度，可出现幽门或贲门梗阻的表现，此期尚可发生上消化道大出血、穿孔等并发症。

5. AE【解析】参见A1型题第56题解析。

6. ABC【解析】胃癌术后麻醉清醒后若血压稳定取低半卧位，有利于呼吸和循环，减少切口缝合处张力，减轻疼痛与不适。

7. ABCD【解析】胃、十二指肠溃疡的护理诊断包括急性疼痛、营养失调、有体液不足的危险、恐惧、潜在并发症（如出血、感染、十二指肠残端破裂、吻合口瘘、消化道梗阻、倾倒综合征、胃潴留、胃小弯坏死和穿孔、腹泻、残胃癌等），无皮肤完整性受损的危险。

8. BCD【解析】结、直肠癌可向 3 个方向浸润扩散，即肠壁深层、环状浸润和沿纵轴浸润。

9. DE【解析】参见 B 型题第 1～2 题解析。

10. ACDE【解析】目前认为与结、直肠癌发生的有关因素如下：①局部慢性炎性病变，如溃疡性结肠炎、日本血吸虫病等。②致癌物质，主要是指高蛋白饮食引起胆酸分泌增加，后者被肠内厌氧菌分解为不饱和的多环烃。③腺瘤，是目前最引人注目的因素，尤其直肠是腺瘤常见所在，也是癌肿常见部位。食物纤维（如纤维素、果胶、半纤维、木质素等）能稀释肠内残留物，增加粪便量，使粪从肠道排空加快，减少致癌物质和大肠黏膜接触的机会，故进食富含纤维的食物可减少大肠癌的发病机会。

11. ABC【解析】左半结肠切除术适用于降结肠、结肠脾曲部、部分乙状结肠的癌肿。切除范围：横结肠左半、降结肠、部分或全部乙状结肠，连同所属系膜及淋巴结。切除后结肠与结肠，或结肠与直肠端端吻合。横结肠切除术适用于横结肠的癌肿。右半结肠切除术适用于盲肠、升结肠、结肠肝曲的癌肿。

12. ABDE【解析】胃癌常用的静脉化疗药有氟尿嘧啶、丝裂霉素、顺铂、多柔比星、依托泊苷、亚叶酸钙等。尿嘧啶替加氟片属于常用的口服化疗药。

13. ABCDE【解析】肠瘘的护理诊断有体液不足、体温过高、营养失调、皮肤完整性受损、焦虑、自我形象紊乱、潜在并发症（如出血、腹腔感染、粘连性肠梗阻）、知识缺乏。

14. ABCDE【解析】结、直肠癌术前应做好相关检查工作，如影像学检查、心电图检查、胸部 X 线检查、血液检查、尿便检查等，备皮，肠道准备。

15. ABDE【解析】肠梗阻发生后非手术治疗的护理措施：禁食；胃肠减压；生命体征稳定可取半卧位，缓解腹痛和腹胀；呕吐时，患者坐起或头侧向一边，及时清除口腔内呕吐物，给予漱口、刷牙，保持口腔清洁；严格记录出入量；合理输液；防治感染和脓毒症；严密观察病情变化。

16. BD【解析】参见 A1 型题第 56 题解析。

17. ABCE【解析】除 D 选项外，均为消化性溃疡急性大出血的护理措施，选项 D 为门静脉高压食管-胃底静脉曲张所致消化道大出血的护理措施。

18. ABCE【解析】能促进胃酸分泌的因素主要有迷走神经、组胺、促胃液素，此外，低血糖、咖啡因和酒精也可促进胃酸分泌。

19. BDE【解析】胃、十二指肠溃疡胃肠减压护理：①胃管妥善固定，防止折叠、扭曲、受压。②保持胃管负压装置引流通畅，如手术当日胃管引流量少，无论是否有导管堵塞的征象，必须立即通知医生。③严密观察引流液的色、质、量，并正确记录。如引流液暗红色或血性且>200ml/h，提示有活动性出血的可能，必须立即通知医生采取积极的措施。④患者禁食期间应加强口腔护理，雾化吸入每天2次，以减轻咽喉部疼痛及促进痰液排出。⑤胃管放置3~4天后，胃液量减少，肛门有排气排便、肠蠕动恢复可考虑拔除胃管。胃肠减压期间禁止饮水和进食。

20. ABC【解析】右半结肠切除术适用于盲肠、升结肠及结肠肝曲部的癌肿。切除范围：回肠末端15~20cm，盲肠、升结肠及横结肠的右半，连同所属系膜及淋巴结。肝曲的癌肿尚需切除横结肠大部及胃网膜右动脉组的淋巴结。

21. BCD【解析】十二指肠溃疡合并幽门瘢痕性梗阻时，大量氢离子和氯离子随胃液吐出，血液中氯离子浓度降低，患者出现脱水和营养不良；碳酸氢离子增加，造成代谢性碱中毒。钾除呕吐丢失外，随尿大量排出，可以出现低血钾。因此，低钾低氯性碱中毒在幽门梗阻患者中较为多见。

22. ABCD【解析】胃癌晚期可见局部肿块、腹水、锁骨上淋巴结肿大、恶病质等。嗳气、反酸属于胃癌早期的症状。

23. BD【解析】因为胃大部切除术后出血和切口感染发生在术后24小时内，因此应特别注意。

24. ABCDE【解析】结、直肠癌的组织病理学分型包括腺癌、黏液腺癌、印戒细胞癌、小细胞癌、腺鳞癌/鳞癌、髓样癌和未分化癌。

25. ABCD【解析】常用的胃癌化疗给药途径有口服给药、静脉给药、腹腔给药、动脉插管区域灌注给药等，不包括直肠给药。

六、案例分析题

1. ABDE【解析】患者术后平卧6小时，待麻醉清醒后可采取半卧位，有利于漏出的消化液积聚于盆腔最低位和引流，同时减少毒素的吸收。指导患者每2小时翻身1次；术后第1天可坐起进行轻微活动，第2天协助患者下床或床边活动；第3天病室内活动。根据患者对活动的耐受程度调节活动量。

2. ABDE【解析】患者术后置胃管期间应禁食，待肠蠕动恢复，拔除胃管后可少量饮水或米汤，每次4~5汤匙，1~2小时1次；如无反应，第2天可给半量流质饮食，每次50~80ml，每2小时1次；第3天可进全量流质饮食，每次100~150ml；第4天可进半流质饮食；2周后可进软食。食物以温、软、易消化、少量多餐为宜。忌食过热、过冷、辛辣、刺激性的食物。

3. ACD【解析】参见A3/A4型题第7题解析。

4. A【解析】患者已行毕Ⅰ式胃大部切除术，即残胃与十二指肠直接吻合，胃肠吻合口出血是其并发症。十二指肠残端瘘、输入段肠袢梗阻、输出段肠袢梗阻、倾倒综合征主要为毕Ⅱ胃大部切除术后的并发症。

5. A【解析】该患者存在腹痛、呕吐、腹胀及肛门停止排气等表现，可判断为肠梗阻。无固定压痛点，可以排除绞窄性肠梗阻；X线检查见小肠有阶梯状液平面，可以排除高位性肠梗阻。适合患者曾因肠梗阻做过肠粘连松解术，初步诊断可考虑粘连性肠梗阻。

6. ACD【解析】按发生的基本原因，肠梗阻可分为机械性肠梗阻、动力性肠梗阻、血运性肠梗阻。单纯性肠梗阻和绞窄性肠梗阻是按肠壁有无血运障碍分类的。

7. ACDE【解析】肠梗阻发生后肠管局部的病理生理变化：①单纯性机械性肠梗阻早期，一方面，梗阻以上肠管蠕动增强，以克服肠内容物通过障碍；另一方面，肠腔内因液体和气体的堆积而膨胀。②急性完全性肠梗阻时，肠腔内压力迅速增加，肠壁静脉回流受阻，毛细血管及淋巴管淤积，肠壁充血、水肿、增厚，呈暗红色。由于组织缺氧，毛细血管通透性增加，肠壁上有出血点，并有血性渗出液渗入肠腔和腹腔。随着血运障碍的发展，继而出现动脉血运受阻，血栓形成，肠壁失去活力，肠管变成紫黑色。由于肠壁变薄、缺血和通透性增加，腹腔内出现带有粪臭的渗出液，可引起腹膜炎。最后，肠管可因缺血、坏死而破溃、穿孔。③慢性不完全性肠梗阻时，局部改变主要是由于长期肠管蠕动增强，梗阻近端肠壁代偿性肥厚和肠腔膨胀，远端肠管则变细、肠壁变薄。痉挛性肠梗阻多为暂时性，肠管多无明显的病理变化。

8. BC【解析】治疗过程中，患者出现持续性阵发性加剧的绞痛，提示绞窄性肠梗阻或机械性肠梗阻伴感染。麻痹性肠梗阻时表现为持续性胀痛，无绞痛。

9. ACD【解析】绞窄性肠梗阻呕吐出现早，早期即出现休克，腹部有持续性阵发性加剧的绞痛，有固定压痛和腹膜刺激征，腹腔内有渗液，移动性浊音阳性。机械性肠梗阻时肠鸣音亢进。

10. ACD【解析】粘连性肠梗阻非手术治疗时，需要禁食，胃肠减压，纠正水、电解质及酸碱平衡失调，防治感染和中毒，酌情应用解痉药以解除胃肠道平滑肌痉挛，抑制胃肠道腺体的分泌，使患者腹痛得以缓解，但不可随意应用吗啡类镇痛药，以免影响病情观察。必要时营养支持。

11. ABDE【解析】粘连性肠梗阻非手术治疗时，肠梗阻解除的标志有腹痛减轻、呕吐减轻、腹胀消失、肛门有排气和排便。

12. C【解析】患者出现腹胀、呕吐，并且呕吐物为隔日宿食，不含胆汁。上腹部有胃蠕动波，并伴振水音等症状，应考虑为幽门瘢痕性梗阻。患者有十二指肠溃疡病史，故可诊断为十二指肠溃疡幽门瘢痕性梗阻。

13. E【解析】患者呕吐量大可引起氯、钠、钾等元素的流失，因此极易引发重度营养不良、碱中毒事件。低钾低氯性碱中毒在幽门梗阻患者中较为多见。

14. ABC【解析】患者所采取的术前护理措施包括胃肠减压，纠正营养失调和代谢失衡，并用温生理盐水洗胃2~3天。对有幽门梗阻的患者，术前2~3天每晚用温生理盐水洗胃，可以减轻胃黏膜水肿。

15. ABCE【解析】术后暂禁食，禁食期间给予补液。待肠蠕动恢复并有肛门排气后可开始进少量流质饮食；进食后若无不适，逐步过渡至半流质饮食，所以选项 A 和 E 叙述错误。术后不需要持续胃肠减压，所以选项 B 叙述错误。麻醉清醒、血压平稳后给予低半卧位，所以选项 D 叙述正确。若病情允许，鼓励患者早期下床活动，促进肠蠕动恢复，防止肠粘连，所以选项 C 叙述错误。

16. A【解析】出血发生在术后 24 小时内，所以该患者手术后第 1 个 24 小时内需要重点观察有无出血。十二指肠残端破裂发生在术后 3~6 天。吻合口破裂或原发生在术后 5~7 天。早期倾倒综合征发生在术后 7~14 天。

17~18 B、B【解析】根据该患者的表现，进行性贫血、消瘦、乏力，右侧腹部隐痛，腹部肿块，考虑该患者的诊断可能为升结肠癌。排便习惯和粪便性状的改变是结肠癌最早的症状，护士在采集病史时应重点询问。

19. A【解析】结肠癌确诊的方法为纤维结肠镜取活组织做病理学检查。

20. D【解析】结肠癌患者术前护理措施中最重要的是肠道准备，包括控制饮食、使用肠道抗菌药和清洁肠道。目的是避免术中污染腹腔，减少切口感染和吻合口瘘。

21. ABCD【解析】结肠癌可根据癌肿部位及淋巴引流区做整块广泛切除。常用的根治性手术包括右半结肠切除术、横结肠切除术、左半结肠切除术、乙状结肠切除术。

22. A【解析】患者术后应取去枕平卧位，头偏向一侧，6 小时后病情稳定，可改为半卧位，以利于呼吸和腹腔引流。

23. BC【解析】结肠癌术后坚持定期复查，2 年之内每 3 个月复查 1 次，2~5 年每半年复查 1 次，发现问题及时就诊。

24. D【解析】根据临床表现可怀疑为肠梗阻，最有意义的检查是腹部 X 线平片。腹部 X 线检查出现胀气肠袢及数个气液平面为肠梗阻的典型征象。

25. A【解析】肠粘连是阑尾切除术术后的常见并发症。该患者半年前曾行阑尾切除术，且发病前有暴饮暴食史，呕吐宿食，未见血运障碍及肠动力消失，故优先考虑粘连性肠梗阻。

26. ABDE【解析】由于患者腹部尚软，轻度压痛，肠鸣音亢进，未见出血征象，故可排除绞窄性肠梗阻。患者发生的肠梗阻类型可能是急性肠梗阻、完全性肠梗阻、单纯性肠梗阻、机械性肠梗阻。

27. ABCE【解析】肠梗阻患者应禁食，给予胃肠减压，患者生命体征稳定可取半卧位，防治感染和脓毒症。若无肠绞窄或肠麻痹，可应用阿托品类抗胆碱药解除胃肠道平滑肌痉挛，使腹痛得以缓解，但不可随意应用吗啡类镇痛药，以免掩盖病情。

28. D【解析】对该患者应首先考虑为乙状结肠扭转。乙状结肠扭转多见于老年人，患者常有便秘习惯，临床表现除有腹部绞痛外，还有明显的腹胀，呕吐不明显。

29. ABCD【解析】患者若为乙状结肠扭转，其肠梗阻类型可能属于急性肠梗阻、动力性肠梗阻、低位肠梗阻、绞窄性肠梗阻，不属于不完全性肠梗阻。不完全性肠梗阻是指程度较轻的梗阻，而乙状结肠扭转是一种较严重的机械性肠梗阻，常可在短时间内发生肠绞窄、坏死。

30. C【解析】低位肠梗阻时患者呕吐发生迟，其体液的丢失主要是由于肠管活力丧失，无法正常吸收胃肠道分泌的大量液体，丢失的体液多为碱性或中性，丢失的钠离子、钾离子多于氯离子；加之毛细血管通透性增强，导致血浆渗出，积存在肠腔、腹腔内，同时组织灌注不良导致酸性代谢产物增多，引起严重的代谢性酸中毒。

31. E【解析】为进一步明确诊断，最合适的检查是X线钡剂灌肠。结肠梗阻和肠套叠时低压钡剂灌肠可提高确诊率。

32. D【解析】患者血压80/60mmHg，处于休克状态，最适宜的处理方案是抗休克、抗感染的同时行急诊手术治疗。

33. BCDE【解析】术后瘢痕挛缩可引起造口狭窄。可在造口处拆线愈合后，将示指、中指缓慢插入造口肠管，以扩张造口，每日1次，同时观察患者是否出现腹痛、腹胀、恶心、呕吐、停止排气排便等肠梗阻症状。

34~35 D、C【解析】53岁男性患者，有不完全性肠梗阻及大便性状改变4个多月，体重减轻，右下腹触及肿块，无全身感染表现，应怀疑回盲部肿瘤引起的闭袢性肠梗阻。

36. ABDE【解析】肠梗阻的护理诊断如下。①急性疼痛：与肠蠕动增强或肠壁缺血有关。②体液不足：与频繁呕吐、腹腔及肠腔积液、胃肠减压等有关。③营养失调：低于机体需要量。④睡眠型态紊乱。

37. C【解析】此为闭袢性肠梗阻患者，需予以禁食，胃肠减压，纠正水、电解质、酸碱失衡，并行紧急手术，尽早解除梗阻。

38. ABDE【解析】患者禁止摄入任何食物或液体，所以选项C叙述错误。患者应禁食，给予胃肠减压，生命体征稳定可取半卧位，合理输液并记录出入量。

39. C【解析】术后10天为吻合口瘘的好发时间，且患者表现为急性腹膜炎的症状和体征，故应考虑出现吻合口瘘。

肝硬化与门静脉高压症患者的护理

第二十一章　肝胆胰疾病患者的护理

一　A1 型题

1. 原发性肝癌通过淋巴转移至（　　）最多
   A. 胰腺周围　　B. 腹膜后　　C. 肝门淋巴结　　D. 主动脉旁　　E. 锁骨上淋巴结
2. 急性梗阻性化脓性胆管炎（AOSC）的临床表现为
   A. Charcot 三联征　　B. Reynolds 五联征　　C. 多器官功能障碍综合征（MODS）　　D. Murphy 征　　E. Mirizzi 综合征
3. 胆道 T 管引流和腹腔引流的护理措施不同的是
   A. 保持引流管通畅　　B. 每天更换引流袋　　C. 观察引流量和性状　　D. 拔管前夹管观察 1~2 天　　E. 引流袋不可高于引流出口
4. 原发性肝癌患者的癌肿局限于 1 个肝叶内，可做
   A. 半肝切除　　B. 肝叶切除　　C. 三叶切除　　D. 肝段或次肝段切除　　E. 根治性局部肝切除
5. 对原发性肝癌具有较高特异性的检查是
   A. 放射性核素肝扫描　　B. 肝脏 B 超检查　　C. 肝脏 CT 检查　　D. 血清甲胎蛋白测定　　E. 选择性肝动脉造影
6. 内镜逆行胰胆管造影术（ERCP）诊断胆管结石准确率高，有诱发（　　）的可能
   A. 呼吸困难　　B. 内出血　　C. 急性胰腺炎　　D. 感染性休克　　E. 肝性脑病
7. 急性胆囊炎时出现右肩背部疼痛属于
   A. 内脏性疼痛　　B. 躯体性疼痛

C. 牵涉性疼痛　　D. 弥散性疼痛
E. 迟钝性疼痛

8. 急性梗阻性化脓性胆管炎最关键的治疗措施是
A. 输液、输血　　B. 静脉滴注大量抗生素
C. 纠正酸中毒　　D. 营养支持
E. 胆道减压手术

9. 胆总管结石并发胆管炎患者，非手术治疗期间提示需立即做好急诊手术前准备的指征是
A. 黄疸进行性加深　　B. 低血压，意识不清
C. 胆囊肿大，有压痛　　D. 体温升高，脉速
E. 白细胞计数增多

10. 胆道手术后，T 管一般留置的时间是
A. 5 天　　B. 7 天
C. 14 天　　D. 20 天
E. 30 天

11. 以下不属于急性胆囊炎特征的是
A. 右上腹痛　　B. 可触及肿大胆囊
C. 黄疸不明显　　D. 疼痛向右肩部放射
E. Murphy 征阳性

12. 诊断胆囊结石的首选检查方法是
A. CT 检查　　B. MRI 检查
C. B 超检查　　D. X 线检查
E. 口服胆囊造影

13. 急性梗阻性化脓性胆管炎的基本病理改变是
A. 胆管梗阻和胆管内化脓性感染
B. 胆囊管完全梗阻合并化脓性感染
C. 肝脏并发性脓肿形成合并破溃引起腹膜炎
D. 胆道蛔虫及其形成的肝脓肿
E. 胆管梗阻合并胆囊坏疽

14. 诊断急性胆囊炎最常用的检查方法是
A. B 超检查　　B. 静脉胆道造影
C. 口服胆囊造影　　D. 经皮肝穿刺胆管造影（PTC）
E. 内镜逆行胰胆管造影术

15. 原发性肝癌最常见和最主要的症状是（　　），半数以上患者以此为首发症状
A. 肝区疼痛　　B. 食欲缺乏

C. 肝大与肝肿块　　D. 肝性脑病

E. 上消化道出血

16. 经皮肝穿刺胆管造影检查后，应重点观察

A. 呼吸、体温、意识　　B. 血压、腹膜刺激征

C. 肠鸣音、肠蠕动波　　D. 腹泻、呕吐、黄疸

E. 肝浊音界、腹胀

17. 胰腺癌术后的并发症不包括

A. 出血　　B. 感染

C. 胰瘘　　D. 胆瘘

E. 休克

18. 出现 Murphy 征表明

A. 胆囊感染　　B. 胆道感染

C. 胆道梗阻　　D. 急性肝炎

E. 急性阑尾炎

19. 胆道术后患者在 T 管拔管前，下列护理措施必不可少的是

A. 无菌冲洗　　B. 行腹部 B 超检查

C. 应用抗生素　　D. 试验性夹管 1~2 天

E. 检查血胆红素

20. 肝癌的术前护理措施中，不正确的是

A. 高蛋白、高脂肪、高维生素饮食　　B. 适量输血浆或清蛋白

C. 术前 2 天口服肠道不吸收抗生素　　D. 术前晚、术晨清洁灌肠

E. 配血宜鲜血与库存血各半

21. 中晚期肝癌的主要体征为

A. 肝区疼痛　　B. 肝大与肝肿块

C. 食欲缺乏　　D. 真菌感染

E. 肝癌结节破裂出血

22. 壶腹部周围癌的组织类型以（　　）最多见

A. 腺癌　　B. 乳头状癌

C. 黏液癌　　D. 胰母细胞癌

E. 大细胞癌

23. 以下关于肝动脉插管化疗的护理措施，叙述不正确的是

A. 严格无菌操作　　B. 注药后用肝素液冲洗导管

C. 若出现发热，应使用抗生素　　D. 定期局部换药

E. 剧烈腹痛时应警惕其他部位动脉栓塞及胆囊坏死等并发症

24. 多器官功能衰竭并发于
A. 急性单纯性胆管炎
B. 急性梗阻性化脓性胆管炎
C. 急性胆管炎
D. 亚急性化脓性胆管炎
E. 慢性梗阻性胆管炎

25. Reynolds 五联征是指
A. 胆绞痛、高热、黄疸、呕吐、腹泻
B. 腹痛、寒战高热、黄疸、休克、神志不清
C. 高热、黄疸、呕吐、腹泻、寒战
D. 休克、神志不清、黄疸、呕吐、发热
E. 以上选项都不是

26. 形成胆色素结石的主要原因是
A. 反复胆管感染
B. 代谢异常
C. 胆囊功能异常
D. 致石基因
E. 环境因素

27. 下列选项中，关于胰腺癌的病理，叙述不正确的是
A. 以导管细胞腺癌最多见
B. 好发部位为胰腺头颈部
C. 最多见淋巴转移和局部浸润
D. 最早经血行转移
E. 可经血行转移至肝、肺、骨等处

28. 对胆道梗阻者，既可明确梗阻部位又可暂时缓解梗阻性黄疸的检查是
A. 口服胆囊造影
B. 静脉胆道造影
C. 经皮肝穿刺胆管造影
D. 腹部 X 线检查
E. B 超检查

29. 肝癌临床分型中，最常见的类型是
A. 结节型
B. 巨块型
C. 弥漫型
D. 肝细胞型
E. 胆管细胞型

30. 胆总管切开取石术后腹腔引流液呈胆汁样，应考虑为
A. 正常引流液
B. 低蛋白血症
C. 胆瘘
D. 胰瘘
E. 肠瘘

31. 胆总管引流术后，T 管引流胆汁过多常提示
A. 肝细胞分泌亢进
B. 胆囊浓缩功能减退
C. 十二指肠反流
D. 胆道下端梗阻
E. 胆管分泌胆汁过多

32. 胆道 T 管引流的患者胆道远端通畅的表现是
A. 腹痛和黄疸减轻，引流量增多
B. 体温正常，引流量增多

C. 上腹胀痛，引流量骤减　　D. 食欲好转，黄疸消退，引流量减少
E. 黄疸消退，引流量增多，食欲无变化

33. 忌采用腹腔镜胆囊切除术的是
A. 胆囊结石　　B. 慢性胆囊炎
C. 胆囊息肉　　D. 急性胆囊炎
E. 胆囊萎缩

34. 胆道疾病患者做 B 超检查前应
A. 禁食禁水 4 小时　　B. 禁食禁水 12 小时
C. 禁食 8 小时，禁水 4 小时　　D. 禁食 12 小时，禁水 4 小时
E. 禁食 12 小时，禁水 8 小时

35. 出现 Charcot 三联征的胆道疾病是
A. 急性胆囊炎　　B. 胆囊结石
C. 胆总管结石并发胆管炎　　D. 肝内胆管结石
E. 萎缩性胆囊炎

36. 胰腺癌最早出现的症状是
A. 上腹痛　　B. 黄疸
C. 食欲缺乏　　D. 消化不良
E. 乏力、消瘦

37. 出现 Reynolds 五联征表明发生
A. 胆总管结石　　B. 急性胆囊炎
C. 肝内胆管结石　　D. 急性梗阻性化脓性胆管炎
E. 以上选项都不是

38. “白胆汁”见于
A. 急性单纯性胆囊炎　　B. 化脓性胆囊炎
C. 坏疽性胆囊炎　　D. 胆囊穿孔
E. 胆囊积液

39. 出现 Charcot 三联征表明发生
A. 胆道急性梗阻和感染　　B. 急性胰腺炎
C. 急性胆囊炎　　D. 急性肝炎
E. 肝癌

40. 因高龄或严重肝硬化等不能或不愿手术的肝癌患者，（　　）可以作为非手术治疗中的首选方法
A. 局部消融治疗　　B. 放疗
C. 肝动脉栓塞化疗（TACE）　　D. 生物治疗

E. 中医中药治疗

41. Murphy 征阳性多见于

A. 急性胆囊炎
B. 急性胰腺炎
C. 胃十二指肠溃疡穿孔
D. 胆总管结石
E. 胆道蛔虫病

42. 关于急性胆囊炎的临床特点，叙述不正确的是

A. 进食油腻食物后，容易发病
B. 右上腹持续性疼痛，阵发性加剧
C. 疼痛可向右肩胛部和背部放射
D. 可伴恶心、呕吐
E. 多数患者伴有黄疸

43. 下列术后引流管的处理方法错误的是

A. 注意引流管有无堵塞、扭曲、脱出
B. 注意记录引流液的色泽和量
C. 胃肠减压管在胃肠功能恢复后拔出
D. 置于胆道的引流 T 管一律在术后 1 周拔除
E. 引流乳胶片多在术后 24~48 小时拔出

44. 急性重症胆管炎患者胆道梗阻的原因主要是

A. 胆总管结石
B. 胆肠吻合口狭窄
C. 胆管肿瘤
D. 胆管狭窄
E. 胆道蛔虫

45. 急性胆囊炎在非手术治疗期间若出现胆囊穿孔，最主要的护理措施是

A. 做好紧急手术的准备
B. 药物镇痛
C. 非药物镇痛
D. 物理降温
E. 药物降温

46. T 管造影后应开放引流（　　）以上

A. 4 小时
B. 8 小时
C. 10 小时
D. 12 小时
E. 24 小时

47. 原发性肝癌最主要的转移部位是

A. 肝内
B. 肺
C. 骨
D. 脑
E. 左锁骨上淋巴结

48. 胆石症患者如黄疸持续时间很长，可能会出现

A. 胆汁性肝硬化
B. 肝内肿物
C. 肝内胆管扩张
D. 溶血性贫血

E. 胆总管扩张

49. 胰腺癌以（　　）最多见，约占 90%

A. 黏液性囊腺癌　　B. 腺泡细胞癌

C. 导管细胞腺癌　　D. 胰母细胞癌

E. 乳头状癌

50. 胰腺癌最好发的部位是

A. 胰腺尾部　　B. 胰腺体部

C. 全胰腺　　D. 胰腺头部

E. 异位胰腺

51. 急性梗阻性化脓性胆管炎的病程特点是

A. 起病缓，发展快，病情重　　B. 起病急，发展快，病情重

C. 起病缓，发展慢，病情重　　D. 起病急，发展快，病情轻

E. 起病急，发展慢，病情重

52. 下列胆道 T 管的护理不正确的是

A. 妥善固定　　B. 保持通畅

C. 每日按时冲洗　　D. 每日更换引流瓶

E. 记录引流量和性质

53. 原发性肝癌肝区疼痛的特点是

A. 间歇性隐痛　　B. 持续性钝痛、刺痛或胀痛

C. 阵发性绞痛　　D. 刀割样疼痛

E. 烧灼样疼痛

54. 胆囊结石引起的胆绞痛通常发生于

A. 睡眠时　　B. 剧烈运动时

C. 空腹时　　D. 油腻餐后

E. 紧张工作时

55. 肝内胆管结石患者出现胆绞痛时禁用

A. 阿托品　　B. 硫酸镁

C. 吗啡　　D. 东莨菪碱

E. 地西泮

56. 引起继发性肝外胆管结石的主要原因是

A. 胆囊结石排入胆总管内　　B. 肝内胆管结石排入胆总管

C. 胆汁淤积　　D. 胆道感染

E. 胆道异物

57. 坐位或站立位时引流袋的位置

A. 不可高于腹部手术切口
B. 不可高于腋中线
C. 不可高于腋前线
D. 不可高于腋后线
E. 可在任意位置

二 A2 型题

1. 患者，女性，55 岁。患胆囊结石 5 年，近来出现右上腹部不适。其饮食应为
A. 高蛋白、高脂肪、高糖和高纤维素
B. 高蛋白、低脂肪、高糖和高纤维素
C. 低蛋白、低脂肪、高糖和高纤维素
D. 低蛋白、高脂肪、高糖和高纤维素
E. 低蛋白、低脂肪、低糖和高纤维素

2. 患者，女性，55 岁。胆囊结石病史 5 年。8 小时前突然出现剑突下偏右剧烈绞痛，寒战、高热、黄疸，并渐出现休克、嗜睡症状。应考虑为
A. 坏疽性胆囊炎
B. 急性梗阻性化脓性胆管炎
C. 胆道蛔虫病
D. 急性胆管炎
E. 急性胆囊炎

3. 患者，男性，20 岁。腹泻后突然出现上腹部剧烈钻顶样疼痛、大汗淋漓，伴呕吐，持续约 5 分钟后症状完全缓解。首先考虑是
A. 胆囊结石
B. 胆囊炎
C. 胆管结石
D. 胆管炎
E. 胆道蛔虫病

4. 患者，男性，35 岁。饱餐酗酒后 2 小时，上腹部持续性剧痛并向左肩、腰背部放射，伴恶心、呕吐，12 小时后来院急诊。目前最有助于诊断的检查是
A. 血常规
B. 腹腔穿刺
C. 血、尿淀粉酶检查
D. 胸、腹部 X 线平片
E. 腹部 B 超检查

5. 患者，女性，42 岁。皮肤、巩膜出现明显黄染，粪便呈陶土色，尿液黄褐色，B 超检查示肝内外胆管无明显扩张。进一步检查应选择
A. 腹部 X 线平片
B. 口服胆囊造影
C. 静脉胆道造影
D. 内镜逆行胰胆管造影
E. 经皮肝穿刺胆管造影

6. 患者，男性，34 岁。因慢性胆囊炎在门诊预约进行胆囊造影检查。护士为其讲解检查的方法不正确的是
A. 检查前日中午进高脂肪餐，使胆囊排空
B. 检查前日晚进无脂肪、低蛋白、高糖餐
C. 晚餐后口服造影剂，禁食、禁水至次日晨

D. 检查当日早餐应清淡，可少量饮水

E. 第一次摄片如胆囊显影良好则进高脂肪餐，30 分钟后再摄片

7. 患者，女性，53 岁。剧烈腹痛 4 天。查体：体温 39.8℃，右上腹可扪及肿块，触痛明显，Murphy 征阳性，血清胆红素 50μmol/L，血白细胞计数 20×10^9/L，中性粒细胞 0.90。最可能诊断为

A. 急性胰腺炎　　B. 胆总管结石，合并化脓性胆管炎

C. 肝脓肿　　D. 胆道蛔虫症

E. 急性胆囊炎

8. 患者，男性，36 岁。患肝硬化 10 年，近半个月来出现肝大，肝区持续疼痛不能忍受入院。查体：明显消瘦，腹部膨隆，移动性浊音（+），肝大质硬，表面凹凸不平。考虑并发

A. 上消化道出血　　B. 电解质紊乱和酸中毒

C. 原发性肝癌　　D. 腹部感染

E. 肝肾综合征

9. 患者，男性，42 岁。因肝区疼痛，怀疑为肝癌入院。因过度焦虑和恐惧，患者表现出坐立不安、消沉、对护理不合作。以下护理诊断中正确的是

A. 疼痛：与组织损伤有关　　B. 悲哀：与丧失工作能力有关

C. 绝望：与自我形象损伤有关　　D. 焦虑：与感受死亡的威胁有关

E. 孤独：与住院环境陌生有关

10. 患者，男性，42 岁。2 天前突然出现右上腹部疼痛，经检查诊断为胆囊结石并发急性胆囊炎，给予禁食、抗生素等治疗无缓解。最佳的处理方法应是

A. 加大抗生素的用量　　B. 调整抗生素用量

C. 胃肠减压　　D. 术前准备，行常规胆囊切除

E. 术前准备，行腹腔镜胆囊切除

11. 患者，男性，38 岁。患胆石症，进行非手术治疗期间，发现其绞痛频繁发作，逐渐加重，黄疸更显著，血压下降，脉搏细速而弱，腹肌紧张。此时护士应该

A. 进一步观察其病情变化　　B. 解痉镇痛

C. 纠正水、电解质和酸碱平衡紊乱　　D. 及时报告医生做好术前准备

E. 给予抗生素预防感染

12. 患者，男性，50 岁。患慢性肝病 10 年，体检时发现肝右叶有 6cm 占位性病变。诊断为早期肝癌。最理想的治疗措施是

A. 手术疗法　　B. 局部放射疗法

C. 免疫疗法　　D. 中医疗法

E. 化学疗法

13. 患者，男性，60岁。患胆石症多年。2天前出现腹痛、寒战、高热和黄疸发作，经门诊用抗生素、输液治疗无效，今日住院护理中发现患者意识不清，血压80/60mmHg。考虑为

A. 急性坏疽性胆囊炎　　B. 急性梗阻性化脓性胆管炎

C. 胆总管结石　　D. 胆道蛔虫病

E. 胆囊穿孔腹膜炎

14. 患者，女性，45岁。诊断为胆总管结石合并感染，非手术治疗期间突然出现血压下降、烦躁。此时护士应

A. 向家属阐明病情，进一步检查　　B. 立即报告医生，给予升压药、镇静药

C. 进一步观察　　D. 给予吸氧等对症处理

E. 立即报告医生，抗休克，完善术前准备，行急诊手术

15. 患者，女性，40岁。胆道手术后，T管引流2周，拔管前先试行夹管1~2天。夹管期间应注意观察的内容是

A. 饮食、睡眠　　B. 有无发热、腹痛、黄疸

C. 大便的颜色　　D. 引流口有无渗液

E. 神志、血压和脉搏

16. 患者，男性，40岁。急诊入院，神志不清，出冷汗，脉搏细速，血压80/45mmHg。诊断为急性梗阻性化脓性胆管炎。该患者应采取的体位为

A. 半坐卧位　　B. 坐位

C. 头低足高位　　D. 头高足低位

E. 任意卧位

17. 患者，女性，58岁。反复出现剑突下疼痛、寒战、高热、黄疸近10年。根据Charcot三联征的典型表现，应考虑的疾病是

A. 胆囊结石　　B. 肝外胆管结石

C. 肝内胆管结石　　D. 慢性胆囊炎

E. 慢性胰腺炎

18. 患者，女性，36岁。胆囊结石病史2年。昨晚睡觉时被突然出现的右上腹痛惊醒，腹痛呈阵发性剧烈绞痛，向右肩背部放射。导致该患者突然腹痛的原因是

A. 结石阻塞胆管下端，Oddi括约肌痉挛

B. 结石损伤胆囊黏膜

C. 结石嵌顿于胆囊颈致胆囊强烈收缩

D. 胃及十二指肠痉挛

E. 结石损伤胆总管

19. 患者，男性，35岁。行胆总管切开取石、T管引流术。术后第3天，护士查房时发现T管无胆汁流出，患者诉腹部胀痛。首先应

A. 用无菌生理盐水冲洗 T 管　　B. 检查 T 管是否受压、扭曲
C. 用注射器抽吸 T 管　　D. 准备 T 管造影
E. 继续观察，暂不处理

20. 患儿，女，8 岁。阵发性剑突下钻顶样痛半天，伴恶心、呕吐。既往有类似发作史。查体：体温 37.5℃，剑突下深压痛，无腹肌紧张。拟诊为
A. 肝内胆管结石　　B. 胆道蛔虫病
C. 胆总管结石　　D. 急性胆管炎
E. 胆囊结石

21. 患者，男性，51 岁。B 超检查发现肝占位性病变 1 周，查肝功能正常。下列哪项阳性最有助于诊断原发性肝癌
A. γ-谷氨酰转移酶测定　　B. 肝脏 MRI 检查
C. B-超检查　　D. 甲胎蛋白（AFP）测定
E. 肝脏 CT 检查

22. 患者，男性，42 岁。体检发现肝大，有触痛，B 超检查示肝内有一 5cm×9cm 的肿块。AFP 400μg/L。其预后最危险的是
A. 肝癌继发感染　　B. 肝癌破裂出血
C. 骨转移　　D. 肝性脑病
E. 腹水

23. 患者，男性，60 岁。诊断为原发性肝癌。行肝叶切除术后 3 天，出现嗜睡、烦躁不安、黄疸、少尿等。应考虑为
A. 胆汁性腹膜炎　　B. 膈下脓肿
C. 肝性脑病　　D. 内出血
E. 休克

24. 患者，男性，45 岁。因肝癌行肝叶切除术后第 1 天，患者感腹痛、心悸、气促、出冷汗，血压 90/60mmHg。应考虑诊断为
A. 胆汁性腹膜炎　　B. 肠梗阻
C. 肝断面出血　　D. 膈下脓肿
E. 阑尾炎

25. 患者，女性，37 岁。乏力、食欲缺乏、右上腹部隐痛半年。既往乙型肝炎表面抗原（HBsAg）阳性 12 年。4 个月前查 AFP 120μg/L，丙氨酸氨基转移酶（ALT）420U/L。治疗 2 个月后，症状有所好转，复查 AFP 8μg/L，ALT 37U/L。可能的诊断是
A. 慢性乙型肝炎，活动期　　B. 肝炎后肝硬化
C. 原发性肝癌　　D. 肝脓肿
E. 转移性肝癌

26. 患者，女性，50岁。右上腹部疼痛1天。体温39℃，巩膜黄染，B超检查示胆总管结石。为警惕急性梗阻性化脓性胆管炎，病情观察中要特别注意
A. 体温、面色　　B. 血压、神志
C. 腹部体征　　D. 是否恶心、呕吐
E. 血白细胞计数

27. 患者，男性，60岁。前日进油腻食物后始感右上腹不适，后为剧痛，并向右肩部放射，伴恶心、呕吐、畏寒、发热，尿呈浓茶色，巩膜黄染。查体：患者表情淡漠，脉搏120次/分，血压70/50mmHg。可考虑为
A. 急性阑尾炎　　B. 急性胰腺炎
C. 急性胆囊炎　　D. 急性梗阻性化脓性胆管炎
E. 急性胃肠炎

28. 患者，男性，40岁。因怀疑为肝癌入院。患者因过度焦虑和恐惧，表现出对护理的不合作。以下除哪一项以外，是应该采取的态度和措施
A. 批评患者的态度和行为　　B. 关注患者的心理和行为反应
C. 对患者的表现表示理解　　D. 教育患者适应身体状况
E. 解释护理的方法和可能的感受

29. 患者，男性，50岁。肝癌切除术后1周，活动过度后突然晕倒，排柏油样便，血压80/50mmHg。最大可能是
A. 肝性脑病　　B. 虚脱
C. 内出血　　D. 感染性休克
E. 心肌梗死

30. 患者，男性，45岁。上腹部不适、食欲缺乏3个月。1个月来出现黄疸进行性加重，体重减轻。查体：全身明显黄染，肝未触及，深吸气时可触及肿大的胆囊底部，无触痛。实验室检查：血胆红素257μmol/L，尿胆红素阳性。最可能的病因是
A. 肝炎　　B. 胆石症
C. 胰头癌　　D. 慢性胰腺炎
E. 肝癌

31. 患者，女性，58岁。急性右上腹阵发性绞痛，伴寒战、高热、黄疸，急诊行胆囊切除、胆总管探查、T管引流术。术后观察患者排便情况的最主要目的是
A. 判断患者对脂肪消化和吸收的能力　　B. 判断患者肠道功能恢复情况
C. 判断患者胆总管通畅情况　　D. 判断患者术后饮食恢复是否合适
E. 及时发现患者有无胃肠道出血

32. 患者，女性，55岁。因患肝癌入院。接受静脉化疗时，穿刺部位出现肿胀。正确的处理方法应是

A. 立即停止给药，局部注射解毒药，然后拔针
B. 立即停止给药，拔针，然后局部注射解毒药
C. 立即停止给药，不拔针，接注射器回抽溢出的药液和注射解毒药后再拔针
D. 立即停止给药，不拔针，接注射器回抽溢出的药液后再拔针
E. 立即减慢给药速度，局部注射解毒药，不拔针

33. 患者，女性，45 岁。经检查诊断为急性胆囊炎、胆石症合并梗阻性化脓性胆管炎。患者血压偏低，躁动不安。最好的处理是
A. 立即给予镇静药、输液，给予升压药及大量抗生素保守治疗
B. 快速输液纠正水、电解质失衡，待休克好转后再手术
C. 进行短时间的术前准备，行胆总管探查引流术
D. 立即行单纯胆囊造口手术
E. 立即行胆囊切除术及胆总管切开探查术

34. 患者，男性，36 岁。右上腹隐痛、腹胀、消瘦、低热 4 个月。有慢性乙型肝炎病史 11 年。查体：巩膜无黄染，肝肋下 4cm，表面有结节感，质地硬。诊断是
A. 慢性乙型肝炎，活动期
B. 肝炎后肝硬化
C. 原发性肝癌
D. 肝脓肿
E. 肝结核

35. 患者，女性，47 岁。因患胰腺癌入院。经中心静脉导管接受胃肠外营养支持。护士的导管护理措施中正确的是
A. 每周消毒 1 次穿刺部位
B. 可经中心静脉途径给予抗生素
C. 可经中心静脉途径输血
D. 可经中心静脉途径抽血
E. 输液结束后要用肝素稀释液封管

36. 患者，女性，56 岁。胰腺癌术后第 1 天，表情痛苦，心率加快，血压升高。经多次询问后患者诉伤口疼痛严重。此时应首先给予的措施是
A. 鼓励患者忍受疼痛
B. 给予镇痛指导
C. 立即给予镇痛药
D. 继续观察
E. 分散患者注意力

37. 患者，女性，56 岁。右上腹刀割样绞痛、发热、黄疸间歇性反复发作。最可能的诊断是
A. 胰头癌
B. 急性传染性肝炎
C. 肝癌
D. 肝外胆管结石
E. 阿米巴肝脓肿

38. 患者，女性，45 岁。行胆总管切开取石、T 管引流术后。T 管引流液每天均在 2000ml 左右，提示
A. 胆汁量过少
B. 胆汁量正常

C. 胆管下端梗阻
D. 胆管上端梗阻
E. 胆管中部梗阻

39. 患者，女性，35岁。诊断为肝外胆管结石，出现重度黄疸及皮肤瘙痒。对皮肤的护理措施不恰当的是
A. 温水擦洗皮肤
B. 遵医嘱用药
C. 保持皮肤清洁
D. 防止皮肤损伤
E. 可用手抓挠

三 A3/A4型题

（1~4题共用题干）

患者，女性，50岁。因患急性梗阻性化脓性胆管炎入院。面色苍白，肢体湿冷，脉搏114次/分，血压86/70mmHg，经快速大量输液后血压和脉搏无改善，测中心静脉压18cmH_2O，血pH 7.30。

1. 患者存在的情况是
A. 血容量仍不足
B. 血容量相对过多
C. 心功能不全
D. 容量血管过度收缩
E. 容量血管扩张

2. 急性梗阻性化脓性胆管炎的致病菌大多为肠道细菌，不包括
A. 大肠埃希菌
B. 变形杆菌
C. 葡萄球菌
D. 克雷伯菌属
E. 铜绿假单胞菌

3. 应对患者采取的有效措施是
A. 继续快速补液
B. 用血管收缩药
C. 给予强心药
D. 纠正酸中毒
E. 加大抗生素用量

4. 首选药物是
A. 地塞米松
B. 毛花苷C
C. 间羟胺
D. 肝素
E. 碳酸氢钠

（5~8题共用题干）

患者，女性，65岁。剑突下持续性疼痛6小时，寒战、高热伴黄疸。既往有类似发病史。查体：神情淡漠，体温39℃，血压80/60mmHg，脉搏120次/分，剑突下压痛，肝区叩

击痛，肌紧张。白细胞计数 26×10^9/L，中性粒细胞 0.95。血清淀粉酶 240U/L。

5. 此患者最可能诊断为
   A. 急性胰腺炎　　B. 胆道蛔虫病
   C. 消化性溃疡穿孔　　D. 急性胆囊炎
   E. 急性梗阻性化脓性胆管炎

6. 可以明确梗阻部位，对了解胆道内部情况十分重要的辅助检查方法是
   A. B 超检查　　B. CT 检查
   C. PTC 检查　　D. MRI 检查
   E. ERCP 检查

7. 目前最关键的治疗原则是
   A. 及时使用抗生素　　B. 及时使用肾上腺皮质激素
   C. 及时使用升压药　　D. 紧急行胆道减压手术
   E. 及时补充血容量

8. 若此患者采用手术治疗，术后引流 T 管至少留置
   A. 24 小时　　B. 3 天
   C. 7 天　　D. 14 天
   E. 1 个月

（9~10 题共用题干）

患者，男性，67 岁。因黄疸、腹痛 43 天入院。患者自述 40 余天来，皮肤发黄，后又持续腹痛，牵扯腰背，不敢平卧，夜间不能入睡，痛苦难忍。查体：患者消瘦，体重 45kg，面容憔悴，精神萎靡，表情痛苦，皮肤、黏膜黄染，取坐位，弯腰弓背。诊断：胰头癌（晚期）。

9. 目前该患者最突出的一条护理诊断是
   A. 疼痛　　B. 营养失调：低于机体需要量
   C. 活动无耐力　　D. 恐惧
   E. 焦虑

10. 对该患者，最重要的护理措施是
    A. 表示同情和关心　　B. 检查疼痛部位，观察疼痛反应
    C. 帮助患者安置减轻疼痛的体位　　D. 给患者解释疼痛的原因
    E. 定时使用镇痛药

（11~14 题共用题干）

患者，男性，50 岁。有肝硬化病史，经检查诊断为原发性肝癌，行肝叶切除加肝动脉插管化疗。

11. 术后4~6小时内患者应采取的体位为
A. 高半卧位
B. 半卧位
C. 低半卧位
D. 平卧位
E. 体位不受限制

12. 下列护理措施不正确的是
A. 妥善固定各种导管
B. 导管消毒后可直接注药
C. 导管消毒后先注生理盐水，再注药
D. 注射化疗药前消毒导管，注药后行无菌包扎
E. 为防止导管堵塞，注药后用肝素稀释液冲洗导管

13. 为预防术后肝性脑病的发生，术前应
A. 体温升高时给予氨基比林降温
B. 睡眠差时给予镇静药
C. 大便干结时给予肥皂水灌肠
D. 口服抗生素，抑制肠道细菌
E. 给予高蛋白、高脂肪、富含纤维素饮食

14. 若患者术后出现腹痛、发热、腹膜刺激征，且引流管内有胆汁，则考虑并发了
A. 肝断面出血
B. 膈下积液
C. 胆汁漏
D. 膈下脓肿
E. 肝性脑病

（15~16题共用题干）

患者，女性，55岁。近2个月来出现消瘦、乏力、巩膜黄染。查体：一般情况良好，皮肤轻度黄染。辅助检查：B超显示胆管扩张、胰头占位。诊断为胰腺癌。行胰头十二指肠根治性切除术。

15. 该患者术前饮食应
A. 高热量、高蛋白、高维生素、低脂
B. 高热量、低蛋白、低维生素、低脂
C. 低热量、低蛋白、高维生素、高脂
D. 高热量、低蛋白、高维生素、低脂
E. 低热量、高蛋白、低维生素、低脂

16. 术后早期应严密观察患者生命体征和病情变化的原因是
A. 患者病情危重
B. 患者一般情况较差
C. 手术创伤严重
D. 患者肝功能较差
E. 患者肾功能较差

（17~18题共用题干）

患者，女性，50岁。患胆石症多年，3天前出现腹痛、寒战、高热和黄疸发作，经门诊

用抗生素输液治疗无效，今日住院。护理中发现患者神志不清，血压 79/50mmHg。血常规：白细胞计数 12.4×10^9/L，核左移。

17. 该患者的临床诊断考虑为

A. 急性坏疽性胆囊炎　B. 胆总管结石

C. 胆道蛔虫病感染　D. 急性梗阻性化脓性胆管炎

E. 胆囊穿孔并发腹膜炎

18. 该患者此时的治疗关键是

A. 快速补充血容量　B. 纠正酸中毒

C. 应用大剂量有效抗生素　D. 注射维生素 K

E. 及时手术

（19~20 题共用题干）

患者，女性，45 岁。因急性胆囊炎入院，给予抗感染、对症支持治疗，今晨输液后 30 分钟出现畏寒、寒战和发热，测体温 38.5℃。

19. 该患者可能发生了输液反应中的

A. 变态反应　B. 急性肺水肿

C. 空气栓塞　D. 发热反应

E. 静脉炎

20. 在抢救患者时，护士采取的护理措施中不正确的是

A. 注意保暖　B. 密切观察体温变化

C. 严格执行无菌操作　D. 对症进行药物治疗

E. 将剩余溶液丢弃

（21~24 题共用题干）

患者，男性，43 岁。体检发现 AFP>500μg/L，肝、肾功能正常。有 HBsAg 阳性史 6 年。

21. 最可能的诊断是

A. 慢性乙型肝炎，活动期　B. HBsAg 携带者

C. 乙肝病毒感染者　D. 原发性肝癌

E. 转移性肝癌

22. 对确诊最有帮助的检查是

A. 肝动脉造影　B. MRI 或 CT 检查

C. 腹部 X 线检查　D. 放射性核素肝脏扫描

E. 肝组织活检

23. 应为该患者提供的饮食为

A. 高蛋白、高脂肪、高维生素
B. 高蛋白、高热量、高脂肪
C. 高脂肪、高热量、低维生素
D. 高蛋白、低维生素、高热量
E. 高蛋白、高维生素、高热量

24. 该患者术前护理不正确的是
A. 给予维生素 K_1
B. 适量输血和清蛋白
C. 术前晚用肥皂水灌肠
D. 全面检查肝功能和凝血功能
E. 术前 3 天口服肠道不吸收抗生素

（25~27 题共用题干）

患者，女性，37 岁。因突发右上腹疼痛 1 小时入院。患者晚餐进食较多油腻食物，1 小时后出现右上腹阵发性绞痛，放射到右肩背部，伴恶心、呕吐。查体：体温 37.8℃，神志清楚，急性痛苦面容，右上腹压痛伴轻度肌紧张。

25. 依据病史应考虑的临床诊断是
A. 急性胆囊炎
B. 急性胰腺炎
C. 急性梗阻性化脓性胆管炎
D. 胃十二指肠溃疡急性穿孔
E. 胆道蛔虫病

26. 该患者具有的临床特征中不包括
A. 明显黄疸
B. 右上腹触及肿大的胆囊
C. Murphy 征阳性
D. 白细胞计数增多
E. B 超显示胆囊壁增厚

27. 经过非手术治疗后病情无缓解，该患者最佳治疗方案是
A. 服消炎利胆药
B. 应用抗生素
C. 禁食、胃肠减压
D. 胆囊切除术
E. 补充体液和营养物质

（28~31 题共用题干）

患儿，男，12 岁。突发剑突下剧烈绞痛 4 小时入院。腹痛呈阵发性，发作时辗转、哭闹，伴恶心，呕吐苦水，疼痛可突然停止，间歇期无不适。发病后未排便，无发热。查体：体温 37℃，无黄疸，剑突下轻压痛。

28. 依据病史患者应考虑为
A. 肠套叠
B. 急性胃肠炎
C. 急性胆囊炎
D. 胆道蛔虫病
E. 胆石症

29. 为明确诊断应首选的检查是

A. 腹部 B 超
B. 腹部 X 线摄片
C. PTC
D. 腹部 MRI
E. 腹部 CT

30. 做血常规检查可见
A. 血小板增多
B. 嗜酸性粒细胞比例升高
C. 嗜碱性粒细胞比例升高
D. 中性粒细胞比例升高
E. 淋巴细胞比例升高

31. 该患儿应采取的治疗方案是
A. 中药治疗
B. 择期手术
C. 急诊手术
D. ERCP
E. 非手术治疗

(32~35 题共用题干)

患者，男性，43 岁。因反复右上腹痛，寒战、发热，黄疸 8 年，症状加重 3 天入院。查体：体温 39.8℃，脉搏 120 次/分，血压 80/60mmHg，神情淡漠，右上腹压痛及肌紧张。血常规：白细胞计数 27×10^9/L，中性粒细胞 0.90。B 超检查示肝外胆管扩张，内有强光团声影。

32. 依据病史应考虑的临床诊断为
A. 胆道蛔虫病
B. 急性梗阻性化脓性胆管炎
C. 急性胰腺炎
D. 重症肝炎
E. 急性胃十二指肠穿孔

33. 目前该患者最关键的治疗是
A. 静脉快速补液
B. 应用皮质激素
C. 纠正酸中毒
D. 应用大剂量抗生素
E. 紧急手术降低胆道压力

34. 当前该患者最重要的护理问题是
A. 体温过高
B. 知识缺乏
C. 组织灌注量减少
D. 活动无耐力
E. 疼痛

35. 如拟行手术，在术前准备阶段应补充的维生素是
A. 维生素 D
B. 维生素 A
C. 维生素 K
D. 维生素 C
E. B 族维生素

（36~39 题共用题干）

患者，女性，33 岁。因上腹疼痛伴畏寒、发热 3 天入院。3 天前突然出现上腹部偏右持续性刀割样疼痛，阵发性加剧，向右肩背部放射，伴恶心、呕吐、食欲缺乏。1 天后相继出现畏寒、发热，粪便呈淡黄色，尿少、呈黄褐色。查体：体温 39.2℃，脉搏 110 次/分，血压 120/80mmHg，神志清楚，皮肤、巩膜黄染，右上腹压痛，肌紧张。实验室检查：白细胞计数 2.0×10^9/L，中性粒细胞 0.85；血清总胆红素 152μmol/L。B 超检查示肝外胆管扩张，内有强光团声影。

36. 入院当晚，患者因腹痛剧烈难以入睡，护士执行用药医嘱时，忌用的药物是
   A. 阿托品　　B. 吗啡
   C. 山莨菪碱　　D. 33%硫酸镁
   E. 哌替啶

37. 导致该患者腹痛的原因是
   A. 结石直接损伤胆总管　　B. 胆囊剧烈收缩
   C. 结石损伤十二指肠　　D. 结石梗阻致括约肌痉挛和继发胆管炎
   E. 结石梗阻引起急性胰腺炎

38. 护士对该患者应重点观察的项目是
   A. 尿量、尿色　　B. 腹部症状、体征
   C. 血压、精神状态　　D. 是否恶心、呕吐
   E. 体温变化

39. 患者术后 1 周，每天从 T 管引流出胆汁量约 800ml，此现象应考虑
   A. 胆汁分泌量正常　　B. 胆总管通畅
   C. 胆总管上端梗阻　　D. 胆总管下端梗阻
   E. 肝功能差

（40~42 题共用题干）

患者，男性，60 岁。上腹隐痛，进行性黄疸 2 个月，伴乏力、食欲缺乏、厌油腻，体重减轻 8kg。查体：消瘦，巩膜、皮肤明显黄染，肝肋下 5cm，边缘钝，质中，无结节，无触痛，胆囊及脾均未触及，无移动性浊音。初步诊断为胰头或壶腹周围癌。

40. 该病的典型症状是
   A. 消瘦、乏力　　B. 肝脾大
   C. 进行性黄疸　　D. 腹痛，腹部不适
   E. 消化不良、食欲缺乏、恶心、腹泻

41. 治疗方法应选择
   A. 抗感染、输液治疗　　B. 完全胃肠外营养支持治疗

C. 中药利胆加激素治疗　　D. 门诊行肝活检加肝内胆管引流
E. 收入院行手术治疗

42. 关于术后的叙述不正确的是
A. 禁食期间静脉补充营养　　B. 监测血糖
C. 注意观察休克征象　　D. 胆瘘多发生于术后 1~2 天内
E. 每 3~6 个月复查 1 次

四 B 型题

（1~3 题共用备选答案）
A. 胆道蛔虫病　　B. 肝脓肿
C. 急性胆囊炎　　D. 急性胰腺炎
E. 急性梗阻性化脓性胆管炎

1. 最容易引起休克的是
2. 胆囊结石最常见的并发症是
3. 症状与体征相分离的是

（4~5 题共用备选答案）
A. 突发剑突下剧烈绞痛，伴阵发性钻顶感，间歇时不痛
B. 上腹部或右上腹持续性疼痛伴阵发性加剧
C. 上腹持续剧烈疼痛，常伴有束带状疼痛
D. 进食后上腹胀痛，伴有呕吐
E. 与饮食有关的慢性周期性规律性上腹痛

4. 急性胆囊炎的临床表现是
5. 胆道蛔虫病的临床表现是

五 X 型题

1. 预防肝癌肝叶切除术后肝性脑病的措施包括
A. 术前使用护肝药物　　B. 术前应用维生素 K
C. 术前用酸性液灌肠　　D. 术后吸氧
E. 保持大便通畅

2. 胆囊结石胆绞痛典型的发作时间是
A. 饥饿时　　B. 饱餐、进食油腻食物后
C. 睡眠中体位改变时　　D. 精神紧张时

E. 运动后

3. 胰腺癌的危险因素包括

A. 慢性胰腺炎　　B. 高脂肪饮食

C. 高蛋白　　D. 酗酒

E. 吸烟

4. 胆结石术后，取半坐卧位的目的是

A. 减少手术后出血　　B. 利于腹腔引流

C. 减轻伤口缝合张力　　D. 减轻疼痛

E. 减轻腹胀

5. 原发性肝癌的肝外血行转移多见于

A. 肾　　B. 胆

C. 肺　　D. 骨

E. 脑

6. 肝癌的临床分型包括

A. 结节型　　B. 巨块型

C. 弥漫型　　D. 肝细胞型

E. 胆管细胞型

7. 原发性肝癌的病因和发病机制尚未确定，目前认为与（　　）有关

A. 肝硬化　　B. 病毒性肝炎

C. 长期摄入黄曲霉毒素　　D. 水土因素

E. 酗酒

8. 原发性肝癌手术后的康复指导包括

A. 尽量活动　　B. 饮食宜清淡、易消化

C. 遵医嘱进行免疫治疗　　D. 保持心情舒畅

E. 定期复查

9. 壶腹部周围癌从大体形态上分为

A. 浸润型　　B. 溃疡型

C. 肿块型　　D. 弥散型

E. 浸润溃疡型

10. 治疗原发性肝癌采取的局部消融治疗方法主要包括

A. 射频消融（RFA）　　B. 微波消融（MWA）

C. 冷冻治疗　　D. 高功率超声聚焦消融（HIFU）

E. 无水乙醇注射治疗（PEI）

11. Charcot 三联征的表现有

A. 腹痛　　B. 高热寒战
C. 黄疸　　D. 休克
E. 精神症状

12. 急性胆囊炎患者可先行胆囊造口术减压引流的情况有
A. 胆囊炎症较轻
B. 情况极差，不能耐受胆囊切除
C. 手术技术条件有限，不能开展胆囊切除术
D. 病情危重且不宜手术的化脓性胆囊炎
E. 急性化脓性、坏疽穿孔性胆囊炎

13. 壶腹部周围癌主要包括
A. 胆总管下端癌　　B. 壶腹癌
C. 十二指肠癌　　D. 胰钩突癌
E. 胰头癌

14. 胆囊结石上腹隐痛的发作时间是
A. 进食过多时　　B. 进食油腻食物时
C. 休息不好时　　D. 工作紧张时
E. 运动后

15. 有助于原发性肝癌早期诊断的检查方法有
A. 甲胎蛋白检测　　B. B 超
C. CT 及 MRI　　D. 腹部 X 线平片
E. 选择性肝动脉造影

16. 胰腺癌术后有出血倾向者，应遵医嘱补充（　　），预防出血发生
A. 维生素 A　　B. 维生素 C
C. B 族维生素　　D. 维生素 D
E. 维生素 K

17. 原发性肝癌手术后的并发症有
A. 腹腔内出血　　B. 胃肠道出血
C. 膈下积液、脓肿　　D. 脾静脉血栓形成
E. 胆汁漏

六 案例分析题

（1~3 题共用题干）

患者，女性，52 岁。患急性胆囊炎，进行胆囊切除术，术后 4 天患者突然出现呼吸浅

慢、二氧化碳分压（$PaCO_2$）升高。

1. 应考虑患者出现了
   A. 高碳酸血症　　B. 低碳酸血症
   C. 高钾血症　　D. 高钙血症
   E. 低钾血症
2. 为避免此症状的发生，胆囊切除术后应
   A. 常规予低流量吸氧　　B. 鼓励患者深呼吸
   C. 鼓励患者有效咳嗽　　D. 早期应用抗生素
   E. 雾化吸入
3. 胆囊切除术后应观察生命体征、腹部体征及引流液情况，当出现（　　）等表现时，常提示发生胆瘘
   A. 发热　　B. 腹胀
   C. 腹痛　　D. 腹腔引流液呈黄绿色胆汁样
   E. 肌紧张

（4~8 题共用题干）

患者，男性，58 岁。乙型肝炎病史 10 年。近 2 个月来自觉右上腹间歇性钝痛，夜间及劳累后加重，食欲缺乏，低热，消瘦。查体：肝浊音界上移，质硬，无腹水，无黄疸。腹部 MRI 平扫显示肝右后叶有一占位性病变，边界清楚，大小约 4. 2cm×5. 3cm。实验室检查：AFP 升高，肝、肾功能正常，患者无严重心肺疾病。诊断为原发性肝癌，无远处转移。

4. 与该患者发生原发性肝癌关系最大的是
   A. 血吸虫性肝硬化　　B. 肝良性肿瘤
   C. 肝炎后肝硬化　　D. 酒精中毒性肝硬化
   E. 胆道感染
5. 患者首选的治疗方案为
   A. 无水乙醇注射治疗　　B. 化疗
   C. 射频消融　　D. 放疗
   E. 手术切除
6. 护士给予患者的术前护理中，做法正确的有
   A. 给予高蛋白、高热量、高维生素、易消化饮食
   B. 应用 H_2受体阻断药，预防应激性溃疡出血
   C. 低蛋白血症者可输血浆
   D. 术前补充维生素 K 和凝血因子，改善患者凝血功能
   E. 若患者严重焦虑影响睡眠，术前应给予巴比妥类药物保证其充分睡眠

7. 该患者的术后护理措施中，正确的是

A. 常规间断吸氧

B. 术后引流管引出鲜血性液体>100ml，应警惕腹腔内出血

C. 术后 48 小时内专人护理

D. 适量补充清蛋白和血浆

E. 鼓励患者早期下床活动，防止尿潴留、腹胀、深静脉血栓等术后并发症的发生

8. 该患者在术后 1 周出现体温升高，右上腹部胀痛，呃逆，脉速，白细胞计数增多，中性粒细胞达 0.90 以上。应首先考虑该患者可能发生的并发症是

A. 胆汁瘘　　B. 肺感染

C. 肝断面出血　　D. 应激性溃疡穿孔合并出血

E. 膈下积液及脓肿

（9~15 题共用题干）

患者，女性，24 岁。反复右上腹痛 3 年多，疼痛呈持续性钝痛，放射至肩背部，伴发热、寒战，每次进食油炸食物后发作，经对症治疗后症状缓解；近日腹痛再发。

9. 考虑该患者可能的疾病有

A. 胃溃疡　　B. 胆囊炎

C. 胆石症　　D. 胆道感染

E. 胰腺炎

10. 以下辅助检查中，可以为该患者的病因诊断提供依据的有

A. 口服胆囊造影　　B. 静脉胆道造影

C. CT 检查　　D. 内镜逆行胰胆管造影

E. B 超检查

11. 患者查体：体温 38.2℃，脉搏 88 次/分，呼吸 18 次/分，血压 126/78mmHg，腹平，腹式呼吸不明显；右上腹深压痛、无反跳痛；Murphy 征（+）。B 超：肝内外胆管多发性结石，胆囊结石。血常规：白细胞计数 $13\times10^9/L$。该患者应采取的处理措施包括

A. 密切观察生命体征的变化　　B. 注意腹痛有否加重

C. 积极抗感染治疗　　D. 开通静脉通道补充体液

E. 禁食、禁水

12. 当肝外胆管结石阻塞胆道并继发感染时，可表现为典型的 Charcot 三联征，即

A. 腹痛　　B. 休克

C. 寒战与高热　　D. 精神症状

E. 黄疸

13. 患者查体：体温 39.5℃，脉搏 108 次/分，血压 90/60mmHg，腹痛加剧，右上腹明显压

痛。准备行急诊手术治疗。手术前的护理措施正确的有

A. 密切观察患者的生命体征变化　　B. 指导患者卧床休息

C. 心理护理　　D. 缓解疼痛

E. 指导患者进食高蛋白、低脂肪饮食

14. 患者在全麻下行胆囊切除、胆总管切开取石、T 管引流术。T 管引流的护理措施正确的有

A. 妥善固定，以防脱出　　B. 保护引流管周围皮肤

C. 每天更换无菌引流袋　　D. 观察并记录引流液的性质和量

E. 引流不畅时可用生理盐水低压冲洗

15. T 管拔管的指征有

A. 引流量减少至 300ml　　B. 无腹痛

C. 胆管造影证实没有残余结石　　D. 黄疸消退

E. 夹管后无不适

（16～19 题共用题干）

患者，男性，36 岁。反复右上腹痛、寒战、黄疸 5 年，此次发病后黄疸持续不退。查体：体温 39.5℃，脉搏 122 次/分，血压 125/85mmHg，右上腹压痛，肌紧张。实验室检查：白细胞计数 15.5×10^9/L，中性粒细胞 0.85，血清总胆红素 132μmol/L，丙氨酸氨基转移酶 175U/L。B 超检查示肝外胆管扩张，内有强光团伴声影。

16. 该患者的黄疸程度取决于

A. 梗阻的程度　　B. 梗阻的部位

C. 结石的种类　　D. 是否继发感染

E. 患者的肤色

17. 该患者已出现功能受损的器官是

A. 肾　　B. 肝

C. 心　　D. 脑

E. 胃

18. 以下对该患者的护理诊断正确的有

A. 疼痛　　B. 体温过高

C. 营养失调　　D. 知识缺乏

E. 有皮肤完整性受损的危险

19. 若对该患者行手术治疗后留置 T 管，护理措施中正确的有

A. 妥善固定 T 管　　B. 定期由近端向远端挤捏

C. 定期更换引流袋　　D. 每日记录引流量

E. 每日冲洗 1 次

(20~22 题共用题干)

患者，男性，50 岁。已确诊为晚期肝癌。无明显诱因突发右上腹痛，面色苍白，大汗。

20. 最可能的诊断是
A. 急性胆囊炎　　B. 急性阑尾炎
C. 心肌梗死　　D. 十二指肠溃疡穿孔
E. 肝癌结节破裂

21. 腹部可能出现的体征包括
A. 腹式呼吸增强　　B. 腹部膨隆
C. 肝浊音界消失　　D. 移动性浊音阳性
E. 腹肌紧张、压痛和反跳痛

22. 若腹部移动性浊音阳性，对明确诊断最为可靠的检查是
A. 腹部 CT　　B. 腹部 B 超
C. 腹部 X 线平片　　D. 腹腔穿刺检查
E. 胃镜检查

参考答案与解析

一、A1 型题

1. C【解析】原发性肝癌通过淋巴转移至肝门淋巴结最多，其次为胰腺周围、腹膜后、主动脉旁及锁骨上淋巴结。此外，还可向膈肌及附近器官直接蔓延和种植转移至腹腔、盆腔。

2. B【解析】严重急性梗阻性化脓性胆管炎（AOSC）患者除有以腹痛、高热寒战和黄疸为典型临床表现的 Charcot 三联征外，还伴有休克和精神症状，称为 Reynolds 五联征。

3. D【解析】T 管引流拔管前需夹管 1~2 天，观察有无腹痛、高热、黄疸等症状，行 T 管造影检查，如无异常发现，在持续开放 T 管 24 小时充分引流造影剂后再次夹管，患者无不适时方可拔管；腹腔引流则在观察患者原发症状、体征消失，引流液澄清、小于 50ml/d，即可拔管。

4. B【解析】原发性肝癌患者的癌肿局限于 1 个肝叶内，可做肝叶切除；已累及 1 个肝叶或刚及邻近肝叶者，可做半肝切除；已累及半肝，但无肝硬化者，可考虑做三叶切除；位于肝边缘的肿瘤，亦可做肝段或次肝段切除或局部切除；对伴有肝硬化的小肝癌，可采用距肿瘤 2cm 以外切肝的根治性局部肝切除术。

5. D【解析】我国原发性肝癌的组织学类型以肝细胞型肝癌为主，此型血清甲胎蛋白升高，且具有较高特异性。

6. C【解析】内镜逆行胰胆管造影术（ERCP）诊断胆管结石准确率高，有诱发急性胰腺炎的可能。

7. C【解析】当某些内脏器官发生病变时，常在体表一定区域产生感觉过敏或痛觉，这种现象称为牵涉性疼痛。急性胆囊炎时出现右肩背部疼痛属于牵涉性疼痛。

8. E【解析】急性梗阻性化脓性胆管炎最为关键的治疗是急诊手术解除胆道梗阻并减压引流。输液、输血、静脉滴注大量抗生素、纠正酸中毒、营养支持等治疗很重要，是急诊手术前的常规治疗，但不能替代手术治疗。

9. B【解析】胆总管结石并发胆管炎若出现低血压、意识不清，提示病情恶化，可能出现重症胆管炎，应立即手术治疗。

10. C【解析】一般术后12~14天，无特殊情况，可拔除T管。

11. C【解析】急性胆囊炎发生在进食油腻食物后。胆绞痛症状持续6小时以上，典型表现为右上腹绞痛发作，疼痛放射至右肩背部，伴恶心、呕吐。疼痛间歇期不明显或呈阵发加剧。患者可出现寒战、发热，很少出现黄疸。体征表现：右上腹可有不同程度、不同范围的压痛、反跳痛和肌紧张，Murphy征阳性。有些患者可扪及肿大的胆囊。肝区叩击痛阳性。部分患者可见皮肤、巩膜黄染。

12. C【解析】B超检查是诊断胆囊结石的首选检查方法，能较清晰地显示胆囊大小、壁厚及胆囊结石所特有的高密度强光团回声。

13. A【解析】急性梗阻性化脓性胆管炎的基本病理变化是胆管梗阻和胆管内化脓性感染。

14. A【解析】B超检查是诊断急性胆囊炎最常用的检查方法，可见胆囊肿大，壁厚呈"双边征"，结石光团和声影，胆汁淤积。

15. A【解析】肝区疼痛是原发性肝癌最常见和最主要的症状，半数以上患者以此为首发症状，多为持续性钝痛、刺痛或胀痛，夜间或劳累后加重。

16. B【解析】经皮肝穿刺胆管造影（PTC）可能导致肝破裂出血、胆汁性腹膜炎等并发症，所以PTC检查后，应重点观察血压、腹膜刺激征。

17. E【解析】胰腺癌术后的并发症有出血、感染、胰瘘、胆瘘，不包括休克。

18. A【解析】Murphy征阳性见于急性化脓性胆囊炎，出现Murphy征表明胆囊感染。

19. D【解析】胆道术后T管拔管时的注意事项：①拔管时间为术后12~14天。②拔管前试验性夹管1~2天，患者无不适及黄疸。③经T管进行胆道造影，无异常影像，引流管开放2~3天，方可拔管。④残留窦道用凡士林油纱填塞，1~2天后自行封闭。⑤密切观察生命体征，严格记录出入量。所以，试验性夹管1~2天是必不可少的。

20. A【解析】肝癌患者术前饮食宜高蛋白、高热量、高维生素、易消化，注意调整饮食以促进患者的食欲，少量多餐。肝功能受损者应限制蛋白质的摄入。必要时可给予肠内外营养支持，输注血浆或清蛋白，以纠正低蛋白血症，提高患者手术的耐受力。术前2天遵医嘱使用肠道不吸收抗生素，预防感染性并发症。术前晚、术晨清洁灌肠。配血宜鲜血与库存血各半。

21. B【解析】肝大与肝肿块是中晚期肝癌的主要体征。肝呈进行性增大、质地坚硬，表面不平呈大小结节或巨块状，增大明显时右季肋明显隆起。

22. A【解析】壶腹部周围癌的组织类型以腺癌最多见，其次为乳头状癌、黏液癌等。

23. C【解析】肝动脉插管化疗后，患者因组织坏死吸收可出现吸收热，或对化疗药过敏出现高热反应，而非感染所致，故不应使用抗生素。

24. B【解析】多器官功能衰竭并发于急性梗阻性化脓性胆管炎。发生急性梗阻性化脓性胆管炎时，大量细菌和毒素进入血液循环，引起全身性感染和重要器官功能损害，可导致多器官功能障碍综合征或多器官功能衰竭。

25. B【解析】参见A1型题第2题解析。

26. A【解析】胆色素结石多见于胆管内，主要因胆管感染时，大肠埃希菌产生的β-葡糖醛酸可水解胆汁中结合胆红素成为非结合胆红素，后者与钙离子结合形成胆红素钙，进而积聚沉淀形成结石。

27. D【解析】胰腺癌是一种较为常见的恶性肿瘤，是发生于胰腺导管上皮（少数起源于腺泡）的恶性肿瘤。其中约70%发生在胰头，其余在胰腺体、尾部，个别病例肿瘤占据全胰腺。胰腺癌以导管细胞腺癌最多见，约占90%；其次为腺泡细胞癌，黏液性囊腺癌和胰母细胞癌等较少见。胰腺癌转移和扩散途径主要为局部浸润和淋巴转移，也可经血行转移至肝、肺、骨等处。

28. C【解析】胆道梗阻时，口服胆囊造影、静脉胆道造影的造影剂无法排泄至胆道，不能显示胆道梗阻的部位；B超虽然可显示梗阻部位，但无缓解梗阻性黄疸的作用；腹部X线检查不能显示胆道梗阻的部位；经皮肝穿刺胆管造影既可明确梗阻部位，又可暂时缓解梗阻性黄疸。

29. A【解析】肝癌临床分为3型：①结节型，最常见，肿瘤呈结节状，大小不一，散在分布且多伴有肝硬化。②巨块型，呈单独巨块或结节密集融合成片，较少伴有肝硬化或硬变程度较轻微。③弥漫型，最少见，占据全，肝呈灰色点状结节，肉眼难以和肝硬化区别。肝细胞型和胆管细胞型是根据组织病理学进行的分型。

30. C【解析】胆瘘是胆总管切开取石术后的严重并发症，应密切观察，若患者术后腹腔引流管流出胆汁样液体，结合其他表现如发热、腹胀或腹痛等，应考虑胆瘘的可能。

31. D【解析】胆汁引流一般每天300~700ml。量过少可能为T管阻塞或肝衰竭所致；量多可能是胆总管下端不够通畅所致。

32. D【解析】胆道T管引流的患者若胆道远端通畅，胆汁排出通畅，患者术前出现的梗阻性黄疸应趋消退，因胆汁可经胆总管流入肠道，故引流出体外的量减少，因参与消化的消化液增多，故患者的食欲好转。

33. D【解析】腹腔镜胆囊切除术的适应证同一般的胆囊切除术，如胆囊结石、慢性胆囊炎、胆囊息肉等。如伴有胆管结石、急性胆囊炎、急性梗阻性化脓性胆管炎、急性胰腺炎、腹腔内感染，既往有腹部手术史，肥胖患者等为禁忌证或相对禁忌证。

34. D【解析】胆道疾病患者做 B 超检查前应禁食 12 小时，禁水 4 小时，以减少肠道积气、积液及内容物，防止影响 B 超检查。

35. C【解析】Charcot 三联征为腹痛、高热寒战、黄疸，是胆管炎的基本表现和早期症状。急性胆囊炎很少出现黄疸，胆囊结石很少出现黄疸和高热，肝内胆管结石一般不出现剧烈疼痛和高热寒战，萎缩性胆囊炎也没有黄疸和高热寒战的症状。

36. A【解析】上腹痛、黄疸、食欲缺乏、消化不良、乏力、消瘦均是胰腺癌的症状表现，其中，上腹痛是胰腺癌最早出现的症状，因胰管梗阻引起胰管内压力增高，甚至小胰管破裂，胰液外溢至胰腺组织呈慢性炎症所致，疼痛可向肩背部或腰背部放射。

37. D【解析】参见 A1 型题第 2 题解析。

38. E【解析】胆囊结石长期嵌顿或阻塞胆囊管但未合并感染时，胆囊黏膜吸收胆汁中的胆色素，并分泌黏液性物质，导致胆囊积液。胆囊积液呈透明无色，称为“白胆汁”。

39. A【解析】肝外胆管结石表现为平时无症状或仅有上腹不适，当结石阻塞胆道并继发感染时，可表现为典型的 Charcot 三联征。所以，出现 Charcot 三联征表明有胆道急性梗阻和感染。

40. C【解析】肝动脉栓塞化疗（TACE）是一种介入治疗，即经股动脉达肝动脉做超选择性肝动脉插管，经导管注入栓塞剂和抗癌药。对于不能手术切除的中晚期肝癌患者，或高龄或严重肝硬化等不能或不愿手术的肝癌患者，TACE 可以作为非手术治疗中的首选方法。

41. A【解析】右上腹出现不同程度和不同范围的压痛、反跳痛和肌紧张，为 Murphy 征阳性，常见于急性胆囊炎患者。

42. E【解析】参见 A1 型题第 11 题解析。

43. D【解析】引流 T 管应在术后 2 周经 T 管造影后，病情允许时才拔除，若病情不允许，还可放置更久，甚至可长达半年左右。

44. A【解析】急性重症胆管炎即急性梗阻性化脓性胆管炎，引起该病最常见的原因为胆总管结石，此外还有胆道蛔虫、胆管狭窄、胆肠吻合口狭窄、恶性肿瘤、先天性胆道解剖异常等。

45. A【解析】对症状较轻微的急性单纯性胆囊炎，可考虑先用非手术疗法控制炎症，待进一步查明病情后进行择期手术。对较重的急性化脓性或坏疽性胆囊炎或胆囊穿孔，应及时进行手术治疗，但必须做好术前准备，包括纠正水、电解质和酸碱平衡失调，以及应用抗生素等。

46. E【解析】T 管入胆道时有一定压力，故经 T 管做胆道造影完毕后，应将 T 管连接引流袋，并开放引流 24 小时以上，以排出造影剂和避免逆行性胆道感染。

47. A【解析】原发性肝癌肝内血行转移最常见，发生最早。肝外血行转移多见于肺、骨、脑等。

48. A【解析】黄疸持续时间过长，高浓度的胆酸和胆红素对肝细胞的毒性作用可以导致肝细胞变性、坏死、纤维化，进而发展为肝硬化，既不会出现溶血性贫血，也不会出现胆管扩张和肝内肿物。

49~50 C、D【解析】参见 A1 型题第 27 题解析。

51. B【解析】急性梗阻性化脓性胆管炎一般起病急骤，突发剑突下或上腹部顶胀痛或绞痛，继而出现寒战、高热、恶心、呕吐。病情常发展迅猛，有时在尚未出现黄疸时已出现神志淡漠、嗜睡、昏迷等症状。如未予有效治疗，继续发展，可出现全身发绀、低血压、休克，并发急性呼吸衰竭和急性肾衰竭，严重者可在短期内死亡。

52. C【解析】胆道 T 管应妥善固定，保持通畅，每日更换引流瓶。观察并记录 T 管引流出胆汁的颜色、量和性状。胆道 T 管不可冲洗，以免引起胆管破裂。

53. B【解析】参见 A1 型题第 15 题解析。肝癌破裂腹腔出血时，可出现急腹症表现。

54. D【解析】胆囊结石引起的胆绞痛典型的发作是在饱餐、进食油腻食物后或睡眠中体位改变时，由于胆囊收缩或结石移位加上迷走神经兴奋，结石嵌顿在胆囊壶腹部或颈部，胆囊排空受阻，胆囊内压力升高，胆囊强力收缩而发生绞痛。

55. C【解析】肝内胆管结石患者出现胆绞痛时禁用吗啡，以免引起 Oddi 括约肌痉挛，使胆道梗阻加重。

56. A【解析】肝外胆管结石分为原发性和继发性结石。原发性结石的成因与胆汁淤积、胆道感染、胆道异物（包括蛔虫残体、虫卵、华支睾吸虫、缝线线结等）、胆管解剖异常等因素有关。继发性结石主要是胆囊结石排入胆总管内引起，也可因肝内胆管结石排入胆总管引起。

57. A【解析】平卧时引流管的远端不可高于腋中线，坐位、站立或行走时引流袋不可高于腹部手术切口，以防胆汁反流引起感染。

二、A2 型题

1. C【解析】胆囊结石疼痛位于右上腹，患者的饮食宜低蛋白、低脂肪、高糖、高维生素、高纤维素、易消化。在日常生活中还要多饮水，保持大便通畅，养成每日定时排便的习惯。

2. B【解析】患者出现腹痛（表现为突发剑突下或右上腹持续性疼痛）、寒战高热、黄疸、休克及嗜睡，构成 Reynolds 五联征，可考虑患者为急性梗阻性化脓性胆管炎。

3. E【解析】该患者首先考虑为胆道蛔虫病。胆道蛔虫病表现为骤然发生的上腹部钻顶样剧痛，放射到背部，痛时辗转反侧，缓解期宛如常人或仅有右上腹轻微胀痛，伴恶心、呕吐，有时可吐出蛔虫。

4. C【解析】患者发病的诱因和临床表现符合急性胰腺炎的特点，此时行血、尿淀粉酶检查对诊断有重要意义。

5. E【解析】进一步检查应选择 PTC，行 PTC 检查可以了解胆道梗阻部位、范围和原因，有助于黄疸的诊断及鉴别诊断。

6. D【解析】胆囊造影检查前准备：检查前日午餐进高脂肪饮食，可刺激胆囊收缩和排空，有助于造影剂进入胆囊；晚餐进无脂肪、低蛋白、高糖的清淡饮食，晚餐后口服造影剂，禁食、禁饮至次日上午摄 X 线片时。检查当日早餐禁食，第一次摄片后如胆囊显影良好，可进食高脂肪餐，30 分钟后再次摄片观察。

7. B【解析】急性化脓性胆管炎泛指阻塞引起的急性化脓性胆道感染，是导致胆道疾病患者死亡最重要、最直接的原因，多数继发于胆管结石和胆道蛔虫病。本病好发年龄为 40~60岁。腹痛是本病的首发症状，发热是最常见的伴随症状。血常规检查可见白细胞计数增多及中性粒细胞比例明显升高，血清胆红素升高。

8. C【解析】根据肝大质硬，表面凹凸不平，肝区持续疼痛，明显消瘦，腹部膨隆，移动性浊音（+），可考虑患者并发原发性肝癌。

9. D【解析】符合该患者的护理诊断是焦虑：与感受死亡的威胁有关。

10. E【解析】胆囊结石并发急性胆囊炎患者，给予禁食、抗生素等治疗无缓解后，最佳的处理方法是进行术前准备，行腹腔镜胆囊切除。

11. D【解析】患者绞痛明显，黄疸加重，腹肌紧张，血压下降，都提示患者发生了急性梗阻性化脓性胆管炎，应及时报告医生做好术前准备，以进行急诊手术，取出结石，解除梗阻或狭窄，去除感染灶。

12. A【解析】手术治疗是早期肝癌最有效和首选的治疗方法。微小肝癌 5 年生存率可达 90%。

13. B【解析】根据腹痛、寒战、高热、黄疸、休克及意识不清，患者可诊断为急性梗阻性化脓性胆管炎。

14. E【解析】患者目前表现符合急性梗阻性化脓性胆管炎特点（出现 Reynolds 五联征），应立即报告医生，抗休克，完善术前准备，行急诊手术，以挽救生命。

15. B【解析】胆道手术后，T 管引流 2 周，拔管前先试行夹管 1~2 天。夹管期间注意观察病情，若无发热、腹痛、黄疸等症状，可经 T 管做胆道造影，造影后持续引流 24 小时以上。如胆道通畅无结石或其他病变，再次夹闭 T 管 24~48 小时，患者无不适可予拔管。

16. C【解析】根据题干提示，此患者为急性梗阻性化脓性胆管炎引起的休克，应取休克体位，即头低足高位。

17. B【解析】参见 A1 型题第 39 题解析。

18. C【解析】参见 A1 型题第 54 题解析。

19. B【解析】T管应妥善固定，保持通畅。在改变体位或活动时注意引流管的水平高度不要超过腹部切口高度，以免引流液反流。如观察胆汁引流量突然减少，应注意是否有胆红素沉淀阻塞或蛔虫堵塞，管道是否扭曲、受压。如有阻塞，可用手由近向远挤压引流管或用少量无菌生理盐水缓慢冲洗，切勿用力推注。

20. B【解析】患者为8岁女童，不考虑胆道系统结石，出现胆道蛔虫症的特征性症状——阵发性剑突下钻顶样痛半天，伴恶心、呕吐，体温37.5℃，剑突下深压痛，但无腹肌紧张，说明无腹部炎症，且以往有类似病史，因此首先考虑为胆道蛔虫病。

21. D【解析】甲胎蛋白（AFP）是原发性肝癌的血清标志物，对诊断肝细胞癌具相对专一性，其阳性最有助于诊断原发性肝癌。

22. B【解析】对于巨块型肝癌患者，容易发生肝癌结节破裂出血。

23. C【解析】因术中阻断血流、肝叶切除及肝癌本身对肝功能的影响，原发性肝癌患者行肝叶切除术后易发生肝性脑病，且目前患者表现符合肝性脑病的特点，故应高度怀疑肝性脑病。

24. C【解析】肝癌患者术前多伴有凝血功能障碍，术后易出现肝断面出血。该患者表现为腹痛、心悸、气促、出冷汗，应高度怀疑术后肝断面出血。

25. A【解析】AFP主要作为原发性肝癌的血清标志物，用于原发性肝癌的诊断及疗效监测，正常参考值<25μg/L。急慢性肝炎、肝硬化等良性肝病患者血清AFP水平也会有不同程度升高，但大多<1000μg/L，且为一过性，而恶性肿瘤则持续性升高。因此，动态观察血清AFP含量可鉴别良性和恶性肝病。丙氨酸氢基转移酶（ALT）是诊断病毒性肝炎、中毒性肝炎的重要指标，正常参考范围0~40U/L。乙型肝炎表面抗原（HBsAg）阳性则提示慢性乙型肝炎处于活动期。

26. B【解析】急性梗阻性化脓性胆管炎病情发展迅猛，有时在未出现黄疸时也可发生神志淡漠、全身发绀、低血压、休克，所以需要严密监测血压、神志。

27. D【解析】根据Reynolds五联征（腹痛、发热、黄疸、休克、精神症状），可考虑患者为急性梗阻性化脓性胆管炎。

28. A【解析】5个选项中，只有选项A“批评患者的态度和行为”是不应该采取的态度和措施。

29. C【解析】内出血是肝癌切除术后的并发症，该患者出现低血容量性休克表现，应考虑发生内出血。

30. C【解析】患者表现为进行性加重的黄疸，可能为壶腹部癌和胰头癌，加上血清胆红素增高，尿胆红素阳性，判断为一种阻塞性黄疸。体检触及肿大胆囊更可说明患者的症状为胆汁排出受阻，胆汁淤积于胆囊所致最可能为胰头癌。肝炎可引起肝细胞性黄疸，不会有阻塞性黄疸的表现。胆石症一般表现为上腹部剧痛，且黄疸波动，不会进行性加重。仅10%的慢性胰腺炎引起黄疸。肝癌引起黄疸一般说明癌肿已浸润第一肝门，属晚期，可在短期内迅速死亡，很少能存活3个月。

31. C【解析】胆囊切除、胆总管探查、T管引流术后早期，胆总管处于炎性水肿状态，随着患者恢复，水肿消退，胆总管逐渐恢复通畅，胆汁进入肠道，参与食物消化，这一变化可以通过患者排便状况反映出来。

32. C【解析】接受静脉化疗时，要防止化疗药液溢出血管外，造成局部组织坏死。一旦发生，立即停止给药，抽吸溢出药液后，在局部注射解毒药，然后再拔针。

33. C【解析】急性梗阻性化脓性胆管炎的治疗原则是紧急手术解除胆道梗阻并减压。选项A和B与治疗原则不符，可排除。手术前应进行短期积极准备，手术以切开减压并引流胆汁，挽救生命为主要目的，手术应力求简单有效，一般不做胆囊切除，所以选项D和E叙述错误，正确答案为C。

34. C【解析】根据右上腹隐痛、腹胀、消瘦、低热，巩膜无黄染，肝肋下4cm，表面有结节感，质地硬，可诊断患者为原发性肝癌。

35. E【解析】中心静脉导管应妥善固定。输液结束时，可用肝素稀释液封管，以防导管内血栓形成。观察穿刺部位有无红、肿、热、痛等感染征象，一旦发生，应及时拔除导管并将管端送细菌培养。应每天消毒静脉穿刺部位、更换敷料，换药时严格无菌操作。不要经中心静脉导管取血、给药、输血。

36. B【解析】术后疼痛会引起一系列全身不良反应，如心率增快、血压升高、高血糖、肌紧张、胃肠道反应等，因此应及时给予镇痛。由于该患者为多次询问后才承认其疼痛，可推知患者害怕麻醉药成瘾，因此应首先给予镇痛指导。

37. D【解析】胰头癌主要表现为腹钝痛、胀痛，中晚期可有剧烈腹痛、黄疸、消瘦，一般无高热症状，所以选项A错误。急性传染性肝炎一般无刀割样绞痛，所以选项B错误。肝癌症状是肝区钝痛和全身乏力、消瘦等，此患者为刀割样绞痛，所以选项C错误。阿米巴肝脓肿表现为寒战、高热、肝区疼痛，多为钝痛、胀痛，为持续性，所以选项E错误。肝外胆管结石表现为Charcot三联征，即腹痛、寒战高热和黄疸。腹痛发生在剑突下或右上腹，呈阵发性绞痛或持续性疼痛阵发性加剧，疼痛可向右肩背部放射，常伴恶心、呕吐，所以选项D正确。

38. C【解析】T管引流是胆石症外科手术后的常规治疗手段，主要目的在于引流胆汁及伤口渗出液，减轻胆道内压力，预防胆管梗阻。术后24小时内引流量为300~500ml，恢复饮食后可增至每天600~700ml，以后逐渐减少至每天200ml左右。如胆汁过多，提示胆道下端有梗阻的可能；如胆汁浑浊，应考虑结石残留或胆管炎症未被控制。

39. E【解析】患者诊断为肝外胆管结石，出现重度黄疸及皮肤瘙痒，不可用手抓挠，以免发生感染。可用温水擦洗皮肤、遵医嘱用药、保持皮肤清洁及防止皮肤损伤。

三、A3/A4型题

1. C【解析】中心静脉压（CVP）正常值为5~10cmH_2O。CVP<5cmH_2O提示血容量不

足；>15cmH_2O提示心功能不全；>20cmH_2O提示存在充血性心力衰竭。

2. C【解析】急性梗阻性化脓性胆管炎的致病菌大多为肠道细菌，以大肠埃希菌、变形杆菌、克雷伯菌属、铜绿假单胞菌等革兰阴性杆菌多见，常合并厌氧菌感染。

3. C【解析】患者心功能不全，应采取的有效措施是给予强心药，可增强心肌收缩力，减慢心率。

4. B【解析】最常用的强心药是强心苷，如毛花苷C。

5. E【解析】患者的典型症状为腹痛，寒战、高热、黄疸，伴有休克和神志淡漠，同时有白细胞计数增多，考虑为急性梗阻性化脓性胆管炎。

6. C【解析】①B超检查：可见胆管明显增粗，管壁增厚，有时可见胆囊肿大及胆道内结石。②CT和MRI检查：对诊断有价值，同时可以了解梗阻部位和原因。③PTC检查：可以明确梗阻部位，对了解胆道内部情况十分重要。病情严重时可同时行经皮肝穿刺胆管引流（PTCD）引流胆道，缓解症状。④ERCP检查：对了解胆道病变有帮助，并可同时进行经内镜胆道置管引流。

7~8 D、D【解析】急性梗阻性化脓性胆管炎最关键的治疗原则是紧急手术，解除胆道梗阻并减压。手术是以切开减压并引流胆管、挽救生命为主要目的，故手术应力求简单有效，但也要尽可能地仔细探查胆管，力争解除梗阻因素。术后留置T管引流至少14天。

9~10 A、E【解析】患者目前处于胰头癌晚期。根据临床表现，该患者最突出的一条护理诊断是疼痛，对该患者最重要的护理措施是定时使用镇痛药缓解疼痛。

11. D【解析】为防止原发性肝癌术后肝断面出血，一般不鼓励患者早期活动。术后24小时内应平卧休息，避免剧烈咳嗽。

12. B【解析】导管的护理措施：导管应妥善固定，避免受压、扭曲和折叠，保持引流通畅；严格遵守无菌原则，每日更换引流瓶；准确记录引流液的量、色、质；导管消毒后不可直接注药，应先注生理盐水，再注药；注射化疗药前消毒导管，注药后行无菌包扎；为防止导管堵塞，注药后用肝素稀释液冲洗导管。

13. D【解析】术前遵医嘱使用抗生素，预防感染性并发症；进行肠道准备，口服肠道抗生素如链霉素等，以抑制肠道细菌，术前晚清洁灌肠以减少血氨的来源，预防肝性脑病，并减轻术后腹胀。

14. C【解析】胆汁漏是肝断面小胆管渗漏，或胆管结扎线脱落、胆管损伤引起。术后应观察患者有无腹痛、发热、腹膜刺激征，切口或引流管内有无胆汁。若出现以上情况，则考虑并发胆汁漏。

15. A【解析】胰腺癌术前应指导患者进食高热量、高蛋白、高维生素、低脂饮食。

16. C【解析】患者行胰头十二指肠根治性切除术，手术创伤严重，故术后早期应严密监测生命体征、腹部体征、病情变化、伤口及引流情况。

17~18 D、E【解析】根据腹痛、寒战、高热、黄疸、休克及神志不清，患者的临床诊断考虑为急性梗阻性化脓性胆管炎。患者此时的治疗关键是及时进行手术，解除胆道梗阻并减压。

19. D【解析】发热反应多发生于输液后数分钟至1小时，表现为畏寒、寒战和发热，该患者的临床症状及出现时间与之相符。

20. E【解析】发生发热反应时，应保留剩余溶液和输液器，必要时送检做细菌培养，查明发热原因。

21. D【解析】患者最可能的诊断是原发性肝癌。血清 AFP≥400μg/L，持续性升高并能排除妊娠、活动性肝病、生殖腺胚胎源性肿瘤等，即可考虑肝癌的诊断。患者全身脏器无癌肿转移引起的肿瘤疾病，故可排除转移性肝癌。

22. E【解析】超声引导下肝穿刺针吸细胞学检查发现癌细胞对原发性肝癌有确诊的意义。

23. E【解析】参见 A1 型题第 20 题解析。

24. C【解析】原发性肝癌患者术前进行肠道准备，口服肠道不吸收抗生素如链霉素等，以抑制肠道细菌，术前晚清洁灌肠，以减少血氨的来源，预防肝性脑病，并减轻术后腹胀。术前晚不可用肥皂水灌肠以防引起肝性脑病。多数肝癌患者合并肝硬化，肝脏凝血因子合成减少，术前 3 天开始给予维生素 K_1，必要时输注血浆和凝血因子，预防术中、术后出血。

25~26 A、A【解析】依据病史患者应考虑为急性胆囊炎。症状及体征表现参见 A1 型题第 11 题解析。白细胞计数增多及中性粒细胞比例升高，白细胞计数一般在（10~15）×10^9/L。B 超检查可见胆囊肿大，壁厚呈“双边征”，结石光团和声影，胆汁淤积。

27. D【解析】大多数患者经非手术治疗后病情缓解，再行择期手术；如病情无缓解，需尽早手术治疗，如行胆囊切除术。

28. D【解析】依据病史，患者应考虑为胆道蛔虫病。该病表现为剑突下阵发性剧烈绞痛，腹痛发作时伴恶心、呕吐，间歇期一切如常。

29. A【解析】腹部 B 超检查是胆道蛔虫病的首选检查方法，见蛔虫体可明确诊断。

30. B【解析】胆道蛔虫病时，血常规检查可见白细胞计数增多和嗜酸性粒细胞比例升高。

31. E【解析】绝大多数胆道蛔虫病患者可用非手术疗法治愈，如解痉、镇痛、利胆、驱虫、控制感染、纠正水和电解质失调，仅在出现严重并发症时才考虑手术治疗。此患者尚未有并发症，可以采用非手术疗法。

32. B【解析】根据腹痛，寒战、发热，黄疸，休克及神志淡漠可考虑患者临床诊断为急性梗阻性化脓性胆管炎。

33. E【解析】参见 A1 型题第 8 题解析。

34. C【解析】患者处于感染性休克状态，血容量重分布、微循环障碍致组织器官缺血、缺氧是危及患者生命的主要因素，所以最重要的护理问题是组织灌注量减少。

35. C【解析】急性梗阻性化脓性胆管炎术前应对有黄疸的患者给予维生素 K 静脉滴注。

36. B【解析】对诊断明确且剧烈疼痛者，可给予消炎利胆、解痉镇痛药。禁用吗啡，以免引起 Oddi 括约肌痉挛。

37. D【解析】患者腹痛是结石嵌顿于胆总管下端壶腹部，刺激 Oddi 括约肌和胆管平滑肌致痉挛和继发胆管炎所致。

38. C【解析】患者疑诊为肝外胆管结石。护士对该患者应重点观察血压、精神状态，以防止发生急性梗阻性化脓性胆管炎。肝外胆管结石和急性梗阻性化脓性胆管炎的区别在于后者伴有休克和精神症状。

39. D【解析】参见 A1 型题第 31 题解析。

40. C【解析】5 个选项均是壶腹周围癌的临床表现，其中，进行性黄疸是其典型症状。壶腹周围癌黄疸出现较早，进行性加重，亦可呈波动性黄疸。

41. E【解析】胰头或壶腹周围癌的治疗方法均是手术治疗。

42. D【解析】术后护理：禁食期间，静脉补充营养；监测血糖；注意观察有无休克征象；术后每 3~6 个月复查 1 次，若出现贫血、发热、黄疸等症状，及时就诊。胆瘘多发生于术后 5~10 天。

四、B 型题

1. E【解析】最易引起休克的胆道疾病是急性梗阻性化脓性胆管炎，因为胆道压力高，化脓性胆汁中的细菌和毒素会不断地逆行经肝脏进入血液循环，导致严重的感染性休克。

2. C【解析】胆囊结石是指发生在胆囊内的结石，主要为胆固醇结石或以胆固醇为主的混合型结石，常与急性胆囊炎并存，为常见病和多发病。胆囊结石往往由于结石嵌顿于胆囊颈部而诱发急性胆囊炎。

3. A【解析】胆道蛔虫病患者表现为突发剑突下或上腹部钻顶样剧烈疼痛，而体格检查仅有剑突下或稍右方轻度深压痛，即症状与体征相分离。

4. B【解析】参见 A1 型题第 11 题解析。

5. A【解析】参见 A2 型题第 3 题解析。

五、X 型题

1. ACDE【解析】预防肝癌肝叶切除术后肝性脑病的措施包括术前使用护肝药物、术前用酸性液灌肠、术后吸氧、保持大便通畅。术前应用维生素 K 的主要目的是预防术后出血。

2. BC【解析】参见 A1 型题第 54 题解析。

3. ABCDE【解析】酗酒、吸烟、高蛋白和高脂肪饮食成为胰腺癌的危险因素；糖尿病、慢性胰腺炎和胃大部切除术后的患者，胰腺癌的发病率高于一般人群。

4. BCD【解析】胆结石术后半坐卧位的目的：①使膈肌下降，胸腔扩大，肺活量增加，有利于呼吸，使呼吸困难得到改善。②有利于腹腔引流，使感染局限。③减轻腹部伤口的缝合张力，减轻疼痛，有利于伤口愈合。④减少头颈部手术后出血。

5. CDE【解析】参见 A1 型题第 47 题解析。

6. ABC【解析】参见 A1 型题第 29 题解析。

7. ABCD【解析】原发性肝癌的病因和发病机制尚未确定，目前认为与肝硬化、病毒性肝炎、长期摄入黄曲霉毒素、水土因素有关，酗酒与原发性肝癌的发病无关。

8. BCDE【解析】原发性肝癌手术后的康复指导如下。①饮食护理：多进食高热量、富含优质蛋白质、维生素及纤维素的食物。食物以清淡、易消化为宜。②休息：在身体允许的情况下适量活动，但切忌过量、过度。③用药护理：遵医嘱进行免疫治疗、中医中药治疗。④保持心情舒畅。⑤自我观察和定期复查。

9. BC【解析】壶腹部周围癌从大体形态上分为肿块型和溃疡型。

10. ABCDE【解析】治疗原发性肝癌采取的局部消融治疗主要包括射频消融（RFA）、微波消融（MWA）、冷冻治疗、高功率超声聚焦消融（HIFU）及无水乙醇注射治疗（PEI）。

11. ABC【解析】Charcot 三联征以腹痛、高热寒战和黄疸为典型临床表现。

12. BC【解析】急性胆囊炎患者情况极差，不能耐受胆囊切除者，或手术技术条件有限，不能开展胆囊切除术的情况下，可先行胆囊造口术减压引流。胆囊炎症较轻者可应用腹腔镜胆囊切除术，病情危重且不宜手术的化脓性胆囊炎患者可采用，超声或 CT 引导下经皮经肝胆囊穿刺引流术。急性化脓性、坏疽穿孔性胆囊炎可采用开腹胆囊切除术或小切口胆囊切除术。

13. ABC【解析】壶腹部周围癌是指发生于胆总管末端、壶腹部及十二指肠乳头附近的癌肿，主要包括壶腹癌、胆总管下端癌和十二指肠癌。

14. ABCD【解析】多数胆囊结石患者仅在进食过多、进食油腻食物、工作紧张或休息不好时感到上腹部或右上腹隐痛，或有饱胀不适、嗳气、呃逆等，常被误诊为“胃病”。

15. ABCE【解析】甲胎蛋白检测、B 超检查、CT 检查、MRI 检查、选择性肝动脉造影有助于原发性肝癌的早期诊断。

16. BE【解析】胰腺癌术后应密切观察生命体征、伤口渗血及引流情况，准确记录液体出入量。有出血倾向者，遵医嘱补充维生素 K 和维生素 C，预防出血发生。

17. ABCE【解析】原发性肝癌手术后的并发症如下。①出血：是肝切除术后常见并发症之一，包括腹腔内出血、胃肠道出血，发生于术后 48 小时内。②膈下积液、脓肿：是术后严重的并发症，多发生于术后 1 周左右。原因包括术后引流不畅或过早拔管导致积液、积血，或肝断面坏死组织及胆汁渗漏。③胆汁漏：为肝断面小胆管渗漏，或胆管结扎线脱落、胆管损伤引起。

六、案例分析题

1~2 A、ABC【解析】高碳酸血症是胆囊切除术后的并发症之一，表现为呼吸浅慢、二氧化碳分压（$PaCO_2$）升高。为避免高碳酸血症的发生，胆囊切除术后应常规予低流量吸氧，鼓励患者深呼吸，有效咳嗽，促进机体内 CO_2排出。

3. ABCD【解析】胆囊切除术后应观察生命体征、腹部体征及引流液情况。若患者出现发热、腹胀和腹痛等腹膜炎表现，或腹腔引流液呈黄绿色胆汁样，常提示发生胆瘘。

4. C【解析】题中 5 个选项均与原发性肝癌发病有关，但流行病学资料显示，在我国，与原发性肝癌的发生关系最密切的是肝炎后肝硬化，该患者有 10 年乙型肝炎病史，故选 C。

5. E【解析】患者为原发性肝癌，无远处转移，说明处于早期，手术切除是早期肝癌最有效和首选的治疗方法。

6. ABCD【解析】原发性肝癌的术前护理：给予患者高蛋白、高热量、高维生素、易消化饮食，注意调整饮食以促进患者的食欲，少量多餐，肝功能受损者应限制蛋白质的摄入；必要时可给予肠内外营养支持，输注血浆或清蛋白，以纠正低蛋白血症，提高患者手术的耐受力，所以选项 A 和 C 叙述正确。应用 H_2受体阻断药，预防应激性溃疡出血，所以选项 B 叙述正确。多数肝癌患者合并肝硬化，肝脏凝血因子合成减少，术前 3 天开始给予维生素 K_1，必要时输注血浆和凝血因子，预防术中、术后出血，所以选项 D 叙述正确。因巴比妥类药物对肝脏有损害作用，故原发性肝癌患者应避免使用此类药物，所以选项 E 叙述错误。

7. ABCD【解析】原发性肝癌术后应常规间断吸氧，适量补充清蛋白和血浆，所以选项 A 和 D 叙述正确。保持引流通畅，一般术后肝周引流管引流出血性液，量为 100~300ml，若量多而鲜红，则提示腹腔内出血，所以选项 B 叙述正确。严密观察病情变化，术后 48 小时内由专人护理，监测生命体征，所以选项 C 叙述正确。术后应卧床休息 1~2 天，避免早期活动，可在床上适当活动，注意避免剧烈咳嗽及其他增加腹压的活动，以防肝断面出血，所以选项 E 叙述错误。

8. E【解析】根据题中表现，首先考虑该患者可能发生的并发症是膈下积液及脓肿。膈下积液及脓肿是术后严重的并发症，多发生于术后 1 周左右。患者可出现体温再度升高，或术后持续发热，伴右上腹胀痛、呃逆、脉速、白细胞计数增多、中性粒细胞>0. 90 等，通过 B 超检查可以确诊。

9. BCD【解析】根据患者反复右上腹持续性钝痛，放射至肩背部，伴发热、寒战，每次进食油炸食物后发作，可初步判断为胆道感染、胆囊炎或胆石症。

10. BCE【解析】可通过静脉胆道造影、B 超及 CT 等辅助检查，进一步了解胆囊大小，胆囊壁是否增厚，以及胆囊内是否存在结石。

11. ABCDE【解析】患者应采取的处理措施包括密切观察生命体征的变化、注意腹痛有否加重、积极抗感染治疗、开通静脉通道补充体液、禁食禁水，做好急诊手术的准备。

12. ACE【解析】参见 A1 型题第 39 题解析。

13. ABCD【解析】拟行急诊手术的患者应禁食，经静脉补充足够的水、电解质、热量和维生素等，维持水、电解质及酸碱平衡。

14. ABDE【解析】T 管引流的护理如下。①妥善固定：将 T 管妥善固定于腹壁，不可固定于床单，以防翻身、活动时牵拉造成管道脱出。②加强观察：观察并记录 T 管引流出胆汁的颜色、量和性状。③保持引流通畅：防止引流管扭曲、折叠、受压。引流液中有血凝块、絮状物、泥沙样结石时要经常挤捏，防止管道堵塞。必要时用生理盐水低压冲洗或用 50ml 注射器负压抽吸，用力要适宜，以防引起胆管出血。④预防感染：长期带管者，定期更换引流袋，更换时严格执行无菌操作。引流管口周围皮肤以无菌纱布覆盖，保持局部干燥，防止胆汁浸润皮肤引起炎症反应。所以选项 C“每天更换无菌引流袋”是不正确的。

15. BCDE【解析】若 T 管引流出的胆汁色泽正常，且引流量逐渐减少，可在术后 10~14 天，试行夹管 1~2 天；夹管期间注意观察病情，若无发热、腹痛、黄疸等症状，可经 T 管做胆道造影，造影后持续引流 24 小时以上。如胆道通畅无结石或其他病变，再次夹闭 T 管 24~48 小时，患者无不适可予拔管。引流量减少至 300ml 提示腹腔内出血，不可拔管。

16. ABD【解析】结石阻塞胆管后，胆汁淤积，胆汁中的胆红素逆流入血而出现黄疸。黄疸的程度与梗阻的程度及部位、是否继发感染及阻塞的结石是否松动有关，故临床上黄疸多呈间歇性和波动性变化。

17. B【解析】患者血清总胆红素 132μmol/L，丙氨酸氨基转移酶 175U/L，提示患者已发生肝损伤。

18. ABCE【解析】患者有腹痛、高热的症状及长达 5 年的病程，可引起营养方面的问题；胆管梗阻、胆盐沉积致皮肤黄疸、瘙痒是皮肤完整性受损的危险因素，但未提及患者对疾病知识了解的情况。

19. ABCD【解析】术后 T 管护理的主要措施是维持有效引流，包括妥善固定引流管，避免扭曲、折叠及受压，定期从引流管的近端向远端挤捏等，定期更换引流袋，每日记录引流量，但不做常规冲洗。

20. E【解析】若肝癌患者突发腹痛，伴有腹膜刺激征，应高度怀疑肝癌结节破裂。肝癌结节破裂出血是肝癌最紧急而严重的并发症，结节破裂出血可以位于肝包膜下，引起急骤腹痛，如破溃入腹腔可引起急性剧烈腹痛和腹膜刺激征。

21. BCDE【解析】肝癌结节破裂时，腹部可能出现的体征有腹部膨隆、肝浊音界消失、移动性浊音阳性、腹肌紧张、腹部压痛和反跳痛。由于癌组织内液流入腹腔，可继发腹膜炎，导致腹式呼吸减弱。

22. D【解析】腹部出现移动性浊音提示有腹水，应行腹腔穿刺进一步明确病因，所以腹腔穿刺对明确诊断最为可靠。

第二十二章　门静脉高压症患者的护理

一 A1 型题

1. 门静脉高压症引起的肛门疾病是
   A. 痔　　B. 肛裂
   C. 肛瘘　　D. 直肠脱垂
   E. 直肠息肉
2. 门静脉高压症形成后首先出现的是
   A. 肝大　　B. 脾大
   C. 腹水　　D. 呕血
   E. 交通支扩张
3. 为防止门静脉高压症分流术后血管吻合口破裂出血，手术后应卧床
   A. 1 天　　B. 3 天
   C. 1 周　　D. 2 周
   E. 1 个月
4. 外科治疗门静脉高压症的最主要目的是
   A. 保护肝功能　　B. 减缓腹水的产生
   C. 防治肝性脑病　　D. 防治食管-胃底静脉曲张破裂出血
   E. 防止肝功能进一步损害
5. 关于门静脉高压症的术前准备，叙述不正确的是
   A. 保肝治疗
   B. 给予低脂肪、高蛋白质、高热量、高维生素饮食
   C. 输新鲜血液
   D. 肌内注射维生素 K
   E. 手术当日放置胃管
6. 门静脉高压症肝性脑病饮食的护理措施不正确的是
   A. 给予高糖饮食　　B. 给予高蛋白质饮食
   C. 给予高维生素饮食　　D. 给予低脂肪饮食
   E. 有食管静脉曲张者，避免过热、干硬食物

7. 门静脉高压症患者在手术前一般不主张放置胃管，主要原因是
   A. 影响患者休息
   B. 容易丢失消化液
   C. 容易引起呕吐
   D. 易损伤食管壁的静脉丛
   E. 影响胃肠功能
8. 门静脉高压症食管静脉曲张破裂出血最易并发
   A. 肝坏死
   B. 肝性脑病
   C. 急性肾衰竭
   D. 腹水、胸腔积液
   E. 脾大、脾功能亢进
9. 肝性脑病患者暂停蛋白质饮食是为了
   A. 减少氨的产生
   B. 减少氨的吸收
   C. 促使氨转化
   D. 降低血尿素氮
   E. 降低肠道内 pH
10. 门静脉高压症手术后 2 周内每天或隔天复查 1 次血小板计数，如超过（　　），考虑给予抗凝治疗，并注意用药前后凝血时间的变化
   A. $400 \times 10^9/L$
   B. $500 \times 10^9/L$
   C. $600 \times 10^9/L$
   D. $700 \times 10^9/L$
   E. $800 \times 10^9/L$
11. 门-腔静脉分流术后 2 天内应注意观察的并发症是
   A. 血管吻合口破裂出血
   B. 肝性脑病
   C. 血小板计数过度增多
   D. 肠系膜血管栓塞
   E. 腹腔感染
12. 下列选项中，关于门静脉高压症的术后护理，叙述不正确的是
   A. 定期监测生命体征
   B. 观察腹腔引流液的性质及颜色
   C. 分流术后应取半坐卧位
   D. 卧床 1 周
   E. 观察患者有无意识改变
13. 门静脉高压症术前护理不正确的是
   A. 避免劳累
   B. 避免食物过热、过硬、刺激
   C. 绝对卧床
   D. 常规放置胃管
   E. 避免腹压增高
14. 门静脉血流受阻后，首先出现
   A. 充血性脾大
   B. 外周血细胞减少
   C. 脾功能亢进
   D. 呕血或黑便
   E. 腹水
15. 门静脉交通支中受影响最早、最显著的是

A. 胃底、食管下端交通支　　B. 直肠下端交通支
C. 腹壁交通支　　D. 肠系膜血管交通支
E. 腹膜后交通支

16. 属肝门静脉高压症分流术后特有的并发症的是
A. 术后出血　　B. 静脉血栓形成
C. 肝性脑病　　D. 上消化道大出血
E. 脾大

17. 肝硬化导致门静脉高压的表现有
A. 腹水　　B. 上腹饱胀
C. 蜘蛛痣　　D. 大隐静脉曲张
E. 颈静脉怒张

18. 关于门静脉高压症分流术的术后护理，叙述不正确的是
A. 早期下床活动　　B. 给予低蛋白饮食
C. 禁烟酒　　D. 忌食过热食物
E. 术后平卧 48 小时

19. 门静脉高压症行分流术后，控制蛋白质摄入的主要理由是
A. 防止影响胶体渗透压　　B. 减少血氨形成
C. 预防变态反应　　D. 预防消化不良
E. 防止加重肝脏负担

20. 发生门静脉高压症上消化道出血合并肝性脑病时，下列各项中最适用于消除肠内积血，减少氨形成的是
A. 弱酸性液灌肠　　B. 生理盐水灌肠
C. 弱碱性液灌肠　　D. 肥皂水灌肠
E. 50%硫酸镁口服

21. 关于门静脉高压症的病理变化，下列叙述错误的是
A. 再生的肝细胞和增生的纤维压迫肝窦，是导致门静脉压力升高的唯一因素
B. 门静脉血流阻力增加是门静脉高压症的常见始动因素
C. 门静脉高压症分为肝前、肝内和肝后型
D. 肝炎后肝硬化是我国引起肝窦和窦后阻塞性门静脉高压症的常见病因
E. 门静脉无静脉瓣，压力通过流入的血量和流出阻力形成并维持

22. 在我国，（　　）是引起肝窦和窦后阻塞性门静脉高压症的常见病因
A. 窦前肝硬化　　B. 窦后肝硬化
C. 肝内肝硬化　　D. 肝炎前肝硬化
E. 肝炎后肝硬化

23. 门静脉高压症手术治疗的主要目的是
A. 防治出血
B. 消除腹水
C. 消除脾功能亢进
D. 根除肝损害
E. 改善消化功能

24. 下列不属于门静脉高压症患者术前护理诊断的是
A. 焦虑/恐惧
B. 体液过多：腹水
C. 营养失调：低于机体需要量
D. 体液不足
E. 疼痛

二 A2 型题

1. 患者，男性，60 岁。因门静脉高压症行分流术，术后第 3 天，出现嗜睡、烦躁不安、黄疸、少尿等。应考虑为
A. 静脉血栓形成
B. 膈下脓肿
C. 肝性脑病
D. 内出血
E. 休克

2. 患者，男性，65 岁。患门静脉高压症，行门-腔静脉分流术前的饮食宜
A. 高脂肪、高蛋白质、高热量、高维生素
B. 低脂肪、高蛋白质、低热量、高维生素
C. 低脂肪、高蛋白质、高热量、低维生素
D. 低脂肪、高蛋白质、高热量、高维生素
E. 高脂肪、高蛋白质、低热量、低维生素

3. 患者，男性，50 岁。患乙型肝炎 5 年，2 年来发现肝硬化合并食管静脉曲张，曾大呕血 1 次，经非手术治疗后行肠系膜上静脉和下腔静脉吻合术。在术后 48 小时护理应注意
A. 每 15 分钟测 1 次血压、脉搏、呼吸
B. 取平卧位或 15°低半卧位
C. 预防肝性脑病
D. 每日检查血小板计数
E. 预防感染

4. 患者，男性，50 岁。因门静脉高压症行脾肾分流术。出院时进行预防上消化道出血的健康指导中最重要的是
A. 继续卧床休息
B. 服用护肝药
C. 经常服用维生素 K
D. 少进食脂肪和蛋白质类食物
E. 饮食宜细软，不宜过热

5. 患者，男性，40 岁。肝硬化致门静脉高压症，分流术前的护理措施正确的是
A. 鼓励体育锻炼
B. 给予高蛋白质、低脂肪饮食

C. 肌内注射维生素 K　　D. 术日晨放置胃管

E. 术前用肥皂水灌肠

三 A3/A4 型题

（1~3 题共用题干）

患者，女性，42 岁。半年前因突发呕新鲜血 180ml 住院治疗，经确诊为门静脉高压症，保守治疗好转后出院。本次因大量呕血再次住院，经三腔两囊管压迫止血等综合治疗 6 天后出血停止 24 小时，拔除三腔两囊管后，又发生大出血。

1. 出血停止后，拔除三腔两囊管，又发生大出血的最可能原因是

A. 拔管时胃体黏膜撕裂　　B. 急性胃黏膜病变

C. 并发胆道出血　　D. 十二指肠溃疡出血

E. 应激性溃疡

2. 门静脉高压症脾功能亢进时，血细胞减少，白细胞计数（　　），血小板计数（　　），最为明显

A. 降至 3×10^9/L 以下，降至 60×10^9/L 以下

B. 降至 3×10^9/L 以下，降至 80×10^9/L 以下

C. 降至 5×10^9/L 以下，降至 100×10^9/L 以下

D. 升至 3×10^9/L 以上，升至 80×10^9/L 以上

E. 升至 5×10^9/L 以上，升至 90×10^9/L 以上

3. 脾大、脾功能亢进患者可采取的治疗方法是

A. 断流术　　B. 分流术

C. 肝移植　　D. 脾切除术

E. 腹腔-静脉转流术

四 B 型题

（1~3 题共用备选答案）

A. 窦前　　B. 窦后

C. 窦内　　D. 肝前

E. 肝后

1. 肝炎后肝硬化所致的门静脉高压症的主要阻塞部位在
2. 血吸虫肝硬化所致的门静脉高压症的主要阻塞部位在
3. 肝静脉阻塞症所致的门静脉高压症的主要阻塞部位在

（4~5题共用备选答案）

A. 脾-肾静脉分流术
B. 门-腔静脉分流术
C. 脾切除术
D. 贲门周围血管离断术
E. 腹腔-静脉转流术

4. 阻断门-奇静脉间交通支反常血流的手术是
5. 处理肝硬化所致顽固性腹水的手术是

五 X型题

1. 门静脉高压症引起腹水的原因包括
A. 门静脉系统毛细血管床的滤过压增加
B. 低蛋白血症
C. 血浆胶体渗透压下降
D. 淋巴液生成增加
E. 肾功能减退

2. 门静脉高压形成后，主要的病理变化可有
A. 脾大、脾功能亢进
B. 肾衰竭
C. 交通支扩张
D. 腹水
E. 黄疸

3. 按阻力增加的部位，门静脉高压症可分为
A. 窦前
B. 窦后
C. 肝内
D. 肝前
E. 肝后

4. 门静脉高压症应用较广的分流手术方式有
A. 脾-肾静脉分流术
B. 门-腔静脉分流术
C. 肠系膜上-下腔静脉分流术
D. 脾-腔静脉分流术
E. 经颈静脉行肝内门体分流术

5. 门静脉高压症的交通支包括
A. 胃底、食管下端交通支
B. 直肠下端、肛管交通支
C. 腹壁交通支
D. 肠系膜血管交通支
E. 腹膜后交通支

6. 门静脉高压症施行断流术的主要优点有
A. 手术创伤较小，患者恢复快
B. 手术较简单，易于推广
C. 手术并发症少
D. 既能控制出血又能保持肝脏血液供应
E. 明显降低门静脉压力，减少再出血机会

六 案例分析题

（1~3 题共用题干）

患者，男性，40 岁。因呕吐鲜血 800ml 入院。症状表现为乏力、食欲缺乏、腹胀、小便可、大便黑。查体：脾大，脾功能亢进，腹部移动性浊音阳性。白细胞计数降至 2×10^9/L 以下，血小板计数降至 60×10^9/L 以下。既往有肝硬化病史。

1. 首先考虑诊断为
   A. 上消化道出血　　B. 便血
   C. 门静脉高压症　　D. 呕血
   E. 十二指肠溃疡出血
2. 可实施的分流术有
   A. 门-腔静脉分流术　　B. 脾-肾静脉分流术
   C. 脾-腔静脉分流术　　D. 肠系膜上、下腔静脉分流术
   E. 冠状静脉（胃支、食管支及高位食管支）分流术
3. 分流术的术前准备正确的是
   A. 术前 2~3 天口服肠道不吸收的抗菌药　　B. 术前 2 天晚做清洁灌肠
   C. 保证肾功能正常　　D. 稳定患者情绪
   E. 保证睡眠充足

参考答案与解析

一、A1 型题

1. A【解析】直肠下端、肛管静脉丛为门静脉交通支，门静脉高压时，血液回流受阻，静脉曲张形成痔。

2. B【解析】门静脉高压症形成后，门静脉血流受阻，首先出现充血性脾大，可见脾窦扩张，脾内纤维增生，单核-巨噬细胞增殖，吞噬红细胞现象；还会出现交通支扩张、呕血、腹水的症状。

3. C【解析】为了防止门静脉高压症分流术后血管吻合口破裂出血，一般手术后卧床 1 周。48 小时内采取平卧位或 15°低半卧位，翻身动作宜轻柔。保持大小便通畅。

4. D【解析】外科治疗门静脉高压症的目的有防治食管-胃底静脉曲张破裂出血，防治脾大、脾功能亢进，防治顽固性腹水。其中，最主要的目的是防治食管-胃底静脉曲张破裂出血。

5. E【解析】门静脉高压症术前护理时，应改善营养状况，采取保肝治疗。宜给予低脂肪、高蛋白质、高热量、高维生素饮食，肝功能受损严重者应限制蛋白质摄入量，补充支链氨基酸，限制芳香族氨基酸的摄入。贫血及凝血功能障碍者可输新鲜血液、肌内注射维生素K。术前一般不放置胃管，必要时选细软胃管以轻巧手法插入。

6. B【解析】门静脉高压症肝性脑病患者可采取高糖、低脂肪、高维生素饮食。有食管静脉曲张者，避免过热、干硬食物。因食物中的蛋白质可被肠道细菌的氨基酸氧化酶分解产生氨，被肠道吸收后进入脑组织，从而加重病情，故肝性脑病患者应限制蛋白质的摄入。

7. D【解析】门静脉高压症患者一般有食管-胃底静脉曲张，放置胃管易损伤食管壁的静脉丛，可导致曲张静脉破裂，引起大出血。

8. B【解析】门静脉高压症食管静脉曲张破裂出血会造成肝组织严重缺氧，最易导致肝性脑病。

9. A【解析】参见A1型题第6题解析。

10. C【解析】为防止术后静脉血栓形成，门静脉高压症手术后2周内每天或隔天复查1次血小板计数，如超过$600\times10^9/L$时，考虑给抗凝治疗，并注意用药前后凝血时间的变化。

11. A【解析】因门-腔静脉血量大，压力较高，故门-腔静脉分流术早期多发的并发症为血管吻合口破裂出血，多发生在门-腔静脉分流术后2天内。

12. C【解析】门静脉高压症术后应定期监测生命体征，观察腹腔引流液的性质及颜色，观察患者有无意识改变。为了防止分流术后血管吻合口破裂出血，一般手术后卧床1周。48小时内采取平卧位或15°低半卧位，翻身动作宜轻柔。保持大、小便通畅。所以选项C叙述错误。

13. D【解析】门静脉高压症术前应做好准备：保证充分休息，必要时卧床休息；手术前一般不放置胃管，必要时选细软胃管以轻巧手法插入；术前2~3天口服肠道不吸收抗菌药，减少肠道氨的产生，防止术后发生肝性脑病；手术前晚清洁灌肠，避免手术后肠胀气压迫血管吻合口；脾-肾静脉分流术前要检查肾功能，明确肾功能正常。

14. A【解析】参见A1型题第2题解析。临床上还可见外周血细胞减少，最常见的是白细胞和血小板减少，即脾功能亢进。

15. A【解析】由于正常的肝内门静脉通路受阻，门静脉又无静脉瓣，交通支大量开放，并扩张、扭曲形成静脉曲张。其中，食管下段、胃底交通支距离门静脉主干和腔静脉最近，压力差最大，因而受门静脉高压的影响最早、最显著，在机械性损伤、腹腔内压力增高的情况下可发生致命的大出血。

16. C【解析】门静脉高压症实施分流术后，部分或全部门静脉血液直接进入体循环，从肠道吸收的氨没有经过肝解毒，因此术后易出现肝性脑病。所以肝性脑病是门静脉高压症分流术后特有的并发症。

17. A【解析】肝硬化导致门静脉高压的表现有脾大、侧支循环开放、腹水。

18. A【解析】门静脉高压症分流术后，为了防止血管吻合口破裂出血，一般手术后卧床1周。48小时内采取平卧位或15°低半卧位，翻身动作宜轻柔。保持大、小便通畅。分流术后，在肠蠕动恢复后，可给予流质饮食，逐渐过渡到正常饮食；限制蛋白质饮食，忌粗糙和过热的食物；禁烟酒。

19. B【解析】参见A1型题第6题解析。

20. A【解析】肠内积血是门静脉高压症上消化道出血合并肝性脑病的诱因，导泻和灌肠均是可采用的有效措施，但忌用碱性液灌肠，可用生理盐水或弱酸性液体，尤以弱酸性液体为佳，因为当肠道内 $pH>6$ 时，NH_4 大量弥散入血；而 $pH<6$ 时，NH_4 自血液转至肠腔，且灌肠液使粪便中的 NH_4 易于排出体外。

21. A【解析】再生的肝细胞和增生的纤维压迫肝窦不是导致门静脉压力升高的唯一因素，肝内动静脉短路也是导致门静脉高压症的原因之一。门静脉无瓣膜，其压力通过流入的血量和流出阻力形成并维持。门静脉血流阻力增加常是门静脉高压症的始动因素。按阻力增加的部位，可将门静脉高压症分为肝前、肝内和肝后3型。

22. E【解析】在我国，肝炎后肝硬化是引起肝窦和窦后阻塞性门静脉高压症的常见病因。

23. A【解析】参见A1型题第4题解析。

24. E【解析】门静脉高压症的护理诊断：焦虑/恐惧；体液不足；体液过多：腹水；营养失调：低于机体需要量；潜在并发症；知识缺乏。术前护理诊断不包括疼痛。

二、A2型题

1. C【解析】肝性脑病是指严重肝病引起的以代谢紊乱为基础的中枢神经系统功能失调的综合征，其主要临床表现是意识障碍、行为失常和昏迷。该患者于术后第3天出现嗜睡、烦躁不安、黄疸、少尿等，应考虑为肝性脑病。

2. D【解析】参见A1型题第5题解析。

3. B【解析】肠系膜上静脉和下腔静脉吻合术后，48小时内采取平卧位或15°低半卧位。手术后2周内每天或隔天复查1次血小板计数。

4. E【解析】肝硬化患者为预防食管-胃底静脉曲张破裂导致的上消化道出血，饮食上应特别注意禁食粗糙、坚硬、过热的食物。

5. C【解析】肝硬化致门静脉高压症分流手术前，为了防止食管-胃底静脉曲张破裂出血，应保证充分休息，必要时卧床休息，所以选项A叙述错误。宜给予患者低脂肪、高蛋白质、高热量、高维生素饮食，肝功能受损严重者应限制蛋白质摄入量，所以选项B不完全正确。贫血及凝血功能障碍者可输新鲜血液、肌内注射维生素K，所以选项C叙述正确。手术前一般不放置胃管，必要时选细软胃管以轻巧手法插入，所以选项D叙述错误。术前禁止用肥皂水灌肠，所以选项E叙述错误。

三、A3/A4 型题

1. A【解析】门静脉高压症食管-胃底静脉曲张破裂出血时常采用三腔两囊管压迫止血，但时间长则可因压迫致局部黏膜坏死，在拔管时胃体黏膜撕裂引起大出血。

2. B【解析】门静脉高压症脾功能亢进时，血细胞减少，以白细胞计数降至 3×10^9/L 以下和血小板计数降至 80×10^9/L 以下最为明显。

3. D【解析】脾切除术主要用于消除脾功能亢进，脾切除可以减少门静脉血源量 20%～40%，但其降低门静脉压和术后控制食管-胃底静脉曲张破裂出血的效果都很不理想。

四、B 型题

1. B【解析】肝动脉与门静脉间异常吻合支的形成使压力高的动脉血流入门静脉，致后者压力更高，故肝炎后肝硬化所致门静脉高压症的主要阻塞部位在窦后。

2. A【解析】血吸虫肝硬化是虫卵沉积在门静脉末梢分支引起的，成熟虫卵可产生急、慢性虫卵结节，最后发生纤维化，从而压迫门静脉各级分支，导致门静脉高压，故血吸虫肝硬化所致门静脉高压症主要为窦前性阻塞。

3. E【解析】门静脉高压症根据阻力增加的部位分为肝前、肝内和肝后 3 型。门静脉区肿瘤压迫属于肝前型，肝静脉阻塞症属于肝后型。

4. D【解析】阻断门-奇静脉间交通支反常血流以达到止血目的的手术称为断流术。目前效果较好的手术方式是贲门周围血管离断术，即切除脾同时彻底切断、结扎食管-胃底的静脉侧支。

5. E【解析】腹腔-静脉转流术是将内有单向活瓣的硅胶管一端置入腹腔，另一端经胸壁皮下隧道插入颈内静脉并达到上腔静脉。利用胸腹腔间的压力差使腹水随呼吸有节律地流入上腔静脉，从而解除顽固性腹水。

五、X 型题

1. ABCD【解析】门静脉高压症时，门静脉压力升高，使门静脉系统毛细血管床的滤过压增加，同时肝硬化引起低蛋白血症，血浆胶体渗透压下降及淋巴液生成增加，促使液体从肝表面、肠浆膜面漏入腹腔而形成腹水。

2. ACD【解析】门静脉高压形成后，主要的病理变化有脾大、脾功能亢进，交通支扩张和腹水。

3. CDE【解析】参见 B 型题第 3 题解析。

4. ABCD【解析】分流术是指将门静脉系统和腔静脉系统的主要血管进行手术吻合，使压力较高的门静脉血分流入压力较低的腔静脉，从而降低门静脉系统压力，制止出血。应用较广的手术方式有脾-肾静脉分流术、门-腔静脉分流术、肠系膜上-下腔静脉分流术。脾-腔静脉分流术与脾-肾静脉分流术相似。

5. ABCE【解析】门静脉高压症的交通支如下。①胃底、食管下端交通支：门静脉血流经胃冠状静脉，胃短静脉通过食管静脉丛与奇静脉相吻合；血流入上腔静脉。②直肠下端、肛管交通支：门静脉血流经肠系膜下静脉，直肠上、下静脉与肛管静脉丛吻合，流入下腔静脉。③腹壁交通支：门静脉经脐旁静脉与腹壁上、下静脉吻合，血流入上、下腔静脉。④腹膜后交通支：肠系膜上、下静脉分支与下腔静脉支吻合。

6. ABCD【解析】门静脉高压症施行断流术的主要优点：手术创伤较小，患者恢复快；手术较简单，易于推广；手术并发症少；既能控制出血又能保持肝脏血液供应。所以选项A、B、C、D叙述正确。断流术因为阻断了门-奇静脉间的食管胃底交通支，使得术后流入肝脏的血液有所增加，增加了门静脉的压力。所以选项E不符合题意。

六、案例分析题

1. C【解析】患者首先考虑诊断为门静脉高压症。门静脉高压症的表现主要是脾大、脾功能亢进、呕血或黑便、腹水或非特异性全身症状（如乏力、嗜睡、食欲缺乏）。脾功能亢进时，血细胞减少，白细胞计数降至 $3\times10^9/L$ 以下和血小板计数降至 $80\times10^9/L$ 以下，最为明显。

2. ABCD【解析】参见X型题第4题解析。

3. ACDE【解析】参见A1型题第13题解析。

深静脉血栓形成患者的护理

第二十三章　血管外科疾病患者的护理

一　A1 型题

1. 深静脉血栓形成的患者，急性期应绝对卧床休息 10～14 天，床上活动时避免动作幅度过大，禁止热敷、按摩患肢，目的是
   A. 防止血栓脱落　　B. 预防出血
   C. 促进静脉回流　　D. 缓解疼痛
   E. 防止再次发生血栓形成
2. 动脉硬化性闭塞症患者进行伯格（Buerger）运动的目的是
   A. 减慢肢体坏疽速度　　B. 减轻下肢水肿
   C. 促进患者舒适　　D. 促进侧支循环的建立
   E. 提高患者的活动能力
3. 肢体动脉栓塞最常见于
   A. 上肢　　B. 下肢
   C. 脑血管　　D. 内脏动脉
   E. 头颈部
4. 下肢动脉栓塞手术的最佳时机是
   A. 栓塞当时　　B. 栓塞后 2～6 小时
   C. 栓塞后 6～8 小时　　D. 栓塞后 8～12 小时
   E. 栓塞后 12～16 小时
5. 深静脉血栓形成的辅助检查方法中，属于无损伤检查方法，灵敏度高，适合小腿静脉丛静脉血栓的检测的是
   A. 下肢静脉造影　　B. 放射性核素检查
   C. 彩色多普勒超声　　D. X 线检查
   E. 血液检查
6. 以下有关动脉硬化性闭塞症的叙述，正确的是
   A. 中老年多见
   B. 可出现间歇性跛行
   C. 患肢疼痛、发冷、麻木，远端肢体营养障碍

D. 常伴高血压、冠心病、高血脂、糖尿病

E. 以上都正确

7. 对于下肢深静脉血栓形成急性期患者，正确的护理措施是

A. 大幅度床上活动
B. 卧床休息，患肢抬高
C. 行走练习
D. 患肢热敷
E. 按摩，促进血液循环

8. （　　）是动脉瘤的典型体征，可作为诊断的可信依据

A. 搏动性肿块
B. 杂音
C. 压迫体征
D. 晶状体脱位
E. 四肢细长

9. 胸腹主动脉瘤临床可表现为马方综合征，体征不包括

A. 远视
B. 晶状体脱位
C. 蜘蛛指（趾）
D. 体型高大
E. 四肢细长

10. 急性动脉栓塞易发生在动脉分叉部位，（　　）处最常见

A. 股动脉分叉
B. 腘动脉分叉
C. 主动脉
D. 髂动脉
E. 股总动脉

11. 目前治疗动脉硬化性闭塞症的首选治疗方法是

A. 静脉动脉化
B. 血栓内膜切除术
C. 动脉旁路手术
D. 截肢术
E. 经皮腔内血管成形术（PTA）合并支架术

12. 下肢静脉血栓中最严重的表现是

A. 患肢肿胀
B. 疼痛、压痛
C. 浅静脉曲张
D. 股青肿
E. 发热

13. 全身主干静脉均可形成深静脉血栓，多发生于

A. 上肢静脉
B. 上腔静脉
C. 下肢静脉
D. 下腔静脉
E. 肝门静脉

14. 动脉硬化性闭塞症非手术治疗的目的不包括

A. 降低血脂和血压
B. 控制糖尿病
C. 改善高凝状态
D. 促进侧支循环的建立
E. 重建动脉通路

15. 在各种抗凝药中，特别是在动脉栓塞发生的急性期，唯一有效和可靠的药物是
A. 链激酶
B. 尿激酶
C. 肝素
D. 氯吡格雷
E. 妥拉唑啉

16. 动脉硬化性闭塞症Ⅱ期的典型表现是
A. 静息痛
B. 间歇性跛行
C. 足背动脉搏动减弱
D. 患肢麻木发凉
E. 足趾溃疡坏死

二 A2型题

1. 患者，男性，58岁。患主动脉瘤，因严重的胸痛急诊入院，入院后表现得非常焦虑和紧张。可以帮助患者减轻情绪反应的措施是
A. 陪伴患者，自我介绍，解释病房环境
B. 安慰患者，告诉患者不要再想疼痛了
C. 告诉患者镇痛药半小时内就会起作用
D. 介绍监护仪器
E. 指导患者放松训练

2. 患者，男性，50岁。患动脉硬化性闭塞症，表现为缺血性静息痛，皮肤苍白，跛行距离缩短，跛行疼痛加重，下肢皮肤干燥、皱缩，汗毛稀疏，指（趾）甲生长缓慢、粗糙、变形。该患者为该病临床分期中的
A. Ⅰ期
B. Ⅱ期
C. Ⅲ期
D. Ⅳ期
E. Ⅴ期

3. 患者，女性，55岁。深静脉血栓形成术后出现胸痛、呼吸困难、血压下降等症状。此时正确的护理措施是
A. 取侧卧位
B. 深呼吸
C. 避免咳嗽及剧烈翻动
D. 给予低浓度氧气吸入
E. 抗凝、溶栓治疗

三 A3/A4型题

（1~4题共用题干）

患者，男性，70岁。脊柱手术后卧床2周，出现右小腿疼痛、紧束感，并逐渐出现水肿。

1. 考虑患者出现的术后并发症是
   A. 肌萎缩　　B. 水、电解质紊乱
   C. 关节炎　　D. 切口感染
   E. 下肢深静脉血栓形成
2. 可能的原因是
   A. 术后卧床时间较长　　B. 手术损伤较大
   C. 患者为男性　　D. 手术时间较长
   E. 生活护理不到位
3. 在护理患者时，应注意禁止
   A. 抬高患肢　　B. 制动
   C. 理疗　　D. 按摩患肢
   E. 应用抗生素
4. 预防该并发症的主要护理措施是
   A. 早期下床活动　　B. 定时观察，早期发现
   C. 预防性应用抗生素　　D. 抬高患肢
   E. 热敷、理疗

四 B 型题

（1~2 题共用备选答案）
   A. 抬高患肢　　B. 使用弹性加压带
   C. 抬高患肢　　D. 避免受压及刺激
   E. 按摩患肢
1. 出现深静脉血栓后不应采取的措施是
2. 动脉硬化性闭塞症患者皮肤溃疡后应采取的措施是

五 X 型题

1. 静脉血栓最常见的类型是
   A. 红血栓　　B. 凝固血栓
   C. 白血栓　　D. 混合血栓
   E. 透明血栓
2. 动脉取栓术后出现（　　）提示有继发血栓形成或栓子再脱落造成肢体动脉再栓塞
   A. 肢体皮色苍白　　B. 温度不恢复
   C. 肢体肿胀　　D. 末梢动脉搏动触不清

E. 肢体剧痛

3. 动脉硬化性闭塞症常见的手术方法有

A. 截肢术
B. 动脉旁路手术
C. 血栓内膜切除术
D. 静脉动脉化
E. 经皮腔内血管成形术合并支架术

4. 胸腹主动脉瘤的药物治疗方法有

A. 使用β受体阻断药
B. 口服降压药
C. 硝普钠静脉泵入
D. 使用镇静、镇痛药
E. 使用抗震颤麻痹药

5. 可能导致骨筋膜室综合征的原因有

A. 石膏包扎过紧
B. 未进行患肢功能锻炼
C. 石膏固定不良
D. 骨折断端进行性内出血
E. 骨折未达到解剖复位

6. 动脉栓塞的病因包括

A. 神经源性
B. 心源性
C. 血管源性
D. 外源性
E. 医源性

7. 动脉硬化性闭塞症流行病学研究发现的易患因素包括

A. 高脂血症
B. 高血压
C. 酗酒
D. 糖尿病
E. 血浆纤维蛋白原升高

8. 治疗动脉栓塞常用的溶栓药有

A. 华法林
B. 肝素
C. 尿激酶
D. 链激酶
E. 阿司匹林

9. 深静脉血栓形成的辅助检查方法有

A. 彩色多普勒超声
B. 下肢静脉造影
C. 放射性核素检查
D. 血液检查
E. X线检查

10. 胸主动脉瘤的病因以（　　）最常见

A. 高血压
B. 动脉粥样硬化
C. 马方综合征
D. 先天发育不良
E. 感染及外伤

11. 动脉栓塞的病因中，心源性病因常见的有

A. 风湿性心脏病
B. 二尖瓣狭窄
C. 心房颤动
D. 动脉粥样硬化
E. 心肌梗死

12. 动脉栓塞的肢体常具有特征性的“5P”征，包括
A. 疼痛
B. 苍白
C. 无脉
D. 感觉障碍
E. 麻痹

13. 动脉硬化性闭塞症好发的位置有
A. 腹主动脉上端
B. 腹主动脉下端
C. 髂动脉远侧的主干动脉
D. 股动脉远侧的主干动脉
E. 腘动脉远侧的主干动脉

六 案例分析题

（1~4 题共用题干）

患者，男性，38 岁。吸烟 15 年，每天 30 支左右，冷库工作 8 年。近来出现肢体怕冷、沉重、麻木、刺痛感，甚至灼热感。有时在刚入睡后 10~15 分钟时发生静息痛。查体：动脉血管杂音，肢体动脉搏动减弱，肌萎缩。

1. 可能的诊断是
A. 血栓闭塞性脉管炎
B. 动脉硬化性闭塞症
C. 下肢深静脉血栓形成
D. 动脉栓塞
E. 动静脉瘘

2. 目前该患者的病变属于
A. Ⅰ期
B. Ⅱ期
C. Ⅲ期
D. Ⅳ期
E. 晚期

3. 目前该患者最主要的护理诊断是
A. 知识缺乏
B. 组织灌注量改变
C. 潜在皮肤完整性受损
D. 舒适度改变：疼痛
E. 有外伤出血的危险

4. 首选的检查方法是
A. 多普勒超声检查
B. CT 血管造影
C. 下肢节段性测压和测压运动试验
D. Buerger 试验
E. 数字减影血管造影

参考答案与解析

一、A1 型题

1. A【解析】深静脉血栓形成的患者，急性期应绝对卧床休息 10～14 天，床上活动时避免动作幅度过大，禁止热敷、按摩患肢，以防血栓脱落。

2. D【解析】动脉硬化性闭塞症患者应进行功能锻炼，每日步行，进行伯格（Buerger）运动，以促进侧支循环的建立。

3. B【解析】肢体动脉栓塞占所有栓塞病例的 70%～80%，下肢动脉栓塞病例是上肢动脉栓塞的 5 倍，约 20% 动脉栓塞病例累及脑血管，约 10% 累及内脏动脉。

4. C【解析】下肢动脉栓塞最佳取栓时间是栓塞后 6～8 小时，最长不能超过 24 小时，否则即使取栓成功，术后也会出现骨筋膜室综合征，需要二次减张，严重时下肢可能会存在感染坏死，甚至会造成截肢。严重的下肢动脉栓塞超过 12 小时即可以出现肾功能改变，重度者可能会存在肌肉坏死，造成重度肝、肾衰竭，严重者会危及生命。

5. B【解析】放射性核素检查是深静脉血栓形成的辅助检查方法，是一种无损伤的检查方法。通过测定肺通气/血流比值，筛检有无肺栓塞，也适合小腿静脉丛静脉血栓的检测，灵敏度高。

6. E【解析】动脉硬化性闭塞症多见于中老年人，常伴高血压、冠心病、高血脂、糖尿病，表现为患肢疼痛、发冷、麻木，远端肢体营养障碍，可出现间歇性跛行。

7. B【解析】下肢深静脉血栓形成急性期，嘱患者 10～14 天内绝对卧床休息，床上活动时避免动作幅度过大；禁止热敷、按摩患肢，以防血栓脱落。患肢宜高于心脏平面 20～30cm，可促进静脉回流并降低静脉压，减轻疼痛与水肿。必要时遵医嘱给予镇痛药。

8. A【解析】搏动性肿块是动脉瘤的典型体征，为诊断的可信依据。肿块表面光滑，搏动与心率一致。

9. A【解析】胸腹主动脉瘤临床可表现为马方综合征，患者可有四肢细长、蜘蛛指（趾）、体型高大、晶状体脱位、高度近视等体征。

10. A【解析】急性动脉栓塞易发生在动脉分叉部位，股动脉分叉处最常见，占 35%～50%，腘动脉分叉处次之，股动脉和腘动脉栓塞是主动脉和髂动脉栓塞的 2 倍。

11. E【解析】5 个选项均是治疗动脉硬化性闭塞症的常见手术方法。其中，经皮腔内血管成形术（PTA）合并支架术是目前治疗动脉硬化性闭塞症的首选治疗方法。

12. D【解析】5 个选项均是深静脉血栓形成的临床表现。股青肿是下肢静脉血栓中最严重的一种情况，临床表现为剧烈疼痛，患肢皮肤发亮，伴有水疱或血疱，皮色呈青紫色，皮温冷，足背动脉、胫后动脉搏动不能扪及。患者全身反应强烈，伴有高热、神志淡漠，有时有休克表现。

13. C【解析】深静脉血栓形成是指血液在深静脉内不正常地凝结、阻塞管腔，导致静脉回流障碍。全身主干静脉均可发病，多发于下肢静脉。

14. E【解析】动脉硬化性闭塞症非手术治疗的主要目的是降低血脂和血压，控制糖尿病，改善高凝状态，促进侧支循环的建立。重建动脉通路是手术治疗的目的。

15. C【解析】在各种抗凝药中，特别是在动脉栓塞发生的急性期，肝素是唯一有效和可靠的药物。链激酶和尿激酶属于溶栓药，氯吡格雷属于抗血小板药，妥拉唑啉属于血管扩张药。

16. B【解析】动脉硬化性闭塞症Ⅱ期是局部缺血期，分为Ⅱa 期和Ⅱb 期。Ⅱa 期的表现是轻微跛行，Ⅱb 期表现为中重度跛行。选项 A“静息痛”和选项 C“足背动脉搏动减弱”均是Ⅲ期（营养障碍期）的表现。选项 D“患肢麻木发凉”属于Ⅰ期的表现。选项 E“足趾溃疡坏死”属于Ⅳ期（坏疽期）的表现。所以选项 B 叙述正确。

二、A2 型题

1. A【解析】护士通过介绍环境、陪伴患者可以减轻患者的恐惧和焦虑。

2. C【解析】该患者为动脉硬化性闭塞症临床分期中的Ⅲ期。动脉硬化性闭塞症的 Fontaine 临床分期如下。①Ⅰ期：多数患者无明显临床症状，或仅有患肢怕冷、行走易疲劳等轻微症状。②Ⅱ期（局部缺血期）：Ⅱa 期，轻微跛行；Ⅱb 期，中重度跛行。③Ⅲ期：病情进展，出现缺血性静息痛。皮肤苍白，跛行距离缩短，跛行疼痛加重。下肢皮肤干燥、皱缩，汗毛稀疏，指（趾）甲生长缓慢、粗糙、变形，常合并甲沟炎或甲下感染，末梢动脉搏动消失。④Ⅳ期（坏疽期）：病情晚期。缺血严重，肢端出现溃疡或坏疽，可合并感染。本期根据坏死范围分为 3 级。1 级：坏死（坏疽）仅限于足部或掌指关节远端。2 级：坏死（坏疽）超过上述关节。3 级：坏死（坏疽）扩大到踝或腕关节以上。

3. C【解析】深静脉血栓形成术后，若患者出现胸痛、呼吸困难、血压下降等异常情况，提示可能发生肺动脉栓塞，立即嘱患者平卧，避免深呼吸、咳嗽及剧烈翻动，同时给予高浓度氧气吸入，并报告医生，配合抢救。

三、A3/A4 型题

1～2 E、A【解析】结合患者右小腿疼痛、紧束感，并逐渐出现水肿的临床表现及术后卧床 2 周的情况，考虑该患者出现了下肢深静脉血栓形成。术后患者的血液处于高凝状态，同时术后长期卧床导致血流缓慢，促进下肢深静脉血栓的形成。

3. D【解析】下肢深静脉血栓一旦形成，可通过抬高患肢、制动、理疗、使用抗生素及弹性加压带来减轻症状，但是严禁按摩，因为按摩可能会导致栓子脱落，造成肺动脉栓塞，使患者出现生命危险。

4. A【解析】预防该并发症的主要护理措施是早期下床活动，鼓励患者加强日常锻炼，促进静脉回流。

四、B型题

1. E【解析】参见A3/A4型题第3题解析。

2. D【解析】动脉硬化性闭塞症患者如有皮肤溃疡，需保持溃疡部位清洁，避免受压及刺激；加强创面换药，并遵医嘱应用抗生素。

五、X型题

1. AB【解析】静脉血栓以红血栓（或称凝固血栓）最常见。

2. ABCDE【解析】动脉取栓成功后，肢端静脉充盈，肤色和温度最先恢复，疼痛明显减轻，但由于动脉痉挛存在，动脉搏动往往较弱，1~2天后才能恢复正常。但如果肢体皮色苍白、温度不恢复、肢体肿胀、末梢动脉搏动触不清，患者仍感到肢体剧痛，则提示有继发血栓形成或栓子再脱落造成肢体动脉再栓塞，应及时报告医生，配合诊治。

3. ABCDE【解析】动脉硬化性闭塞症常见的手术方法有经皮腔内血管成形术合并支架术、动脉旁路手术、血栓内膜切除术、静脉动脉化、截肢术。

4. ABCD【解析】胸腹主动脉瘤的药物治疗方法：硝普钠静脉泵入或口服降压药，使用β受体阻滞药，镇静、镇痛药。

5. AD【解析】导致骨筋膜室综合征的原因如下。①骨筋膜室容积骤减：外伤或手术后敷料包扎过紧，肢体受外来重物或身体自重长时间的压迫。②骨筋膜室内容物体积迅速增大：组织缺血导致毛细血管通透性增强，液体渗出、组织水肿、体积增大；挫伤、挤压伤、烧伤等损伤引起毛细血管通透性增强、渗出增加、组织水肿、容积增加；小腿剧烈运动，如长跑、行军；骨筋膜室内出血，血肿挤压其他组织。

6. BCDE【解析】动脉栓塞的病因包括心源性、血管源性、医源性和外源性，不包括神经源性。

7. ABDE【解析】动脉硬化性闭塞症流行病学研究发现的易患因素包括高脂血症、高血压、吸烟、糖尿病、血浆纤维蛋白原升高等，不包括酗酒。

8. CD【解析】治疗动脉栓塞常用的溶栓药有尿激酶和链激酶，发病后48~72小时使用效果最佳。链激酶的不良反应较大，所以一般采用尿激酶。华法林和肝素属于抗凝药，阿司匹林属于抗血小板药。

9. ABCD【解析】深静脉血栓形成的辅助检查方法有彩色多普勒超声、下肢静脉造影、放射性核素检查、血液检查，不包括X线检查。

10. ABC【解析】胸主动脉瘤病因以高血压、动脉粥样硬化和马方综合征最常见，少数病例是先天发育不良、感染及外伤所致。

11. ABCE【解析】动脉栓塞的病因中，心源性占90%以上，尤其是左心。常见的有风湿性心脏病、二尖瓣狭窄、心房颤动及心肌梗死，动脉粥样硬化属于血管源性病因。

12. ABCDE【解析】动脉栓塞的肢体常具有特征性的“5P”征，即疼痛、苍白、无脉、感觉障碍、麻痹。

13. BCDE【解析】动脉硬化性闭塞症是全身性动脉粥样硬化在外周动脉的表现，好发于腹主动脉下端，髂动脉、股动脉、腘动脉远侧的主干动脉。

六、案例分析题

1. B【解析】患者可能的诊断是动脉硬化性闭塞症。患者长期大量吸烟，符合动脉硬化性闭塞症的病因。动脉硬化性闭塞症主要有以下症状：①肢体怕冷、沉重、麻木、刺痛感，甚至灼热感，这些症状主要是缺血性神经炎所致。②静息痛，为本病最突出的临床表现之一，也是患者就诊的主要原因，最初多发生在刚入睡后10~15分钟时，为肢体动脉已经闭塞，缺血加重的表现。体征表现：①肢体动脉搏动减弱或消失。②动脉血管杂音。③溃疡和坏疽。④肌肉、皮肤及指甲出现缺血、缺氧的表现，如肌萎缩、指甲变厚、皮肤干燥等。

2. C【解析】目前该患者的病变属于Ⅲ期（营养障碍期），此期病情进展出现缺血性静息痛。参见A2型题第2题解析。

3. D【解析】目前该患者最主要的护理诊断是舒适度改变：疼痛。与患肢缺血、组织坏死有关。

4. B【解析】CT血管造影可得到动脉的立体图像，因其无创、血管显影清晰，已逐渐成为动脉硬化性闭塞症的首选检查方法。

第二十四章　泌尿系统损伤患者的护理

一　A1 型题

1. 尿道球部损伤多见于
   A. 骑跨伤　B. 枪弹、锐器伤
   C. 骨盆骨折　D. 腰部撞击伤
   E. 盆腔手术或腹膜后手术
2. 诊断膀胱破裂最简易的方法是
   A. 耻骨上膀胱穿刺　B. 腹腔穿刺
   C. 膀胱镜检查　D. 导尿及膀胱注水试验
   E. CT 检查
3. 前尿道损伤最多见于
   A. 尿道球部　B. 尿道悬垂部
   C. 尿道阴茎部　D. 尿道膜部
   E. 尿道前列腺部
4. 骑跨所致的尿道断裂多发生在
   A. 海绵体部　B. 球部
   C. 膜部　D. 前列腺部
   E. 以上都是
5. 尿道损伤无法插入导尿管，膀胱胀满者应行
   A. 膀胱穿刺造瘘术　B. 膀胱切开造瘘术
   C. 尿道造瘘术　D. 尿道会师牵引术
   E. 尿道断端吻合术
6. 肾裂伤的非手术治疗期间发生以下哪种情况时，需施行手术治疗
   A. 血尿停止　B. 血红蛋白与血细胞比容稳定
   C. 腰、腹部肿块无明显增大　D. 无合并腹腔脏器损伤
   E. 经积极抗休克后生命体征未见改善
7. 休克严重而血尿不明显的肾损伤是
   A. 肾全层裂伤　B. 肾部分裂伤

C. 尿道全层断裂　　D. 肾挫伤
E. 肾蒂损伤

8. 诊断尿道损伤最直接、有效的方法是
A. 导尿　　B. 逆行尿道造影
C. 实验室检查　　D. 直肠指检
E. 内镜检查

9. 尿道损伤后行扩张术的护理不正确的是
A. 选择大小合适的探子　　B. 适时定期扩张
C. 注意无菌操作　　D. 避免出血
E. 遇有阻力时稍用力送入

10. 可采取非手术治疗的肾损伤是
A. 肾挫伤　　B. 严重肾部分裂伤
C. 肾蒂断裂　　D. 合并输尿管损伤
E. 肾破裂伴出血性休克

11. 尿道损伤仅有水肿和出血，可以自愈的病理类型为
A. 尿道挫伤　　B. 尿道裂伤
C. 尿道出血　　D. 尿道断裂
E. 尿外渗

12. 非手术治疗的肾损伤患者应严格限制活动
A. 至少 1 周　　B. 至少 2 周
C. 至少 3 周　　D. 最多 2 周
E. 最多 3 周

13. 患者，男性，40 岁。行走时滑倒，右腰部磕于石头上，自觉右腰部疼痛。查体：血压正常，右腰部压痛，轻叩击痛。尿液检查见少许红细胞。应考虑患者发生
A. 肾部分损伤　　B. 肾全层裂伤
C. 肾挫伤　　D. 肾蒂裂伤
E. 输尿管上段损伤

14. 肾挫裂伤早期的最佳治疗方法为
A. 卧床休息和支持疗法　　B. 肾周血肿早期引流
C. 半肾切除　　D. 肾修补术
E. 肾造瘘

15. 全程血尿提示病变部位在
A. 膀胱颈部　　B. 前尿道
C. 后尿道　　D. 膀胱三角区

E. 膀胱或以上

16. 肾损伤最常见的症状是

A. 疼痛　　B. 休克

C. 血尿　　D. 尿外渗

E. 排尿中断

17. 前尿道断裂最基本的处理方法是

A. 行会阴尿道修补或断端吻合术　　B. 应用抗生素控制感染

C. 清除血肿，引流尿外渗　　D. 耻骨上膀胱穿刺暂行排尿

E. 行尿道会师复位术

18. 终末血尿提示病变部位在

A. 前尿道　　B. 后尿道或膀胱颈部、三角区

C. 肾　　D. 输尿管

E. 肾盂

19. 男性最常见的泌尿系统损伤部位是

A. 肾　　B. 输尿管

C. 膀胱　　D. 前尿道

E. 后尿道

20. 肾挫伤保守治疗至少需要绝对卧床

A. 1周　　B. 2周

C. 3周　　D. 4周

E. 5周

21. 最常见的泌尿系统损伤是

A. 肾损伤　　B. 输尿管损伤

C. 膀胱损伤　　D. 男性尿道损伤

E. 女性尿道损伤

22. 肾损伤的临床表现不包括

A. 排尿困难　　B. 疼痛

C. 腰腹部肿块　　D. 休克

E. 发热

23. 能显示肾损伤部位和程度的检查是

A. 尿常规　　B. 尿乳酸脱氢酶测定

C. 血常规　　D. 血压测定

E. 肾脏B超及CT

24. 肾损伤的护理诊断不包括

A. 焦虑
B. 疼痛
C. 排尿困难
D. 潜在并发症：休克
E. 潜在并发症：感染

25. 肾修补术、肾部分切除术、肾周引流术后需卧床休息
A. 1~2 周
B. 2~4 周
C. 3~5 周
D. 4~6 周
E. 6~7 周

26. 骑跨伤所致尿道破裂，其尿道出血的特点是
A. 镜下血尿
B. 终末血尿
C. 尿道口无流血
D. 全程肉眼血尿
E. 尿道外口滴血

27. 尿道损伤急性尿潴留患者，不正确的处理是
A. 镇静或镇痛
B. 鼓励患者用力排尿
C. 试插导尿管导尿
D. 可行耻骨上膀胱穿刺
E. 可行耻骨上膀胱造瘘

28. 尿道损伤患者术后要多饮水，保持尿量 24 小时大于（　　），达到内冲洗的作用
A. 1000ml
B. 1500ml
C. 2000ml
D. 2500ml
E. 3000ml

29. 前尿道损伤时，尿外渗漏的范围不包括
A. 下腹壁
B. 阴茎
C. 会阴
D. 阴囊
E. 膀胱周围

30. 以下哪种情况要定期行尿道扩张
A. 前列腺摘除术后
B. 输尿管切开取石术后
C. 尿道损伤修复后
D. 膀胱造瘘术后
E. 肾结核病灶切除术后

二、A2 型题

1. 患者，男性，25 岁，工人。3 小时前从 3m 高处跌下，左腰部撞到木头上，伤后未昏迷，但腰部疼痛，血压正常，脉搏 90 次/分，排尿 1 次，为血尿。最可能的诊断是
A. 肾挫伤
B. 肾部分裂伤
C. 肾全层裂伤
D. 肾蒂断裂
E. 肾裂伤并输尿管损伤

2. 患者，男性，30岁。就诊时主诉排尿开始时尿液呈红色，以后逐渐变清。提示病变部位在
   A. 前尿道　　B. 后尿道
   C. 输尿管　　D. 肾脏
   E. 膀胱基底部
3. 患者，男性，40岁。因骑跨伤致排尿困难、尿道流血入院。诊断首先考虑为
   A. 前尿道断裂　　B. 输尿管损伤
   C. 肾裂伤　　D. 膀胱破裂
   E. 后尿道断裂
4. 患者，男性，30岁。腰部撞伤伴肉眼血尿，9天后出现休克症状。其原因可能为
   A. 肾脏损伤继发出血　　B. 肾周有外渗尿液
   C. 肾脏损伤合并感染　　D. 腹腔神经受到强烈刺激
   E. 止血药停用过早
5. 患者，女性，35岁。行膀胱镜检查后出现血尿和疼痛。下列处理不正确的是
   A. 给予镇痛药　　B. 给予镇静、安定药
   C. 嘱少饮水，减少排尿　　D. 卧床休息
   E. 用抗生素
6. 患者，女性，25岁。左腰区撞伤，随即出现腰痛、腰区青紫、肿胀和肉眼血尿。此时不应采取的治疗方法是
   A. 绝对卧床　　B. 给予镇痛药
   C. 手术　　D. 留置导尿，观察比较小便
   E. 疼痛、肿胀区推拿
7. 患者，男性，25岁。骑车时被撞倒，会阴部骑跨在车杠上，会阴部疼痛。3小时后发现内裤染血、排尿困难、阴囊有血肿形成。该患者最可能的尿道损伤部位是
   A. 前列腺部　　B. 球部
   C. 膜部　　D. 阴茎海绵体部
   E. 尿道外口
8. 患者，男性，24岁。外伤后尿道滴血，并有排尿困难。查体：腹平软，腹部压痛、反跳痛不明显，会阴部、阴囊、阴茎部明显肿胀。首先考虑是
   A. 肾损伤　　B. 输尿管损伤
   C. 膀胱损伤　　D. 前尿道损伤
   E. 后尿道损伤
9. 患者，女性，25岁。因外伤致肾损伤住院治疗。应特别引起护士注意的表现是
   A. 血尿颜色变浅　　B. 红蛋白增加

C. 体温稍高　　D. 持续疼痛

E. 腹围增加

10. 患者，男性，28 岁。因车祸致骨盆骨折后，出现明显尿意，但仅有少量血尿排出，下腹部感到疼痛。其尿液外渗可能波及

A. 阴囊　　B. 阴茎

C. 会阴　　D. 膀胱周围

E. 下腹壁

11. 患者，男性，45 岁。发生肾挫裂伤，以下处理措施不正确的是

A. 输液　　B. 早期活动

C. 输血　　D. 应用抗菌药

E. 镇静

三 A3/A4 型题

（1~3 题共用题干）

患者，女性，35 岁。劝架时右腰部被误击一拳，由家属跟随前来就诊。

1. 该患者除做全面体格检查之外，首先应检查

A. 血常规　　B. 尿常规

C. 粪便常规　　B. 肝功能

E. 肾功能

2. 经检查诊断为肾挫伤，治疗时应特别强调

A. 绝对卧床休息　　B. 输液

C. 止血　　D. 应用抗生素

E. 镇痛

3. 该患者需要

A. 绝对卧床休息 1~2 周　　B. 绝对卧床休息 2~4 周

C. 绝对卧床休息 3~5 周　　D. 绝对卧床休息 2~3 周

E. 绝对卧床休息 4~6 周

（4~5 题共用题干）

患者，男性，32 岁。右腰部被重物撞击，5 小时后，送至医院急诊。查体：血压 68/46mmHg，心率 132 次/分，脉细弱，腹胀，腰部触及包块。

4. 此时，首要的治疗措施是

A. 输血、输液　　B. 留置导尿管引流

C. 止血　　D. 应用升压药

E. 抗感染治疗

5. 该患者经处理后血压未见回升，腰部包块逐渐增大并出现血尿。此时应

A. 继续观察生命体征　　B. 继续使用升压药

C. 继续止血　　D. 继续使用抗生素

E. 继续抗休克，同时手术探查

(6~7 题共用题干)

患者，男性，31 岁。右腰部被撞击后 2 小时，自觉疼痛。查体：右腰部稍肿伴压痛及叩击痛，腹软无压痛，血压、脉搏正常，尿液镜检红细胞 10~15 个/高倍视野。

6. 该患者应考虑诊断为

A. 腰部软组织挫伤　　B. 肾挫伤

C. 肾部分裂伤　　D. 肾全层裂伤

E. 肾蒂裂伤

7. 对该患者进行非手术治疗护理时，应特别强调

A. 严密观察生命体征　　B. 镇痛、镇静

C. 使用抗生素　　D. 观察血尿变化

E. 绝对卧床休息

(8~11 题共用题干)

患者，男性，27 岁。不慎从约 3m 高处坠落，伤及右后腰肋处，伤后自觉腰腹疼痛，急诊就医。查体：面色苍白，脉搏 110 次/分，血压 80/50mmHg，右侧上腹部略隆起，有压痛，无反跳痛，轻度肌紧张。B 超检查：右肾轮廓不清，右肾周中度积液。血常规：血红蛋白 9.2g/L。尿常规：尿外观红色，镜检红细胞满视野。

8. 该患者应考虑为

A. 肝损伤　　B. 升结肠损伤

C. 右下肺挫伤　　D. 右肾损伤

E. 胆囊损伤

9. 目前的处理原则是

A. 止血　　B. 镇痛

C. 密切观察病情，抗休克　　D. 立即手术

E. 卧床休息

10. 患者住院 2 天后，决定手术治疗。该患者的术前评估最重要的是

A. 受伤史　　B. 受伤局部状况

C. 生命体征　　D. 有无腹部包块

E. 有无血尿

11. 该患者目前最重要的护理诊断为

A. 体液过多　　B. 体液不足

C. 尿潴留　　D. 组织灌流量改变

E. 恐惧/焦虑

四 B 型题

（1~4 题共用备选答案）

A. 多见于骑跨伤　　B. 多见于枪弹伤

C. 多见于骨盆骨折　　D. 多见于儿科手术

E. 多见于盆腔或腹膜后手术

1. 球部尿道损伤
2. 后尿道损伤
3. 输尿管损伤
4. 开放性肾损伤

五 X 型题

1. 肾损伤的手术适应证是

A. 严重肾裂伤　　B. 肾挫伤

C. 肾碎裂　　D. 肾蒂损伤

E. 肾开放性损伤

2. 肾损伤的病理类型包括

A. 肾挫伤　　B. 肾部分裂伤

C. 肾全层裂伤　　D. 肾蒂损伤

E. 肾包膜损伤

3. 肾部分裂伤的病理变化是

A. 肾包膜完好　　B. 肾包膜破裂

C. 肾实质轻微受损　　D. 包膜下血肿

E. 肾盂、肾盏黏膜破裂

六 案例分析题

（1~6 题共用题干）

患者，男性，27 岁。右腰部撞伤 2 小时，局部疼痛、肿胀，有淡红色血尿，初步诊断为右肾挫伤，采用非手术治疗。

1. 能及时反映肾出血情况的是
   A. 面色、意识　B. 腰部疼痛情况
   C. 血压、脉搏　D. 肢体温度
   E. 尿量、尿色
2. 辅助检查中，诊断肾损伤的重要依据是
   A. 血红蛋白减少　B. 血细胞比容下降
   C. 白细胞计数增多　D. 血压降低
   E. 血尿
3. 血液检查发现血红蛋白与血细胞比容持续降低表明
   A. 肾损伤严重　B. 细菌感染
   C. 有活动性出血　D. 血液可能渗入腹腔
   E. 失血性休克
4. 白细胞计数增多提示
   A. 肾损伤严重　B. 细菌感染
   C. 有活动性出血　D. 血液可能渗入腹腔
   E. 失血性休克
5. 该患者的护理措施正确的有
   A. 绝对卧床休息　B. 输液，使用止血药
   C. 按时使用抗生素　D. 血尿消失即可下床活动
   E. 做好术前准备
6. 该患者定期复查的时间为
   A. 1 年内　B. 2 年内
   C. 3 年内　D. 4 年内
   E. 5 年内

参考答案与解析

一、A1 型题

1. A【解析】尿道球部损伤多见于骑跨伤。会阴部发生骑跨伤时，尿道被挤向耻骨联合下方，引起尿道球部损伤。

2. D【解析】诊断膀胱破裂最简易的方法是导尿及膀胱注水试验。膀胱破裂时，可经导尿管向膀胱注入生理盐水 200ml，片刻后吸出，液体外漏时吸出量会减少，腹腔液体回流时

吸出量会增多。若液体进出量差异较大，提示膀胱破裂，这种方法简便易行。

3. A【解析】前尿道损伤多发生于球部，尿道球部固定在会阴部；后尿道损伤多发生于膜部。

4. B【解析】骑跨所致的尿道断裂多发生在球部。会阴部发生骑跨伤时，尿道被挤向耻骨联合下方，引起尿道球部损伤。

5. A【解析】尿道损伤无法插入导尿管，膀胱胀满者应行耻骨上膀胱穿刺造瘘术。耻骨上膀胱穿刺造瘘术系以膀胱穿刺套管针做耻骨上膀胱穿刺后，插入导尿管引流尿液的方法，适于需行耻骨上膀胱造瘘而不必探查膀胱，或处理膀胱内病变者，对需解除急性尿潴留而又不能经尿道插入导尿管者尤为适用。

6. E【解析】肾损伤患者非手术治疗期间发生以下情况，需施行手术治疗：①经积极抗休克后生命体征未见改善。②血尿逐渐加重，血红蛋白和血细胞比容继续降低。③腰、腹部肿块明显增大。④有腹腔脏器损伤的可能。

7. E【解析】在肾损伤中，肾蒂损伤较少见，肾蒂血管部分或全部撕裂时可引起大出血、休克，患者常来不及诊治就已经死亡。有时血尿与外伤情况并不一致，肾蒂血管断裂、肾动脉血栓形成，以及肾盂、输尿管断裂或血块堵塞致肾蒂损伤可能只有轻微血尿或无血尿。肾全层裂伤时出现严重血尿，会因失血过多而出现休克。

8. B【解析】逆行尿道造影是诊断尿道损伤最直接、有效的方法。

9. E【解析】尿道损伤后行扩张术应注意如下事项：①选择大小合适的探子。②适时定期扩张。③注意无菌操作。④避免出血。⑤遇有阻力时不可用力送入。

10. A【解析】非手术治疗适用于肾挫伤或轻度撕裂伤。严重肾裂伤、肾碎裂、肾蒂损伤及肾开放性损伤，应尽早施行手术。

11. A【解析】尿道挫伤是指尿道内层损伤，男性阴茎和筋膜完整；仅有水肿和出血，可以自愈。

12. B【解析】非手术治疗适用于肾挫伤或轻度撕裂伤。给予抗感染、止血药等治疗，严格限制活动至少 2 周，保持大便通畅，预防呼吸道感染，避免腹压突然增高导致继发性出血。

13. C【解析】肾挫伤是指肾实质轻微受损，肾包膜完好，形成包膜下血肿，若损伤涉及肾集合系统可有少量血尿，大多数患者属此类损伤。

14. A【解析】保守治疗适用于多数的肾挫裂伤，轻微的肾挫伤短期休息可自愈。绝对卧床休息 2~4 周，病情稳定、尿检正常，方可离床活动。2~3 个月内不参加重体力劳动。过早活动，患者可能再度出血，需监测生命体征、腹部肿块的范围、尿液颜色，定时检测血红蛋白和血细胞比容。

15. E【解析】根据出血部位与血尿出现阶段的不同，肉眼血尿可分类如下：①初始血尿，提示病变在膀胱颈部或尿道。②终末血尿，提示病变在膀胱颈部、三角区或后尿道。

③全程血尿，提示病变在膀胱或其以上部位。

16. C【解析】休克、血尿、疼痛、腰腹部肿块及发热均是肾损伤的临床表现。其中，血尿是肾损伤的最常见症状，肾挫伤时血尿轻微，严重肾裂伤时则呈大量肉眼血尿。

17. A【解析】前尿道断裂，应该及时施行经会阴尿道修补或断端吻合术。后尿道断裂，可以行尿道会师复位术。

18. B【解析】参见 A1 型题第 15 题解析。

19. D【解析】男性最常见的泌尿系统损伤部位是前尿道，常见的致伤原因是骑跨伤。

20. B【解析】参见 A1 型题第 14 题解析。

21. D【解析】尿道损伤是泌尿系统最常见的损伤，多见于青壮年男性。

22. A【解析】肾损伤的临床表现有休克、血尿、疼痛、腰腹部肿块及发热，没有排尿困难。

23. E【解析】肾脏 B 超及 CT 检查可帮助了解肾损伤的部位和程度、有无包膜下和肾周血肿及其他器官损伤、对侧肾情况。

24. C【解析】肾损伤的护理诊断如下。①疼痛：与肾损伤有关。②焦虑：与恐惧及外伤打击、害怕手术和担心预后不良等有关。③组织灌流量改变：与肾裂伤、肾蒂裂伤或其他脏器损伤引起的大出血有关。④潜在并发症：休克、感染。排尿困难不是肾损伤的护理诊断。

25. B【解析】不同手术方式对卧床休息时间的要求不同，肾部分切除术、肾修补术、肾周引流术后需绝对卧床休息 2~4 周。

26. E【解析】骑跨伤所致尿道破裂为前尿道损伤。前尿道损伤时，可见尿道外口滴血，尿液可为血尿；后尿道破裂时，可无尿道口流血或仅少量血液流出。

27. B【解析】尿道损伤急性尿潴留患者，应解除急性尿潴留，观察排尿障碍的程度，对症处理。可进行镇静或镇痛，对尿道损伤者应先试插尿管排尿，并保留尿管 4 周。如无法插入尿管应行耻骨上膀胱穿刺抽尿或耻骨上膀胱造瘘。选项 B 的处理是不正确的。

28. C【解析】尿道损伤患者术后要多饮水，保持尿量 24 小时大于 2000ml，达到内冲洗的作用。

29. E【解析】当前尿道损伤时，血液及尿液渗入会阴浅筋膜包绕的会阴袋，使会阴、阴茎、阴囊肿胀淤血，有时向上扩展至下腹壁。当后尿道损伤时，尿液沿前列腺尖处外渗至耻骨后间隙和膀胱周围，若同时有耻骨前列腺韧带撕裂，则前列腺向后上方移位。

30. C【解析】尿道损伤经手术修复后，患者尿道狭窄的发生率较高，需要定期进行尿道扩张以避免尿道狭窄。

二、A2 型题

1. A【解析】根据受伤后疼痛的部位和轻微的临床症状及轻微血尿，最可能诊断为肾挫伤。参见 A1 型题第 13 题解析。

2. A【解析】排尿开始有血尿，以后逐渐变清，提示病变部位在尿道前部。

3. A【解析】该患者检查时发现排尿困难、尿道流血，应考虑为骑跨伤造成的前尿道断裂。

4. A【解析】肾脏损伤的并发症如下。①休克：严重肾裂伤、肾蒂裂伤或合并其他脏器损伤时，因严重失血常发生休克，可危及生命。②感染与发热：血肿及尿外渗易继发感染并导致发热，但多为低热。若继发肾周围脓肿或化脓性腹膜炎，可出现高热、寒战，并伴有全身中毒症状；严重者可发生感染性休克。

5. C【解析】行膀胱镜检查后出现血尿和疼痛，患者应多饮水，增加尿量，冲洗尿道，防止尿路感染。

6. E【解析】根据腰痛、腰区青紫、肿胀和肉眼血尿，可诊断患者为严重的左肾裂伤。可采取的治疗方法有绝对卧床，给予镇痛药，留置导尿，观察比较小便，手术，但不可进行疼痛、肿胀区推拿。

7. B【解析】该患者检查时发现内裤染血、排尿困难、阴囊有血肿形成，应考虑为骑跨伤造成的前尿道损伤。参见 A1 型题第 4 题解析。

8. D【解析】根据患者排尿困难可考虑为尿道损伤，排除膀胱损伤、肾损伤和输尿管损伤。根据会阴部、阴囊、阴茎部明显肿胀，可考虑为前尿道损伤。参见 A1 型题第 2 题解析。

9. E【解析】腹围增加说明血液或尿液渗入腹腔，所以要观察腹围是否增大。

10. D【解析】尿液外渗的范围取决于尿道损伤部位，骨盆骨折致后尿道损伤时，尿液外渗至耻骨后间隙和膀胱周围。参见 A1 型题第 29 题解析。

11. B【解析】肾挫裂伤应输液、输血、镇静、应用抗菌药，但不能早期活动。因为肾挫裂伤 4~6 周后肾组织才趋于愈合，过早活动易使血管内凝血块脱落，发生继发性出血。恢复后 2~3 个月不宜从事重体力劳动，不宜做剧烈运动。

三、A3/A4 型题

1. B【解析】该患者除做全面体格检查之外，首先应检查尿常规以判断是否为肾损伤。因为血尿是诊断肾损伤的重要依据。

2~3 A、B【解析】经检查诊断为肾挫伤，治疗时应特别强调绝对卧床休息。参见 A1 型题第 14 题解析。

4. A【解析】通过右腰部被撞击，血压低、腹胀、腰部触及包块，患者可初步诊断为肾损伤。患者已出现休克症状，故首要的治疗措施是尽快建立输液通道，进行输血、输液，以纠正休克。

5. E【解析】患者经处理后血压未见回升，腰部包块逐渐增大并出现血尿。此时应继续抗休克，同时手术探查。手术指征：①开放性肾损伤。②严重休克经输血、输液仍不能纠正。③血尿逐渐加重，血红蛋白及血细胞比容逐渐下降。④腰部包块逐渐增大。⑤合并腹内脏器损伤。

6. B【解析】患者应考虑诊断为肾挫伤。参见A1型题第13题解析。

7. E【解析】肾挫伤应给予非手术治疗，如抗感染、予止血药等，需绝对卧床2~4周，待病情平稳、血尿消失后才能离床活动，过早活动可能再度引起出血，加重肾脏损害。

8. D【解析】患者有腰肋部受伤史，伤后自觉腰腹疼痛，镜下血尿，脉速、血压下降，血红蛋白降低，结合B超结果，该患者肾损伤的可能性最大。患者伤及右后腰肋处，故考虑为右肾损伤。

9. C【解析】患者血压80/50mmHg，处于休克状态，故目前最主要的处理措施是密切观察病情，抗休克。

10. C【解析】患者的术前评估最重要的是监测伤者的生命体征。每隔1~2小时测血压、脉搏、呼吸、体温1次，有休克者按休克处理。

11. D【解析】该患者目前存在疼痛、血容量下降等问题，但是血容量不足引起的组织灌流量改变最为重要。

四、B型题

1. A【解析】参见A1型题第1题解析。

2. C【解析】膜部尿道穿过尿生殖膈，当骨盆骨折时，附着于耻骨下支的尿生殖膈突然移位，产生剪切样暴力，使薄弱的膜部尿道撕裂，形成后尿道损伤。

3. E【解析】输尿管位于腹膜后间隙，受到周围组织的良好保护，且有相当的活动范围，因此，外界所致的输尿管损伤很少见，多为医源性损伤，如盆腔或腹膜后手术。

4. B【解析】开放性肾损伤是指枪弹、刀刃等锐器所致的肾损伤，常伴有胸部、腹部等其他脏器损伤，病情复杂而严重。

五、X型题

1. ACDE【解析】严重肾裂伤、肾碎裂、肾蒂损伤及肾开放性损伤，应尽早施行手术。一般根据病情采取肾修补、肾部分切除或肾切除术。肾挫伤应施行非手术治疗。

2. ABCD【解析】肾损伤的病理类型包括肾挫伤、肾部分裂伤、肾全层裂伤和肾蒂损伤，不包括肾包膜损伤。

3. BE【解析】肾实质部分裂伤伴有肾包膜破裂或肾盂、肾盏黏膜破裂，可形成肾周血肿或明显的血尿。选项A、C、D是肾挫伤的病理变化。

六、案例分析题

1. E【解析】该患者为右肾挫伤，可通过观察尿量、尿色来判断肾出血情况，若尿色加深则提示肾出血加重。

2. E【解析】血尿是诊断肾损伤的重要依据。

3~4 C、B【解析】血液检查中，血红蛋白与血细胞比容持续降低表明有活动性出血。

白细胞计数增多提示有感染。

5. ABCE【解析】患者应绝对卧床休息；输液，使用止血药；按时使用抗生素；做好术前准备。血尿消失后不能立即下床活动，否则会使肾挫伤加重，应绝对卧床休息 2~4 周。

6. E【解析】肾损伤患者应在血尿停止、肿块消失 5 年内定期复查，进行尿液及肾功能检查，以便及时发现并发症。

第二十五章 尿路结石患者的护理

一 A1 型题

1. 为了便于排出结石，成人需要保持每日尿量在

A. 1000ml 以上　　B. 2000ml 以上

C. 3000ml 以上　　D. 2500ml 以上

E. 2000ml 以下

2. 下列有关尿路结石的论述中，不正确的是

A. 贫困国家或地区的人群中，以上尿路结石为多见

B. 尿路结石无论用何种方法治疗，复发的机会都很大

C. 尿路结石发病多在 20~50 岁

D. 尿路感染、梗阻及异物是结石发生的重要诱因

E. 水质的软硬及其中所含微量元素的多少不是影响结石形成的重要因素

3. 引起输尿管梗阻最常见的病因是

A. 炎症　　B. 肿瘤

C. 结核　　D. 结石

E. 先天性肾盂输尿管狭窄

4. 结石活动或引起输尿管完全性梗阻时，会出现

A. 肾绞痛　　B. 腰部钝痛

C. 肾胀痛　　D. 腰部隐痛

E. 牵引痛

5. 可以通过碱化尿液来治疗的肾结石是

A. 草酸钙、磷酸钙结石　　B. 草酸钙、尿酸结石

C. 磷酸镁铵、尿酸结石　　D. 尿酸、胱氨酸结石

E. 胱氨酸、草酸钙结石

6. 输尿管结石患者绞痛发作时，最重要的处理方法是

A. 大量饮水　　B. 给予解痉药

C. 应用抗菌药　　D. 进行跳跃运动

E. 嘱卧床休息

7. 肾和输尿管结石的主要临床表现是
A. 肾绞痛，血尿
B. 尿末痛，尿流中断
C. 排尿痛，尿流细和滴尿
D. 慢性膀胱刺激征，血尿和脓尿
E. 无痛性间歇性血尿

8. 输尿管切开取石患者，术日晨必须
A. 多活动
B. 多饮水
C. 拍摄腹部 X 线平片
D. 输血
E. 行尿常规检查

9. 上尿路结石继发急性肾盂肾炎或肾积脓时常伴有的症状为
A. 无痛性全程肉眼血尿
B. 肾绞痛+镜下血尿
C. 腰痛、尿急、尿失禁
D. 排尿困难
E. 发热、畏寒、寒战

10. 预防上尿路结石的措施不正确的是
A. 少饮用牛奶
B. 少食用富含草酸的食物
C. 少摄入动物蛋白
D. 饮用足够的水，保持尿量在 2000ml 以上
E. 多饮浓茶，以起到利尿作用

11. 以下症状中，不属于肾、输尿管结石常见症状的是
A. 腰痛和镜下血尿
B. 肾绞痛时伴恶心、呕吐
C. 伴感染时，可有膀胱刺激征
D. 肉眼血尿
E. 无痛、肉眼可见的血尿伴条状血块

12. 多发性结石在继发感染的基础上可发生癌变，多为
A. 肺泡细胞癌
B. 鳞状上皮癌
C. 未分化癌
D. 腺癌
E. 转移癌

13. 患者出现尿频、尿急、终末血尿，排尿突然中断，变换体位又能继续排尿，多见于
A. 膀胱结石
B. 输尿管结石
C. 肾结石
D. 肾盂结石
E. 尿道结石

14. 膀胱结石的典型症状是
A. 血尿，伴腰部绞痛
B. 脓尿
C. 夜尿增多，排尿困难进行性加重
D. 排尿困难，尿流中断改变体位又可排尿
E. 尿频、尿急及尿痛

15. 老年人出现急性尿潴留，首先考虑为
A. 尿道口狭窄
B. 尿道结石

C. 膀胱结石
D. 前列腺增生
E. 肾、输尿管结石

16. 易引起尿酸盐结石的因素是
A. 甲状旁腺功能亢进
B. 痛风
C. 异物
D. 梗阻
E. 感染

17. 易引起草酸盐结石的饮食是
A. 菠菜、番茄、芦笋
B. 动物内脏、花生、豆类
C. 蛋黄、牛奶
D. 长期低蛋白饮食
E. 大量食用维生素 C 和维生素 D

18. 肾和输尿管结石的血尿特点是
A. 初期血尿
B. 活动后镜下血尿
C. 无痛性全程血尿
D. 严重血尿伴血凝块
E. 终末血尿

19. 目前治疗肾和输尿管结石最理想、最常用的方法是
A. 非手术排石疗法
B. 经皮肾镜取石或碎石术
C. 体外冲击波碎石术（ESWL）
D. 经尿道膀胱（输尿管）碎石术
E. 开放性手术治疗

20. 关于尿路结石的护理诊断及合作性问题，叙述不正确的是
A. 疼痛
B. 排尿型态异常
C. 体液过多
D. 潜在并发症：术后出血
E. 有感染的危险

21. 临床最常用于治疗草酸钙结石的药物是
A. 枸橼酸钾
B. 别嘌醇
C. 醋羟胺酸
D. α-丙酰甘氨酸
E. 抗生素

22. 尿路结石排石疗法中最重要的护理是
A. 防治感染
B. 多饮水、适当运动
C. 注射哌替啶、阿托品
D. 碱化尿液或酸化尿液
E. 药物治疗

23. 体外冲击波碎石术前的护理措施中，不正确的是
A. 嘱患者术前 3 日禁豆、奶等食品
B. 嘱患者碎石时勿移动体位
C. 嘱患者术前晚服用缓泻药
D. 嘱患者术日晨禁食
E. 嘱患者术日晨多饮水

24. 尿路结石碎石术后的护理措施，不正确的是
A. 鼓励患者多饮水
B. 术后无须卧床休息
C. 出现血尿一般无须特殊处理
D. 过滤尿液以观察排石
E. 两次治疗的间隔不得少于 1 周

二 A2 型题

1. 患者，女性，45 岁。因左侧肾盏结石住院行肾实质切开取石。术后卧床时间为
A. 至少 7 天
B. 至少 14 天
C. 至少 21 天
D. 至少 30 天
E. 鼓励早期下床

2. 患者，男性，35 岁。右下腹突发性绞痛，右肾区酸胀，恶心、呕吐，伴肉眼血尿，诊断为肾结石。关于保守排石的叙述不正确的是
A. 积极应用镇痛药镇痛
B. 加强运动
C. 每日饮水量 1000ml 左右
D. 必要时使用抗生素
E. 适当减少蛋白质摄入

3. 患者，男性，65 岁。尿频、夜尿增多已 5 年，常有排尿困难和尿潴留，反复发作性尿路感染已 1 年。发作时有尿频、尿急、尿痛和发热，经用抗生素治疗后退热，症状缓解，但不久又复发。该患者进一步检查中最有价值的是
A. 腹部 X 线平片
B. 静脉肾盂造影
C. 中段尿培养
D. 尿培养找抗酸杆菌
E. 直肠指诊前列腺检查

4. 患者，女性，40 岁。肾结石治愈出院。既往有高血压和痛风病史。其医嘱中有口服别嘌醇，护士对患者正确解释服用该药的作用是
A. 预防结石形成
B. 缓解术后疼痛
C. 预防肾绞痛
D. 帮助降低血压
E. 预防骨脱钙

5. 患者，男性，50 岁。经常发生肾绞痛、血尿，疑为肾结石，需做静脉肾盂造影。关于造影前的准备下列哪项正确
A. 无须肠道准备
B. 2 天前禁食
C. 检查前憋尿
D. 鼓励饮水
E. 需做碘过敏试验

6. 患者，男性，55 岁。因右肾结石行 ESWL 治疗，1 周内排出数枚米粒大小结石，结石成分分析证实为草酸钙及磷酸钙结石。下列预防结石再发的措施中不正确的是
A. 多饮水
B. 控制尿路感染

C. 碱化尿液　　D. 一般情况不予补充钙剂

E. 少食马铃薯、蛋黄等食物

7. 患者，男性，40 岁。发现右肾多发结石，左肾盂结石直径 1.2cm。当发生肾绞痛时，护士可准备的药物是

A. 盐酸哌替啶+山莨菪碱　　B. 吗啡

C. 复方氨林巴比妥（安痛定）　　D. 苯巴比妥钠

E. 复方阿司匹林

8. 患者，男性，59 岁。诉排尿困难、排尿滴沥、夜尿增多 2 年。最常用、最简便的辅助检查方法是

A. 膀胱镜检查　　B. 直肠指检

C. 腹部 X 线平片+静脉肾盂造影　　D. 尿道造影

E. B 超

9. 患者，女性，30 岁。有痛风病史和高尿酸血症。肾结石手术后，为预防结石复发，应指导患者口服

A. 维生素 B_6　　B. 维生素 C

C. 碳酸氢钠溶液　　D. 别嘌醇

E. 氧化镁

10. 患者，男性，30 岁。在一次剧烈运动后，突发右腰部绞痛，向下腹部放射，伴恶心、呕吐。查体：右腰部叩击痛，无肌紧张。实验室检查见镜下血尿。应考虑为

A. 胆石症　　B. 肾和输尿管结石

C. 肾肿瘤　　D. 急性阑尾炎

E. 肾结核

11. 患者，男性，46 岁。突发左上腹部、腰部剧痛，呈阵发性，向同侧下腹部、外生殖器及股内侧放射，伴恶心、呕吐、面色苍白及冷汗。2 小时后化验尿常规，每高倍镜下红细胞 5~8 个。该患者最可能为

A. 肾和输尿管结石　　B. 尿道结石

C. 膀胱结石　　D. 肾盂癌

E. 肾癌

12. 患者，男性，41 岁。因肾、输尿管结石行体外冲击波碎石。术后一般不会出现

A. 血尿、绞痛　　B. 发热、恶心、呕吐

C. 便血　　D. 排尿困难

E. “石街”形成

13. 患者，女性，20 岁。急性白血病化疗期间，发生尿酸性结石。护士可观察到的征象是

A. 肉眼血尿　　B. 大量浑浊尿

C. 少尿或无尿　　D. 酱油色尿
E. 金黄色尿

14. 患儿，男，5 岁。排尿过程中突然尿流中断，疼痛剧烈，改变体位后又可排尿。应考虑为
A. 肾结石　　B. 输尿管结石
C. 膀胱结石　　D. 后尿道结石
E. 前尿道结石

三　A3/A4 型题

（1~2 题共用题干）

患者，男性，48 岁。骑自行车途中突发左腰部刀割样痛，向下腹部和外阴部放射。查体肾区有叩击痛，尿常规可见镜下血尿。

1. 最可能的疾病是
A. 泌尿系肿瘤　　B. 肾损伤
C. 尿道损伤　　D. 前列腺增生
E. 肾和输尿管结石

2. 该病首选的检查是
A. B 超　　B. 尿路 X 线平片
C. 静脉尿路造影　　D. 逆行肾盂造影
E. 膀胱镜

（3~6 题共用题干）

患者，女性，25 岁。反复发作肾绞痛，X 线检查示右肾输尿管连接处有一 1.2cm×1.9cm 结石，右肾积水明显，功能受损。行右肾切开取石、肾盂造瘘术。

3. 通常肾盂造瘘管留置的时间至少为
A. 24 小时　　B. 3 天
C. 1 周　　D. 2 周
E. 1 个月

4. 保证造瘘管引流通畅的措施不包括
A. 引流袋低于出口水平　　B. 鼓励患者多饮水
C. 定时冲洗　　D. 妥善固定引流管
E. 观察引流液的量和性状

5. 有关肾盂造瘘管的护理不正确的是
A. 若冲洗，一般每次冲洗量少于 5ml　　B. 导管留置 2 周以上

C. 拔管前做肾盂造影　　D. 拔管前 1 天应夹管观察
E. 拔管后取患侧卧位

6. 该患者术后卧床时间至少
A. 24 小时　　B. 3 天
C. 10 天　　D. 2 周
E. 1 个月

四 B 型题

（1~6 题共用备选答案）
A. 降低血和尿中的尿酸含量　　B. 碱化或酸化尿液
C. 解除肾绞痛　　D. 预防草酸结石
E. 有利于结石排出

1. 上尿路结石患者保守治疗中服用别嘌醇的作用是
2. 上尿路结石患者保守治疗中服用氯化铵的作用是
3. 上尿路结石患者保守治疗中服用钙离子拮抗药的作用是
4. 上尿路结石患者保守治疗中口服维生素 B_6 的作用是
5. 上尿路结石患者保守治疗中口服枸橼酸钾的作用是
6. 上尿路结石患者大量饮水的作用是

五 X 型题

1. 上尿路结石患者需要大量饮水以增加尿量、稀释尿液。成人保持每日尿量多于 2000ml，尤其是（　　）饮水，效果更好
A. 饭前　　B. 饭后
C. 早晨醒后　　D. 睡前
E. 半夜

2. 尿路结石按病因可分为
A. 代谢性结石　　B. 感染性结石
C. 药物性结石　　D. 含钙结石
E. 特发性结石

3. 肾和输尿管结石的治疗方法是
A. 单独或联合应用药物　　B. 多饮水
C. 留置尿管　　D. 输尿管肾镜取石或碎石术
E. 体外冲击波碎石术

4. 输尿管结石会并发的疾病有

A. 急性肾盂肾炎　　B. 肾积水

C. 尿毒症　　D. 发热

E. 尿失禁

5. 肾和输尿管结石患者缓解肾绞痛的方法有

A. 注射阿托品　　B. 注射哌替啶

C. 使用钙离子拮抗药　　D. 使用黄体酮

E. 大量饮水

6. 形成结石的主要因素有

A. 饮食结构不合理　　B. 水分摄入过少

C. 尿中形成结石晶体的盐类呈超饱和状态　D. 尿中抑制晶体形成的物质不足

E. 核基质的存在

7. 结石的成分主要有

A. 草酸钙　　B. 磷酸钙

C. 磷酸镁铵　　D. 尿酸

E. 胱氨酸

六 案例分析题

(1~7 题共用题干)

患者，男性，32 岁。运动后突然出现右上腹部剧痛，疼痛放射至右侧中下腹部，伴恶心、呕吐，尿液呈浓茶色。查体：腹软，右下腹部深压痛，右肾区叩击痛。

1. 该患者最可能诊断为

A. 十二指肠溃疡　　B. 右输尿管结石

C. 急性胆囊炎　　D. 急性阑尾炎

E. 右肾结石

2. 患者就诊时，应首先做的检查是

A. 尿常规检查　　B. 血常规检查

C. 肝功能检查　　D. 肾功能检查

E. 腹部 B 超检查

3. 此患者的结石类型最可能是

A. 胱氨酸结石　　B. 草酸钙结石

C. 磷酸镁铵结石　　D. 尿酸结石

E. 黄嘌呤结石

4. 通常用于其他检查方法不能确诊时，可发现 X 线不显影的结石，明确结石的位置及双肾

功能情况的影像学检查是

A. 肾图检查　　B. 排泄性尿路造影

C. B 超检查　　D. CT 检查

E. 逆行肾盂造影

5. 急诊治疗的重点不包括

A. 胃肠减压　　B. 体外碎石

C. 立即手术　　D. 药物镇痛

E. 应用抗生素

6. 若 X 线检查发现结石大小约 0.4cm、光滑，且患者无尿路感染及梗阻、肾功能正常，则该患者较适宜的治疗方法是

A. 保守治疗　　B. 体外冲击波碎石

C. 输尿管肾镜取石　　D. 输尿管切开取石

E. 经皮肾镜取石

7. 为预防此类疾病发生，最主要的措施是

A. 多饮水　　B. 多运动

C. 改变饮食结构　　D. 定期检查

E. 药物预防

参考答案与解析

一、A1 型题

1. C【解析】成人需要大量饮水，保持每日尿量在 3000ml 以上，有利于结石排出。

2. A【解析】尿路结石为多种因素所致：①流行病学因素，包括年龄、性别、职业、饮食成分和结构、水摄入量，气候、代谢和遗传等因素。②尿液因素，包括尿液中形成结石的物质增加，尿 pH 改变，尿液浓缩，尿中抑制晶体形成物如枸橼酸、焦磷酸盐等含量减少。③尿路局部因素，包括尿液淤滞、尿路感染及尿路异物。经济水平高的地区，上尿路结石多见；贫困地区人群以膀胱结石多见。

3. D【解析】引起输尿管梗阻的原因很多，有先天性（如重复输尿管伴狭窄）、后天性（结石、结核感染等）、泌尿系统外疾病（如子宫癌）及医源性（如盆腔手术伤及输尿管）。题中 5 个选项均能引起输尿管梗阻，但最常见的原因是结石。

4. A【解析】肾结石可引起肾区疼痛伴肋脊角叩击痛。肾区内大结石及肾盏结石，可无明显症状。结石活动或引起输尿管完全性梗阻时，可出现肾绞痛。患者活动或肾绞痛后，可致黏膜损伤，出现肉眼或镜下血尿。

5. D【解析】尿酸结石和胱氨酸结石易在酸性尿液中形成，可以通过碱化尿液来进行治疗。草酸钙结石、磷酸钙结石、磷酸镁铵结石易在碱性尿液中形成，故为了预防其发生应酸化尿液。

6. B【解析】输尿管结石患者绞痛发作时，最重要的处理方法是使用解痉药，通过单独或联合应用药物，如注射阿托品、哌替啶、钙离子拮抗药、黄体酮、山莨菪碱等可缓解肾绞痛。

7. A【解析】肾和输尿管结石属于上尿路结石，主要临床表现是疼痛（肾绞痛）和血尿，其他临床表现还有恶心、呕吐、腹胀、感染、尿闭及并发症。

8. C【解析】对于输尿管切开取石的患者，术日晨需完成腹部X线摄片，确定结石是否移动，作为选择切开部位的参考。

9. E【解析】上尿路结石伴感染时，可有膀胱刺激征；继发急性肾盂肾炎或肾积脓时，可有发热、畏寒、寒战等全身症状。

10. E【解析】上尿路结石的预防措施：①饮用足够的水，保持尿量在2000ml以上。大量饮水可以将尿液中易形成结石的尿盐排出体外。②对于一些上尿路结石反复发作的患者，要使用相应的药物或通过手术进行改善。③少饮用牛奶，减少食用含草酸、含钙的食物，合理进食蛋白质饮食，少摄入动物内脏、蛋白。应限制浓茶摄入。

11. E【解析】肾、输尿管结石属于上尿路结石，选项A、B、C、D均是其常见症状，选项E为肾盂肿瘤的症状。

12. B【解析】多发性结石在继发感染的基础上可发生癌变，多为鳞状上皮癌。

13~14 A、D【解析】膀胱结石主要引起膀胱刺激症状，如尿频、尿急和排尿终末疼痛。典型症状为排尿突然中断并感疼痛，疼痛放射至阴茎头和远端尿道，小儿常搓拉阴茎，变换体位又能继续排尿。常有终末血尿，合并感染时可出现脓尿。

15. D【解析】老年人出现急性尿潴留，首先考虑为前列腺增生。前列腺增生较重的晚期患者，梗阻严重时可因受凉、饮酒、憋尿时间过长或感染等原因导致尿液无法排出而发生急性尿潴留。

16. B【解析】尿液中尿酸溶解度下降和过饱和化是尿酸盐结石形成的前提。引起尿酸盐结石的常见病因有原发性痛风、先天性代谢紊乱、内源性核苷酸分解增加（如淋巴瘤、白血病等）、慢性腹泻和回肠造口术患者、某些肾脏病变。

17. A【解析】菠菜、芹菜、番茄、芦笋等蔬菜含草酸盐较多，容易引起草酸盐结石。

18. B【解析】血尿是肾、输尿管结石的主要症状之一。根据结石对黏膜损伤的程度可表现为镜下血尿或肉眼血尿。有时活动后镜下血尿是上尿路结石的唯一临床表现。

19. C【解析】目前治疗肾和输尿管结石最理想、最常用的方法是体外冲击波碎石术（ESWL）。ESWL是在X线、B超定位下，将冲击波聚焦后作用于结石使之粉碎，然后随尿液排出。大多数上尿路结石适用此法，最适宜于<2.5cm的结石。两次治疗间隔时间>7天。

20. C【解析】尿路结石的护理诊断有疼痛、排尿型态异常、有感染的危险、体液不足、知识缺乏及潜在并发症：术后出血。

21. A【解析】含钙结石的药物治疗已使用多年，其中以碱性枸橼酸和噻嗪类利尿药最常用。枸橼酸钾是碱性枸橼酸盐，能够增加尿枸橼酸的排泄，降低尿液草酸钙、磷酸钙和尿酸盐的过饱和度，提高对结晶聚集和生长的抑制能力，能有效地减少含钙结石的复发。

22. B【解析】尿路结石排石疗法中最重要的护理是多饮水、适当运动。

23. E【解析】体外冲击波碎石术肠道准备：术前3日禁食豆制品、鸡蛋、奶等，以避免肠胀气；术前日服缓泻药，术晨禁食禁饮。术中嘱患者碎石时勿移动体位。

24. B【解析】尿路结石碎石术后的护理措施如下。①一般护理：术后卧床休息6小时；鼓励患者多饮水，增加尿量。两次治疗的间隔不得少于1周。②采取有效运动和体位：鼓励患者多进行跳跃运动，叩击腰背，促进排石。③观察碎石排出情况：用纱布或过滤网过滤尿液，收集结石碎渣。④并发症的处理如下。a. 血尿：碎石术后多数患者出现暂时性肉眼血尿，一般无须处理。b. 发热：遵医嘱应用抗生素，高热者采用降温措施。c. 疼痛：可给予解痉镇痛等处理。d.“石街”形成：患者有腰痛或不适，可继发感染和脏器受损等，需立即经输尿管镜取石或碎石。

二、A2型题

1. B【解析】肾实质切开取石术后，患者应遵医嘱绝对卧床，以减轻肾损伤，防止再出血，患者至少需要卧床2周。

2. C【解析】每日饮水量3000ml以上，睡前应饮250ml，增加尿量冲洗尿路、促进结石向下移动，稀释尿液减少晶体沉淀。

3. E【解析】通过尿频、夜尿增多，常有排尿困难和尿潴留，反复发作性尿路感染，发作时有尿频、尿急、尿痛和发热，经用抗生素治疗后退热，症状缓解，可诊断患者为前列腺增生。直肠指诊可以对前列腺大小、凸入直肠的程度、中央沟是否存在以及前列腺的硬度、有无压痛、是否存在结节、腺体是否固定等进行客观的了解，取得第一手临床资料，有助于前列腺增生的诊断及与其他疾病的鉴别。

4. A【解析】别嘌醇可降低血和尿中的尿酸含量，是抑制尿酸合成的药物。别嘌醇及其代谢产物氧嘌呤醇均能抑制黄嘌呤氧化酶，阻止次黄嘌呤和黄嘌呤代谢为尿酸，从而减少了尿酸的生成，使血和尿中的尿酸含量降低到溶解度以下水平，防止尿酸形成结晶沉积在关节及其他组织内，也有助于痛风患者组织内的尿酸结晶重新溶解。别嘌醇亦通过对次黄嘌呤-鸟嘌呤磷酸核酸转换酶的作用抑制体内新的嘌呤的合成。

5. E【解析】静脉肾盂造影要求术前限制饮水12小时，目的是减少肾脏排泄，从而使造影剂的浓度在肾内相对增高而达到造影效果。造影检查后为促进造影剂排泄，应增加饮水量。检查前排空尿液，进行常规肠道准备，检查当天禁食早餐。检查前需做碘过敏试验。

6. C【解析】草酸钙及磷酸钙结石容易在碱性尿液中形成，故为了预防其发生应酸化尿液。预防结石再发的措施如下。①大量饮水：保持每日尿量在3000ml以上，有利于结石排出。②控制感染：根据尿细菌培养及药物敏感试验结果选用抗生素。③调节尿pH：酸化尿液。④饮食调节：根据结石成分调节饮食，少食马铃薯、蛋黄等食物，一般情况不予补充钙剂。

7. A【解析】参见A1型题第6题解析。

8. B【解析】根据排尿困难，排尿滴沥，夜尿增多，患者可诊断为前列腺增生。最常用、最简便的辅助检查方法是直肠指诊，有助于前列腺增生的诊断及与其他疾病的鉴别。

9. D【解析】参见A2型题第4题解析。

10~11 B、A【解析】患者应考虑为肾和输尿管结石。肾结石多表现为肾区钝痛、胀痛或没有疼痛；输尿管结石可以出现典型的肾绞痛，表现为患侧腰腹部阵发性剧烈绞痛，辗转不安、大汗、恶心、呕吐、腹胀、外阴放散。实验室检查可见镜下血尿。

12. D【解析】体外冲击波碎石术后可能会出现一些并发症，如血尿、绞痛、发热、恶心、呕吐、输尿管内碎石堆积（“石街”）、便血、肾实质损害、结石复发。术后一般不会出现排尿困难。

13. C【解析】急性白血病患者由于大量白细胞被破坏，可产生尿酸性结石，引起肾小管堵塞，严重者可致肾衰竭，表现为少尿或无尿。

14. C【解析】参见A1型题第13题解析。

三、A3/A4型题

1. E【解析】起病急，左腰部阵发性剧痛，向下腹部和外阴部放射，查体肾区有叩击痛，尿常规检查可见镜下血尿，首先考虑肾和输尿管结石。

2. B【解析】上尿路结石首选的影像学检查是尿路X线平片，X线平片能发现95%以上的尿路结石。

3. D【解析】肾造瘘管的留置时间，因治疗的目的不同有所不同。如为肾盂成形术或暂时解除梗阻，一般2周左右拔管，拔管前进行夹闭，观察无异常后方能拔出。

4. C【解析】为避免逆行感染，肾盂造瘘管原则上不冲洗，若管道阻塞，可低压、少量、多次、用无菌生理盐水冲洗，冲洗量一般少于5ml。

5. E【解析】肾盂造瘘管需要留置至少2周，拔管前1日应夹管观察，拔管前做肾盂造影，肾盂造瘘管原则上不冲洗，若管道阻塞，可低压、少量、多次、用无菌生理盐水冲洗，冲洗量一般少于5ml。拔管后取健侧卧位。

6. D【解析】行右肾切开取石、肾盂造瘘术，术后患者应绝对卧床休息至少2周。

四、B型题

1~6 A、B、C、D、B、E【解析】上尿路结石患者非手术治疗方法如下。①镇痛：肾绞痛发作时，通过单独或联合应用药物，如注射阿托品、哌替啶、钙离子拮抗药、黄体酮等可缓解。②大量饮水：保持每日尿量在 3000ml 以上，有利于结石排出。③控制感染：根据尿细菌培养及药物敏感试验结果选用抗生素。④调节尿液酸碱度：根据尿石成分，调节尿液酸碱度，可预防尿石复发。尿路结石患者保守治疗中服用氯化铵的作用是酸化尿液，预防感染性结石。枸橼酸钾能有效地治疗合并低枸橼酸尿的含钙结石，从而酸化尿液。⑤饮食调节：根据结石成分调节饮食。如草酸盐结石患者，宜少食富含草酸的食物，如土豆、菠菜等，口服维生素 B_6，可预防草酸结石；口服氧化镁，可增加尿中草酸盐的溶解度。⑥中西医结合疗法：包括中西药、解痉、利尿、针灸等，可促进排石。⑦应用影响代谢的药物：别嘌醇可降低血和尿的尿酸含量。

五、X 型题

1. DE【解析】上尿路结石患者需要大量饮水以增加尿量、稀释尿液，可减少尿中晶体沉积。成人保持每日尿量多于 2000ml，尤其是睡前及半夜饮水，效果更好。

2. ABCE【解析】尿路结石按病因分为代谢性结石、感染性结石、药物性结石和特发性结石。含钙结石是按结晶成分划分的。

3. ABDE【解析】选项 A 和选项 B 属于肾和输尿管结石的非手术治疗，选项 D 属于肾和输尿管结石的非开放手术治疗，选项 E 也属于肾和输尿管结石的治疗方法。只有选项 C 不属于肾和输尿管结石的治疗方法。

4. ABC【解析】单纯肾结石导致的并发症相对少见，输尿管结石可以并发急性肾盂肾炎、肾积水、尿毒症。

5. ABCD【解析】参见 A1 型题第 6 题解析。

6. CDE【解析】大多数结石的形成原因不清，但许多因素影响尿路结石的形成。尿中形成结石晶体的盐类呈超饱和状态、尿中抑制晶体形成的物质不足和核基质的存在，是形成结石的主要因素。

7. ABCDE【解析】结石成分有草酸钙、磷酸钙和磷酸镁铵、尿酸、胱氨酸等。

六、案例分析题

1. B【解析】根据右上腹部剧痛，疼痛放射至右侧中下腹部，伴恶心、呕吐，尿液呈浓茶色，该患者最可能诊断为右输尿管结石。因为输尿管结石可以出现典型的肾绞痛，可见患侧腰腹部阵发性剧烈绞痛，辗转不安、大汗、恶心、呕吐、腹胀、外阴放散。

2. A【解析】考虑患者为右输尿管结石，由于患者出现了浓茶色尿，所以首先应让患者做尿常规检查，确定是否有血尿。

3. B【解析】考虑患者为右输尿管结石，属于上尿路结石，其以草酸钙结石多见。

4. E【解析】逆行肾盂造影通常用于其他检查方法不能确诊时，可发现 X 线不显影的结石，明确结石的位置及双肾功能情况。

5. ABCE【解析】急诊治疗的重点应放在药物镇痛上而不是其他几项上。

6. A【解析】非手术治疗适用于结石小于0.6cm、光滑，无尿路梗阻或感染，以及肾功能正常者。

7. A【解析】为预防此类疾病发生，最主要的方法是大量饮水，保持每日尿量在3000ml以上，有利于结石排出。

第二十六章　泌尿系统结核患者的护理

一 A1 型题

1. 肾结核行病灶清除或部分切除术前，需应用抗结核药治疗的时间是

A. 1~3 个月　　B. 3~6 个月

C. 6~10 个月　　D. 12 个月

E. 1 年半以上

2. 血尿是肾结核的重要症状，常为

A. 肉眼血尿　　B. 终末血尿

C. 镜下血尿　　D. 初始血尿

E. 全程血尿

3. 脓尿患者，一般抗感染治疗无效，普通培养无细菌生长，首先考虑

A. 肾盂肾炎　　B. 膀胱肿瘤

C. 间质性膀胱炎　　D. 泌尿系结石

E. 泌尿系结核

4. 肾结核治疗措施不正确的是

A. 应重视全身治疗　　B. 药物治疗期间应定期检查尿常规

C. 药物治疗如无效，必须行手术治疗　　D. 肾切除后不再需要服用抗结核药

E. 手术前服用抗结核药

5. 尿沉渣涂片做抗酸染色，50%~70%的肾结核病例可找到抗酸杆菌，以（　　）检查阳性率最高

A. 随时尿液　　B. 清晨第 1 次尿液

C. 饭前尿液　　D. 清晨第 2 次尿液

E. 饭后尿液

6. 双侧肾结核患者最佳的治疗方法是

A. 选择较严重的一侧行肾切除

B. 先给予抗结核药治疗，再切除严重的一侧肾

C. 结肠膀胱术

D. 肾造瘘术

E. 肾空洞引流术

7. 肾结核患者行肾部分切除术后，术后的护理措施不正确的是

A. 观察尿量及性质　　B. 鼓励患者多饮水

C. 尽早下床活动　　D. 保持引流通畅

E. 继续使用抗结核药

8. 下列哪种疾病的病理改变主要在肾，而临床表现在膀胱

A. 肾肿瘤　　B. 肾结石

C. 急性肾盂肾炎　　D. 肾结核

E. 肾脓肿

9. 肾结核患者的饮食应注意

A. 给予高蛋白、低热量、高维生素饮食　　B. 可适量食用辛辣刺激性食物

C. 忌偏食、暴食及过冷食物　　D. 可采用每餐吃饱式进食

E. 注意餐食多样化和色、香、味俱佳

10. 以下肾结核肾部分切除术后患者的护理措施中，不正确的是

A. 密切观察体温、白细胞计数、手术切口及敷料情况

B. 卧床 3 天

C. 每月检查尿常规和尿结核分枝杆菌

D. 5 年不复发可认为治愈

E. 术后仍坚持药物治疗

11. 肾结核的感染途径主要是

A. 胃肠道结核感染

B. 体内结核病灶中的结核分枝杆菌经血流播散至肾脏

C. 结核分枝杆菌经尿道逆行感染肾脏

D. 腰椎结核直接扩散到肾

E. 附睾结核逆行扩散

12. 肾结核患者尿沉渣涂片抗酸染色找结核分枝杆菌检查中，留取尿标本的正确操作是

A. 取晨尿，连续检查 3 天　　B. 取新鲜尿液，检查 3 天

C. 取晨新鲜尿液，连续检查 3 天　　D. 取晨新鲜尿液，检查 1 天

E. 取晨尿，连续检查 5 天

13. 诊断肾结核最可靠的依据是

A. 尿中找到抗酸杆菌　　B. 尿培养结核分枝杆菌阳性

C. 尿中有大量脓细胞　　D. 附睾扪及结节

E. 膀胱镜检见膀胱黏膜有溃疡炎症

14. 肾结核最初的典型症状是

A. 血尿
B. 脓尿
C. 尿频
D. 肾区疼痛
E. 排尿困难

15. 肾结核的原发病灶多在
A. 骨
B. 关节
C. 淋巴
D. 肠道
E. 肺

16. 下列关于泌尿生殖系统结核的说法正确的是
A. 男性生殖系统结核全部继发于泌尿系统结核
B. 自截肾是肾切除术的适应证
C. 肾部分切除术后4~5天可下床活动
D. 肾结核患者连续3~6个月尿中无结核分枝杆菌称为稳定好转
E. 在肾结核的病理发展过程中，由病理肾结核发展到临床肾结核是一个很快的过程

17. 附睾结核寒性脓肿破溃后最常见的是
A. 引起感染
B. 伤口不易愈合
C. 影响关节功能
D. 易形成经久不愈的窦道
E. 增加患者的痛苦

18. 肾结核最主要的临床表现是
A. 腰酸痛
B. 肾区肿块
C. 发热、盗汗
D. 肾功能不全
E. 膀胱刺激征

二 A2型题

1. 患者，男性，48岁。肾结核术后出院，在康复指导时嘱其定期查尿的时间是
A. 每周1~2次
B. 每半个月1~2次
C. 每个月1~2次
D. 每3个月1~2次
E. 每半年1~2次

2. 患者，男性，51岁。患肾结核，进行单纯药物治疗后出院，医嘱定期来院进行尿液检查及泌尿系统造影的时间是
A. 每半个月
B. 每个月
C. 每2个月
D. 每3个月
E. 每年

3. 患者，女性，38岁。左肾结核，无功能，右肾轻度积水，功能尚可，膀胱容量正常，双上肺浸润性肺结核。目前的治疗措施是

A. 先引流右肾积水，再行左肾切除
B. 左肾部分切除
C. 左肾造瘘
D. 右肾造瘘
E. 抗结核治疗

4. 患者，男性，43 岁。右肾结核行右肾切除术后 1 年，近日出现尿量逐渐减少，血肌酐及尿素氮逐渐升高。最可能的原因是
A. 左肾结核
B. 左输尿管堵塞
C. 左输尿管狭窄
D. 左肾感染
E. 左输尿管结石

5. 患者，男性，50 岁。患肾结核。拟行一侧肾全肾切除术。术前抗结核治疗至少需要
A. 1 周
B. 2 周
C. 3 周
D. 1 个月
E. 2 个月

6. 患者，男性，38 岁。患肾结核，肾切除术后一般需卧床
A. 1~2 天
B. 3~5 天
C. 5~6 天
D. 7~8 天
E. 1~2 周

三 A3/A4 型题

（1~5 题共用题干）

患者，男性，37 岁。行静脉尿路造影，左肾未显影，右肾轻度积水，膀胱显影较小，尿沉淀涂片抗酸染色找酸性杆菌 3 次（+），测膀胱容量 100ml，肾功能正常。

1. 该患者的临床表现不包括
A. 尿频
B. 血尿
C. 脓尿
D. 肾区疼痛和肿块
E. 贫血、消瘦、高热

2. 该患者早期尿路造影表现为
A. 肾皮质脓肿和空洞形成
B. 肾不显影
C. 肾盏边缘呈鼠咬状
D. 边缘不光滑，多处狭窄
E. 输尿管僵直

3. 该患者最适宜的治疗方法是
A. 给予抗结核药治疗
B. 诊断明确后立即切除左肾
C. 异烟肼治疗 1 周后手术切除左肾
D. 加强营养，卧床休息
E. 异烟肼、利福平、吡嗪酰胺联合用药 2 周后切除左肾

4. 该患者出院继续抗结核治疗过程中，最需要注意的是

A. 卧床休息
B. 做附睾结核切除
C. 定期做对侧肾B超及肾功能检查
D. 定期行胸部X线检查
E. 定期检查尿常规

5. 若肾结核患者出现以下情况，提示可能发生尿漏，不包括
A. 肾窝引流管的引流量减少
B. 切口疼痛
C. 渗尿
D. 皮下有波动感
E. 导尿管的引流量增多

四 B型题

（1~3题共用备选答案）
A. 血尿
B. 尿频
C. 脓尿
D. 肾区疼痛
E. 腰部肿块

1. 结核病变波及肾包膜或继发感染时出现
2. 发生结核性脓肾时可出现
3. 由于肾脏和膀胱的结核性炎症，发生组织破坏，可出现

五 X型题

1. 附睾结核常见的病理改变包括
A. 睾丸壁增厚
B. 肉芽肿
C. 干酪样变
D. 纤维化
E. 钙化

2. 下列选项中，属于肾结核辅助检查的有
A. X线检查
B. 尿液检查
C. B超检查
D. CT检查
E. MRI检查

3. 肾结核的潜在并发症有
A. 出血
B. 肾衰竭
C. 感染
D. 肝功能受损
E. 尿瘘

4. 前列腺、精囊结核病变严重者可表现为
A. 会阴和直肠内不适
B. 精液减少
C. 脓血样精液
D. 性功能障碍

E. 不育

5. 肾结核患者勿用或慎用对肾脏有毒性的药物，如氨基糖苷类、磺胺类药物，尤其是

A. 双肾结核患者　　B. 孤立肾结核患者

C. 肾结核双肾积水患者　　D. 肾癌患者

E. 肾小球肾炎患者

6. 肾结核的膀胱镜检查可见膀胱黏膜炎性充血、水肿、浅黄色结节、结核性溃疡、肉芽肿及瘢痕等病变，以（　　）较为明显

A. 膀胱三角区　　B. 患侧输尿管口周围

C. 尿道　　D. 后尿道

E. 膀胱颈

7. 下列哪些检查方法不适用于肾结核的早期诊断

A. 尿路平片　　B. 尿路造影

C. 超声检查　　D. CT 检查

E. MRI 检查

8. 肾结核的诊断要点包括

A. 尿频、尿急、尿痛等膀胱刺激症状　　B. 血尿

C. 抗感染治疗无明显好转　　D. 影像学检查

E. 尿结核分枝杆菌阳性

9. 关于前列腺、精囊结核的病理生理，叙述正确的有

A. 病变早期位于前列腺和精囊的血管或射精管附近

B. 病理改变与其他器官结核类似，但纤维化较重

C. 前列腺结核和精囊结核一般同时存在

D. 前列腺结核不会形成寒性脓肿

E. 前列腺结核不会形成钙化

参考答案与解析

一、A1 型题

1. B【解析】适用肾切除术的患者应在较长时间的抗结核药准备后才能施行，一般术前准备用药 3~6 个月。术前尚需再次行造影检查，确立病情后再决定是否手术。

2. B【解析】血尿是肾结核的重要症状，常为终末血尿，主要是因为存在结核性炎症及溃疡的膀胱排尿终末时收缩出血。少数肾结核因侵及血管，也可出现全程肉眼血尿。出血严重时，血块通过输尿管可引起肾绞痛。

3. E【解析】出现如下情况考虑泌尿系结核：①慢性进行性加重的膀胱刺激症状，经抗菌药治疗无效。②尿液酸性、有脓细胞，而普通细菌培养阴性，而尿沉淀涂片抗酸染色可找到抗酸杆菌。③有肺结核或其他肾外结核病灶存在，且尿液检查异常者。④其他部位有活动性结核灶、生殖器硬结并瘘管。

4. D【解析】肾结核是全身性疾病，在治疗中必须重视全身治疗，所以选项A正确。单纯药物治疗者必须每月进行尿液检查及泌尿系统造影，所以选项B正确。药物治疗如无效，必须行手术治疗，所以选项C正确。肾切除术手术前服用抗结核药不少于2周，术后继续服药，所以选项E正确，选项D错误。

5. B【解析】尿沉渣涂片做抗酸染色，50%~70%的肾结核病例可找到抗酸杆菌，以清晨第1次尿液检查阳性率最高，至少连续检查3次。

6. B【解析】肾结核是全身性疾病，在治疗中必须重视全身治疗，并且无论其病变程度如何、是否需要行外科手术，都必须按标准治疗方案服用抗结核药。所以双侧肾结核患者最佳的治疗方法是先给予抗结核药治疗，再切除严重的一侧肾。

7. C【解析】肾结核患者术后避免过早下床，肾切除术后一般需卧床3~5天，行部分肾切除术的患者则需卧床1~2周。术后需要观察尿量及性质，鼓励患者多饮水，妥善固定引流管和导尿管，保持引流管通畅，继续抗结核化疗6个月以上，以防结核复发。

8. D【解析】肾结核病灶在肾，症状在膀胱。早期临床肾结核，仅尿中有少量白细胞和结核分枝杆菌。病变进一步发展，可有明显症状。

9. E【解析】肾结核患者宜进高蛋白、高热量、高维生素饮食，忌食肥腻及辛辣刺激性食物，还应忌偏食、暴食及过热食物；有条件者，可采用少食多餐制进食，并注意餐食多样化和色、香、味俱佳，以促进食欲，不断补充足够的营养，以增强体质及抗病能力。

10. B【解析】肾结核术后应密切观察体温、白细胞计数、手术切口及敷料情况，遵医嘱使用抗生素，保持切口敷料清洁、干燥，所以选项A叙述正确。避免过早下床，肾切除术后一般需卧床3~5天，行部分肾切除术的患者则需卧床1~2周，所以选项B叙述错误。手术后应每月检查尿常规和尿结核分枝杆菌，连续3~6个月尿中无结核分枝杆菌称为稳定好转，5年不复发可认为治愈，所以选项C和D叙述正确。术后继续抗结核化疗6个月以上，以防结核复发，所以选项E叙述正确。

11. B【解析】肾结核是结核分枝杆菌引起的肾感染，其感染途径主要是体内结核病灶中的结核分枝杆菌经血流播散至肾脏。原发病灶多在肺部，结核分枝杆菌经血行或淋巴进入肾脏后，常引起双肾皮质的病变。

12. C【解析】参见A1型题第5题解析。

13. B【解析】包皮垢杆菌、枯草杆菌也是抗酸杆菌，易与结核分枝杆菌混淆。B中找到抗酸杆菌，不应作为诊断肾结核的唯一依据，因为尿结核分枝杆菌培养对肾结核诊断有决定性意义，阳性率可高达90%。

14. C【解析】尿频是肾结核患者最早出现的症状，起初是含结核分枝杆菌的酸性脓尿刺激膀胱所致，不久膀胱结核病变引起溃疡，尿频加重，并同时有尿急、尿痛。晚期膀胱挛缩，尿频更加严重，甚至有尿失禁。

15. E【解析】肾结核是结核分枝杆菌感染引起的慢性、进行性、破坏性肾脏病变。原发病灶多在肺部，其次在骨、关节、淋巴及肠道。

16. D【解析】男性生殖系统结核主要来源于其他部位结核灶的血行感染，少数继发于泌尿系统结核，所以选项 A 叙述错误。自截肾不是肾切除术适应证，所以选项 B 叙述错误。部分肾切除术的患者需卧床 1~2 周，所以选项 C 叙述错误。术后应每月检查尿常规和尿结核分枝杆菌，连续 3~6 个月尿中无结核分枝杆菌称为稳定好转，所以选项 D 叙述正确。在肾结核的病理发展过程中，由病理肾结核发展到临床肾结核是一个漫长的过程，所以选项 E 叙述错误。

17. D【解析】附睾结核一般发病缓慢，表现为阴囊部肿胀不适或下坠感，附睾尾或整个附睾呈硬结状，疼痛不明显，形成寒性脓肿，与阴囊皮肤粘连，破溃后形成窦道经久不愈，流出稀黄色脓液。病变侧输精管变粗硬，有串珠样小结节。双侧病变则失去生育能力。

18. E【解析】肾结核最主要的临床表现是尿频、尿急、尿痛等膀胱刺激征，这是肾结核早期最常见的表现。晚期膀胱挛缩，尿频愈发严重，甚至有尿失禁。

二、A2 型题

1. C【解析】肾结核术后，患者应每月检查尿常规 1~2 次。

2. B【解析】肾结核单纯药物治疗患者必须每月进行尿液检查及泌尿系统造影，注意观察有无变化。

3. A【解析】患者左肾结核，右肾轻度积水，应先引流肾积水，挽救肾功能，而后再切除左肾。

4. A【解析】患者右肾结核行右肾切除术后 1 年，近日出现尿量逐渐减少，血肌酐及尿素氮逐渐升高，可能发生肾衰竭，最可能的原因是左肾结核。

5. B【解析】肾结核术前需要服用抗结核药不少于 2 周，术后继续服药。

6. B【解析】参见 A1 型题第 7 题解析。

三、A3/A4 型题

1. E【解析】患者尿沉淀涂片抗酸染色找抗酸杆菌 3 次（+），疑诊为肾结核。其临床表现包括尿频、尿急、尿痛等膀胱刺激征，以及血尿、脓尿、肾区疼痛和肿块、全身症状（可表现为贫血、消瘦、低热、盗汗、食欲缺乏、红细胞沉降率加快）。

2. C【解析】肾结核有钙化时，尿路 X 线平片显示斑点状钙化或全肾钙化阴影。肾结核早期尿路造影表现为肾盏边缘呈鼠咬状；病变进展可出现肾皮质脓肿和空洞形成，表现为不规则的造影剂充填区；晚期肾结核致肾功能损害或肾自截时表现为肾不显影。输尿管结核表现为边缘不光滑，多处狭窄或输尿管僵直。

3. E【解析】目前肾结核的药物治疗原则：必须早期、联合、足量、全程、规律用药，主张行“短程化疗”，即口服 3 种药物 6 个月疗法。具体方法：利福平 0.6g，异烟肼 0.3g，均口服 1 次/日；吡嗪酰胺 0.25~0.5g，口服 3 次/天。先 3 种药用 4 个月，之后利福平、异烟肼再用 2 个月。

4. C【解析】该患者出院继续抗结核治疗过程中，最需要注意的是定期做对侧肾 B 超及肾功能检查，以防对侧病变。

5. E【解析】肾结核术后应保持肾窝引流管、双“J”管及导尿管等引流通畅，指导患者避免憋尿及减少腹部用力。若出现肾窝引流管和导尿管的引流量减少、切口疼痛、渗尿、触及皮下有波动感等情况，提示可能发生尿漏，应及时报告医生并协助处理。

四、B 型题

1~2 D、E【解析】肾结核一般无明显腰痛，患侧腰痛常在晚期形成结核性脓肾或病变延及肾周围时出现。并发对侧肾积水时可出现对侧腰痛。结核性脓肾时可出现腰部肿块。

3. C【解析】由于肾脏和膀胱的结核性炎症，发生组织破坏，尿液中可出现大量脓细胞，同时在尿液内可混有干酪样物质，使尿液浑浊不清，严重者呈米汤样脓尿。

五、X 型题

1. BCD【解析】附睾结核的主要病理改变是肉芽肿、干酪样变和纤维化等，钙化少见。

2. ABCDE【解析】肾结核的辅助检查有尿液检查、B 超检查、X 线检查、CT 和 MRI 及膀胱镜检查。

3. ABCDE【解析】肾结核的潜在并发症有出血、感染、尿瘘、肾衰竭、肝功能受损。

4. BCDE【解析】前列腺、精囊结核病变轻者表现常不明显，偶感会阴和直肠内不适；病变严重者可表现为精液减少、脓血样精液、性功能障碍、不育等。

5. ABC【解析】肾结核患者勿用或慎用对肾脏有毒性的药物，如氨基糖苷类、磺胺类药物等，尤其是双肾结核、孤立肾结核、肾结核双肾积水的患者。

6. AB【解析】肾结核的膀胱镜检查可见膀胱黏膜炎性充血、水肿、浅黄色结节、结核性溃疡、肉芽肿及瘢痕等病变，以膀胱三角区和患侧输尿管口周围较为明显。晚期膀胱结核使整个膀胱充血、水肿，呈一片通红。

7. ACDE【解析】尿路造影是检查肾结核早期病变的首选方法，因为肾结核早期仅延及肾盂、肾盏黏膜。尿路平片仅用于显示肾结核钙化；超声检查早期无异常发现；CT 检查是肾结核常用的检查方法，但显示早期病变较困难；MRI 不是肾结核的常规检查方法，当肾结核合并肾盂输尿管扩张积水，特别是合并肾功能不良时，应选超声与 MRI 检查。

8. ABCDE【解析】5 个选项均是肾结核的诊断要点。

9. ABC【解析】前列腺结核和精囊结核病变早期位于前列腺和精囊的血管或射精管附近，之后向其附近的其他部位扩展。病理改变与其他器官结核类似，但纤维化较重。前列腺结核和精囊结核一般同时存在。前列腺结核有时形成寒性脓肿及不同程度的钙化，病变可向会阴部破溃形成窦道。

第二十七章　前列腺增生患者的护理

一 A1 型题

1. 前列腺摘除术后防止感染的措施中不正确的是
   A. 敷料渗湿者及时更换
   B. 引流管的接管和尿袋须每日更换
   C. 尿道外口每日消毒 2 次
   D. 耻骨后引流管于术后 1 周拔除
   E. 耻骨上膀胱造瘘管于术后 2 周拔除
2. 前列腺术后 1 周内的护理措施，不正确的是
   A. 安置两根导尿管
   B. 膀胱冲洗液自气囊导尿管注入
   C. 冲洗液从耻骨上造瘘管流出
   D. 患者腹胀时，用人工肛管排气
   E. 必要时冲洗液中加入止血药
3. 前列腺增生排尿困难的程度主要取决于
   A. 前列腺的大小
   B. 患者的年龄
   C. 尿路梗阻的程度
   D. 是否癌变
   E. 是否钙化
4. 行前列腺电切术的体位是
   A. 截石位
   B. 仰卧位
   C. 侧卧位
   D. 俯卧位
   E. 平卧位
5. 良性前列腺增生的典型症状是
   A. 尿频
   B. 尿痛
   C. 尿急
   D. 进行性排尿困难
   E. 急性尿潴留
6. 良性前列腺增生中，引起症状最明显的是
   A. 中叶增生
   B. 前叶增生
   C. 后叶增生
   D. 右侧叶增生
   E. 左侧叶增生
7. 目前最常用的治疗前列腺增生的手术方式是
   A. 耻骨上经膀胱前列腺切除术
   B. 耻骨后前列腺切除术

C. 经会阴前列腺切除术　　D. 经尿道前列腺电切术
E. 前列腺激光切除术

8. 前列腺特异性抗原（PSA）测定是诊断前列腺癌的特异性指征，正常为
A. 0~4μg/L　　B. 4~6μg/L
C. 6~8μg/L　　D. 8~10μg/L
E. 10~12μg/L

9. 能反映膀胱排空功能的检查是
A. 残余尿测定　　B. 尿常规检查
C. 肾功能检查　　D. 膀胱测压
E. 尿比重测定

10. 前列腺增生患者发生急性尿潴留，首选的处理方法是
A. 改变体位　　B. 膀胱穿刺抽尿
C. 按摩、热敷　　D. 留置导尿
E. 膀胱造瘘

11. 膀胱内充满尿液，其压力增高，迫使少量尿液自尿道口溢出，称为
A. 真性尿失禁　　B. 尿潴留
C. 尿瘘　　D. 充盈性尿失禁
E. 多尿

12. 前列腺增生主要发生于前列腺的
A. 前纤维肌区　　B. 尿道周围移行带
C. 中央带　　D. 外周带
E. 射精管

13. 前列腺增生患者，尿液不断自尿道口滴出称为
A. 遗尿　　B. 真性尿失禁
C. 压力性尿失禁　　D. 急迫性尿失禁
E. 充盈性尿失禁

14. 前列腺切除术后早期护理的重点是
A. 防止尿道狭窄　　B. 防止感染
C. 观察和防治出血　　D. 防止血栓形成
E. 防止尿失禁

15. 尿频、尿急，特别是（　　），是前列腺增生最早出现的症状
A. 夜间排尿次数增多　　B. 夜间排尿不尽
C. 夜间排尿困难　　D. 夜间排尿时间延长
E. 早晨排尿次数增多

16. 良性前列腺增生易发生于
A. 幼儿　B. 儿童
C. 壮年　D. 青年
E. 老年

17. 前列腺摘除术后行膀胱冲洗的主要目的是
A. 防止组织腐肉脱落　B. 保持膀胱充分膨胀
C. 防止血凝块形成，使尿液引流通畅　D. 防止结石形成
E. 促进膀胱收缩

二 A2 型题

1. 患者，男性，56 岁。因良性前列腺增生行耻骨上经膀胱前列腺切除术后 2.5 小时，护士测得血压 94/60mmHg，脉搏 120 次/分，脉搏细弱，四肢冷，持续膀胱冲洗，冲出液色鲜红，色泽浓，急查血常规示 Hb 78g/L。下列处理中最重要的是
A. 安慰患者，保持情绪稳定　B. 记录 24 小时出入量
C. 应用止血药　D. 使用升压药
E. 加快补液，立即输血，增加导尿管气囊的容量，压迫止血

2. 患者，男性，60 岁。饮酒史 20 年，糖尿病史 5 年，良性前列腺增生 3 年，保守治疗无效，要求住院手术治疗。如该患者 B 超检查提示有残余尿，残余尿>（　　），需留置导尿
A. 50ml　B. 100ml
C. 200ml　D. 1500ml
E. 250ml

3. 患者，男性，79 岁。患阿尔茨海默病，因前列腺增生行前列腺电切术后 3 小时，强烈要求下床上厕所解大便。下列护理措施中正确的是
A. 满足患者要求　B. 协助患者在床上排便
C. 开塞露塞肛，促进排便　D. 放出导尿管气囊内的气体或液体
E. 向患者家属说明便意是导尿管气囊压迫前列腺窝引起，可适当给予镇静药

4. 患者，男性，65 岁。前列腺增生并发尿潴留，做膀胱造影时，护士应提供
A. 普通橡胶导尿管　B. 前列腺导尿管
C. 蕈状导尿管　D. 气囊导尿管
E. 金属导尿管

5. 患者，男性，62 岁。进行性排尿困难，夜尿次数增多，直肠指诊发现前列腺明显增大。考虑为
A. 膀胱癌　B. 膀胱结石
C. 良性前列腺增生　D. 尿道狭窄

E. 膀胱结核

三 A3/A4型题

（1~4题共用题干）

患者，男性，68岁。排尿费力多年，昨日饮酒后一夜未排尿，下腹胀痛。查体：膀胱膨胀至脐下1指，触痛。

1. 该患者最可能的诊断是
   A. 膀胱肿瘤　　B. 膀胱结石
   C. 尿路结石　　D. 前列腺增生
   E. 前列腺癌
2. 目前宜采取的处理是
   A. 留置导尿　　B. 给予镇痛药
   C. 尽快检查明确诊断　　D. 使用抗生素预防感染
   E. 腹部热敷
3. 下列处理措施不正确的是
   A. 立即给予导尿　　B. 导尿过程中注意无菌操作
   C. 必要时留置导尿管　　D. 尿管插入后尽快排空膀胱
   E. 若导尿管插入困难可行耻骨上膀胱穿刺
4. 对该患者最常用的治疗方法是
   A. 药物治疗　　B. 经尿道前列腺电切术
   C. 耻骨上经膀胱前列腺切除术　　D. 膀胱造瘘
   E. 激光治疗

（5~8题共用题干）

患者，男性，76岁。因前列腺增生行经尿道前列腺电切术（TUR-P）术后第1天。一般情况好，无恶心、呕吐，无腹胀。膀胱冲洗通畅。

5. 患者目前的适宜体位是
   A. 半卧位　　B. 平卧位
   C. 头低足高位　　D. 仰卧中凹位
   E. 截石位
6. 目前患者的饮食是
   A. 禁食　　B. 流质饮食
   C. 半流质饮食　　D. 软食
   E. 普食

7. 膀胱冲洗的目的是

A. 便于观察病情　　B. 减少出血

C. 减轻疼痛　　D. 避免导尿管阻塞

E. 预防感染

8. 通常拔除导尿管的时间为术后

A. 24小时　　B. 48小时

C. 5~7天　　D. 1~2周

E. 10天

（9~10题共用题干）

患者，男性，67岁。既往进行性排尿困难多年，因饮酒后不能排尿就诊。查体发现膀胱区明显膨隆。

9. 该患者最可能的诊断是

A. 前列腺增生　　B. 前列腺癌

C. 膀胱肿瘤　　D. 膀胱结石

E. 尿道狭窄

10. 首先应采取的处理措施是

A. 穿刺抽尿　　B. 耻骨上膀胱造瘘

C. 导尿并留置导尿管　　D. 压腹部排尿

E. 紧急行前列腺摘除术

四 B型题

（1~3题共用备选答案）

A. 7天内　　B. 10天

C. 15天　　D. 2~3天

E. 8天

1. 良性前列腺增生术后禁止灌肠的时间是术后
2. 良性前列腺增生术后气囊导尿管的拔除时间是术后
3. 良性前列腺增生术后耻骨上膀胱造瘘管的拔除时间是术后

五 X型题

1. 前列腺摘切术后防止前列腺窝出血的措施，正确的有

A. 做好气囊导尿管护理　　B. 避免剧烈活动

C. 肛管排气　　D. 禁止灌肠

E. 避免用力排便

2. 用于治疗良性前列腺增生的 α 受体阻断药包括

A. 酚苄明　　B. 坦索罗辛

C. 非那雄胺　　D. 爱普列特

E. 特拉唑嗪

3. 前列腺增生患者主要存在的护理诊断为

A. 排尿障碍　　B. 急性疼痛

C. 有感染的危险　　D. 尿失禁

E. 营养低于机体需要量

六 案例分析题

（1~5 题共用题干）

患者，男性，68 岁。尿频、夜尿多、排尿不畅 4 年，10 小时前饮酒后突然出现小便不能自解，急诊就诊，主诉下腹部胀痛。查体：下腹膨隆，叩诊呈浊音，轻度压痛，直肠指诊可触及前列腺增大、光滑、质韧、中央沟消失。

1. 该患者可能诊断为

A. 前列腺增生　　B. 前列腺癌

C. 膀胱炎　　D. 膀胱结石

E. 前列腺结核

2. 目前首先应为患者进行的处理是

A. 急诊手术　　B. 耻骨上膀胱穿刺造瘘

C. 留置导尿　　D. 口服 α 受体阻断药

E. 注射解痉药

3. 为了进一步了解患者的病情，还应进行的检查包括

A. 残余尿测定　　B. 尿流率测定

C. B 超检查　　D. 前列腺特异性抗原测定

E. 癌胚抗原（CEA）测定

4. 前列腺增生的临床表现包括

A. 尿频、尿急　　B. 排尿困难

C. 血尿　　D. 尿潴留、充盈性尿失禁

E. 排尿速度减慢

5. 医生为患者行 TUR-P 术，下列术后护理措施中，不正确的是

A. 给予粗纤维、易消化的食物　　B. 忌饮酒及辛辣食物

C. 每日询问患者排尿情况　　D. 限制患者水分摄入

E. 保证良好的睡眠

参考答案与解析

一、A1型题

1. D【解析】前列腺摘除术后为了防止感染，敷料渗湿者须及时更换，引流管的接管和尿袋须每日更换，尿道外口每日消毒2次，所以选项A、B、C叙述正确。耻骨后引流管于手术后3~4天，引流量很少时拔除，所以选项D叙述错误。膀胱造瘘管通常留置10~14天后拔除，所以选项E叙述正确。

2. D【解析】前列腺术后1周内伤口尚未愈合，如果用人工肛管进行排气容易损伤前列腺窝，引起前列腺伤口出血。

3. C【解析】前列腺增生的临床表现主要是由于尿道前列腺部受到增生前列腺的压迫而引起尿路梗阻所产生。排尿困难程度主要决定于尿路梗阻的程度、病变发展的速度及是否合并感染和结石，与前列腺本身的大小及是否癌变、钙化无关。

4. A【解析】行前列腺电切手术采取截石体位。

5. D【解析】良性前列腺增生最早出现的症状是尿频、尿急，特别是夜尿次数增多，典型症状是进行性排尿困难。

6. A【解析】良性前列腺增生中，腺体向膀胱内突出（中叶增生），极易造成膀胱出口阻塞，增生腺体凸向尿道，可使尿道前列腺部伸长、弯曲、受压变窄，引起排尿困难。

7. D【解析】治疗前列腺增生的手术方式有经尿道前列腺电切术（TUR-P）、耻骨上经膀胱前列腺切除术、耻骨后前列腺切除术、经会阴前列腺切除术、经尿道前列腺电汽化术（TVP）。目前最常用的是经尿道前列腺电切术。

8. A【解析】前列腺特异性抗原（PSA）测定是诊断前列腺癌的特异性指征，正常为0~4μg/L，前列腺体积较大、有结节或较硬时，应测定血清PSA，以排除合并前列腺癌的可能性。

9. A【解析】通过B超可测定残余尿，残余尿作为诊断前列腺增生的重要指标广泛应用于临床，它对判断梗阻程度和了解膀胱排空功能有重要意义。

10. D【解析】尿潴留由前列腺增生、神经性膀胱功能障碍等引起，首选的处理方法为及时留置导尿管，持续导尿，排空尿液。其他促进排尿的护理措施有热敷、按摩，改变体位，水龙头声诱导排尿等。选项A和C可帮助自主排尿，选项B和E虽有效，但有创，均不是最佳选择，故正确答案为D。

11. D【解析】膀胱过度充盈，膀胱功能完全失去代偿，引起膀胱内压力增高，导致尿液不断溢出，属于充盈性尿失禁，又称假性尿失禁。

12. B【解析】前列腺增生主要发生于前列腺尿道周围移行带。增生的前列腺体将外围的腺体挤压萎缩成前列腺外科包膜，与增生的腺体有明显界限，易于分离。

13. E【解析】参见 A1 型题第 11 题解析。

14. C【解析】继发性出血是前列腺切除术后常见的并发症，主要是因为前列腺周围有丰富的血管网，位置较深，不能在直视下缝扎止血。另外，全身因素也是关键，如糖尿病和凝血功能障碍等均可诱发术后出血，术后护士应重点观察和防治出血。

15. A【解析】参见 A1 型题第 5 题解析。

16. E【解析】目前认为高龄及有功能的睾丸是前列腺增生发病的重要因素，其中雄激素、多种生长因子、类固醇激素受体等与前列腺增生有一定的关系。良性前列腺增生易发生于老年人。

17. C【解析】前列腺摘除术后可见肉眼血尿，术后需用生理盐水持续冲洗膀胱 3~7 天，及时冲洗膀胱内积血或小血块，防止血凝块堵塞导管，使尿液引流通畅。

二、A2 型题

1. E【解析】患者因良性前列腺增生行耻骨上经膀胱前列腺切除术，术后发生出血，处理中最重要的是加快补液，立即输血，增加导尿管气囊的容量，压迫止血。

2. A【解析】残余尿正常应<10ml，一般残余尿达 50ml 以上即提示膀胱逼尿肌已处于早期失代偿状态，可作为手术指征之一，需留置导尿。

3. E【解析】前列腺贴近直肠，可经直肠指诊触及。前列腺电切术后，导尿管气囊压迫前列腺窝止血，会刺激直肠产生便意。该患者患阿尔茨海默病，可适当给予镇静药，避免用力排便使腹压增高引起术后出血。

4. B【解析】前列腺导尿管用于前列腺增生并发尿潴留时。前列腺增生患者发生尿潴留时，尿道膜部及膀胱颈部往往狭窄，普通导尿管不能插入，应选用硅胶材质带气囊的两腔前列腺导尿管，其末端弯而细尖，且较硬挺，容易通过狭窄部进入膀胱，给予留置导尿。所以选项 B 叙述正确。普通橡胶导尿管是经尿道插入膀胱导尿，最常用于术后尿潴留和尿道成形术患者，也可用作膀胱尿道造影，其型号根据患者的情况而定。蕈状导尿管能保证引流通畅，引流管不易脱落，用于膀胱或肾盂造瘘。气囊导尿管常用于持续导尿的患者，也可用于各种膀胱手术后，可以避免行膀胱造瘘术。金属导尿管用于尿道狭窄，普通导尿管不能插入时。

5. C【解析】尿频、尿急，特别是夜间排尿次数增多，是前列腺增生最早出现的症状。进行性排尿困难是前列腺增生最重要的症状。直肠指诊发现前列腺明显增大，且患者为老年男性，根据这几点可以考虑患者发生良性前列腺增生。

三、A3/A4 型题

1. D【解析】该患者最可能的诊断是前列腺增生。进行性排尿困难是前列腺增生最重要的症状，发展缓慢。前列腺增生较重的晚期患者，梗阻严重时可因受凉、饮酒、憋尿时间过长或感染等原因导致尿液无法排出而发生急性尿潴留。

2. A【解析】患者因饮酒后一夜未排尿，下腹胀痛，发生急性尿潴留，应及时留置导尿管引流尿液，恢复膀胱功能，预防肾功能损害。

3. D【解析】急性尿潴留患者可立即给予导尿，导尿过程中注意无菌操作，必要时留置导尿管。插导尿管时，若普通导尿管不易插入，可选择尖端细而稍弯的前列腺导尿管。如无法插入尿管，可行耻骨上膀胱穿刺或造瘘以引流尿液，同时做好留置导尿管或膀胱造瘘管的护理。选项D的叙述是不正确的。

4. B【解析】参见A1型题第7题解析。

5. B【解析】行TUR-P术后应平卧2天后才改半卧位，以利于固定和牵拉气囊尿管。

6. E【解析】术后6小时可进流质饮食，1~2天后无腹胀可进食高蛋白、高纤维素、易消化饮食，多饮水，2500~3000ml/d。

7. D【解析】参见A1型题第17题解析。

8. C【解析】TUR-P术后5~7天尿液颜色清澈，即可拔除导尿管。

9. A【解析】根据进行性排尿困难病史，饮酒后不能排尿，查体发现膀胱区明显膨隆，加之患者为老年男性，最可能的诊断是前列腺增生。

10. C【解析】患者因饮酒后不能排尿，发生了急性尿潴留，首先应采取的处理措施是导尿并留置导尿管。

四、B型题

1. A【解析】良性前列腺增生术后1周离床活动，消除引起腹内压增高的因素，禁止灌肠或肛管排气，以免引起前列腺窝出血。

2. B【解析】良性前列腺增生术后需常规留置三腔气囊导尿管，牵引固定，既能保证尿液流出，又可以通过水囊压迫前列腺窝，起到止血的作用。一般来说，气囊导尿管拔除时间是术后10天。

3. B【解析】良性前列腺增生术后耻骨上膀胱造瘘管应在术后10天以后拔管，拔管前应先行夹管试验，待试行排尿通畅2~3天后，方可拔管。

五、X型题

1. ABDE【解析】为了防止前列腺切除术后出血，指导患者术后逐渐离床活动；保持排便通畅，避免用力排便使腹内压增高引起出血；术后早期禁止灌肠或肛管排气，以免造成前列腺窝出血。

2. ABE【解析】用于治疗良性前列腺增生的α受体阻断药有降低尿道阻力的作用，药物有酚苄明、坦索罗辛、特拉唑嗪等。非那雄胺、爱普列特属于5α还原酶抑制药。

3. ABCD【解析】前列腺增生的护理诊断如下。①排尿障碍：与膀胱出口梗阻有关。

②急性疼痛：与逼尿肌功能不稳定、导尿管刺激、膀胱痉挛有关。③有感染的危险：与尿路梗阻与留置导尿管有关。④潜在并发症：经尿道电切综合征、出血、尿失禁。

六、案例分析题

1. A【解析】根据老年男性，尿频、夜尿多、排尿不畅等临床症状及查体结果，可诊断患者为前列腺增生。

2. C【解析】患者因饮酒后突然出现小便不能自解，考虑发生了急性尿潴留，首先应为患者进行的处理是留置导尿以解除尿潴留。

3. ABCD【解析】为了进一步了解患者的病情，还应进行如下检查。①B 超：可测定残余尿，残余尿作为诊断前列腺增生的重要指标广泛应用于临床，它对判断梗阻程度和了解膀胱功能有重要意义。②尿流率测定：可确定前列腺增生患者排尿的梗阻程度。检查时要求排尿量在 150~200ml，如最大尿流率<15ml/s 提示排尿不畅；如<10ml/s 则提示梗阻严重，常为手术指征之一。③前列腺特异性抗原测定：是诊断前列腺癌的特异性指征，正常为 0~4μg/L。前列腺体积较大、有结节或较硬时，应测定血清 PSA，以排除合并前列腺癌的可能性。CEA（癌胚抗原）不需要进行检查。CEA 对胃、结直肠、胰腺、胆囊肿瘤等消化道肿瘤有较好的阳性检出率，也可作为肺癌、乳腺癌等恶性肿瘤的辅助诊断指标。

4. ABCD【解析】前列腺增生的临床表现包括尿频、尿急、排尿困难、血尿、尿潴留、充盈性尿失禁，排尿速度减慢不是前列腺增生的临床表现。

5. D【解析】TUR-P 术后应鼓励患者多饮水，可以减少出血，并保持尿路通畅。

第二十八章 泌尿、男性生殖系统肿瘤患者的护理

一 A1型题

1. 泌尿生殖系统最常见的肿瘤是
   A. 肾母细胞瘤　　B. 肾癌
   C. 膀胱癌　　D. 前列腺癌
   E. 阴茎癌

2. 前列腺癌发展成临床型的重要危险因素是
   A. 年龄　　B. 职业与环境
   C. 性激素分泌　　D. 遗传
   E. 高动物脂肪饮食

3. 血尿是膀胱癌最常见和最早出现的症状，常表现为（　　），可自行减轻或停止
   A. 间歇性镜下血尿　　B. 终末血尿
   C. 间歇性肉眼血尿　　D. 全程血尿伴有血块
   E. 全程肉眼血尿

4. 肾癌最常见的转移部位是
   A. 肝　　B. 骨骼
   C. 脑　　D. 肾上腺
   E. 肺

5. 经尿道膀胱肿瘤切除术后的患者，对保留膀胱的患者，一般采用膀胱内药物灌注以防止肿瘤复发，根据文献报道，下列哪种药物的效果最好
   A. 卡介苗　　B. 丝裂霉素
   C. 吡柔比星　　D. 顺铂
   E. 塞替派

6. 确诊膀胱癌最可靠的方法是
   A. B超检查　　B. CT检查
   C. 膀胱触诊　　D. MRI检查

E. 膀胱镜检查

7. 不会引起排尿困难的疾病是

A. 尿道结石　B. 婴幼儿包茎

C. 糖尿病　D. 前列腺增生

E. 尿道狭窄

8. 肾癌临床以（　　）最多见，占 60%~85%

A. 透明细胞癌　B. 颗粒细胞癌

C. 梭形细胞癌　D. 嗜色细胞癌

E. 嫌色细胞癌

9. 肾癌的血尿特点是

A. 镜下血尿　B. 终末血尿

C. 全程肉眼血尿，终末加重　D. 全程血尿伴有血块

E. 无痛性间歇性肉眼血尿

10. 肾癌三联征是指

A. 血尿、发热、肿块　B. 腰痛、肿块、血尿

C. 尿急、尿频、尿痛　D. 腰痛、血尿、血压升高

E. 发热、红细胞沉降率加快、血压升高

11. 膀胱癌的临床表现不正确的是

A. 初始血尿　B. 间歇性肉眼血尿

C. 肿瘤坏死、溃疡可引起膀胱刺激症状　D. 排尿困难

E. 多数患者无明显体征

12. 肾癌最早出现的症状是

A. 疼痛　B. 低热

C. 血尿　D. 贫血

E. 腰部肿块

13. 下列有关肾细胞癌的叙述不正确的是

A. 患者可以出现间歇或持续性低热　B. 患者可以发生低钙血症

C. 患者可以出现高血压　D. 血块通过输尿管时可发生肾绞痛

E. 患者疼痛常为腰部钝痛或隐痛

14. 膀胱肿瘤最多发生的部位是

A. 膀胱三角区　B. 两侧壁及后壁

C. 颈部　D. 底部

E. 顶部

15. 膀胱癌患者的临床表现中对诊断有较大帮助的是

A. 尿频　　B. 尿急
C. 发热　　D. 肉眼血尿
E. 尿痛

16. 与膀胱癌患者的护理诊断：自我形象紊乱直接相关的因素是
A. 手术损伤较大　　B. 出血较多
C. 继发感染　　D. 营养不良
E. 尿流改道术后排尿方式改变

17. 肾癌的细胞类型均来源于（　　）上皮细胞
A. 肾小球　　B. 肾小球血管
C. 肾小管　　D. 肾乳头
E. 肾小盏

18. 对肾癌最有效的处理是
A. 放疗　　B. 化疗
C. 免疫治疗　　D. 生物素治疗
E. 根治性手术治疗

19. 中晚期肾癌的表现是
A. 乏力　　B. 血压升高
C. 尿频　　D. 发热
E. 血尿

20. 与晚期肾癌患者的护理诊断：营养失调相关的因素是
A. 发热　　B. 血压升高
C. 恐惧　　D. 继发感染
E. 长期血尿、癌肿消耗、手术创伤

21. 肾癌的病理类型中，恶性程度高、预后差的是
A. 透明细胞癌　　B. 颗粒细胞癌
C. 嫌色细胞癌　　D. 嗜色细胞癌
E. 梭形细胞癌

22. 肾癌最常见的症状是
A. 疼痛　　B. 低热
C. 腰部肿块　　D. 无痛性间歇性肉眼血尿
E. 尿频

23. 肾癌术后监测 24 小时尿量的主要目的是
A. 观察患者术后是否平稳　　B. 监测患者的肝功能
C. 监测患者的肾功能　　D. 监测患者有无出血

E. 检测患者有无糖尿病

二 A2 型题

1. 患者，男性，72 岁。无痛性间歇性肉眼血尿 2 周余，查体发现左精索静脉曲张，平卧时不消失。首先应考虑的诊断是

A. 肾盂癌　　B. 肾癌
C. 输尿管癌　　D. 膀胱癌
E. 前列腺癌

2. 患者，女性，55 岁。因患膀胱肿瘤，今日拟行全膀胱切除术+肠道代膀胱术。早晨护士进行的护理中，不正确的是

A. 排空膀胱　　B. 清洗阴道
C. 留置尿管　　D. 留置肛管
E. 清洁灌肠

3. 患者，男性，48 岁。因患膀胱癌行全膀胱切除术。术后第 5 天饮食应是

A. 禁食　　B. 流质饮食
C. 半流质饮食　　D. 无渣软食
E. 以上全不对

4. 患者，男性，60 岁。2 年来出现无痛性间歇性全程肉眼血尿，终末加重，近半年来出现尿频、尿痛，3 个月来耻骨后感疼痛。可初步考虑诊断为

A. 肾结核　　B. 膀胱结石
C. 膀胱癌　　D. 前列腺增生
E. 膀胱炎

5. 患者，女性，45 岁。因患膀胱癌入院。该患者的晚期转移途径为

A. 血行转移　　B. 直接蔓延
C. 淋巴转移　　D. 胃肠道管腔内转移
E. 种植转移

6. 患者，男性，32 岁。因肾癌拟行根治性肾切除术，其术前护理措施不包括

A. 贫血严重的患者注意营养摄入　　B. 注意观察患者尿液颜色的变化
C. 遵医嘱给予输血等支持治疗　　D. 观察患者有无膀胱刺激症状
E. 注意引起低热原因的鉴别与观察

7. 患者，男性，50 岁。因患膀胱癌，行经尿道膀胱肿瘤电切术，术后第 3 天，护理措施不正确的是

A. 给予心理护理　　B. 给予导尿管护理
C. 给予饮食指导　　D. 鼓励患者用力排尿

E. 加强尿漏患者的护理

8. 患者，男性，56岁。无痛性全程肉眼血尿半个月，B超检查发现肾脏有一5cm×6cm的实质性占位。该患者最可能的诊断为

A. 肾癌
B. 肾结石
C. 肾囊肿
D. 肾结核
E. 肾炎

三 A3/A4型题

（1~5题共用题干）

患者，男性，72岁。间歇性肉眼血尿2年，反复左肋间隙剧痛3个月。膀胱镜检查见膀胱侧壁三角区散在菜花状肿瘤、带蒂，左输尿管口喷血。

1. 该患者首先考虑为

A. 膀胱癌
B. 肾盂癌
C. 肾癌
D. 膀胱癌+肾癌
E. 膀胱癌+肾盂癌

2. 肿瘤临床和病理分期的依据是

A. 生长方式
B. 浸润深度
C. 病理类型
D. 生长速度
E. 转移途径

3. 该患者的手术方案是

A. 膀胱全切术
B. 膀胱部分切除术
C. 根治性左肾切除术
D. 左肾输尿管全长膀胱部分切除术
E. 经尿道膀胱肿瘤切除术

4. 该患者若行肠道代膀胱术，术前不正确的肠道准备是

A. 术前3天进少渣半流质饮食
B. 术前1~2天进无渣流质饮食
C. 口服肠道不吸收抗生素
D. 术前1天及术晨进行肠道清洁
E. 术前进低热量、低蛋白、低维生素、易消化饮食

5. 若该患者术后做造口，造口周围皮肤表面出现白色粉末状结晶物，此时正确的处理方法为

A. 先用清水清洗，后用白醋清洗
B. 用生理盐水清洗
C. 先用白醋清洗，后用清水清洗
D. 用双氧水清洗
E. 用乙醇擦拭

（6~8题共用题干）

患者，男性，50岁。无痛性间歇性肉眼血尿2个月，近来常有尿频、尿急。询问病史

得知患者做油漆工 20 余年。

6. 该患者最可能诊断为

A. 肾癌　　B. 肾盂癌

C. 肾母细胞瘤　　D. 膀胱癌

E. 前列腺癌

7. 为了确诊，最可靠的检查方法是

A. 实验室检查　　B. X 线尿路造影检查

C. 膀胱镜检查　　D. 泌尿系统 B 超检查

E. 泌尿系统 CT 检查

8. 目前进行健康指导时最重要的是

A. 嘱休息　　B. 嘱戒烟

C. 嘱劳动保护　　D. 嘱用抗癌药

E. 嘱住院检查

四 B 型题

（1~3 题共用备选答案）

A. 前列腺癌　　B. 肾细胞癌

C. 肾盂癌　　D. 肾结石

E. 膀胱癌

1. 发生在前列腺的上皮性恶性肿瘤是
2. 肾盂癌常伴发的肿瘤是
3. 体检发现肾占位性病变，CT 扫描注入造影剂后肿块密度增强的是

五 X 型题

1. 肾癌的基本细胞类型有

A. 透明细胞癌　　B. 颗粒细胞癌

C. 梭形细胞癌　　D. 嗜色细胞癌

E. 嫌色细胞癌

2. 关于肾肿瘤引起高血压的原因，叙述正确的有

A. 肿瘤压迫肾动脉

B. 肿瘤坏死、液化

C. 肿瘤内形成动静脉瘘，同时伴有心排血量增加

D. 肿瘤内有升压物质

E. 情绪紧张

六 案例分析题

（1~6 题共用题干）

患者，女性，59 岁。无痛性间歇性肉眼全程血尿 6 个月，血尿颜色为鲜红色，伴片状小血凝块，有时自行减轻或停止。

1. 该患者最有可能诊断为

A. 膀胱结石
B. 肾盂癌
C. 肾癌
D. 膀胱癌
E. 输尿管肿瘤

2. 首先要进行的诊断性检查是

A. 静脉尿路造影
B. 尿细胞学检查
C. 膀胱镜检查和活检
D. MRI 检查
E. 诊断性经尿道电切术

3. 可帮助判断膀胱癌分期的方法包括

A. CT 检查
B. 膀胱镜检查和活检
C. B 超检查
D. 尿脱落细胞检查
E. 诊断性经尿道电切术

4. 该患者的病理诊断为膀胱癌（T_1 期），治疗方法可采取

A. 免疫治疗
B. 化疗
C. 根治性膀胱全切术
D. 膀胱部分切除术
E. 经尿道膀胱肿瘤切除术

5. 术后随访时最重要的检查是

A. 膀胱镜检查
B. CT 检查
C. 尿常规检查
D. 尿脱落细胞检查
E. B 超检查

6. 预防和推迟膀胱癌复发的措施不包括

A. 戒烟
B. 加强劳动保护
C. 膀胱灌注卡介苗
D. 定期门诊随访
E. 膀胱灌注化学治疗

参考答案与解析

一、A1 型题

1. C【解析】膀胱癌是泌尿生殖系统中最常见的肿瘤，多数为移行上皮细胞癌，在膀胱侧壁及后壁最多，其次为三角区和顶部。

2. D【解析】引起前列腺癌的危险因素尚未明确，其发病可能与年龄、遗传、性激素分泌、职业与环境、感染、高动物脂肪饮食等因素有关，其中遗传是前列腺癌发展成临床型的重要危险因素，外源性因素对这种危险可能有重要的影响。

3. C【解析】血尿是膀胱癌最常见和最早出现的症状，常表现为间歇性肉眼血尿，可自行减轻或停止，易给患者造成好转或治愈的错觉而贻误治疗。

4. E【解析】肾癌最常见的转移部位是肺，其他为肝、骨骼、脑、肾上腺等。

5. A【解析】经尿道膀胱肿瘤切除术后的患者，为预防复发，对保留膀胱的患者，术后可采用膀胱内灌注化疗药，常用药物有卡介苗（BCG）、丝裂霉素、吡柔比星、表柔比星、多柔比星及羟喜树碱等。其中，卡介苗是膀胱内灌注治疗效果最好的药物，但会引起出血性膀胱炎。

6. E【解析】膀胱镜检查是确诊膀胱癌最可靠的方法。

7. C【解析】产生排尿困难的原因，可分为阻塞性和非阻塞性两类。①阻塞性：膀胱内、膀胱颈或尿道发生器质性疾病，影响尿的排出，就会产生排尿困难。这类疾病有尿道狭窄、前列腺增生、膀胱或尿道结石和肿瘤等，患有包茎的婴幼儿，包皮开口过小就会发生排尿困难。②非阻塞性：主要为神经系统疾病或损伤、功能性疾病导致，其中，神经系统疾病或损伤比较常见。糖尿病不会引起排尿困难。

8. A【解析】肾癌有 3 种基本细胞类型，即透明细胞癌、颗粒细胞癌和梭形细胞癌，其他病理类型有嗜色细胞癌、嫌色细胞癌、肾集合管癌和未分类肾细胞癌。临床以透明细胞癌最多见，占 60%~85%。

9. E【解析】无痛性间歇性肉眼血尿为肾癌的常见症状，表明肿瘤已侵及肾盏和肾盂。

10. B【解析】肾癌三联征，即血尿、腰痛和肿块。无痛性间歇性肉眼血尿为常见症状，表明肿瘤已侵及肾盏和肾盂；疼痛常为腰部钝痛或隐痛，血块通过输尿管时可发生肾绞痛；肿瘤较大时在腹部或腰部易被触及。

11. A【解析】血尿是膀胱癌最常见和最早出现的症状，常表现为间歇性肉眼血尿，可自行减轻或停止，所以选项 A 叙述错误，选项 B 叙述正确。膀胱刺激症状，如尿频、尿急、尿痛，多为膀胱癌的晚期表现，常为肿瘤坏死、溃疡或并发感染所致，所以选项 C 叙述正确。三角区及膀胱颈部肿瘤可阻塞膀胱出口，造成排尿困难，甚至尿潴留，所以选项 D 叙述正确。多数膀胱癌患者无明显体征，所以选项E叙述正确。

12. C【解析】肾癌患者早期一般没有疼痛或不适感，但是通常有一个比较突出的症状就是血尿，一般排尿时不痛，即无痛性间歇性肉眼血尿。

13. B【解析】肾细胞癌患者的疼痛常为腰部钝痛或隐痛，血块通过输尿管时可发生肾绞痛。10%~40%的肾癌患者可出现副瘤综合征，常见表现为间歇或持续性低热、高血压、红细胞沉降率增快、高钙血症、高血糖、红细胞增多、肝功能异常、消瘦、贫血、体重减轻及恶病质等。所以，肾癌患者可以发生低钙血症的说法是不正确的。

14. B【解析】膀胱肿瘤分布以侧壁、后壁最多，其次为三角区和顶部。膀胱肿瘤可先后或同时伴发肾盂、输尿管、尿道肿瘤。

15. D【解析】血尿是膀胱癌最常见和最早出现的症状，常表现为间歇性肉眼血尿。出现间歇性肉眼血尿要高度怀疑患有膀胱癌。

16. E【解析】膀胱癌的护理诊断如下。①恐惧与焦虑：与恐惧癌症、畏惧手术、担心疾病预后有关。②自我形象紊乱：与膀胱全切除、尿流改道术后排尿方式改变有关。③潜在并发症：出血、感染、尿瘘。

17. C【解析】肾癌有3种基本细胞类型，即透明细胞、颗粒细胞和梭形细胞，均来源于肾小管上皮细胞，单个癌内可有多种细胞。

18. E【解析】肾癌一经确诊，应尽早行肾癌根治性切除术。

19. E【解析】肾癌三联征，即血尿、腰痛、肿块。多数患者仅出现上述症状中的1项或2项，3项都出现者仅占10%左右，出现上述症状中的任何1项都是病变发展到较晚期的临床表现。

20. E【解析】肾癌的护理诊断如下。①营养失调：低于机体需要量，与长期血尿、癌肿消耗、手术创伤有关。②恐惧与焦虑，与对疾病和手术的恐惧、担心疾病预后有关。③潜在并发症，包括出血、感染。

21. E【解析】肾癌有3种基本细胞类型，其中，梭形细胞癌恶性程度高、预后差。肾癌的病理类型参见A1型题第8题解析。

22. D【解析】参见A1型题第9题解析。

23. C【解析】肾癌术后监测24小时尿量的主要目的是监测患者的肾功能。

二、A2型题

1. B【解析】该患者首先应考虑的诊断是肾癌。无痛性间歇性肉眼血尿为肾癌的常见症状，同侧阴囊内发现精索静脉曲张，平卧位不消失，提示深静脉或下肢静脉内癌栓形成。

2. D【解析】术前应排空膀胱、清洗阴道、留置尿管、清洁灌肠。留置肛管是术后护理措施，不是术前护理措施。

3. A【解析】膀胱癌术后的饮食需要根据手术方式决定：①如果是浅表肿瘤，行微创膀胱肿瘤切术，则对胃肠道没有任何影响。手术后需要禁食24小时，24小时后改为普通饮食，与术前饮食可以无任何差别。②行全膀胱切除术后肠道代膀胱术，切除一段肠管来代替膀胱，需要禁食1周。待肠道吻合口完全愈合后，才可以进无渣流质饮食，即米汤，不含米粒、米油等。进无渣流质饮食1~2天后可改为半流质饮食，主要以稀饭、米汤为主，半流质饮食2~3天后，酌情改为普通饮食，即饮食由稀到稠逐渐过渡。

4. C【解析】该患者可初步考虑诊断为膀胱癌。血尿是膀胱癌最常见和最早出现的症状，常表现为间歇性肉眼血尿。尿频、尿急、尿痛多为膀胱癌的晚期表现，常为肿瘤坏死、溃疡或并发感染所致。

5. A【解析】膀胱癌的转移途径中，淋巴转移最常见，浸润至浅肌层者约50%淋巴管内有癌细胞；血行转移多发生在晚期，膀胱癌的扩散主要向深部浸润，直至膀胱外组织，侵犯前列腺或后尿道。

6. D【解析】肾癌术前护理措施：①消除患者紧张、悲观心理，帮助其树立治疗信心。②注意引起低热原因的鉴别与观察。③注意观察患者尿液颜色的变化。④注意观察患者的疼痛性质，有无突然发生肾绞痛及腰部持续疼痛。⑤如肿瘤过大，协助做好肾动脉栓塞术及肾动脉插管化疗的护理。⑥贫血患者保证营养的摄入，遵医嘱给予输血等支持治疗。选项D是术后护理措施。

7. D【解析】膀胱癌术后患者应进行心理护理、导尿管护理、饮食指导，同时加强尿漏患者的护理。术后避免用力排尿，以免诱发出血。

8. A【解析】通过无痛性全程肉眼血尿及B超检查发现肾脏有一5cm×6cm的实质性占位的表现，该患者最可能的诊断为肾癌。

三、A3/A4型题

1. D【解析】膀胱镜检查发现膀胱侧壁三角区散在菜花状肿瘤、带蒂，可诊断为膀胱癌。间歇性肉眼血尿是膀胱癌加肾癌的常见临床表现。所以，患者首先考虑为膀胱癌加肾癌。

2. B【解析】浸润深度是肿瘤临床（T）和病理（P）分期的依据。

3. D【解析】肾癌一经确诊，应尽早行肾癌根治性手术。该患者膀胱镜下见膀胱肿瘤呈菜花状、有蒂，多数为非肌层浸润性肿瘤，一般恶性度相对较低，可以行膀胱部分切除术。

4. E【解析】行肠道代膀胱术者，需做肠道准备。术前3天进少渣半流质饮食，术前1~2天进无渣流质饮食，口服肠道不吸收抗生素，术前1天及术晨进行肠道清洁。术前进食高热量、高蛋白、高维生素、易消化饮食，必要时通过静脉补充营养，纠正营养失调的状态。

5. C【解析】术后做造口，应及时清理造口及周围皮肤黏液，使尿液顺利流出。术后造口周围皮肤表面常可见白色粉末状结晶物，系由细菌分解尿酸而成，应先用白醋清洗，后用清水清洗。

6. D【解析】患者最可能诊断为膀胱癌。参见A2型题第4题解析。

7. C【解析】膀胱镜检查是诊断膀胱癌最可靠的方法。

8. E【解析】目前进行健康指导时最重要的是嘱患者住院检查。

四、B型题

1. A【解析】前列腺癌是指发生在前列腺的上皮性恶性肿瘤。

2. E【解析】肾盂癌和膀胱癌都是来源于尿路上皮细胞的恶性肿瘤，两者有一定联系。肾盂癌属于上尿路恶性肿瘤，肾盂癌术后患者发生继发性膀胱癌的风险较高。

3. B【解析】体检可发现肾占位性病变，CT扫描注入造影剂后肿块密度增强的是肾细胞癌。

五、X型题

1. ABC【解析】参见A1型题第8题解析。

2. ACD【解析】肾肿瘤引起高血压的原因：①肾肿瘤较大，压迫肾动脉，引起肾缺血，临床上可以出现高血压的表现。②肾肿瘤内形成了动静脉瘘，同时伴有心排血量增加，也可以出现高血压。③肾肿瘤直接侵犯肾动脉，从而引起血压升高。④肾肿瘤本身产生的物质引起血压升高，如肾癌产生肾素引起高血压。临床研究表明，肾癌患者中伴有高血压者，血浆中肾素的活性明显高于正常值。

六、案例分析题

1. D【解析】该患者最有可能诊断为膀胱癌。参见A1型题第3题解析。

2. C【解析】首先要进行的诊断性检查是膀胱镜检查和活检。膀胱镜检查是诊断膀胱癌最可靠的方法。

3. ABCE【解析】①CT检查：可以清楚地显示膀胱壁肿瘤发生的部位、大小、数目、浸润深度、有无转移等。对确诊为膀胱癌的患者，CT检查的目的之一是确定肿瘤分期。CT检查还可清楚地显示盆腔肿大的淋巴结。②膀胱镜检查和活检：可以很直观地看到肿瘤的位置、数量及分期形态，并且可以通过活检确定肿瘤的性质。③超声检查：不仅可以发现膀胱癌，还有助于膀胱癌分期。④诊断性经尿道电切术（TUR）：如果影像学检查发现膀胱内有非肌层浸润的肿瘤占位性病变，可直接行TUR，不仅可以切除肿瘤，还可以明确肿瘤的病理诊断和分级、分期。

4. E【解析】原则上T_a期、T_1期及局限的T_2期肿瘤，可采用保留膀胱的手术。经尿道膀胱肿瘤切除术适用于浅表膀胱肿瘤（T_a期、T_1期）的治疗，切除范围包括肿瘤基底部分周围2cm的膀胱黏膜。

5. A【解析】凡保留膀胱的膀胱癌手术后，均需严密随访，其中最重要的是定期做膀胱镜检查。

6. D【解析】预防和推迟膀胱癌复发的措施包括戒烟、加强劳动保护、膀胱灌注卡介苗和膀胱灌注化学治疗，不包括定期门诊随访。故本题选D。

第二十九章　肾上腺疾病患者的护理

一 A1 型题

1. 原发性醛固酮增多症最常见的临床亚型是

A. 特发性醛固酮增多症　　B. 醛固酮瘤

C. 单侧肾上腺增生　　D. 分泌醛固酮的腺癌

E. 家族性醛固酮增多症

2. 儿茶酚胺增多症进行放射性核素治疗的常用药物是I-间位碘苄胍（I-MIBG），该药的主要不良反应是

A. 低热　　B. 黄疸

C. 少尿　　D. 失眠、头痛

E. 骨髓抑制

3. 小儿嗜铬细胞瘤以（　　）多见，易发生高血压脑病和心血管系统损害

A. 阵发性高血压　　B. 持续性高血压

C. 持续性高血压阵发性发作　　D. 阵发性高血压持续性发作

E. 急进性高血压

4. 原发性醛固酮增多症是肾上腺皮质分泌过量的醛固酮所致，典型表现不包括

A. 低血压　　B. 低血肾素

C. 碱中毒　　D. 低血钾

E. 周期性瘫痪

5. 肾上腺嗜铬细胞瘤的好发部位是

A. 肾上腺髓质　　B. 肾上腺外交感神经系统

C. 肾上腺皮质　　D. 肾上腺皮质增生部

E. 肾上腺髓质增生部

6. 原发性醛固酮增多症的主要护理诊断是

A. 活动无耐力　　B. 电解质紊乱

C. 高血压　　D. 高血钾

E. 焦虑

7. 嗜铬细胞瘤分泌大量儿茶酚胺，以（　　）为主

A. 多巴胺
B. 肾上腺素
C. 去甲肾上腺素
D. 5-羟色胺
E. γ-氨基丁酸

8. 儿茶酚胺增多症的临床特征是
A. 低血压
B. 低血钠
C. 高血钠
D. 高血压
E. 低血钾

9. 原发性醛固酮增多症导致高血压和碱中毒的原因不包括
A. 过量的醛固酮作用于肾远曲小管
B. 钠-钾交换增加
C. 水钠潴留
D. 低血钾
E. 高血钙

10. 原发性醛固酮增多症出现的代谢紊乱为
A. 高血钾
B. 尿钾排出增加
C. 高血肾素
D. 低尿钾
E. 血醛固酮水平降低

11. 膀胱嗜铬细胞瘤表现为每次膀胱胀满或排尿时，出现
A. 急进性高血压
B. 持续性高血压阵发性发作
C. 持续性高血压
D. 阵发性高血压持续性发作
E. 阵发性高血压

12. 原发性醛固酮增多症最常见的原因是
A. 肾上腺皮质腺瘤
B. 肾上腺皮质腺癌
C. 原发性肾上腺皮质增生
D. 特发性醛固酮增多症
E. 糖皮质激素可抑制的原发性醛固酮增多症

13. 护理原发性醛固酮增多症患者时，主要观察的病情是
A. 高血压
B. 低血钾
C. 高血压、低血钾
D. 肌无力
E. 周期性麻痹

14. 原发性醛固酮增多症的临床特征是
A. 低血压，低血钾
B. 高血压，高血钾
C. 低血压，低血钠
D. 高血压，高血钠
E. 高血压，低血钾

15. 儿茶酚胺增多症围手术期的护理重点是
A. 观察脉搏
B. 观察体温
C. 观察呼吸
D. 观察尿量

E. 观察血压

16. 用于治疗原发性醛固酮增多症的常用药物不包括

A. 螺内酯　　B. 阿米洛利

C. 氨苯蝶啶　　D. 卡托普利

E. 呋塞米

二 A2 型题

1. 患者，男性，40 岁。诊断为嗜铬细胞瘤，决定手术治疗。术前用药不宜应用的是

A. 地西泮　　B. 苯巴比妥

C. 阿托品　　D. 哌替啶

E. 异丙嗪

2. 患者，女性，20 岁。2 个月来体重明显增加，伴头痛、肌无力，夜尿较多。测量血压 160/100mmHg，化验血钾 3mmol/L。最可能的诊断是

A. 皮质醇增多症　　B. 原发性醛固酮增多症

C. 儿茶酚胺增多症　　D. 糖尿病

E. 低钾血症

三 A3/A4 型题

（1~4 题共用题干）

患者，女性，35 岁。患高血压 1 年，血压 165/105mmHg，血钾 3.3mmol/L，血钠 148mmol/L，HCO_3^- 35mmol/L，肝、肾功能正常，尿液 pH 7.5，静脉尿路造影（-）。

1. 为了明确诊断，首选的检查为

A. 血常规　　B. 尿常规

C. 尿液香草扁桃酸测定　　D. 血糖

E. 血肾素

2. 进一步检查发现该患者血醛固酮水平升高，最可能的诊断为

A. 皮质醇增多症　　B. 肾素瘤

C. 嗜铬细胞瘤　　D. 醛固酮增多症

E. 原发性高血压

3. 为确定治疗方案，还应做的必要检查是

A. 肝功能　　B. 肾功能

C. 尿比重　　D. CT

E. 腹部 X 线平片

4. 若发现该患者左肾上腺有直径0.8cm、边缘光滑的实质占位，最佳的治疗方案为
   A. 放疗
   B. 药物治疗
   C. 肾上腺及腺瘤切除术
   D. 肾上腺大部切除术
   E. 垂体切除术

四 B型题

（1~2题共用备选答案）
   A. 高血压
   B. 肌无力
   C. 烦躁、口渴
   D. 多尿
   E. 满月脸

1. 原发性醛固酮增多症和儿茶酚胺增多症都有的临床表现为
2. 不属于原发性醛固酮增多症临床表现的是

五 X型题

1. 儿茶酚胺增多症引起的高血压可表现为
   A. 阵发性高血压
   B. 持续性高血压
   C. 持续性高血压阵发性发作
   D. 阵发性高血压持续性发作
   E. 急进性高血压
2. 儿茶酚胺增多症包括
   A. 肾上腺髓质增生
   B. 肾上腺腺瘤
   C. 肾上腺皮质增生
   D. 肾上腺嗜铬细胞瘤
   E. 肾上腺外嗜铬细胞瘤
3. 原发性醛固酮增多症进行药物治疗的范围包括
   A. 特发性肾上腺皮质增生
   B. 有手术禁忌证者
   C. 不能根治切除的皮质癌
   D. 使用糖皮质激素可控制者
   E. 单侧原发性肾上腺皮质增生

参考答案与解析

一、A1型题

1. A【解析】原发性醛固酮增多症的临床亚型有特发性醛固酮增多症、醛固酮瘤、单侧肾上腺增生、分泌醛固酮的腺癌、家族性醛固酮增多症和异位分泌醛固酮的肿瘤。其中，特

发性醛固酮增多症是最常见的临床亚型，病理改变为双侧肾上腺球状带增生。

2. E【解析】放射性核素治疗用于无法手术或多发儿茶酚胺增多症转移者，常用药物是I-间位碘苄胍（I-MIBG），肿瘤直径应<2cm。大剂量 I-MIBG 治疗短期内效果良好，长期效果欠佳，2 年内均有复发或转移，主要不良反应是骨髓抑制。

3. B【解析】小儿嗜铬细胞瘤以持续性高血压多见，易发生高血压脑病和心血管系统损害。

4. A【解析】原发性醛固酮增多症简称原醛症，又称 Conn 综合征，是肾上腺皮质分泌过量的醛固酮所致，典型表现为高血压、高醛固酮、低血钾、低血肾素、碱中毒、肌无力或周期性瘫痪等。

5. A【解析】嗜铬细胞瘤起源于嗜铬细胞。胚胎期嗜铬细胞的分布与身体的交感神经节有关。随着胚胎发育成熟，绝大部分嗜铬细胞发生退化，其残余部分形成肾上腺髓质，因此绝大部分嗜铬细胞瘤发生于肾上腺髓质。

6. B【解析】原发性醛固酮增多症的主要护理诊断是电解质紊乱，与钾离子排泄增加、钠离子吸收增加有关。其他护理诊断还有活动无耐力、高血压、焦虑。

7. C【解析】嗜铬细胞瘤分泌大量儿茶酚胺，以去甲肾上腺素为主，并有少量肾上腺素。

8. D【解析】儿茶酚胺增多症的临床特征有高血压和代谢紊乱。由于肝糖原分解加速、抑制胰岛素分泌，患者可出现高血糖、糖尿及糖耐量试验呈糖尿病样改变；由于脂肪代谢加速，血中胆固醇升高、体重下降，并可诱发血管硬化或合并视网膜血管出血等。

9. E【解析】发生原发性醛固酮增多症时，过量的醛固酮作用于肾远曲小管，钠-钾交换增加，水钠潴留、低血钾，导致高血压和碱中毒。

10. B【解析】原发性醛固酮增多症出现如下代谢紊乱。①低血钾：大多数患者血钾低于正常，多在 2~3mmol/L，也可低于 1mmol/L，低血钾呈持续性。②高血钠：血钠轻度增高。③碱血症：细胞内 pH 下降，细胞外 pH 升高，血 pH 和二氧化碳结合力在正常高限或轻度升高。④尿钾排出增加：导致尿钾高，与低血钾不呈比例。在低血钾情况下每天尿钾排泄量仍>25mmol。胃肠道丢失钾所致低钾血症者，尿钾 24 小时均<15mmol。

11. E【解析】膀胱嗜铬细胞瘤表现为每次膀胱胀满或排尿时，出现阵发性高血压，有脉搏加快、头晕、头痛等症状，膀胱排空后症状缓解，如肿瘤穿透膀胱，可引起血尿及膀胱刺激征。

12. A【解析】原发性醛固酮增多症可为各选项中的疾病引起，但最常见于肾上腺皮质腺瘤，约占原醛症的 65%，以肾上腺单个肿瘤多见。

13~14 C、E【解析】原发性醛固酮增多症患者典型的临床表现为高血压和低血钾，几乎所有原醛症患者均有高血压；约 70% 的患者低血钾呈持续性，剩余 30% 为间歇性。要注意观察相关症状和体征。

15. E【解析】儿茶酚胺增多症围手术期的护理重点是观察血压。术前监测血压，4次/日，在控制至正常范围1周以上才能接受手术。术后应密切监测血压、脉搏和心率的变化，每15~30分钟测1次，出现异常及时处理。

16. E【解析】用于治疗原发性醛固酮增多症的常用药物有螺内酯、阿米洛利、氨苯蝶啶、卡托普利等，不包括呋塞米。

二、A2型题

1. C【解析】嗜铬细胞瘤患者术前不宜用阿托品，以免引起心动过速。

2. B【解析】该患者最可能的诊断是原发性醛固酮增多症。该病主要表现为高血压和低血钾，还可表现为肌无力、周期性瘫痪。由于长期缺钾，肾浓缩功能下降，可出现多尿、夜尿增多等症状。

三、A3/A4型题

1. E【解析】根据高血压、低血钾、碱中毒，患者疑诊为原发性醛固酮增多症。为了做出诊断，首选的检查为血肾素。原发性醛固酮增多症时血肾素活性降低，激发试验往往无反应。

2. D【解析】进一步检查发现该患者血醛固酮水平升高，最可能的诊断为醛固酮增多症。参见A1型题第4题解析。

3. D【解析】为确定治疗方案，还应做的必要检查是CT检查。CT检查对于发现占位性病变有较高的灵敏度。

4. C【解析】考虑该占位性病变为肾上腺皮质腺瘤，单纯手术切除可望完全恢复，腺瘤以外的腺体有结节性改变时宜将该侧肾上腺切除。

四、B型题

1~2 A、E【解析】原发性醛固酮增多症主要表现为高血压和低血钾，患者出现肌无力、周期性瘫痪；由于长期缺钾，可发生心肌损害，出现心室肥大，心电图呈低血钾表现；肾浓缩功能下降，表现为多尿、夜尿增多、烦躁、口渴等。儿茶酚胺增多症的临床表现为高血压和代谢紊乱。所以两者都有的临床表现为高血压。满月脸不属于原发性醛固酮增多症的临床表现。

五、X型题

1. ABC【解析】儿茶酚胺增多症引起的高血压表现为3种类型：阵发性高血压、持续性高血压、持续性高血压阵发性发作。

2. ADE【解析】儿茶酚胺增多症包括肾上腺嗜铬细胞瘤、副神经节瘤（又称肾上腺外嗜铬细胞瘤）与肾上腺髓质增生，其特点是肿瘤或肾上腺髓质的嗜铬细胞分泌过量的儿茶酚胺（肾上腺素、去甲肾上腺素和/或多巴胺），以高血压、高代谢、高血糖为主要表现。

3. ABCD【解析】原发性醛固酮增多症的药物治疗适用于特发性肾上腺皮质增生以及有手术禁忌证、不能根治切除、使用糖皮质激素可控制者。单侧原发性肾上腺皮质增生可行同侧肾上腺切除术或肾上腺次全切除术。

第三十章　骨与关节创伤患者的护理

一 A1 型题

1. 股骨颈骨折最常见的术后并发症是
   A. 切口感染　B. 下肢深静脉血栓
   C. 脱位　D. 坠积性肺炎
   E. 创伤性关节炎
2. 骨折手法复位时
   A. 不能进行麻醉　B. 最好进行使肌肉完全松弛的麻醉
   C. 口服镇痛药即可　D. 必须肌内注射哌替啶
   E. 将针头刺入骨折端，回抽出陈旧血液后再注入局部麻醉药
3. 关于脊髓震荡的叙述正确的是
   A. 脊髓受到轻微震荡　B. 脊髓受到轻微破坏
   C. 是脊髓损伤中最轻的一种　D. 脊髓功能障碍不易恢复
   E. 脊髓的连续性中断
4. 指导股骨颈骨折患者翻身、取物、下床的动作应遵循的原则是
   A. 避免外收屈髋　B. 保持外收屈髋
   C. 避免内收屈髋　D. 保持内收屈髋
   E. 两腿伸直
5. 骨盆骨折最严重的并发症是
   A. 腹膜后巨大血肿　B. 尿路感染
   C. 压疮　D. 尿路结石
   E. 疼痛
6. 造成膝关节半月板损伤的必要因素不包括
   A. 膝的前后移动　B. 膝的内收和外展
   C. 膝的半屈　D. 膝的挤压
   E. 膝的旋转
7. 耻骨和坐骨骨折的特有体征是
   A. 肢体不等长　B. 骨盆分离试验阳性

C. 会阴部瘀斑　　D. 骨盆挤压试验阳性

E. 诊断性腹腔穿刺抽出不凝血

8. 股骨颈骨折的临床表现不包括

A. 内旋畸形　　B. 患肢肿胀

C. 功能障碍　　D. 患肢短缩

E. 髋部疼痛

9. 脊柱骨折患者急救运送方法正确的是

A. 用软担架搬运　　B. 3 人平托放于硬板上搬运

C. 2 人抱持搬运　　D. 1 人抱持搬运

E. 1 人背负搬运

10. 脊髓损伤的病理改变中最严重的是

A. 脊髓挫伤　　B. 脊髓震荡

C. 脊髓断裂　　D. 马尾神经损伤

E. 脊髓受压

11. 下列并发症中不属于骨折晚期并发症的是

A. 脂肪栓塞　　B. 关节僵硬

C. 创伤性关节炎　　D. 缺血性肌挛缩

E. 延迟愈合

12. 对所有类型股骨颈骨折患者均可进行

A. 切开复位内固定术　　B. 闭合复位内固定术

C. 单纯人工股骨头置换术　　D. 全髋关节置换术

E. 皮牵引治疗

13. 左前臂骨折患者行石膏绷带包扎后 1 小时，自觉手指剧痛。护士观察发现患者手指发凉、发绀，不能自主活动。此时首先考虑可能的诱因是

A. 室内温度过低　　B. 石膏绷带包扎过紧

C. 神经损伤　　D. 体位不当

E. 静脉损伤

14. 脊髓半切综合征是指损伤平面以下同侧肢体的运动和深感觉丧失、对侧肢体的（　　）丧失

A. 痛觉和温度觉　　B. 深感觉和温度觉

C. 运动和痛觉　　D. 运动和温度觉

E. 运动和深感觉

15. 脊柱骨折的首选检查方法是

A. X 线检查　　B. CT 检查

C. MRI 检查　　D. 实验室检查
E. B 超检查

16. 下列哪段脊柱骨折最多见
A. 颈椎　　B. 胸椎
C. 胸腰段　　D. 腰椎
E. 骶尾段

17. 在脊髓损伤中，下列哪个表现是最不可能出现的
A. 双上肢瘫痪　　B. 双下肢瘫痪
C. 四肢瘫痪　　D. 节段性瘫痪
E. 截瘫

18. 影响骨折愈合的最主要因素是
A. 高龄　　B. 伤口感染
C. 粉碎性骨折　　D. 血液供应不良
E. 复位时过度牵引

19. 骨折现场急救时，错误的方法是
A. 重点检查有无内脏损伤　　B. 开放性骨折应现场复位
C. 取清洁布类包扎伤口　　D. 就地取材，固定伤肢
E. 用平托法搬移脊柱骨折患者

20. 关于骨折的治疗原则，下列哪项是正确的
A. 复位、固定及内外用药　　B. 复位、固定及功能锻炼
C. 复位、固定　　D. 复位、固定及物理治疗
E. 固定、功能锻炼及内外用药

21. 下列关于脊柱骨折的术前护理措施，叙述不正确的是
A. 术前剔除手术区域的毛发，清洁手术区域的皮肤
B. 术前 1 天晚 8 时开始禁食、禁水
C. 给予高热量、高蛋白、粗纤维的食物，禁食引起胀气的食物
D. 做好皮肤清洁，每 2 小时轴线翻身，防止压疮
E. 移动患者时应 3 人分别扶托患者头部、腰骶部及双下肢，维持脊柱水平位

22. 骨盆骨折有大出血或严重内脏损伤的患者没有的临床表现是
A. 血压升高　　B. 面色苍白
C. 出冷汗　　D. 脉搏细速
E. 烦躁不安

23. 自身力量不足，需要外力协助，尤其在起动时需要帮助的骨折患者，应采用的功能锻炼方法为

A. 主动运动　　B. 被动运动
C. 助力运动　　D. 手法治疗
E. 肌肉等动收缩

24. 护士应对脊髓损伤后正在康复的患者进行有关尿液护理的指导是
A. 白天限制液体摄入　　B. 按时排空膀胱，训练规律排尿
C. 每天早晨喝一杯酸果蔓红汁　　D. 始终避免饮用含气饮料
E. 持续留置尿管

二 A2 型题

1. 患者，女性，36 岁。擦玻璃时不慎从二楼跌下，臀部着地，伤后会阴部感觉丧失，二便失禁，但双下肢感觉运动正常。该患者最可能发生的脊髓损伤类型是
A. 脊髓震荡　　B. 脊髓半切综合征
C. 脊髓圆锥损伤　　D. 马尾神经损伤
E. 脊髓受压

2. 患者，男性，35 岁，建筑工人。从高处坠落，腰背挫伤，双下肢弛缓性瘫痪，来院急诊检查见腰部不能活动，双侧腹股沟以下感觉、运动及反射消失。X 线检查显示 T_{12} 椎体压缩性骨折。入院后 2 小时其双下肢功能逐渐恢复。该患者的脊髓损伤可能是
A. 脊髓震荡　　B. 马尾神经损伤
C. 脊髓受压　　D. 脊髓出血
E. 脊髓水肿

3. 患者，女性，28 岁。车祸后急诊入院，初步诊断为骨盆骨折合并腹膜后出血。静脉通路宜建立在
A. 上肢或下肢　　B. 上肢或颈部
C. 下肢或颈部　　D. 左下肢
E. 右下肢

4. 患者，男性，38 岁。不慎从 5m 高脚手架坠落，疑有颈椎骨折。搬运中不正确的做法是
A. 始终保持脊柱中立位　　B. 抱起患者轻放在硬板床上送医院
C. 在头部两侧填塞布团限制颈部活动　　D. 搬运者步履平稳
E. 注意患者的呼吸情况

5. 患者，男性，60 岁。从自行车上摔下，前额着地，伤后上肢肌力为 0~2 级，下肢肌力为 4 级，括约肌功能正常。X 线检查无骨折，可见颈椎明显退行性变。该患者之后需要做的首选检查是
A. 发射计算机断层显像检查（ECT）　　B. B 超检查
C. MRI 检查　　D. 头颅 CT 检查

E. 脊髓造影

6. 患者，男性，32岁。从高处坠落，感觉颈部疼痛、四肢无力2天，急诊入院。X线检查示C_5椎体压缩，C_5～C_6脱位。最首先考虑且有效的治疗措施是

A. 石膏固定
B. 急诊手术
C. 枕领带牵引
D. 颈托固定
E. 颅骨牵引

三 A3/A4型题

（1～4题共用题干）

患者，女性，67岁。因左腿外展型股骨颈骨折入院，拟行保守治疗。

1. 通常此类患者采用的保守治疗方法是

A. 皮牵引治疗
B. 骨牵引治疗
C. 骨盆悬吊牵引治疗
D. 骨盆带牵引治疗
E. 手法复位石膏固定

2. 进行上述治疗时应采取的体位是

A. 30°外展中立位
B. 30°内收中立位
C. 30°外展外旋位
D. 30°内收内旋位
E. 双腿并拢中立位

3. 对该患者的护理措施正确的是

A. 患肢应抵住床尾
B. 牵引绳不能脱离滑轮的滑槽
C. 患肢和牵引绳上可盖厚被
D. 牵引物定时着地一段时间，以免过度牵引
E. 嘱患者若发生皮肤过敏，可自行将胶布撕下

4. 在牵引过程中，护士可以指导患者进行左侧患肢

A. 膝关节屈伸运动
B. 髋关节屈伸运动
C. 股四头肌等长运动
D. 助力运动
E. 手法治疗

（5～8题共用题干）

患者，男性，23岁。车祸造成脊柱骨折和脊髓损伤，现其双上肢弛缓性瘫痪，双下肢痉挛性瘫痪，躯干和四肢感觉消失。目前行颅骨牵引治疗。

5. 该患者脊髓损伤的部位最可能在

A. 上段颈髓
B. 下段颈髓
C. 胸段脊髓
D. 腰骶段脊髓
E. 脊髓圆锥

6. 牵引期间的护理措施正确的是
   A. 用沙袋或颈托固定颈部
   B. 定时放松牵引绳，让患者休息
   C. 为给患肢保暖，可在牵引装置上盖厚被
   D. 牵引针孔处若有血痂应及时清除
   E. 嘱患者根据颈部感觉自行调节牵引重量
7. 受伤后 2 周内，该患者泌尿系统护理措施可采用
   A. 自行排尿　　B. 间歇导尿
   C. 持续开放导尿　　D. 出现尿潴留时插导尿管
   E. 导尿管每 4~6 小时开放 1 次
8. 受伤 2 周后，该患者可采用的泌尿系统护理措施为
   A. 间歇排尿　　B. 持续开放排尿
   C. 自行排尿　　D. 出现尿潴留时插导尿管
   E. 导尿管每 4~6 小时开放 1 次

（9~12 题共用题干）

患者，女性，75 岁。跌倒后感觉左髋部疼痛，不能站立及行走。查体发现左髋部肿胀，皮下淤血，压痛（+），纵向叩击痛（+）。患肢屈曲、外旋，短缩。

9. 首先考虑的诊断是
   A. 骨盆骨折　　B. 髋臼骨折
   C. 股骨颈骨折　　D. 股骨干骨折
   E. 胫骨骨折
10. 首先应做的检查是
   A. X 线检查　　B. CT 检查
   C. MRI 检查　　D. B 超检查
   E. 肌电图检查
11. 初步治疗措施为
   A. 石膏固定　　B. 小夹板固定
   C. 小腿皮牵引　　D. 胫骨结节牵引
   E. Halo 架固定
12. 可能出现的并发症为
   A. 髋内翻　　B. 骨折不愈合
   C. 股骨头坏死　　D. 创伤性关节炎
   E. 骨筋膜室综合征

（13～15题共用题干）

患者，男性，58岁。平地绊倒后右髋部疼痛，不能站立3小时。查体发现右髋部轻度肿胀，下肢缩短并极度外旋，足跟轴心叩击痛阳性。

13. 此时最可能的诊断是

A. 股骨上1/3骨折
B. 髂骨骨折
C. 股骨颈骨折
D. 髋关节脱位
E. 股骨转子骨折

14. 股骨颈骨折后，股骨头血供受损可导致股骨头缺血、坏死，其中最主要的动脉损伤是

A. 小凹动脉损伤
B. 旋股内侧动脉损伤
C. 旋股外侧动脉损伤
D. 股骨干滋养动脉损伤
E. 旋髂深动脉损伤

15. 股骨颈骨折（经颈及基底型）常用的治疗方法是

A. 持续皮牵引
B. 持续骨牵引
C. 手法复位，髋“人”字石膏固定
D. 切开复位内固定
E. 手法复位内固定

（16～18题共用题干）

患者，男性，28岁。车祸致股骨颈骨折。

16. 查体最可能发现的是

A. 腹股沟部肿胀及皮下淤血
B. 下肢感觉障碍
C. 下肢短缩，外旋畸形
D. 双下肢感觉、运动均正常
E. 下肢可扪及搏动性肿块

17. 最合适的辅助检查方法是

A. 髋部正侧位X线检查
B. 髋关节CT检查
C. 髋关节MRI检查
D. 髋关节放射性核素扫描
E. 髋关节ECT

18. 股骨颈骨折有移位，闭合复位成功后最宜用

A. 髋“人”字石膏固定
B. 股骨髁上骨牵引
C. 外固定支架
D. 外固定支架+石膏外固定
E. 加压螺钉内固定

（19～21题共用题干）

患者，男性，30岁，煤矿工人。被煤块砸伤腰背部后感腰痛，伴双下肢感觉运动障碍及大小便失禁24小时入院。查体：L_1椎体后突畸形，压痛，腹股沟以下平面感觉运动完全

丧失。X 线检查显示 L_1 椎体压缩 1/2，向后成角畸形及半脱位。

19. 为了解脊髓受压及损伤程度，下列哪项检查意义最大
    A. 腰椎穿刺做奎肯试验　　B. 脊柱 MRI
    C. 脊柱 CT　　D. X 线摄片
    E. 神经肌电图检查
20. 最恰当的治疗方法是
    A. 卧硬板床　　B. 两桌复位法
    C. 双踝悬吊复位法　　D. 手术复位，椎管减压及内固定
    E. 颅骨牵引
21. 关于该患者压疮的护理措施，叙述不正确的是
    A. 保持床单位清洁干燥和舒适　　B. 取仰卧和俯卧交换体位
    C. 每 4 小时检查皮肤 1 次　　D. 避免营养不良
    E. 已经形成压疮且面积较大、组织坏死较深时，应按外科原则处理创面

四 B 型题

（1~2 题共用备选答案）
    A. 皮牵引　　B. 骨牵引
    C. 枕颌带牵引　　D. 骨盆带牵引
    E. 骨盆悬吊牵引
1. 骨盆骨折单纯性耻骨联合分离且较轻者保守治疗可用
2. 无明显移位的骨折、外展型或嵌插型等稳定性股骨颈骨折患者，在保守治疗时应用

（3~6 题共用备选答案）
    A. 肩关节脱位　　B. 桡骨小头半脱位
    C. 髋关节中心性脱位　　D. 交叉韧带断裂
    E. 半月板损伤
3. 可出现杜加斯（Dugas）征阳性的损伤是
4. 可出现交锁现象的损伤是
5. 可出现抽屉试验阳性的损伤是
6. 一定伴有骨折的损伤是

五 X 型题

1. 骨折的治疗原则包括

A. 复位
B. 固定
C. 充分休息
D. 应用抗生素
E. 功能锻炼

2. 股骨颈骨折采取的手术治疗方法有
A. 双踝悬吊法
B. 颌枕带牵引
C. 闭合复位内固定
D. 切开复位内固定
E. 人工关节置换术

3. 膝关节半月板损伤常用的手术治疗方法有
A. 半月板修补术
B. 同种异体半月板移植术
C. 半月板部分切除术
D. 半月板缝合术
E. 盘状半月板成形术

4. 应采取手术治疗的股骨颈骨折有
A. 青少年股骨颈骨折
B. 50岁以上患者的股骨头下型骨折
C. 内收型骨折和有移位的骨折
D. 影响功能的畸形愈合
E. 股骨颈陈旧骨折不愈合

5. 骨盆骨折的并发症有
A. 腹腔内脏损伤
B. 膀胱或后尿道损伤
C. 直肠损伤
D. 神经损伤
E. 腹膜后血肿

六 案例分析题

（1~3题共用题干）

患者，男性，42岁，货车司机。因车祸致脊髓损伤，腰以下瘫痪，1周前转入本院。患者意识清醒、大小便失禁。

1. 该患者的护理问题包括
A. 尿失禁
B. 社交孤立
C. 自理能力缺乏
D. 焦虑、恐惧
E. 潜在失用综合征

2. 该患者的尿失禁属于
A. 压力性尿失禁
B. 充溢性尿失禁
C. 真性尿失禁
D. 急迫性尿失禁
E. 假性尿失禁

3. 该患者术前的饮食护理为
A. 给予高热量、低蛋白、粗纤维的食物
B. 给予高热量、高蛋白、粗纤维的食物

C. 给予低热量、高蛋白、粗纤维的食物　D. 给予低热量、低蛋白、粗纤维的食物
E. 给予高热量、高蛋白、易消化的食物

（4~6 题共用题干）

患者，女性，30 岁。入院 3 小时前自 4m 高处摔下，臀部着地，伤后胸背部痛。查体：T_{11}处明显肿胀、压痛、后突畸形，双下肢肌力 0 级，为软瘫，无感觉存在，损伤平面以下无反射。X 线检查显示 T_{11}爆裂骨折，局部后突角为 31°。

4. 还需做的检查有
A. 心电图检查　B. ECT 检查
C. B 超检查　D. CT 和/或 MRI 检查
E. 脊髓造影

5. 随病情发展，该患者可能出现的并发症有
A. 坠积性肺炎　B. 尿路感染
C. 压疮　D. 体温异常
E. 游走性静脉炎

6. 脊髓损伤 72 小时内患者易发生麻痹性肠梗阻，预防便秘的措施正确的有
A. 每日观察大便的性状、量、颜色和排便时间
B. 定期行尿细菌培养
C. 多食富含膳食纤维的食物
D. 必要时遵医嘱灌肠
E. 指导患者餐后 30 分钟做腹部按摩

参考答案与解析

一、A1 型题

1. B【解析】切口感染、下肢深静脉血栓和脱位均是股骨颈骨折的术后并发症。其中，下肢深静脉血栓为最常见的并发症。

2. E【解析】骨折手法复位的步骤如下。①解除疼痛：可行局部麻醉、神经阻滞麻醉或全身麻醉，全身麻醉多用于儿童。将针头刺入骨折端，回抽出陈旧血液后再注入局部麻醉药。②摆放肌松弛位：麻醉后，将患肢各关节置于肌松弛位，以减少肌肉对骨折段的牵拉力。③对准方向：复位时，将远侧骨折段对准近侧骨折段所指的方向。④拔伸牵引：在对抗牵引下，于患肢远端，沿其纵轴牵引，矫正骨折移位。

3. C【解析】脊髓震荡与脑震荡相似，脊髓受到强烈震荡，但脊髓仍保持完整，组织形

态学上无病理改变，只是出现暂时性功能障碍，短时即可恢复，是脊髓损伤最轻一种。

4. C【解析】指导股骨颈骨折患者翻身、取物、下床的动作应遵循一个原则，即避免内收屈髋。

5. A【解析】腹膜后巨大血肿是骨盆骨折最严重的并发症。骨盆各骨主要为松质骨，邻近又有许多动脉和静脉丛，血液循环丰富。骨折后巨大血肿可沿腹膜后疏松结缔组织间隙蔓延至肾区或膈下，患者可有腹痛、腹胀等腹膜刺激症状。大出血可造成出血性休克，甚至造成患者迅速死亡。

6. A【解析】屈膝状态下强烈内旋股骨（或小腿外旋），易引起外侧半月板后角或内侧半月板前部损伤。长期挤压磨损可引起退变，容易造成撕裂。半月板异常松动、关节韧带损伤后不稳定，或肥胖等原因，都是半月板易受损伤的因素。膝的前后移动不属于造成半月板损伤的必要因素。

7. C【解析】会阴部瘀斑是耻骨和坐骨骨折的特有体征。

8. A【解析】股骨颈骨折的临床表现如下。①疼痛：髋部自发性疼痛，移动患肢时疼痛更为明显。②畸形：患肢多有轻度屈髋、屈膝及45°~60°外旋畸形。③肿胀：骨折后出血不多，又有关节囊和丰厚肌群的包裹，外观上不易看到肿胀。④功能障碍：移位骨折患者在伤后即不能站立或行走，但嵌插骨折的患者在伤后仍能行走或骑自行车。⑤患肢短缩：移位骨折患者骨折远端受肌群牵引而向上移位，因而患肢变短。从以上可知，选项A不是股骨颈骨折的临床表现。

9. B【解析】对于可疑脊柱骨折的患者，急救运送原则是保持脊柱中立位，由3人分别扶托患者的头背、腰臀和双下肢部位，协调动作，平稳置于脊柱固定架或硬板上抬运，切忌背驮、抱持等方法，严禁弯腰、扭腰。疑有颈椎骨折或脱位时，在专人双手牵引头部使颈椎维持中立位的同时平置患者于硬板上，颈两侧用沙袋固定，限制头颈部活动。搬运中注意患者的呼吸情况。

10. C【解析】脊髓损伤的病理改变有脊髓震荡、脊髓挫伤、脊髓受压、脊髓断裂和马尾神经损伤。其中，脊髓断裂损伤最严重，是指脊髓的连续性中断，恢复无望。

11. A【解析】骨折晚期的并发症如下。①关节僵硬。②骨化性肌炎：关节附近骨折，骨膜剥离形成骨膜下血肿，由于处理不当，血肿扩大、机化并在关节附近软组织内骨化，严重影响关节活动。③愈合障碍：整复固定不当、局部血液供应不良可引起延迟愈合或不愈合。④畸形愈合：整复不良或固定不牢引起错位愈合。⑤创伤性关节炎：发生在关节内的骨折易引起创伤性关节炎。⑥缺血性骨坏死：如股骨颈骨折时发生股骨头坏死。⑦缺血性肌挛缩：如发生在前臂掌侧可形成“爪形手”畸形。脂肪栓塞属于骨折早期的并发症。

12. B【解析】对所有类型股骨颈骨折患者均可进行闭合复位内固定术。闭合复位成功后，在股骨外侧打入多根空心加压螺钉内固定或动力髋钉板固定。

13. B【解析】手指发凉、发绀，提示患肢手指缺血，故首先考虑石膏绷带包扎过紧。

14. A【解析】脊髓半切综合征是指损伤平面以下同侧肢体的运动和深感觉丧失，对侧肢体的痛觉和温度觉丧失。

15. A【解析】X线检查是脊柱骨折首选的检查方法，可显示骨折部位、类型和程度，以及关节脱位、棘突间隙改变等。

16. C【解析】脊柱骨折占全身骨折的5%~6%，以胸腰段脊柱骨折最多见。

17. D【解析】在脊髓损伤中，节段性瘫痪最不可能出现。节段性瘫痪表现为痛觉、温度觉减退或消失，深感觉存在。

18. D【解析】影响骨折愈合的因素较多，包括全身性因素和局部因素，前者如患者年龄和营养状况，后者如治疗护理是否得当、骨折端血液供应情况、骨折部位和性质等。在众多影响因素中，血液供应情况最重要。

19. B【解析】发生骨折意外时，除确定骨折情况外，还应确定患者是否伴发内脏损伤。开放性骨折时不应进行现场复位，以免将细菌带入伤口，应取现场清洁布类包扎伤口，就地取材暂时固定伤肢。若怀疑患者可能发生脊柱骨折，应用平托法搬运，避免脊柱弯曲、骨折移位。

20. B【解析】骨折的治疗原则是复位、固定及功能锻炼。①复位：将移位的骨折段恢复正常或近乎正常的解剖关系，重建骨的支架作用。②固定：将骨折维持在复位后的位置，使其在良好对位的情况下牢固愈合，是骨折愈合的关键。③功能锻炼：是在不影响固定的情况下，尽快恢复患肢肌、肌腱、韧带、关节囊等软组织的舒缩活动。早期合理的功能锻炼可促进患肢血液循环，保持肌肉力量。

21. B【解析】脊柱骨折的术前护理如下。①体位护理：患者平卧硬板床，维持脊柱的稳定性，移动患者时应3人分别扶托患者头部、腰骶部及双下肢，维持脊柱水平位。②给予患者心理护理。③饮食护理：给予高热量、高蛋白、粗纤维的食物，禁食引起胀气的食物。④皮肤护理：做好皮肤的清洁，每2小时轴线翻身，防止压疮的发生。⑤术前常规准备：行备血、皮试准备，术前1日晚24时开始禁食、禁水；做深呼吸、有效咳嗽咳痰、床上排便练习；剔除手术区域的毛发，清洁手术区域的皮肤。

22. A【解析】骨盆骨折有大出血或严重内脏损伤者可有面色苍白、出冷汗、脉搏细速、烦躁不安等低血压和休克早期表现。

23. C【解析】常用的功能锻炼方法如下。①被动运动：完全靠自身以外的力量进行运动，如依靠他人或健侧肢体带动。方法有按摩、推拿、理疗和借助器械运动等。②主动运动：依靠患者自身力量进行锻炼，是功能锻炼的主要方法，适用于有活动能力的患者。③助力运动：患者患肢尚无足够力量完成主动运动时，由他人、患者本人的健侧肢体或器械提供力量来协助患肢进行运动。适用于自身力量不足，需要外力协助，尤其在起动时需要帮助的患者。外力可以来自他人，也可来自健侧肢体或运动器械。④手法治疗：为创造锻炼条件，在麻醉下采取一次性手法撕裂瘢痕组织，手法应缓和，术后尽早锻炼。此法并非一般的被动运动，适用于关节僵硬已成定型者。

24. B【解析】护士应对脊髓损伤后正在康复的患者进行有关尿液护理的指导是按时排空膀胱，训练规律排尿。

二、A2 型题

1. C【解析】该患者最可能发生的脊髓损伤类型是脊髓圆锥损伤。成人脊髓终止于第1腰椎体的下缘，第1腰椎骨折可损伤脊髓圆锥，表现为会阴部皮肤鞍状感觉消失、括约肌功能及性功能障碍，而双下肢的感觉和运动功能保持正常。

2. A【解析】该患者的脊髓损伤可能是脊髓震荡。脊髓震荡可引起短暂的功能障碍，表现为弛缓性瘫痪，损伤平面以下感觉、运动、反射及括约肌功能丧失，数分钟、数小时或稍长时间后逐渐恢复，直至完全恢复，一般不留后遗症。

3. B【解析】患者发生骨盆骨折时，应尽快液体治疗：优选上肢的外周静脉通路2~3条（条件允许可于颈内静脉或锁骨下静脉置管）。初始应用晶体溶液治疗，如果合并重型颅脑损伤（格拉斯哥昏迷评分≤8分），避免选用低渗溶液，如乳酸林格液。

4. B【解析】参见 A1 型题第9题解析。

5. C【解析】该患者外伤后 X 线检查无骨折，出现脊髓损伤症状应首选 MRI 检查，通过脊髓和软组织图像判断脊髓及周围组织损伤情况，进行对症治疗。

6. E【解析】患者出现颈椎骨折，最首先考虑且有效的治疗措施是颅骨牵引。压缩明显或双侧椎间关节脱位采用持续颅骨牵引复位，牵引重量3~5kg，复位后再牵引2~3周，之后头颈胸石膏固定3个月。

三、A3/A4 型题

1~2 A、A【解析】无明显移位的骨折、外展型或嵌插型等稳定性骨折、年龄过大、全身情况差，或合并严重心、肺、肾、肝等功能障碍者，可选择非手术治疗。通常此类患者采用的保守治疗方法是皮牵引治疗。患者可穿防旋鞋，处于下肢30°外展中立位，卧床6~8周。对全身情况很差的高龄患者应以挽救生命和治疗并发症为主，骨折可不进行特殊治疗。

3. B【解析】皮牵引的护理措施：①对新牵引的患者，应密切观察患肢的血液循环情况。可因纱布缠绕患肢肢端过紧而压迫血管、神经，引起青紫、肿胀、发冷、麻木、疼痛等感觉运动障碍，应仔细检查，及时报告，或松开绷带重新缠绕以解除压迫。②随时注意胶布或绷带有无松散或脱落，并及时整理。③为保持反牵引，床尾应抬高，一般皮牵引抬高10~15cm。④为保持牵引效能，经常检查有无阻挡牵引的情况，并及时矫正。a. 被服、用物不可压在牵引绳上；b. 牵引绳不可脱离滑轮，牵引绳要与患肢在一条轴线上；c. 在牵引过程中，身体过分地向床头、床尾滑动，以至头或足抵住床头或床尾栏杆，失去身体的反牵引作用，应及时纠正；d. 牵引的重量根据病情决定，不可随意放松或减轻。牵引重量应保持悬空，如坠落在地或旁靠床栏，都会失去牵引作用，也应及时纠正。

4. C【解析】患者为左腿外展型股骨颈骨折，在牵引过程中，护士可以指导患者进行左侧患肢股四头肌等长运动。

5. B【解析】胸段脊髓损伤表现为截瘫；颈髓损伤表现为四肢瘫，上段颈髓损伤表现为四肢痉挛性瘫痪，下段颈髓损伤表现为上肢弛缓性瘫痪、下肢痉挛性瘫痪。

6. A【解析】颈椎骨折颅骨牵引护理措施：①用沙袋或颈托固定颈部，保持有效牵引。②牵引绳不可随意放松，也不可有其他外力作用，以免影响牵引力。被服、用物不可压在牵引绳上。③保持对抗牵引力量。牵引的重量根据病情决定，不可随意放松或减轻。④告知患者和家属牵引期间始终保持正确位置，牵引方向与肢体长轴应成直线，以达到有效牵引。⑤骨牵引时，穿针处皮肤应保持清洁，以无菌敷料覆盖。骨牵引针孔处若有血痂不能清除，应用0.3%碘伏消毒穿针处，以防感染。

7~8 C、E【解析】受伤后2周内，该患者可采用持续开放导尿；2周后，可采用导尿管每4~6小时开放1次。

9. C【解析】老年人跌倒后诉髋部疼痛，不敢站立和走路，应考虑到股骨颈骨折的可能。

10. A【解析】X线检查是诊断骨折的首选检查。髋部正侧位X线片可明确骨折的部位、类型、移位情况，是选择治疗方法的重要依据。

11. C【解析】参见A3/A4型题第1~2题解析。

12. C【解析】股骨颈骨折的常见并发症是股骨头坏死。股骨颈骨折后，股骨头血供受损可导致股骨头缺血坏死。

13. C【解析】根据右髋部疼痛，不能站立，右髋部轻度肿胀，下肢缩短并极度外旋，足跟轴心叩击痛阳性，患者最可能的诊断是股骨颈骨折。参见A1型题第8题解析。

14. B【解析】股骨颈骨折所致股骨头缺血性坏死的程度主要取决于股骨头供应血管的损伤程度及侧支代偿的能力。股骨头的血供大体可以分为股骨头骨外动脉和股骨头骨内动脉。由于股骨头特殊的解剖结构，其血供相对较少，其中旋股内侧动脉和旋股外侧动脉是主要的供血来源，而旋股内侧动脉损伤是导致股骨头缺血坏死的主要因素。

15. B【解析】骨牵引的力量大，复位效果好，持续时间长，可达2~3个月，常用于肢体开放性骨折及肌肉丰富处骨折，如股骨颈骨折。

16. C【解析】股骨颈骨折体征：伤肢外旋、内收、短缩、膝关节轻度屈曲畸形。

17. A【解析】参见A3/A4型题第10题解析。

18. E【解析】股骨颈骨折闭合复位成功后，固定首选加压螺钉内固定。

19. B【解析】CT及MRI均能检查脊髓受压程度，但MRI显示软组织较CT为佳。

20. D【解析】患者出现截瘫，应尽早行椎管减压，恢复神经功能。所以此患者最恰当的治疗方法是手术复位，椎管减压及内固定。

21. C【解析】为了预防压疮发生，患者常取仰卧和俯卧交换体位。保持床单位平整、清洁、干燥、无碎屑也是防治压疮的重要环节，同时要保持患者的皮肤清洁和干燥。每2小时轴线翻身、检查皮肤1次，防止压疮的发生。避免营养不良。已经形成压疮且面积较大、组织坏死较深时，应按外科原则处理创面。

四、B型题

1. E【解析】骨盆骨折单纯性耻骨联合分离且较轻者可用骨盆兜带悬吊固定牵引。

2. A【解析】参见A3/A4型题第1~2题解析。

3. A【解析】杜加斯（Dugas）征（搭肩试验）用于检查肩关节脱位。患肢手掌搭在对侧肩部，肘部内侧不能贴近胸壁；或先以患肢肘部贴于胸壁，手不能搭及对侧肩部者，均为阳性。

4. E【解析】半月板损伤的症状：急性期膝关节肿痛，活动受限，发生膝关节交锁时不能自行解锁；慢性期有膝关节不稳，无力、“打软腿”及关节交锁，在关节活动时有弹响，发生关节交锁时常能自行解锁，股四头肌萎缩。

5. D【解析】在临床上，如果患者发生膝关节损伤，医生经常会采用抽屉试验进行检查。抽屉试验分为前抽屉试验和后抽屉试验，如果患者抽屉试验阳性，说明患者的膝关节前交叉韧带或后交叉韧带出现损伤。

6. C【解析】髋关节中心性脱位较少见，主要是由于侧方暴力直接打击在股骨粗隆区，使股骨头水平移位，穿过髋臼内侧壁而进入骨盆腔，脱位的同时伴有髋臼骨折。

五、X型题

1. ABE【解析】参见A1型题第20题解析。

2. CDE【解析】股骨颈骨折采取的手术治疗方法有闭合复位内固定、切开复位内固定、人工关节置换术。

3. BCDE【解析】膝关节半月板损伤在非手术治疗无效后，应在膝关节镜下进行手术，且应尽量保留或修复半月板。常用手术方式有半月板部分切除术、半月板缝合术、盘状半月板成形术、同种异体半月板移植术。

4. ACDE【解析】对内收型骨折和有移位的股骨颈骨折，65岁以上老年人的股骨头下型骨折、青少年股骨颈骨折、股骨颈陈旧骨折不愈合及影响功能的畸形愈合等，应采用手术治疗。

5. ABCDE【解析】骨盆骨折的并发症有腹膜后血肿、腹腔内脏损伤、膀胱或后尿道损伤、直肠损伤和神经损伤（主要是腰骶神经丛与坐骨神经损伤）。

六、案例分析题

1. ACDE【解析】该患者发生了截瘫，截瘫患者的主要护理诊断：①生活不能自理。②焦虑、恐惧或悲哀。③可能的呼吸困难或窒息。④便秘或大便失禁。⑤尿潴留或尿失禁。⑥潜在的失用综合征。⑦潜在的感染。⑧潜在的皮肤完整性受损。选项A、C、D、E均为该患者的护理问题，而社交孤立在本案例中并未出现。

2. C【解析】①压力性尿失禁：腹压突然增加导致尿液不自主流出，不是由逼尿肌收缩压或膀胱壁对尿液的张力压引起的。②充盈性尿失禁：又称假性尿失禁，由慢性尿潴留患者的膀胱过度膨胀，内压升高，致尿流被迫溢出引起。③真性尿失禁：尿道括约肌损伤或控制排尿的神经损伤，使尿道内压力始终低于膀胱内压力，导致尿液持续漏出，膀胱失去了正常排尿的功能。④急迫性尿失禁：发病急剧严重，多见于急性膀胱炎症，女性多见。该患者发生了神经功能损伤，属于真性尿失禁。

3. B【解析】脊髓损伤患者术前给予高热量、高蛋白、粗纤维的食物，禁食胀气的食物。

4. D【解析】该患者损伤平面以下无感觉、运动及反射存在，说明仍处于脊髓休克期，不能判断脊髓损伤程度，只有待休克期过后才能确定。还需行 CT 和/或 MRI 检查，确定椎管骨折块侵占情况及脊髓损伤情况。

5. ABCD【解析】随病情发展，该患者可能出现的并发症有坠积性肺炎、尿路感染、压疮、体温异常，不包括游走性静脉炎。

6. ACDE【解析】脊髓损伤后 72 小时内患者易发生麻痹性肠梗阻或腹胀。可观察每日大便的性状、量、颜色和排便时间；调整饮食，多食富含膳食纤维的食物；餐后 30 分钟按顺时针方向做腹部按摩；服用缓泻药物，必要时灌肠。

第三十一章 关节置换术患者的护理

一 A1 型题

1. 下列选项中，不属于人工髋关节置换术适应证的是
   A. 陈旧性股骨颈骨折不愈合　B. 老年股骨颈骨折头下型愈合困难者
   C. 股骨头无菌性坏死晚期　D. 局部或全身活动性感染
   E. 类风湿关节炎及强直性脊柱炎
2. 属于人工膝关节置换术后常见的并发症，同时也是术后早期主要致死原因的是
   A. 下肢深静脉血栓形成（DVT）和肺栓塞　B. 感染
   C. 假体松动　D. 胫骨干、股骨干骨折
   E. 胫骨髁或股骨髁骨折
3. 人工全髋关节置换术能引起多种神经损伤，其中以（　　）损伤最常见
   A. 股神经　B. 闭孔神经
   C. 坐骨神经　D. 腓总神经
   E. 胫神经
4. 人工全髋关节置换术后，为防止髋关节后脱位，患者禁止做的动作是
   A. 伸直、内收、内旋　B. 伸直、内收、外旋
   C. 屈曲、内收、内旋　D. 屈曲、外展、外旋
   E. 屈曲、外展、内旋
5. 人工髋关节置换术后，可进行的早期功能锻炼是
   A. 直腿抬高运动　B. 屈髋、屈膝运动
   C. 抬臀运动　D. 股四头肌训练
   E. 离床训练
6. 人工全髋关节置换术后 3 个月内避免的体位是
   A. 平卧位　B. 患侧卧位
   C. 半卧位　D. 去枕平卧位
   E. 中凹卧位
7. 人工膝关节置换术的禁忌证为
   A. 膝关节各种炎症性关节炎　B. 胫骨高位截骨术失败后的骨性关节炎

C. 静息的感染性关节炎（包括结核）　　D. 全身和局部关节的任何活动性感染

E. 部分创伤性关节炎和部分老年人髌骨关节炎

8. 人工全髋关节置换术后最常见的并发症是

A. 深静脉血栓形成　　B. 肺栓塞

C. 局部感染　　D. 髋关节脱位

E. 感染

二 A2 型题

患者，女性，65 岁。拟于次日在全麻下行髋关节置换术，则术前禁食、禁水时间为

A. 禁食 4 小时、禁水 4 小时　　B. 禁食 6 小时、禁水 2 小时

C. 禁食 4 小时、禁水 2 小时　　D. 禁食 12 小时、禁水 4 小时

E. 禁食 10 小时、禁水 8 小时

三 B 型题

（1~2 题共用备选答案）

A. 退行性关节炎晚期　　B. 严重骨质疏松

C. 血友病性关节炎　　D. 外展肌肌力丧失

E. 全身和局部关节的任何活动性感染

1. 属于人工髋关节置换术适应证的是

2. 属于人工膝关节置换术适应证的是

（3~6 题共用备选答案）

A. 术后 0~3 天　　B. 术后 4~7 天

C. 从术后第 8 天开始　　D. 从术后第 12 天开始

E. 术后 14 天以后或更长时间

3. 关节置换术患者早期的功能锻炼是

4. 关节置换术患者中期的功能锻炼是

5. 关节置换术患者后期的功能锻炼是

6. 非骨水泥型人工关节患者后期的锻炼是

四 X 型题

1. 人工髋关节置换术的禁忌证包括

A. 脑瘫　　B. 严重骨质疏松

C. 极度衰弱者
D. 外展肌肌力丧失
E. 骨性关节炎或退行性关节炎晚期

2. 人工膝关节置换术的适应证包括
A. 膝关节各种炎症性关节炎
B. 胫骨高位截骨术失败后的骨性关节炎
C. 部分创伤性关节炎和部分老年人髌骨关节炎
D. 静息的感染性关节炎（包括结核）
E. 部分原发性或继发性骨、软骨坏死性疾病

3. 人工髋关节置换术的护理诊断包括
A. 焦虑/恐惧
B. 自理能力缺陷
C. 体液不足
D. 有皮肤完整性受损的危险
E. 腹泻

4. 人工膝关节置换术的护理诊断包括
A. 焦虑/恐惧
B. 疼痛
C. 躯体移动障碍
D. 有失用综合征的危险
E. 知识缺乏

5. 人工髋关节置换术具有（　　）的综合优点
A. 解除关节疼痛
B. 保持关节活动度
C. 维持关节稳定性
D. 恢复关节的活动功能
E. 不影响或修复肢体长度

6. 人工髋关节置换术的术后饮食护理措施中，正确的是
A. 多食高热量、高蛋白、高维生素食物
B. 饮食遵循高钙、易消化吸收、少食多餐原则
C. 少食高糖、高胆固醇饮食
D. 多食膳食纤维
E. 遵循每餐吃饱的原则

参考答案与解析

一、A1型题

1. D【解析】人工髋关节置换术的适应证：①陈旧性股骨颈骨折不愈合或老年股骨颈骨折头下型愈合困难的。②股骨头无菌性坏死晚期。③类风湿关节炎及强直性脊柱炎。④骨性关节炎或退行性关节炎晚期。⑤先天性髋关节脱位所致髋关节疼痛或腰痛。⑥陈旧性髋关节

感染或结核所致的髋关节畸形和融合。⑦髋关节部位的骨肿瘤。⑧其他非手术治疗失败后为挽救髋关节的功能。局部或全身活动性感染属于人工髋关节置换术的禁忌证。

2. A【解析】5 个选项均是人工膝关节置换术的术后并发症。其中，下肢深静脉血栓形成（DVT）和肺栓塞是术后常见的并发症，同时也是术后早期的主要致死原因。

3. C【解析】全髋关节置换术能引起坐骨神经、股神经、闭孔神经和腓神经损伤，其中以坐骨神经受损最常见。

4. C【解析】有两种情况容易引起人工全髋关节置换术后患者发生髋关节脱位：①过度屈曲、内收和内旋可引起关节后脱位，通常见于患者坐在低凳，试图站立时。②伸直位过度内收和外旋可引起前脱位，多见于前方入路或假体位置过于前倾者。

5. D【解析】人工髋关节置换术后，早期的功能锻炼在术后 0~3 天开始，目的是保持关节稳定性和肌张力，防止出现关节僵硬和肌萎缩。进行股四头肌训练，踝关节跖屈、背伸运动，臀肌收缩运动，髌骨推移运动，上肢肌力练习，深呼吸练习。所以选项 D 叙述正确。选项 A、B、C 属于中期的功能锻炼，选项 E 属于后期的功能锻炼。

6. B【解析】人工全髋关节置换术后 3 个月内，由于关节周围的关节囊及相关软组织还未完全修复，3 个月之内可能会出现髋关节脱位，有效预防髋关节脱位是非常重要的术后注意事项。3 个月内避免患侧卧位，6 个月避免盘腿、双下肢交叉，捡拾物品不要过度弯腰或过度下蹲。

7. D【解析】人工膝关节置换术的禁忌证：①全身和局部关节的任何活动性感染。②膝关节周围肌肉瘫痪。③膝关节已长时间融合于功能位，没有疼痛和畸形等症状。所以选项 D 叙述正确。选项 A、B、C、E 属于人工膝关节置换术的适应证。

8. A【解析】深静脉血栓形成是人工全髋关节置换术后最常见的并发症，血栓在形成和演变过程中，有一部分处于浮游状态，未与血管壁粘连，有可能脱落形成肺栓塞。

二、A2 型题

D【解析】患者拟于次日在全麻下行髋关节置换术，则术前晚用 0.1%~0.2%肥皂水灌肠，排空肠腔内粪便，术前 12 小时起禁食，4 小时起禁水。

三、B 型题

1. A【解析】参见 A1 型题第 1 题解析。

2. C【解析】人工膝关节置换术的适应证：①膝关节各种炎症性关节炎，包括严重的风湿性关节炎、血友病性关节炎、骨性关节炎晚期等。②胫骨高位截骨术失败后的骨性关节炎。③部分创伤性关节炎和部分老年人髌股关节高压症。④静息的感染性关节炎（包括结核）。⑤部分原发性或继发性骨、软骨坏死性疾病。⑥股骨下端或胫骨上端良性肿瘤或低度恶性肿瘤，曾行病变骨切除者。

3~6 A、B、C、E【解析】关于置换术后患者早期的功能锻炼在术后 0~3 天，目的是保持关节稳定性和肌张力，防止出现关节僵硬和肌萎缩；中期的锻炼在术后 4~7 天，主要是加强肌肉等张收缩和关节运动；后期的锻炼是从术后第 8 天开始，患者疼痛已经减轻或消失，假体周围的肌肉和韧带开始修复，可循序渐进地活动，以离床训练为主。但是非骨水泥型人工关节患者的训练应在术后 14 天以后或更长时间进行。

四、X 型题

1. ABCD【解析】人工髋关节置换术的禁忌证：①脑瘫。②局部或全身的活动性感染。③严重骨质疏松。④极度衰弱者。⑤外展肌肌力丧失。⑥肥胖。骨性关节炎或退行性关节炎晚期属于人工髋关节置换术的适应证。

2. ABCDE【解析】参见 B 型题第 2 题解析。

3. ABCD【解析】人工髋关节置换术的护理诊断有焦虑/恐惧、自理能力缺陷、体液不足、疼痛、有皮肤完整性受损的危险、便秘、知识缺乏、潜在并发症。

4. ABCDE【解析】人工膝关节置换术的护理诊断有焦虑/恐惧、疼痛、躯体移动障碍、康复欲望低下、有失用综合征的危险、知识缺乏、潜在并发症。

5. ABCE【解析】人工髋关节置换术是利用生物相容性与机械性能良好的人工材料，将病损的人体股骨头，或股骨头和髋臼置换，具有解除关节疼痛、保持关节活动度、维持关节稳定性、不影响或修复肢体长度的综合优点。

6. ABCD【解析】人工髋关节置换术的术后饮食护理措施：少食高糖、高胆固醇饮食，多食高热量、高蛋白、高维生素食物。尤其老年患者，因胃肠功能较差，饮食应遵循高钙、易消化吸收、少食多餐原则，多食膳食纤维，以防便秘。

第三十二章　骨感染性疾病患者的护理

一 A1 型题

1. X 线片表现为三角状或葱皮样骨膜反应主要见于
   A. 软骨肉瘤　　B. 慢性骨髓炎
   C. 恶性骨巨细胞瘤　　D. 骨髓瘤
   E. 骨转移性肿瘤
2. 对急性化脓性骨髓炎具有早期诊断意义的检查是
   A. X 线检查　　B. CT 检查
   C. 血常规检查　　D. 关节穿刺检查
   E. 局部分层穿刺检查
3. 脊柱结核的发病率由高到低依次为
   A. 腰椎、胸椎、颈椎、骶椎、尾椎　　B. 颈椎、腰椎、骶椎、胸椎、尾椎
   C. 胸椎、腰椎、颈椎、骶椎、尾椎　　D. 胸椎、颈椎、腰椎、骶椎、尾椎
   E. 腰椎、颈椎、胸椎、骶椎、尾椎
4. 急性化脓性骨髓炎 X 线摄片变化多出现在起病
   A. 1 周左右　　B. 3 周左右
   C. 5 周左右　　D. 6 周左右
   E. 7 周左右
5. 脊柱结核患者早期 X 线摄片不会见到的是
   A. 椎体骨质疏松　　B. 病理性骨折
   C. 死骨和椎旁阴影扩大　　D. 椎体压缩呈楔形
   E. 椎间隙变窄
6. 急性血源性骨髓炎早期诊断最主要的依据是
   A. 全身中毒症状严重　　B. 局部持续性疼痛，患肢不愿活动
   C. 骺端处明显深压痛　　D. 白细胞计数增多
   E. 骨髓穿刺抽出脓性液体，检出化脓性细菌
7. 急性化脓性骨髓炎的并发症不包括
   A. 休克　　B. 关节功能障碍

C. 压疮
D. 病理性骨折
E. 皮瓣坏死

8. 急性化脓性骨髓炎的主要致病菌是
A. 大肠埃希菌
B. 乙型溶血性链球菌
C. 白色葡萄球菌
D. 溶血性链球菌
E. 金黄色葡萄球菌

9. 化脓性关节炎软骨破坏主要是由于
A. 炎症细胞释放溶酶体类物质所致
B. 损伤软骨的磨损作用
C. 关节炎症充血，细胞吞噬作用
D. 感染细胞直接侵蚀作用
E. 感染伴营养不良所致

10. 化脓性骨髓炎是指（　　）组织发生化脓性感染
A. 骨髓
B. 骨皮质、骨髓
C. 骺板、骨髓
D. 骨质、骨膜
E. 骨质、骨髓、骨膜

11. 下列关于急性骨髓炎的叙述正确的是
A. 常见于青壮年
B. 多发生于长骨干骺端
C. 有低热、乏力、盗汗、消瘦等表现
D. 患肢疼痛不明显
E. 术后闭式灌洗引流时，冲洗液滴注速度应由慢逐渐加快

12. 关于边缘型椎体结核的叙述正确的是
A. 以溶骨性破坏为主
B. 多见于儿童
C. 以骨质破坏为主
D. 病变始于椎体松质骨
E. 病变不易侵入邻近椎间盘和椎体

13. 急性化脓性骨髓炎持续剧烈疼痛是由于
A. 细菌毒力强
B. 患者对疼痛敏感
C. 骨膜上神经末梢丰富
D. 坚硬骨腔内压力骤升
E. 肢体活动出现充血反应

14. 急性化脓性骨髓炎好发于
A. 骨盆
B. 骨干
C. 干骺端
D. 骨膜下
E. 软组织

15. 脊柱结核是结核分枝杆菌侵犯脊柱引起的一种继发性病变，发病率高居全身骨关节结核的首位，其中以（　　）占多数

A. 椎体结核　　B. 棘突结核
C. 椎板结核　　D. 椎弓根结核
E. 横突结核

16. 下列哪个部位的慢性骨髓炎可行病变骨切除
A. 髂骨　　B. 锁骨
C. 尺骨远端　　D. 腓骨中下部
E. 肱骨

17. 化脓性关节炎最常发生于
A. 四肢小关节　　B. 上肢肩、肘关节
C. 下肢髋、膝关节　　D. 踝、腕关节
E. 椎间小关节

18. 慢性骨髓炎常见多种细菌混合感染，但（　　）仍是主要的病原体
A. 大肠埃希菌　　B. 金黄色葡萄球菌
C. 白色葡萄球菌　　D. 溶血性链球菌
E. 乙型溶血性链球菌

19. 急性化脓性骨髓炎的辅助检查中，可作为观察病情出现与好转的有效指标的是
A. 白细胞　　B. 中性粒细胞
C. C 反应蛋白　　D. 红细胞沉降率
E. 药物敏感试验

20. 急性化脓性骨髓炎在病理晚期以（　　）为主
A. 骨质破坏　　B. 骨质吸收
C. 新生骨形成　　D. 局部骨质疏松
E. 骨质增生硬化

21. 关于化脓性关节炎浆液纤维素性渗出期的叙述正确的是
A. 合理治疗后关节功能可完全恢复　　B. 关节软骨无明显改变
C. 滑膜充血、水肿伴渗出　　D. 关节纤维性或骨性强直
E. 纤维蛋白沉积引起关节粘连

22. 急性化脓性骨髓炎下肢发病率高，以（　　）常见
A. 桡骨　　B. 胫骨两端、股骨下端
C. 肱骨　　D. 脊柱
E. 髂骨

23. 急性化脓性骨髓炎早期手术的目的是
A. 切除病灶　　B. 消除无效腔
C. 清除死骨和窦道　　D. 预防病理性骨折

E. 减压和引流

24. 脊柱结核发病率最高的部位是

A. 骶椎
B. 腰椎
C. 胸腰段
D. 胸椎
E. 颈椎

二 A2型题

1. 患儿，女，12岁。X线检查见第9胸椎椎体破坏，椎体压缩成楔形，椎弓根阴影仍清晰可见。最可能的诊断为

A. 压缩性骨折
B. 脊柱结核
C. 脊柱肿瘤
D. 化脓性脊柱炎
E. 先天性脊柱畸形

2. 患儿，男，12岁。近6个月来有盗汗、消瘦、贫血等全身症状，常双手撑腰，上身后倾，拾物时以挺腰姿势下蹲。实验室检查：红细胞沉降率增快，结核菌素试验阳性。提示其可能患有

A. 颈椎结核
B. 胸椎结核
C. 腰椎结核
D. 髋关节结核
E. 膝关节结核

3. 患者，女性，30岁。胸背痛3个月，体温37.4℃，夜间盗汗。查体：第9、第10胸椎棘突叩击痛。X线检查见第9、第10胸椎椎体溶骨性破坏，椎间盘受累。最可能的诊断是

A. 椎体巨细胞瘤
B. 椎体血管瘤
C. 椎体结核
D. 化脓性脊柱炎
E. 脊柱骨折

4. 患儿，女，8岁。高热39.5℃，右膝疼痛，活动障碍。有右小腿外伤史。查体：右小腿上部干骺端深压痛（+），血白细胞计数增多。最可能的诊断是

A. 急性蜂窝织炎
B. 尤因肉瘤
C. 急性化脓性骨髓炎
D. 急性化脓性关节炎
E. 风湿性关节炎活动期

5. 患者，女性，35岁。患腰椎结核，经抗结核治疗半年后明显好转，但仍遗留腰痛，伸屈加重。X线检查无死骨及脓肿，骨质疏松好转，病灶边缘清晰，过屈过伸位X线检查示患椎不稳定。最合适的治疗方法为

A. 继续抗结核治疗
B. 继续石膏背心固定
C. 行病灶清除术
D. 行病灶清除+椎体间植骨融合术
E. 行后路植骨融合术及抗结核治疗

6. 患者，女性，21 岁。身体瘦弱，脊柱后突畸形，弯腰动作受限，腹股沟区有一肿物，穿刺抽出灰白色豆渣样脓液。可能的诊断为

A. 髋关节结核　　B. 脊柱结核
C. 腹股沟脓肿　　D. 化脓性骨髓炎
E. 腹股沟淋巴结炎

7. 患者，女性，23 岁。患脊柱结核，弯腰动作受限，若要拾起地面物品，需挺腰、屈膝、下蹲才能完成，判断为

A. 杜加斯征阳性　　B. 托马斯征阳性
C. 拾物试验阳性　　D. 直腿抬高试验阳性
E. 浮髌试验阳性

8. 患者，男性，50 岁。因患化脓性骨髓炎采用手术切开引流治疗。术后引流管的护理不正确的是

A. 保持引流通畅　　B. 滴入瓶应高于床面 60~70cm
C. 引流瓶应低于床面 50cm　　D. 术后第 1 天引流滴入速度应缓慢
E. 观察引流液的量及颜色

三 A3/A4 型题

（1~3 题共用题干）

患儿，男，10 岁。主诉左膝部剧痛伴高热入院，1 周前因猩红热进行治疗。现表现为左股骨下端剧痛，体温 39.3℃，脉速，重症病容，白细胞计数 21×10^9/L，膝关节不肿胀，X 线检查骨质未见异常。

1. 该患儿最可能诊断为

A. 急性风湿热　　B. 膝关节结核
C. 急性骨髓炎　　D. 尤因肉瘤
E. 蜂窝织炎

2. 以下治疗措施中，最恰当的是

A. 立即手术　　B. 膝关节穿刺
C. 绝对卧床休息　　D. 退热后可立即停药
E. 早期、广谱、联合、足量应用有效抗生素

3. 该患儿最可能出现的潜在并发症是

A. 瘫痪　　B. 残疾
C. 关节畸形　　D. 关节脱位
E. 病理性骨折

（4~6 题共用题干）

患者，男性，35 岁。背部及季肋部疼痛 4 个月，伴低热，体温 37.5~38.0℃，双下肢无力 20 天，近 3 天不能站立。查体：第 8 胸椎后突，脐下皮肤痛觉消失，双下肢肌张力增高。实验室检查：血白细胞计数 7×10^9/L，中性粒细胞 0.62，红细胞沉降率 30mm/h。脊柱 X 线摄片：第 8~9 胸椎椎间隙窄，椎体相邻边缘有破坏，无明显骨质硬化，椎体旁有一梭形阴影。

4. 该患者最可能诊断为

A. 化脓性脊柱炎伴截瘫
B. 脊髓前角灰质炎
C. 第 8、第 9 胸椎椎间盘突出症
D. 第 8、第 9 胸椎肿瘤
E. 第 8、第 9 胸椎椎体结核

5. 下列检查和治疗措施中，不正确的是

A. 进行抗结核治疗
B. 注意休息，加强营养
C. 卧软板床制动，减轻疼痛
D. 进一步做胸椎 MRI 检查
E. 石膏背心固定

6. 该患者经非手术治疗 2~4 周后，截瘫不见好转，但各项检查均在正常范围内，MRI 显示硬膜囊前方有压迫，下一步最宜采取的治疗措施是

A. 联合应用多种抗结核药并加大剂量，调整给药方法
B. 施行脊柱融合术
C. 施行椎板切除减压术
D. 加用中药、针灸治疗
E. 施行前外侧减压术

（7~9 题共用题干）

患儿，男，7 岁。高热、寒战 5 小时，左下肢活动受限，左胫骨上端剧痛，且有深压痛。血白细胞计数 21×10^9/L，中性粒细胞 0.90。X 线检查未见异常。4 天前发生左膝部撞伤。

7. 该患儿可能诊断为

A. 膝关节结核
B. 急性血源性骨髓炎
C. 左膝化脓性关节炎
D. 创伤性关节炎
E. 急性蜂窝织炎

8. 其致病菌常为

A. 真菌
B. 金黄色葡萄球菌
C. 乙型溶血性链球菌
D. 大肠埃希菌
E. 肺炎链球菌

9. 该患儿护理措施中不正确的是

A. 物理降温，预防惊厥

B. 患肢必须给予固定

C. 体温正常后还应继续使用抗生素

D. 给予高蛋白质、高糖、高维生素饮食

E. 体温正常后可下床活动

（10~12 题共用题干）

患者，男性，30 岁。曾患肺结核，体型瘦弱，近期出现脊柱后突畸形，弯腰动作受限。X 线摄片：L_1 ~ L_2关节间隙变窄或消失，可见骨质破坏和畸形。

10. 该患者首先考虑诊断为

A. 腰椎外伤

B. 腰椎肿瘤

C. 腰椎结核

D. 腰椎脓肿

E. 腰椎化脓性骨髓炎

11. 该患者最可能出现的阳性试验为

A. 托马斯征阳性

B. 杜加斯征阳性

C. 墨菲征阳性

D. 拾物试验阳性

E. “4”字征阳性

12. 该患者最严重的并发症是

A. 骨折

B. 感染

C. 截瘫

D. 椎间盘突出症

E. 寒性脓肿

四 B 型题

（1~2 题共用备选答案）

A. 溶血性链球菌

B. 金黄色葡萄球菌

C. 破伤风杆菌

D. 大肠埃希菌

E. 梭状芽孢杆菌

1. 急性结石性胆囊炎的致病菌是

2. 急性化脓性骨髓炎的致病菌多数是

（3~4 题共用备选答案）

A. 病灶清除术

B. 切开引流术

C. 开窗引流术

D. 骨钻孔引流术

E. 窦道切除术

3. 慢性骨髓炎死骨形成，出现红、肿、热、痛时，应行

4. 慢性骨髓炎有死骨及窦道，骨包壳已形成时，应行

五 X 型题

1. 有些部位的慢性骨髓炎如（　　）等，因对功能影响不大，可手术切除病变骨
   A. 髂骨　　B. 肋骨
   C. 腓骨中上段　　D. 股骨大粗隆
   E. 肱骨
2. 急性化脓性骨髓炎的好发部位有
   A. 股骨　　B. 胫腓骨
   C. 肱骨　　D. 髂骨
   E. 桡骨
3. 脊柱结核易发生截瘫的部位有
   A. 胸椎　　B. 骶椎
   C. 颈椎　　D. 腰椎
   E. 尾椎
4. 急性化脓性骨髓炎做局部固定的目的有
   A. 利于肢体休息　　B. 防止畸形
   C. 防止病理性骨折　　D. 避免感染波及关节
   E. 减轻症状
5. 急性化脓性骨髓炎病理早期以（　　）为主
   A. 骨质吸收　　B. 骨质破坏
   C. 新生骨形成　　D. 骨质增生硬化
   E. 局部骨质疏松
6. 关于急性化脓性骨髓炎的叙述，正确的有
   A. 大肠埃希菌、肺炎链球菌也可引起炎症
   B. 多发生于桡骨　　C. 有寒战、高热
   D. 有谵妄、昏迷等败血症现象　　E. 早期即有明显骨质改变

六 案例分析题

（1~3 题共对题干）

患儿，男，9 岁。有近期左膝部撞伤史。突发高热、寒战，右下肢近膝关节处剧痛，活动受限。查体：局部深压痛。白细胞计数 $21\times10^9/L$。

1. 该患儿最可能诊断为

A. 膝关节结核　　B. 膝关节缺血性坏死
C. 化脓性关节炎　　D. 急性血源性骨髓炎
E. 创伤性关节炎

2. 对早期诊断有很大意义的是
A. 局部分层穿刺检查　　B. 患肢活动受限
C. 发病早期 X 线检查　　D. 血液检查
E. 患肢局部深压痛

3. 该病的早期治疗措施为
A. 手术冲洗　　B. 局部理疗
C. 手术引流　　D. 手术减压
E. 大剂量应用抗生素，72 小时无效再行手术

参考答案与解析

一、A1 型题

1. B【解析】慢性骨髓炎 X 线检查显示骨干失去原有外形，增粗、不规则、密度不均。骨膜掀起有新生骨形成，可见三角状或葱皮样骨膜反应。

2. E【解析】急性化脓性骨髓炎患者发病早期可有白细胞计数增多，血细菌培养可能阳性。取血要在患者寒战、高热时，应用抗生素之前，但并非每次培养结果都为阳性。早期行脓肿局部分层穿刺，若抽出脓性浑浊液可确诊，有早期诊断意义。X 线检查无早期诊断价值，晚期才可见骨破坏表现和骨膜反应。CT 和放射性核素骨显像有助于诊断。

3. A【解析】脊柱结核多见于青壮年及 10 岁以下儿童，发病率由高到低依次为腰椎、胸椎、颈椎、骶椎和尾椎。

4. B【解析】急性化脓性骨髓炎 X 线检查早期无明显骨质改变，发病 3 周左右可有骨质脱钙、破坏，少量骨膜增生，以及软组织肿胀阴影等表现。数周后可见死骨和骨壳形成。有时出现病理性骨折。

5. B【解析】脊柱结核病变早期行 X 线检查，当椎体受累约 50%时方有阳性发现。早期征象有椎体骨质疏松、椎间隙变窄，随后有死骨和椎旁阴影扩大，椎体压缩呈楔形。早期 X 线片不会见到病理性骨折。

6. E【解析】局部分层穿刺对急性血源性骨髓炎早期诊断具有重要的价值，即在压痛明显处进行穿刺，抽出浑浊液体或血性液体做涂片检查与细菌培养，涂片中发现大量脓细胞或细菌即可明确诊断。

7. E【解析】急性化脓性骨髓炎的并发症有休克、关节功能障碍、压疮、病理性骨折。

皮瓣坏死是慢性骨髓炎的并发症。

8. E【解析】急性化脓性骨髓炎的致病菌多为金黄色葡萄球菌，溶血性链球菌次之，大肠埃希菌、肺炎链球菌等也可引起。

9. A【解析】细菌进入关节腔后，滑膜充血、水肿，导致白细胞浸润及浆液性渗出。随着病变持续发展，白细胞释放的溶酶体类物质破坏软骨基质，使关节软骨破坏。

10. E【解析】化脓性骨髓炎是指化脓性细菌引起的骨质、骨膜和骨髓感染性炎症。

11. B【解析】急性骨髓炎患者常为 10 岁以下儿童，病变多发生在长骨干骺端。由于起病急，患者多有寒战、高热，患肢有持续性疼痛和压痛。术后闭式灌洗引流时，前 12~24 小时内应快速滴入，以后减慢至 50~60 滴/分，逐渐减量，直至引流液澄清。

12. A【解析】边缘型椎体结核常见于成年人，好发于腰椎。病变发生在椎体上缘或下缘，以溶骨性破坏为主，死骨较少，易侵及椎间盘和邻近椎体。椎间盘破坏是此型的特征，早期 X 线检查显示椎间隙变窄。

13. D【解析】急性化脓性骨髓炎首先表现为被感染肢体剧烈疼痛、活动受限，还可有高热、寒战、呕吐等表现。发生该病时，骨髓内的压力会大大增高，而这种高压状态受到坚硬的骨外壁的阻挡，得不到释放，就会引起剧烈疼痛。

14. C【解析】急性化脓性骨髓炎常发生于长骨干骺端，下肢发病率高，以胫骨两端、股骨下端常见；桡骨、肱骨、脊柱、髂骨也可能发生。

15. A【解析】脊柱结核是结核分枝杆菌侵犯脊柱引起的一种继发性病变，发病率高居全身骨关节结核的首位，其中以椎体结核占多数，多见于青壮年及 10 岁以下儿童。

16. A【解析】有些部位发生慢性骨髓炎如肋骨、腓骨中上段、髂骨和股骨大粗隆等，因对功能影响不大，可手术切除病变骨。

17. C【解析】化脓性关节炎成年人多累及膝关节，儿童多累及髋关节，其次为踝、肘、腕和肩关节，手足小关节罕见。

18. B【解析】慢性骨髓炎常见多种细菌混合感染，但金黄色葡萄球菌仍是主要的病原体，革兰阴性杆菌约占 50%。

19. C【解析】急性化脓性骨髓炎的实验室检查中，白细胞计数明显增多［(20~30) $\times 10^9$/L］、中性粒细胞大于 0.7、红细胞沉降率增快、血清 C 反应蛋白增高。其中，C 反应蛋白试验灵敏度高，可作为观察病情出现与好转的有效指标。

20. C【解析】急性化脓性骨髓炎早期以骨质吸收、破坏为主，晚期以新生骨形成为主。

21. E【解析】化脓性关节炎的病理改变分为以下 3 期。①浆液性渗出期：细菌侵入关节腔后，滑膜充血、水肿、渗出。关节软骨无明显改变，此期如得到合理治疗，关节功能可完全恢复。②浆液纤维素性渗出期：病变进一步恶化，除浆液渗出增多外，并有大量白细胞和纤维蛋白，渗液浑浊，纤维蛋白沉积在关节软骨表面，阻碍软骨代谢，软骨破坏，引起关节粘连。预后：关节功能部分受损。③脓性渗出期：炎症侵入软骨下骨质，关节软骨和滑膜破坏，脓性渗出液使周围组织发生炎性改变，关节粘连和破坏导致纤维性或骨性强直，这种病变不可逆，遗留关节功能严重受损。

22. B【解析】参见 A1 型题第 14 题解析。

23. E【解析】切开引流是急性化脓性骨髓炎常用而有效的治疗方法，手术目的是减压引流，排出脓液，减少毒素吸收，以减少发生败血症的机会。

24. B【解析】参见 A1 型题第 3 题解析。

二、A2 型题

1. B【解析】最可能的诊断为脊柱结核。参见 A1 型题第 5 题解析。

2. C【解析】该患儿可能患有腰椎结核。腰椎结核患者弯腰动作受限，拾物试验阳性，即患者拾物时需挺腰、屈膝、屈髋、下蹲。该患儿表现符合腰椎结核的临床表现。颈椎结核患者表现为头前倾、颈缩短，呈斜颈畸形等。胸椎结核多表现为椎旁脓肿。髋关节结核早期表现为髋部疼痛，劳累后加重，疼痛放射至膝部。膝关节结核表现为膝关节疼痛及轻度活动受限。

3. C【解析】根据临床表现及 X 线检查见第 9、第 10 胸椎椎体溶骨性破坏，椎间盘受累，患者最可能的诊断是椎体结核。

4. C【解析】根据右小腿上部干骺端深压痛（+），血白细胞计数增多及右小腿外伤史，最可能诊断患者为急性化脓性骨髓炎。

5. E【解析】该患者应行后路植骨融合术及抗结核治疗。后路植骨融合术可以稳定脊柱，促进病灶愈合。

6. B【解析】结核可引起寒性脓肿和窦道，咽后壁脓肿和食管后脓肿可表现为呼吸、吞咽困难。其他可发现锁骨上窝、腹股沟部、大腿外侧等处脓肿。脓肿破溃后出现窦道，可有分泌物流出。该患者有脊柱后突畸形，弯腰动作受限，寒性脓肿和窦道，符合脊柱结核的局部表现。

7. C【解析】参见 A2 型第 2 题解析。

8. D【解析】化脓性骨髓炎术后闭式灌洗引流时，前 12~24 小时内应快速滴入，以后减慢至 50~60 滴/分，逐渐减量，直至引流液澄清。

三、A3/A4 型题

1. C【解析】根据左膝剧痛、发热等临床表现、猩红热患病史及辅助检查结果可知，患儿最可能诊断为急性骨髓炎。

2. E【解析】应遵循及时、足量、有效、联合用药的原则，一般选用广谱抗生素，静脉给药，根据血液培养和细菌对抗生素的敏感程度及临床疗效调整抗生素。

3. E【解析】患儿在骨髓炎急性期由于骨质吸收及手术钻孔开窗引流，易发生病理性骨折。

4. E【解析】该患者最可能诊断为第8、第9胸椎椎体结核。椎体结核早期可有全身不适、脉速、食欲缺乏、消瘦、贫血、午后低热、盗汗、乏力等全身中毒症状。边缘型椎体结核者早期椎体上缘或下缘有骨质破坏，椎间隙变窄或消失。

5. C【解析】患者有低热和腰背痛时，严格卧硬板床休息。病变已静止而脊柱不稳定者，可用支架、围腰、石膏固定，或行枕颌带或颅骨牵引。

6. E【解析】MRI检查主要用于显示骨和软组织病变，观察脊髓有无受压或变性，有早期诊断价值。该患者MRI显示硬膜囊前方有压迫，下一步最宜采取的治疗措施是施行前外侧减压术。

7. B【解析】该患儿可能诊断为急性血源性骨髓炎。急性血源性骨髓炎是指由身体其他部位化脓性病灶中的细菌经血液循环播散至骨骼而发生的骨膜、骨质及骨髓的化脓性炎症，多见于儿童和少年，好发于长骨干骺端。

8. B【解析】急性血源性骨髓炎最常见的致病菌是金黄色葡萄球菌，其次为乙型溶血性链球菌和白色葡萄球菌，偶有大肠埃希菌、铜绿假单胞菌、肺炎链球菌。

9. E【解析】急性血源性骨髓炎的护理措施：①患者发热且体温较高时，进行物理降温，预防高热惊厥的发生。②抬高患肢，促进血液和淋巴回流；限制患肢活动，维持肢体于功能位，以减轻疼痛及局部病灶修复。③加强营养，鼓励患者进食高蛋白质、高热量、高维生素和易消化食物。④出院后继续按医嘱联合、足量应用抗生素治疗，持续用药至症状消失3周左右，以巩固疗效，防止转为慢性骨髓炎。

10. C【解析】根据患者肺结核病史，脊柱后突畸形，弯腰动作受限，X线检查见 $L_1 \sim L_2$ 关节间隙变窄或消失，可见骨质破坏和畸形，首先考虑诊断为腰椎结核。

11. D【解析】腰椎结核患者可出现拾物试验阳性。参见A2型题第2题解析。

12. C【解析】该患者最严重的并发症是截瘫，表现为脊髓受压，患者出现肢体感觉运动减弱或消失。

四、B型题

1. D【解析】急性结石性胆囊炎的致病菌主要为革兰阴性杆菌，如大肠埃希菌、变形杆菌、产气杆菌、铜绿假单胞菌等。

2. B【解析】参见A1型题第8题解析。

3. B【解析】当慢性骨髓炎出现波动感时，表现有红、肿、热、痛，提示脓肿形成，应行切开引流术。

4. A【解析】病灶清除术可以彻底去除窦道、瘢痕组织、死骨、异物，刮除无效腔中的肉芽组织，切除病变骨质及空腔边缘。

五、X型题

1. ABCD【解析】参见A1型题第16题解析。

2. ABCE【解析】急性化脓性骨髓炎是化脓性细菌引起的骨质、骨膜和骨髓感染性炎症。好发部位为股骨、胫腓骨、肱骨及桡骨，约占80%。

3. AC【解析】脊柱结核合并截瘫的发生率约为10%，以胸椎结核发生截瘫最多见，颈椎结核发生四肢瘫痪次之。腰椎椎管宽大，故腰椎结核并发马尾神经受压者极为罕见。脊柱附件结核少见，一旦发病，容易发生截瘫。

4. ABC【解析】急性化脓性骨髓炎做局部固定的目的：利于肢体休息、防止畸形及防止病理性骨折。

5. AB【解析】参见A1型题第20题解析。

6. ACD【解析】急性化脓性骨髓炎致病菌多数是金黄色葡萄球菌，溶血性链球菌次之，大肠埃希菌、肺炎链球菌等也可引起，所以选项A正确。骨髓炎常发生于长骨干骺端，下肢发病率高，以胫骨两端、股骨下端常见；桡骨、肱骨、脊柱、髂骨也可能发生，所以选项B错误。全身症状严重，前驱症状有全身倦怠，继之出现全身酸痛、食欲缺乏、畏寒，严重者可有寒战、高热，多有弛张热，体温可达39～41℃，烦躁不安，脉搏速弱，甚至有谵妄、昏迷等败血症现象，所以选项C和D正确。早期无明显骨质改变，发病3周左右可有骨质脱钙、破坏，少量骨膜增生及软组织肿胀阴影等表现，所以选项E错误。

六、案例分析题

1. D【解析】该患儿最可能诊断为急性血源性骨髓炎。急性血源性骨髓炎全身症状严重，前驱症状有全身倦怠，继之出现全身酸痛、食欲缺乏、畏寒，严重者可有寒战，多有弛张热，体温可达39～41℃，烦躁不安、脉搏速弱，甚至有谵妄、昏迷等败血症现象，亦可出现脑膜刺激症状。患者往往有贫血、脱水和酸中毒。

2. ABDE【解析】X线检查早期无明显骨质改变，发病3周左右可有骨质脱钙、破坏，少量骨膜增生及软组织肿胀阴影等表现，所以X线检查对早期诊断没有意义。早期脓肿局部分层穿刺对诊断有重要意义，患肢活动受限、血液检查和患肢局部深压痛也对早期诊断有很大意义。

3. E【解析】患者白细胞计数增多，说明有炎症，应大剂量应用抗生素，72小时无效再行手术治疗。

第三十三章　腰腿痛和颈肩痛患者的护理

一 A1 型题

1. 腰椎间盘突出症患者一般应卧硬床休息
   A. 3 天　　B. 1 周
   C. 2 周　　D. 3 周
   E. 4 周
2. 腰椎间盘突出症引起坐骨神经痛，向下肢放射的典型表现是
   A. 髂部以下整条腿痛　　B. 大腿后侧和小腿内侧痛
   C. 大腿前侧、小腿内侧和足背内侧痛　　D. 小腿后侧和足底痛
   E. 从腰部至大腿及小腿后侧痛
3. 腰椎手术后护理，主要侧重的方面是
   A. 术后 24 小时平卧不翻身，以压迫伤口和止血
   B. 观察切口敷料情况，渗湿后及时更换
   C. 协助或指导患者家属解决日常生活问题
   D. 协助床上使用便盆
   E. 做好各项记录
4. 双大腿和小腿后侧疼痛，肌力下降，最可能考虑发生了
   A. 腰椎间盘突出症　　B. 急性腰扭伤
   C. 腰椎结核　　D. 腰肌劳损
   E. 腰椎骨折
5. 腰椎间盘突出症的内因中，基本病因是
   A. 腰椎间盘退行性变　　B. 腰部损伤
   C. 腰肌受凉　　D. 腰部损伤，累积外力
   E. 腰部软组织感染
6. 颈椎病行前路手术及植骨椎体融合术后，护理时最应重视
   A. 颈前屈位，两侧颈肩放置沙袋　　B. 观察生命体征
   C. 注意伤口出血情况，密切观察呼吸状态　　D. 加强心理护理
   E. 预防并发症

7. 腰椎间盘突出症出现会阴部麻木，大小便功能障碍，系突出的椎间盘压迫

A. 脊髓　　B. 脊髓圆锥

C. 马尾神经　　D. S_1 神经根

E. S_2 神经根

8. 腰椎间盘突出症中发病率最高的节段是

A. $L_{1\sim2}$和$L_{2\sim3}$　　B. $L_{2\sim3}$和$L_{3\sim4}$

C. $L_{3\sim4}$和$L_{4\sim5}$　　D. $L_{4\sim5}$和L_5、S_1

E. L_5、S_1和$S_{1\sim2}$

9. 护士对颈椎病患者进行术后出院指导，正确的是

A. 每天做快速转头运动锻炼

B. 1 个月后疾病症状可完全消失

C. 日常生活中减少颈部活动，尽量保持颈部固定

D. 适度颈部锻炼，避免过度劳动

E. 枕头高度以头颈部未压上时一拳高为宜

10. 颈椎病的临床类型中，最常见的是

A. 神经根型颈椎病　　B. 脊髓型颈椎病

C. 椎动脉型颈椎病　　D. 交感神经型颈椎病

E. 颈型颈椎病

11. 脊髓型颈椎间盘突出症的诊断依据是

A. 一侧或双侧上肢麻，持物不稳

B. 颈肩痛，手部肌力减弱，上肢麻木，吞咽困难

C. 颈肩痛，手麻

D. 头痛、眼痛，吞咽困难，面部出汗异常

E. 四肢麻或四肢瘫，出现病理反射，脊髓造影有梗阻，MRI 检查显示有椎间盘后突，硬膜囊受压

12. 对于腰椎间盘突出症初次发作的患者，首选的治疗和护理方法为

A. 局部封闭　　B. 绝对卧床休息

C. 手术治疗　　D. 理疗

E. 应用镇痛药

13. 腰椎间盘突出症的早期基本治疗方法是

A. 推拿按摩　　B. 应用镇痛药

C. 理疗　　D. 绝对卧硬板床休息

E. 脊肌锻炼

14. 下列选项中，不属于颈椎病基本分型的是

A. 脊髓型
B. 神经根型
C. 颈型
D. 椎动脉型
E. 交感神经型

15. 腰椎间盘突出症常见于
A. 少年
B. 妇女
C. 中年
D. 老年
E. 无年龄区别

16. 绝大部分腰椎间盘突出症患者有腰痛的症状，主要是由于变性的髓核进入椎体内或后纵韧带处，引起化学性和机械性神经根炎，以（ ）为多见
A. 持续性腰背部刺痛
B. 短暂的电击样、撕裂样剧痛
C. 腰背部痉挛性剧痛
D. 持续性腰背部钝痛
E. 间歇性刀割样剧痛

二 A2 型题

1. 患者，男性，51 岁。表现为偏头痛、视物模糊、眼球胀痛、耳鸣、听力下降、心律失常、心前区疼痛、血压增高等。该患者可诊断为
A. 椎动脉型颈椎病
B. 脊髓型颈椎病
C. 交感神经型颈椎病
D. 神经根型颈椎病
E. 颈型颈椎病

2. 患者，男性，30 岁。诊断为腰椎间盘突出症。行髓核摘除术后第 1 天，患者应开始进行的锻炼为
A. 转移锻炼
B. 直腿抬高练习
C. 股四头肌等长收缩
D. 下床活动
E. 腰背肌锻炼

3. 患者，男性，36 岁。因脊髓型颈椎病接受手术治疗。对其出院指导中正确的是
A. 避免猛力转头
B. 告诉患者 1~2 周后症状即可完全消失
C. 枕头高度以头颈部未压上时一拳高为宜
D. 日常生活中减少颈部活动，尽量保持颈部固定
E. 乘坐高速行驶的汽车时，应面对正前方或正后方而坐

4. 患者，男性，58 岁。确诊为脊髓型颈椎病 20 天。最适合的治疗方法为
A. 绝对卧床休息
B. 颅骨牵引
C. 按摩
D. 手术治疗
E. 颈围领制动

5. 患者，男性，63 岁。诊断为脊髓型颈椎病，以下叙述不正确的是

A. 可引起截瘫
B. 行早期手术治疗
C. 早期可行按摩、牵引
D. MRI 可见脊髓受压
E. 可导致大小便失禁

6. 患者，男性，40 岁，翻砂工。腰背部疼痛不适已 3 年余。无明显外伤史，与气候变化无关，休息时症状减轻或消失，劳累时加重，弯腰活动受限，腰部过伸或轻叩时疼痛减轻。查体：腰部外观及活动度均正常，腰部两侧相当于棘突两旁骶棘肌处轻度肌张力增强及有压痛，下肢无异常。最可能发生了

A. 腰椎间盘突出症
B. 劳累性腰痛
C. 腰部肌筋膜炎
D. 腰扭伤
E. 腰部慢性损伤

7. 患者，男性，64 岁。诊断为脊髓型颈椎病。入院第 2 天行颈椎病前路手术，手术后出现呼吸困难的原因不包括

A. 喉头水肿
B. 植骨块脱落
C. 伤口出血
D. 引流液过多
E. 术中损伤脊髓

8. 患者，男性，42 岁。确诊为腰椎间盘突出症 1 个月，出现右足下垂 1 天。正确的治疗是

A. 绝对卧床休息
B. 密切观察，必要时手术
C. 按摩、推拿
D. 牵引
E. 行急诊手术

9. 患者，女性，36 岁。出现右下肢放射性疼痛 8 个月。查体：右足底针刺觉减退，跟腱反射未引出，小腿三头肌肌力减退。该患者最可能的诊断为

A. 椎管内肿瘤
B. 末梢神经炎
C. 腰椎滑脱
D. $L_4 \sim L_5$椎间盘突出
E. $L_5 \sim S_1$椎间盘突出

三 A3/A4 型题

（1~5 题共用题干）

患者，女性，45 岁。患腰椎间盘突出症 3 年，经卧硬板床和骨盆牵引等保守治疗无效。现患者症状逐渐加重，行走 100~200m 即出现下肢疼痛，需休息或下蹲数分钟后才能缓解，被收入院准备接受手术治疗。

1. 患者行走中出现疼痛表现属于

A. 腰肌痉挛痛
B. 间歇性跛行
C. 直腿抬高试验阳性
D. 肌肉拉伤后疼痛

E. 坐骨神经痛

2. 若患者出现马尾神经症状，主要表现为

A. 会阴部麻木和刺痛感，排便和排尿困难

B. 肢体发凉

C. 活动受限

D. 肌肉拉伤后疼痛

E. 腰背部压痛和叩击痛

3. 该患者术后第1天可以进行的功能锻炼是

A. 三点式支撑　B. 四点式支撑

C. 五点式支撑　D. 直腿抬高

E. "飞燕点水"

4. 此锻炼方式最主要的目的是预防

A. 神经根粘连　B. 血肿形成

C. 骨质疏松　D. 伤口感染

E. 肌萎缩

5. 患者术后出现恶心、呕吐和头痛等症状，且切口负压引流量大、色淡，这是术后并发了

A. 脑脊液漏　B. 椎间隙感染

C. 脊髓神经损伤　D. 植骨块脱落

E. 肌肉拉伤

（6~10题共用题干）

患者，女性，35岁。腰痛伴左下肢放射痛3个月，脊柱侧突，左小腿肌萎缩，足背感觉下降，左直腿抬高试验（+），X线平片见$L_5 \sim S_1$椎间隙狭窄。

6. 该患者最可能诊断为

A. 腰椎管狭窄症　B. 腰椎间盘突出症

C. 慢性腰肌劳损　D. 马尾神经损伤

E. 腰椎肿瘤

7. 引起该患者疾病的内因主要是

A. 外伤　B. 腰椎退行性变

C. 长期振动　D. 受寒受湿

E. 过度负荷

8. 可显示椎管形态，全面反映各椎体、椎间盘有无病变，以及神经根和脊髓受压情况的辅助检查方法是

A. X线检查　B. CT检查

C. MRI 检查　　D. 电生理检查

E. B 超检查

9. 发作期的治疗方法中，不合适的是

A. 制动　　B. 牵引

C. 理疗、推拿、按摩　　D. 卧床休息

E. 腰背肌锻炼

10. 对该患者恢复期的护理指导中，不正确的是

A. 避免负重　　B. 适宜锻炼

C. 勿做重体力劳动　　D. 坚持用围腰

E. 首次复查在 1 年后

四 B 型题

（1~2 题共用备选答案）

A. $C_{5\sim6}$　　B. 胸椎

C. 上腰椎　　D. $L_{4\sim5}$及L_5、S_1

E. 骶椎

1. 腰椎间盘突出症最易发生的部位是
2. 颈椎病最易发生的部位是

五 X 型题

1. 腰椎间盘突出症是指

A. 软骨板松动　　B. 纤维环破裂

C. 后纵韧带断裂　　D. 前纵韧带断裂

E. 髓核突出

2. 椎动脉型颈椎病是椎动脉供血不足所致，常为（　　）引起

A. 颈椎退行性变　　B. 颈椎横突孔增生狭窄

C. 上关节突增生肥大　　D. 周围韧带松弛或钙化刺激或压迫椎动脉

E. 髓核后突压迫椎动脉

3. 腰椎间盘突出症的手术指征有

A. 诊断明确，经正规非手术治疗无效并影响工作和生活者

B. 马尾神经损伤严重者

C. 症状虽不严重，但久治无效，影响步行和剧烈活动者

D. 伴有椎管狭窄者

E. 首次出现腰椎间盘突出症者

六 案例分析题

（1~6 题共用题干）

患者，男性，60 岁，文字编辑。主因四肢无力，握力弱，精细活动失调，步态不稳，有踩棉花感就诊。

1. 该患者可初步诊断为
   A. 脊髓型颈椎病
   B. 椎动脉型颈椎病
   C. 神经根型颈椎病
   D. 腰椎结核
   E. 交感神经型颈椎病
2. 该患者临床体征包括
   A. 双上肢病理征阳性
   B. 双下肢病理征阳性
   C. 双下肢腱反射减弱
   D. 双下肢肌张力增高
   E. 双手精细活动减弱
3. 该患者病情加重后会有的临床表现包括
   A. 上运动神经元损伤表现
   B. 四肢反射亢进
   C. 肌张力增强
   D. 躯体有感觉障碍平面
   E. 躯体有括约肌功能障碍
4. 该患者影像学检查中价值最高的是
   A. CT 检查
   B. X 线检查
   C. MRI 检查
   D. 正电子发射计算机断层显像（PET-CT）检查
   E. 发射计算机断层显像（ECT）检查
5. 患者经诊断明确后，应进行的治疗包括
   A. 卧床
   B. 推拿、按摩
   C. 前路减压
   D. 理疗
   E. 后路减压
6. 完善常规检查后，在局麻下行颈椎后路减压术，术后护理包括
   A. 取头低足高位
   B. 颈部制动
   C. 观察呼吸情况
   D. 观察伤口出血情况
   E. 平衡翻身

参考答案与解析

一、A1 型题

1. D【解析】腰椎间盘突出症患者一般应卧硬床休息 3 周。

2. E【解析】腰椎间盘突出症引起坐骨神经痛，主要是因为突出的椎间盘对脊神经根造成化学性和机械性刺激，表现为腰部至大腿及小腿后侧的放射性疼痛或麻木感。

3. A【解析】腰椎手术后护理，主要侧重的方面是术后 24 小时内平卧，不翻身，以压迫止血，利于伤口恢复。

4. A【解析】发生腰椎间盘突出症时，突出的椎间盘对脊神经根造成化学性和机械性刺激，引起双大腿和小腿后侧疼痛，肌力下降。

5. A【解析】导致腰椎间盘突出症的原因既有内因也有外因，内因主要是腰椎退行性变，外因则有外伤、劳损、受寒受湿等。其中，腰椎间盘退行性变是腰椎间盘突出症的基本病因。

6. C【解析】出血是颈椎病术后的并发症之一。颈深部血肿多见于术后当日，尤其是 12 小时内，因此术后应注意观察呼吸状态、伤口敷料及引流液等，注意伤口出血；注意观察颈部情况，检查颈部软组织张力。若发现患者颈部明显肿胀，并出现呼吸困难、烦躁、发绀等表现时，报告并协助医生剪开缝线、清除血肿。

7. C【解析】腰椎间盘突出症马尾神经症状主要表现为会阴部麻木和刺痛感，排便和排尿困难。

8. D【解析】腰椎间盘突出症多发生在脊柱活动度大、承重较大或活动较多的部位，以 $L_{4\sim5}$ 及 L_5、S_1 多见，发生率约占 90%。

9. D【解析】颈椎病患者术后应加强颈部保护，适度进行颈部活动，但应防止颈部突然用力及大范围和快速活动。术前患者的颈髓受到不同程度的压迫损伤，而手术只能阻止病变发展，术后功能恢复需要一个过程，且因人而异，因此要让患者有耐心，树立康复的信心。正常的枕头高度应以头颈部压上后一拳高为宜。

10. A【解析】颈椎病的临床类型有神经根型颈椎病、脊髓型颈椎病、椎动脉型颈椎病和交感神经型颈椎病 4 种。其中，神经根型颈椎病最常见，占 50%～60%，主要是退变突出的椎间盘、增生的骨赘或肥大的关节突刺激或压迫神经根所致。

11. E【解析】脊髓型颈椎间盘突出症的诊断依据是 CT 及 MRI 检查见椎体后缘骨质增生，椎间盘变性突出，黄韧带肥厚，椎管矢状径狭窄，硬膜囊脊髓受压。

12. B【解析】对于年轻、初次发作、症状较轻或病程较短的患者，以及休息后症状可自行缓解的患者，可采用非手术治疗，80%～90%的患者能得到缓解或治愈。主要方法包括绝对卧床休息、持续骨盆水平牵引、硬膜外隙封闭、理疗及推拿按摩。首选的治疗和护理方法为绝对卧床休息。

13. D【解析】绝对卧硬板床休息是腰椎间盘突出症的早期基本治疗方法，是最简单、有效的方法。

14. C【解析】参见 A1 型题第 10 题解析。

15. C【解析】腰椎间盘突出症可发生于任何年龄，最多见于中年人，20~50 岁为多发年龄，男性多于女性。

16. D【解析】绝大部分腰椎间盘突出症患者有腰痛症状，主要是由于变性的髓核进入椎体内或后纵韧带处，引起化学性和机械性神经根炎，多引起持续性腰背部钝痛，有些也表现为腰背部痉挛性剧痛。

二、A2 型题

1. C【解析】该患者可诊断为交感神经型颈椎病。交感神经型颈椎病表现为一系列交感神经症状，如题干中出现的偏头痛、视物模糊、眼球胀痛、耳鸣、听力下降、心律失常、心前区疼痛、血压增高等。

2. B【解析】腰椎间盘突出症行髓核摘除术后第 1 天，患者应开始直腿抬高练习，以防止神经根粘连。

3. A【解析】脊髓型颈椎病患者出院后仍应加强颈部保护，防止颈部突然用力和大范围活动。由于术前病变对脊髓功能有不同程度的影响，因此应向患者解释颈椎病的恢复过程是长期、慢性的，并且在恢复过程中还可能出现反复，应做好心理准备，不要过分担忧。日常生活中应适时活动颈部，避免颈部长时间固定在一个位置。睡觉时枕头高度以头颈部压上时一拳高为宜。乘坐高速行驶的汽车时，应与行驶方向垂直而坐。

4. D【解析】脊髓型颈椎病患者最合适的治疗方法为手术治疗。手术治疗适应证：①经保守治疗症状未改善或症状进一步加重者。②颈椎髓核突出及脱出者。③以椎体后缘骨质增生为主的颈椎病。④颈椎不稳定者。⑤吞咽困难型颈椎病。⑥后纵韧带骨化症。

5. C【解析】脊髓型颈椎病可引起截瘫，导致大小便失禁，MRI 可见脊髓受压。脊髓型颈椎病不适合行按摩、牵引治疗，应采取早期手术治疗。

6. E【解析】腰椎间盘突出症患者会有神经刺激和压迫表现及腰部肌筋膜炎的症状，会随着阴雨天气候变化加重。劳累性腰痛一般为短时间内过度劳累所致。该患者无外伤史，可排除腰扭伤。根据该患者病史和临床表现，可判断为腰部慢性损伤。

7. D【解析】呼吸困难是前路手术最危急的并发症，多发生于术后 1~3 天内。发生呼吸困难的原因：①切口内出血，颈部形成血肿压迫气管。②手术刺激及反复、持续牵拉气管，致喉头水肿。③手术中不慎损伤脊髓。④植骨块松动、脱落压迫气管。引流液过多不是手术后引起呼吸困难的原因。

8. E【解析】腰椎间盘突出症出现右足下垂，正确的治疗是急诊手术。

9. E【解析】$L_5 \sim S_1$椎间盘突出症患者可出现右下肢放射性疼痛、右足底针刺觉减退、跟腱反射减弱或消失、小腿三头肌肌力减弱等表现。

三、A3/A4 型题

1. B【解析】患者行走中出现疼痛表现属于间歇性跛行，表现为行走 100~200m 即出现下肢疼痛，需休息或下蹲数分钟后才能缓解。

2. A【解析】参见 A1 型题第 7 题解析。

3~4 D、A【解析】参见 A2 型题第 2 题解析。

5. A【解析】患者术后出现恶心、呕吐和头痛等症状，且切口负压引流量大、色淡，这是术后并发了脑脊液漏。脑脊液漏为多种原因引起，如锐利的骨刺损伤、手术时硬脊膜损伤。患者应取去枕平卧位，伤口局部用 1kg 沙袋压迫，同时减轻引流管负压。遵医嘱静脉输注林格液。必要时探查切口，行裂口缝合或修补硬脊膜。

6. B【解析】根据腰痛伴左下肢放射痛，脊柱侧突，左小腿肌萎缩，足背感觉下降，左直腿抬高试验（+）以及 X 线表现，该患者最可能诊断为腰椎间盘突出症。

7. B【解析】参见 A1 型题第 5 题解析。

8. C【解析】MRI 检查可显示椎管形态，全面反映各椎体、椎间盘有无病变及神经根和脊髓受压情况，对该病有较大诊断价值。

9. E【解析】发作期宜休息、制动，必要时绝对卧硬板床休息；也可以牵引，支具固定，推拿、理疗、按摩，行封闭、髓核溶解术。发作期的治疗方法不包括腰背肌锻炼。

10. E【解析】患者恢复期的护理指导：避免负重、适宜锻炼、勿做重体力劳动、坚持用围腰。3 个月后复查，然后半年、1 年、3 年复查。

四、B 型题

1. D【解析】参见 A1 型题第 8 题解析。

2. A【解析】颈椎病为 50 岁以上人群的常见病，男性多见，好发部位依次为 $C_{5\sim6}$、$C_{6\sim7}$。

五、X 型题

1. BE【解析】腰椎间盘突出症是指椎间盘变性、纤维环破裂、髓核突出刺激和压迫神经根、马尾神经所引起的一种综合征，是腰腿痛最常见的原因之一。

2. ABCD【解析】椎动脉型颈椎病是椎动脉供血不足所致，常为颈椎退行性变、颈椎横突孔增生狭窄、上关节突增生肥大、周围韧带松弛或钙化刺激或压迫椎动脉引起。

3. ABCD【解析】腰椎间盘突出症手术治疗适应证：诊断明确，经正规非手术治疗无效并影响工作和生活者；马尾神经损伤严重；症状虽不严重，但久治无效，影响步行和剧烈活动者；伴有椎管狭窄者。首次出现腰椎间盘突出症适用非手术治疗。

六、案例分析题

1~3 A、ABDE、ABCDE【解析】该患者可初步诊断为脊髓型颈椎病。脊髓型颈椎病表现为四肢无力，握力弱，精细活动失调，步态不稳，有踩棉花感。病情加重后出现上运动神经元损伤表现，可见四肢反射亢进，肌张力增强，出现病理征，躯体有感觉障碍平面，并可有括约肌功能障碍。

4. C【解析】该患者影像学检查中价值最高的是 MRI 检查。MRI 检查可见脊髓及其周围组织的纵向剖面解剖图，可使局部病变一目了然。该检查不仅对颈椎病的诊断、分型至关重要，且对判断是否为手术适应证、判定手术部位及选择术式等都具有重要意义。

5. ACDE【解析】患者经诊断明确后，应进行的治疗包括卧床、前路减压、理疗、后路减压，不包括推拿、按摩。

6. BCDE【解析】在局麻下行颈椎后路减压术，术后护理包括观察呼吸及伤口出血情况、颈部制动、平衡翻身。颈椎后路减压术后，患者取俯卧位，胸下垫软枕，头部稍前屈，以打开棘突间隙。

第三十四章　骨肿瘤患者的护理

一 A1 型题

1. 骨肿瘤早期出现的主要症状是（　　），病初较轻，呈间歇性

A. 肿胀或肿块　　B. 畸形
C. 病理性骨折　　D. 疼痛
E. 压迫症状

2. 骨巨细胞瘤的最好发部位是

A. 股骨远端　　B. 胫骨远端
C. 桡骨近端　　D. 腓骨近端
E. 尺骨近端

3. 以下属于良性骨肿瘤的是

A. 骨肉瘤　　B. 骨髓瘤
C. 骨软骨瘤　　D. 骨巨细胞瘤
E. 尤因肉瘤

4. 原发性骨肿瘤不包括

A. 骨肉瘤　　B. 骨瘤
C. 骨巨细胞瘤　　D. 骨囊肿
E. 骨软骨瘤

5. 骨巨细胞瘤患者术后，如每小时引流量大于（　　），应及时通知医生处理

A. 150ml　　B. 140ml
C. 130ml　　D. 120ml
E. 110ml

6. 描述骨巨细胞瘤，不正确的是

A. 多发生于股骨远端、胫骨近端及桡骨远端
B. 经手术刮除后易局部复发
C. 早期局部彻底切刮术加灭活处理是治疗的关键
D. 多发生于 20~40 岁青壮年
E. 多发生于长骨骨干

7. 血清碱性磷酸酶升高可见于下列哪种疾病
A. 骨软骨瘤
B. 骨囊肿
C. 骨肉瘤
D. 骨结核
E. 骨巨细胞瘤

8. 骨巨细胞瘤的 X 线表现主要为
A. 边缘不清楚，骨皮质破坏，骨膜反应明显
B. 边缘清楚，骨皮质破坏，骨膜反应明显
C. 边缘不清楚，骨皮质破坏，无骨膜反应
D. 边缘不清楚，骨皮质膨胀变薄，无骨膜反应
E. 边缘清楚，骨皮质膨胀变薄，无骨膜反应

9. 骨巨细胞瘤的好发部位依次是
A. 股骨远端、胫骨近端、桡骨远端、胫骨远端、肱骨近端、股骨近端、腓骨近端
B. 股骨远端、股骨近端、胫骨近端、桡骨远端、胫骨远端、肱骨近端、腓骨近端
C. 股骨远端、胫骨近端、胫骨远端、桡骨远端、肱骨近端、股骨近端、腓骨近端
D. 股骨远端、股骨近端、胫骨近端、胫骨远端、桡骨远端、肱骨近端、腓骨近端
E. 股骨近端、股骨远端、胫骨近端、胫骨远端、桡骨远端、肱骨近端、腓骨近端

10. X 线片显示“日光射线”现象的疾病是
A. 骨肉瘤
B. 骨巨细胞瘤
C. 骨软骨瘤
D. 尤因肉瘤
E. 骨髓炎

11. 骨肉瘤的好发部位在
A. 扁骨
B. 脊柱
C. 长骨骨干
D. 长骨干骺端
E. 短骨干骺端

12. 诊断骨肿瘤良恶性最主要的依据是
A. 病情发展快
B. 实验室检查
C. 临床表现明显
D. 组织病理学检查
E. X 线或放射性核素检查

13. 提示骨肿瘤来自晚期前列腺癌的是
A. 血清钙升高
B. 血清酸性磷酸酶升高
C. 血清碱性磷酸酶升高
D. X 线片显示有骨膜反应
E. 肿瘤处皮肤发热，浅静脉怒张

14. 骨肉瘤的特点为
A. 多见于老年人
B. 好发于膝关节邻近骨的干骺端

C. 不易发生肺转移
D. 截肢后 3 年生存率较高
E. 恶性程度低、预后佳

15. 良性骨肿瘤的特点为
A. 生长快
B. 局部症状明显
C. X 线检查示边缘清晰，无骨膜反应
D. 可见贫血和碱性磷酸酶升高
E. 容易发生远处转移

16. 恶性骨肿瘤的 X 线表现主要为
A. 边缘不清楚，骨质破坏，骨膜反应明显
B. 边缘清楚，骨质破坏，骨膜反应明显
C. 边缘不清楚，骨质破坏，无骨膜反应
D. 边缘不清楚，骨质增生，无骨膜反应
E. 边缘清楚，骨质增生，无骨膜反应

17. 原发性恶性骨肿瘤中最常见的是
A. 骨肉瘤
B. 骨髓瘤
C. 尤因肉瘤
D. 软骨肉瘤
E. 骨纤维肉瘤

18. 骨肉瘤患者的 X 线检查可见
A. 鹿角状或血丘状骨性凸起
B. “日光射线”现象
C. 葱皮状骨膜反应
D. “肥皂泡”样骨质破坏
E. 蒂状骨性凸起

19. 骨肉瘤患者最常见的肿瘤转移部位是
A. 肺
B. 肝
C. 脑
D. 肾
E. 胰腺

20. X 线表现为 Codman 三角主要见于
A. 骨髓瘤
B. 软骨肉瘤
C. 纤维肉瘤
D. 恶性骨巨细胞瘤
E. 骨肉瘤

二　A2 型题

1. 患者，男性，15 岁。玩耍时突然发生右大腿下端疼痛，经医院拍摄 X 线片确诊为良性骨肿瘤，并发骨折。这种骨折属于
A. 创伤性骨折
B. 肌肉牵拉
C. 疲劳性骨折
D. 病理性骨折

E. 以上都不对

2. 患者，女性，18岁。因左膝肿痛3个月且进展较快就诊，经拍摄X线片确诊为恶性程度很高的骨肉瘤，目前尚未发现转移。此时正确的处理措施是

A. 高位截肢　　B. 局部切除

C. 局部刮除　　D. 化疗

E. 放疗

3. 患者，女性，18岁。右大腿下端肿痛2个月余。X线片见股骨下端有境界不清的骨质破坏区，骨膜增生及放射状阴影，两端可见骨膜三角。最可能诊断为

A. 骨髓炎　　B. 骨结核

C. 骨肉瘤　　D. 骨巨细胞瘤

E. 骨转移癌

4. 患者，男性，20岁。右胫前肿块3cm×3cm，质硬，局部剧痛，难以忍受，皮肤温度高。X线片示边界不清，有骨膜反应。首先应考虑为

A. 骨软骨瘤　　B. 骨肉瘤

C. 骨巨细胞瘤　　D. 软骨肉瘤

E. 转移性骨肿瘤

5. 患者，男性，18岁。8个月前出现左上臂肿胀、疼痛，入院诊断为左肱骨上端骨肉瘤。首选治疗方案是

A. 左肩关节离断术　　B. 肿瘤刮除术

C. 化疗　　D. 以手术为主的综合治疗

E. 化疗加放疗

6. 患者，女性，16岁。诊断为骨肉瘤，其重要的异常检验指标是

A. 胆碱酯酶增高　　B. 谷丙转氨酶增高

C. 白细胞计数增多　　D. 血红蛋白降低

E. 血清碱性磷酸酶增高

7. 患者，男性，24岁。左膝持续性隐痛1个月余。查体：左小腿上端内侧略肿，压痛，X线片见左胫骨上端内侧有一“肥皂泡”样阴影，膨胀性生长，骨皮质变薄。拟诊为骨肉瘤，其最佳治疗方案为

A. 单纯化疗　　B. 单纯放疗

C. 单纯截肢手术　　D. 肿瘤切除手术及人工关节置换

E. 化学治疗—肿瘤切除—化学治疗

8. 患儿，女，10岁。因左股骨骨肉瘤行髋关节离断术，术后安全返回病房。术后24小时内护士最重要的观察内容是

A. 体温　　B. 脉搏

C. 呼吸　　D. 血压
E. 伤口出血情况

三 A3/A4 型题

（1~3 题共用题干）

患者，男性，28 岁。右大腿疼痛，局部肿胀，皮肤温度升高，静脉显露，肿块出现迟于疼痛症状。查体可触及肿块。疑诊为骨巨细胞瘤。

1. 骨巨细胞瘤的 X 线表现不包括
   A. 长骨骨骺处偏心性溶骨性破坏　　B. 骨皮质膨胀变薄
   C. 界限较清晰　　D. 周围有骨膜反应
   E. 溶骨性破坏呈“肥皂泡”样改变
2. 该患者的主要治疗措施为
   A. 非手术治疗　　B. 放疗
   C. 手术治疗　　D. 化疗
   E. 中医治疗
3. 骨巨细胞瘤术前可以
   A. 贴敷膏药　　B. 进行按摩
   C. 进行挤压　　D. 进行热敷
   E. 采取措施，缓解疼痛

四 B 型题

（1~2 题共用备选答案）

A. 临床表现　　B. X 线检查
C. 血管造影　　D. 活组织检查
E. 血碱性磷酸酶测定

1. 确诊骨肉瘤根据
2. 确诊骨巨细胞瘤根据

（3~4 题共用备选答案）

A. 骨肉瘤　　B. 骨瘤
C. 骨巨细胞瘤　　D. 骨囊肿
E. 骨软骨瘤

3. 属于临界肿瘤的是

4. 好发于四肢长骨干骺端的原发性恶性骨肿瘤是

五 X 型题

1. 骨肉瘤好发于（　　）的干骺端

A. 股骨远端　　B. 胫骨近端

C. 桡骨近端　　D. 肱骨近端

E. 尺骨近端

2. 恶性骨肿瘤的特点有

A. 生长快　　B. 易发生远处转移

C. X 线片示骨破坏明显，边缘不清楚　　D. 局部症状明显

E. 局部无阳性体征

3. 骨肉瘤的特点有

A. 多见于老年人　　B. 好发于长骨干骺端

C. 恶性程度高，预后差　　D. 截肢后 3 年生存率颇高

E. 切面呈多彩状

4. 良性骨肿瘤的特点包括

A. 生长快　　B. 无症状或有轻微症状

C. X 线片示边缘清晰，无骨膜反应　　D. 贫血和碱性磷酸酶升高

E. 容易发生远处转移

六 案例分析题

（1~6 题共用题干）

患者，男性，19 岁。2 周前出现右膝部间歇性疼痛和肿胀，拒按，休息后不缓解，且逐渐出现轻度跛行。X 线片可见右股骨下段骨质破坏，边界模糊，可见 Codman 三角，高度怀疑其患有骨肉瘤。

1. 原发性骨肉瘤患者的年龄多在

A. 10 岁以下　　B. 10~20 岁

C. 20~30 岁　　D. 30~40 岁

E. 40 岁以上

2. 骨肉瘤的发生与（　　）有关

A. 骨骼的活跃生长　　B. 放射线

C. 遗传　　D. 病毒

E. 良性骨疾病的恶变

3. 上述 X 线片中的 Codman 三角是指
A. 三角形骨膜反应阴影
B. 三角形骨质破坏
C. 膝部软组织肿胀，呈倒三角
D. 肿瘤血管长入，呈三角形分布
E. 新生骨向骨外生长，基底广，尖部小

4. 骨肉瘤的辅助检查方法有
A. X 线检查
B. 放射性核素扫描
C. CT 检查
D. B 超检查
E. 纤维内镜检查

5. 骨肉瘤首选的治疗方法是
A. 单纯放疗
B. 单纯化疗
C. 单纯手术治疗
D. 化疗加手术治疗
E. 放疗加手术治疗

6. 术后护士应告诉患者及其家属
A. 用中药外敷肿胀部位
B. 局部热敷和理疗
C. 患处涂药油和刺激性药膏
D. 疼痛时可用力按摩肿胀部位
E. 减少患肢负重，避免剧烈运动

参考答案与解析

一、A1 型题

1. D【解析】疼痛为骨肿瘤早期出现的主要症状，病初较轻，呈间歇性，随病情的进展，疼痛可逐渐加重，发展为持续性。

2. A【解析】骨巨细胞瘤的好发部位依次是股骨远端、胫骨近端、桡骨远端、胫骨远端、肱骨近端、股骨近端及腓骨近端，极少病例发生于长骨骨干。

3. C【解析】按肿瘤细胞所显示的分化类型及所产生的细胞间质分类，骨肿瘤可分为良性肿瘤、恶性肿瘤及少数的临界肿瘤。骨软骨瘤属于良性肿瘤，骨巨细胞瘤属于临界肿瘤，骨髓瘤、骨肉瘤和尤因肉瘤属于恶性肿瘤。

4. D【解析】骨肿瘤包括原发性、继发性及转移性骨肿瘤。原发性骨肿瘤最常见的是骨软骨瘤，另有骨肉瘤、骨巨细胞瘤、软骨瘤、骨瘤等，不包括骨囊肿。

5. A【解析】骨巨细胞瘤术后需密切观察患者的意识、血压、脉搏、呼吸变化，及时观察引流液的量和颜色、切口有无出血、尿量及患者的面色、皮肤黏膜色泽，有无恶心、打哈欠、头晕、出冷汗、脉搏细速等症状并及时记录。如每小时引流液量大于 150ml，应及时通知医生处理。

6. E【解析】骨巨细胞瘤好发于青壮年，70%~80%的病例发生于20~40岁，所以选项D正确。骨巨细胞瘤的好发部位依次是股骨远端、胫骨近端、桡骨远端、胫骨远端、肱骨近端、股骨近端及腓骨近端，极少病例发生于长骨骨干，所以选项A正确，选项E错误。肿瘤较小的骨巨细胞瘤，可采用病灶彻底刮除术加灭活处理，再用松质骨和骨水泥填充，但术后易复发，所以选项B正确。早期局部彻底切刮术加灭活处理是治疗的关键，所以选项C正确。

7. C【解析】血清学检查中，骨肉瘤的血清碱性磷酸酶可升高。

8. E【解析】骨巨细胞瘤的X线检查表现：长骨骨骺处偏心性溶骨性破坏，骨皮质膨胀变薄，界限较清晰，周围无骨膜反应。病变常累及邻近干骺端，有时甚至侵犯关节。溶骨性破坏可呈"肥皂泡"样改变。合并病理性骨折者可见骨折影像。

9. A【解析】参见A1型题第2题解析。

10. A【解析】骨肉瘤的X线检查中，X线片显示"日光射线"现象。表现为位于皮质骨内的圆形或卵圆形的小低密度透亮区，即瘤巢，一般不超过1cm。外围为致密的反应骨，可使皮质增厚，距瘤巢达数厘米。

11. D【解析】骨肉瘤是最常见的原发性恶性骨肿瘤。多见于10~20岁青少年，40岁以上发病多为继发性。男性发病率高于女性。好发于四肢长骨干骺端，如股骨远端、胫骨近端和肱骨近端的干骺端。切面呈多彩状。瘤体一般呈梭形，恶性程度高，预后差，易发生肺转移。截肢后3年生存率不高。

12. D【解析】组织病理学检查是确诊骨肿瘤的可靠手段，可判断骨肿瘤的良恶性。

13. B【解析】血清酸性磷酸酶升高提示骨肿瘤来自晚期前列腺癌。

14. B【解析】参见A1型题第11题解析。

15~16 C、A【解析】良性骨肿瘤生长较慢，无明显症状或有轻微症状，而恶性肿瘤生长较快，症状明显；良性骨肿瘤X线检查示边缘清晰，无骨膜反应，而恶性骨肿瘤多界限不清，病灶不规则，常有骨膜反应；远处转移、贫血和碱性磷酸酶升高多见于恶性骨肿瘤。

17. A【解析】骨肉瘤是一种最常见的原发性恶性骨肿瘤，故选项A正确。骨髓瘤起源于骨髓造血组织，以浆细胞为主，不属于原发性骨肿瘤，故选项B错误。尤因肉瘤起源于骨髓间充质细胞，没有骨肉瘤常见，故选项C错误。软骨肉瘤是发生于软骨细胞的恶性骨肿瘤，可为原发，也常继发于良性软骨来源的肿瘤，故选项D错误。纤维肉瘤是一种少见的恶性肿瘤，起源于非成骨性纤维结缔组织，故选项E错误。

18. B【解析】参见A1型题第10题解析。

19. A【解析】参见A1型题第11题解析。

20. E【解析】骨肉瘤X线表现：骨质表现为成骨性、溶骨性或混合性破坏。病变多起于干骺端。因肿瘤生长及骨膜反应可见三角状新骨，称Codman三角，或垂直呈放射样排列，称"日光射线"现象。

二、A2 型题

1. D【解析】病理性骨折是指骨肿瘤等所致的骨质破坏，受轻微外力就发生的骨折，表现为骨折部位肿胀、疼痛剧烈。脊柱病理性骨折常合并截瘫。

2. A【解析】骨肉瘤以手术治疗为主，结合化疗和生物治疗。一般采用术前大剂量化疗，根据肿瘤浸润的范围，做根治性切除瘤段灭活再植或置入假体的保肢手术或截肢术，术后再继续大剂量化疗。所以该患者正确的处理措施是高位截肢。

3. C【解析】患者最可能诊断为骨肉瘤。骨肉瘤是高度恶性的骨肿瘤，生长迅速，临床主要表现为疼痛，由间歇发作转为持续疼痛；关节功能障碍；局部皮肤发热，浅静脉怒张。X 线片显示干骺端骨破坏，有大量的肿瘤样骨。当肿瘤侵袭超过骨组织，可掀起骨膜，形成骨膜下三角状新骨，即 Codman 三角，有“日光射线”现象。

4. B【解析】患者胫骨近端出现肿块，质硬，局部剧痛，并伴有局部皮肤温度增高，X 线片有骨膜反应，是骨肉瘤的典型表现。

5. D【解析】参见 A2 型题第 2 题解析。

6. E【解析】骨肉瘤重要的异常检验指标是血清碱性磷酸酶增高。

7. E【解析】参见 A2 型题第 2 题解析。

8. E【解析】术后出血发生在术后 24 小时内，故应重点观察。

三、A3/A4 型题

1. D【解析】参见 A1 型题第 8 题解析。

2. C【解析】骨巨细胞瘤以手术治疗为主，结合放疗、化疗。

3. E【解析】骨巨细胞瘤术前可以采取措施，缓解疼痛，避免贴敷膏药、按摩、挤压、热敷，预防病理性骨折，术前常规备皮、备血。

四、B 型题

1~2 D、D【解析】确诊骨肉瘤和骨巨细胞瘤需要根据活组织检查。

3. C【解析】骨巨细胞瘤是发生于骨松质的溶骨性肿瘤，源于骨髓结缔组织间充质细胞，由间质细胞和多核巨细胞构成，属于临界肿瘤。

4. A【解析】参见 A1 型题第 11 题解析。

五、X 型题

1. ABD【解析】参见 A1 型题第 11 题解析。

2. ABCD【解析】参见 A1 型题第 15 题解析。

3. BCE【解析】参见 A1 型题第 11 题解析。

4. BC【解析】参见 A1 型题第 15 题解析。

六、案例分析题

1. B【解析】参见 A1 型题第 11 题解析。

2. ABCDE【解析】骨肉瘤的病因不明，其发生与骨骼的活跃生长、放射线、遗传、病毒及良性骨疾病的恶变等因素有关。

3. A【解析】参见 A1 型题第 20 题解析。

4. ABC【解析】骨肉瘤的辅助检查方法有 X 线检查、放射性核素扫描及 CT 检查。

5. D【解析】参见 A2 型题第 2 题解析。

6. E【解析】术后护士应告诉患者及其家属减少患肢负重，避免剧烈运动，其余选项皆为错误做法。